Ergänzende Heilmethoden

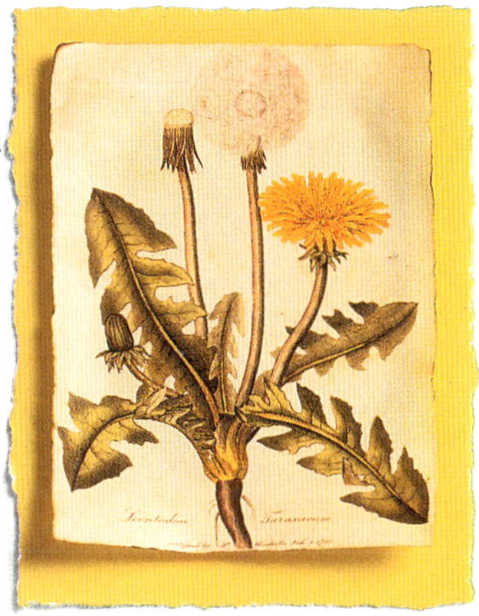

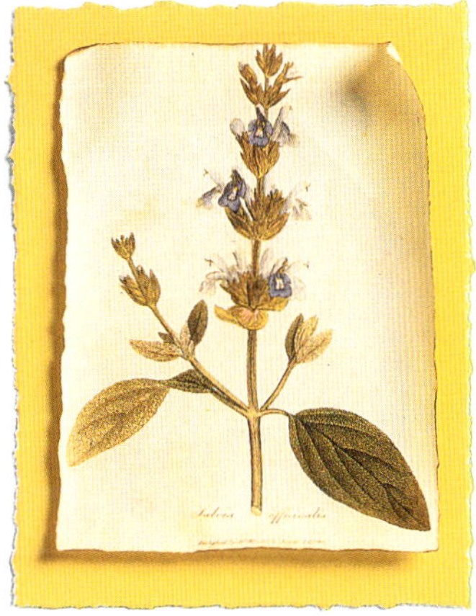

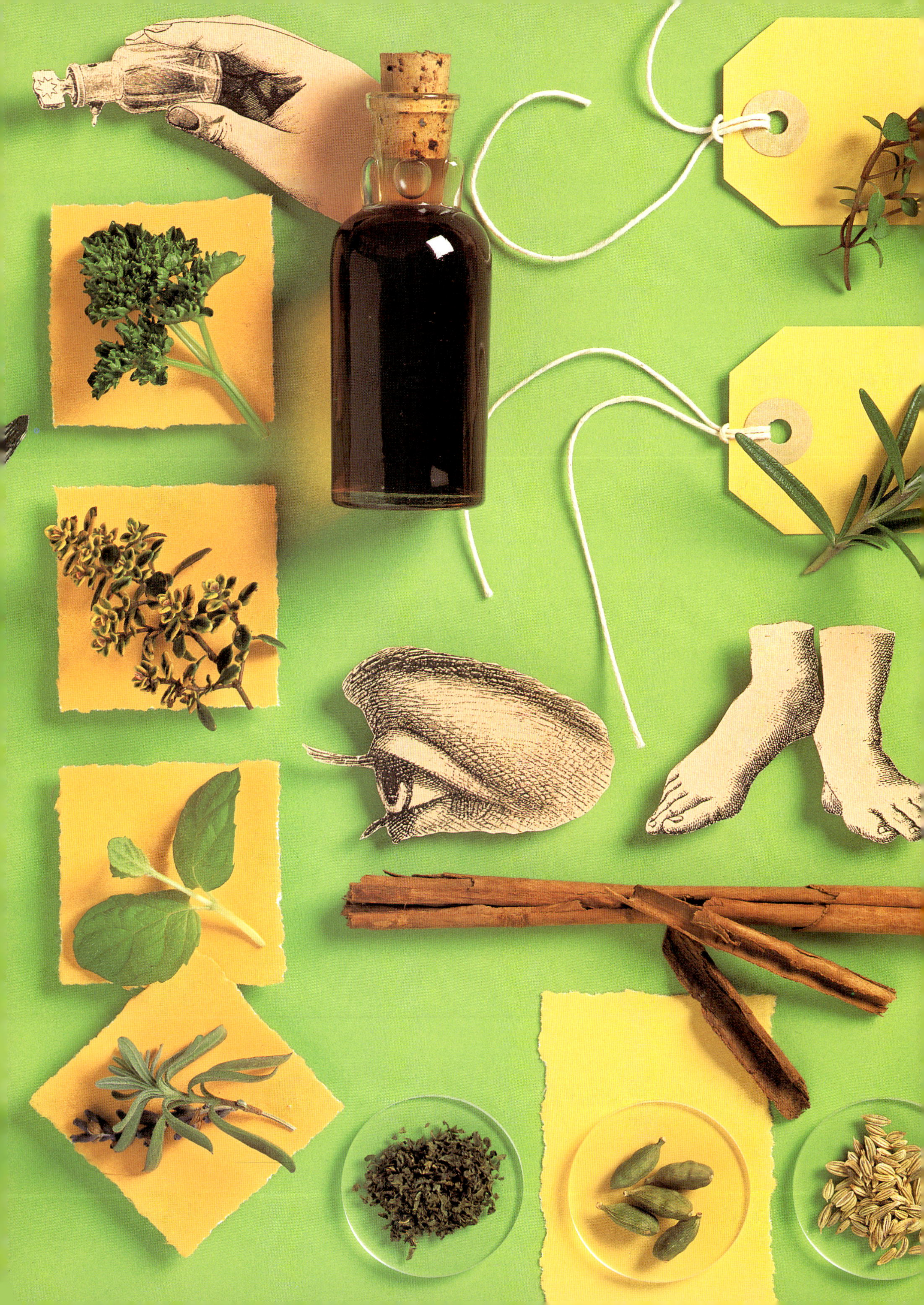

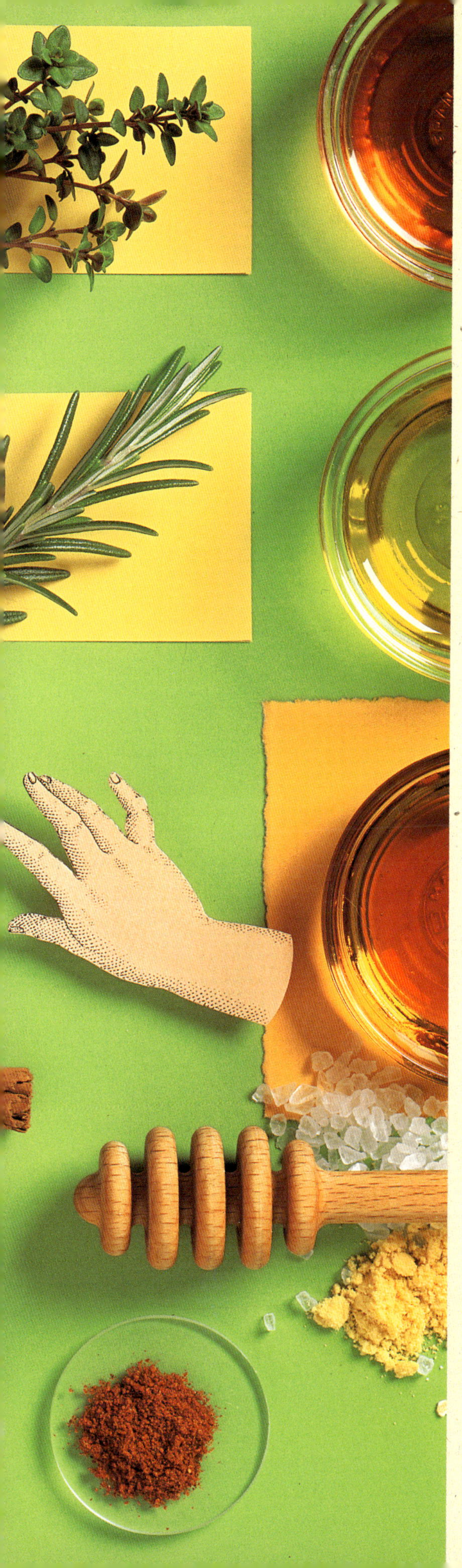

ERGÄNZENDE HEILMETHODEN

WIE MAN SICH UND DEM ARZT HELFEN KANN

DR. MED. PETER ALBRIGHT

Urania

Zum gleichen Themenbereich im Urania Verlag erschienen:

Karola Berger: *Schmerzfrei durch Akupressur. Die bewährte Methode zur Selbstheilung.* 128 S., brosch., ISBN 3-332-00586-3

Michael Krüger: *Autogenes Training. Entspannt und gesund durch das individuelle Erfolgsprogramm.* 96 S., brosch., ISBN 3-332-00569-3

Lore Massar: *Reiki. Heilung durch universelle Lebenskraft.* 96 S., brosch., ISBN 3-332-00571-5

Laura Peters: *Esoterische Therapien. 10 Wege zu innerer Harmonie und Lebensfreude.* 64 S., brosch., ISBN 3-332-00575-8

sowie die erfolgreiche Ratgeber-Reihe

Sanft heilen mit Mutter Natur

jeder Band 48 S., brosch., DM 7,90

Die Deutsche Bibliothek – CIP-Einheitsaufnahme

Albright, Peter:

Ergänzende Heilmethoden : wie man sich und dem Arzt helfen kann / Peter Albright. - Berlin : Urania-Verl., 1998

ISBN 3-332-00670-3

Titel der englischen Originalausgabe: Complementary Therapies, erschienen bei Marshall Publishing, London

This book was designed and produced by Quarto Publishing plc, The Old Brewery, 6 Blundell Street, London N7 9BH

Umschlaggestaltung: Behrend & Buchholz, Hamburg

Titelbild: The Image Bank (2), Quarto

Fotos: Laura Wickenden, Paul Forrester

Zeichnungen: Elisabeth Dowle, Sally Launder, Coral Mula, Lesley Wakerley

Übersetzung: Dr. med. V. Weißmann, C. Weißmann

Redaktion: Berliner Buchwerkstatt Britta Dieterle & Vera Olbricht, Vera Olbricht

Satz und Herstellung: Berliner Buchwerkstatt Britta Dieterle & Vera Olbricht, Claudia Maas

Druck: Gráficas Estella

Printed in Spain

Gedruckt auf alterungsbeständigem Papier mit chlorfrei gebleichtem Zellstoff

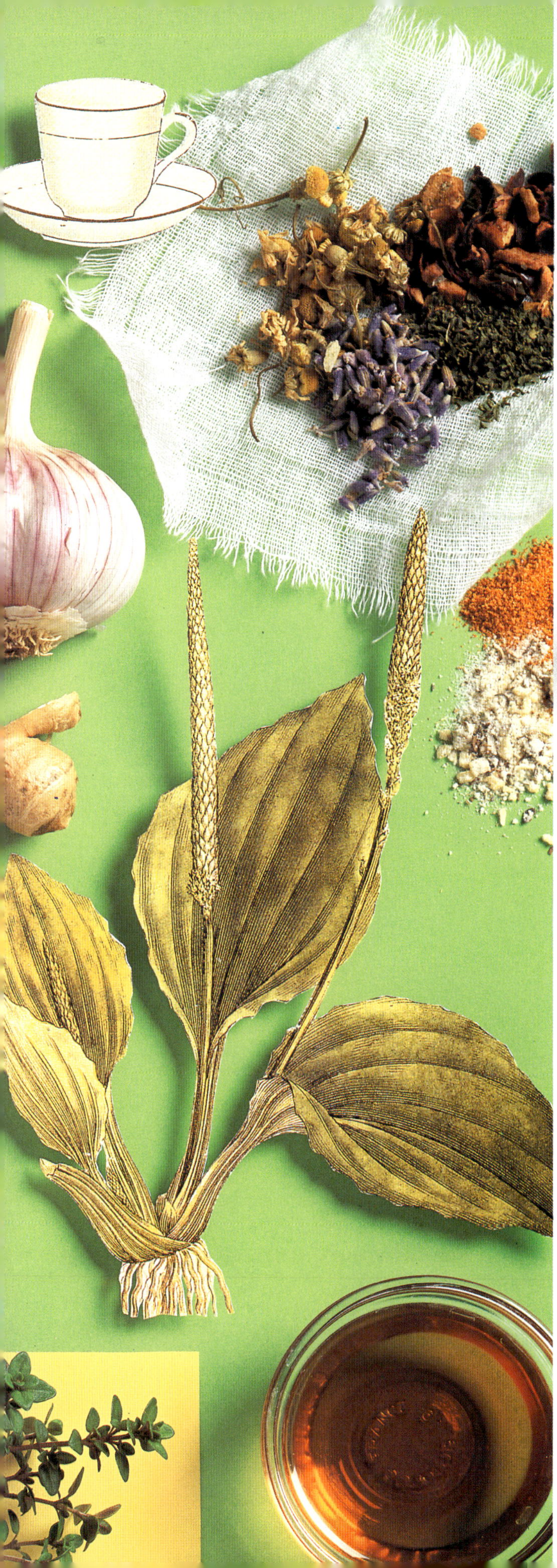

INHALT

BESCHWERDEN

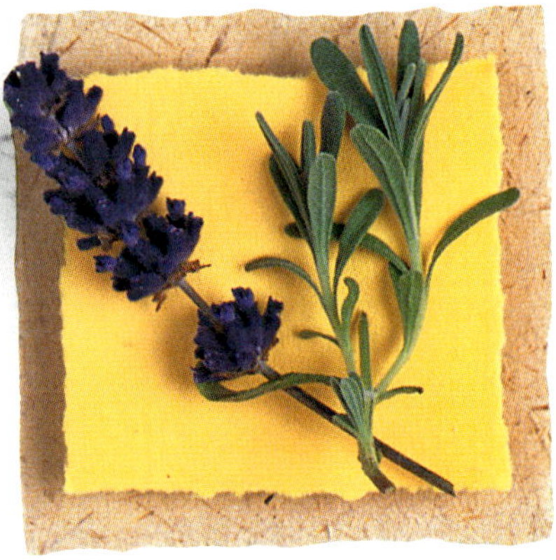

Kopf & Nacken

Brust & Rücken

Bauch & Becken

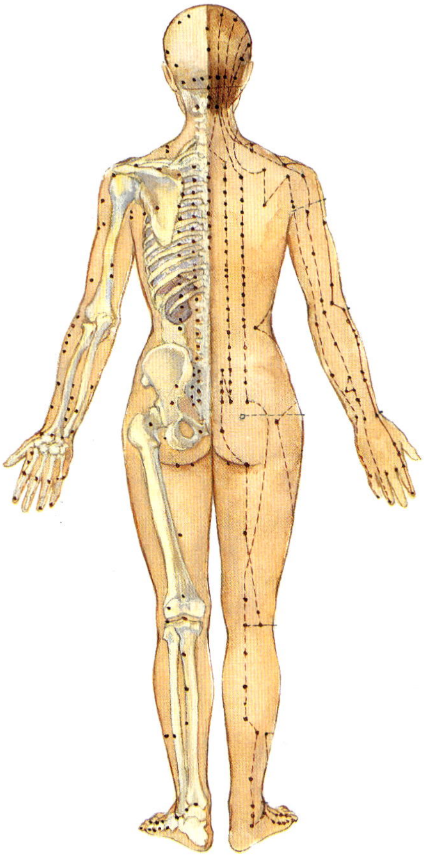

Gliedmassen & Haut

Nervensystem

Seele & Geist

Verdauungssystem

Immunsystem

THERAPIEN

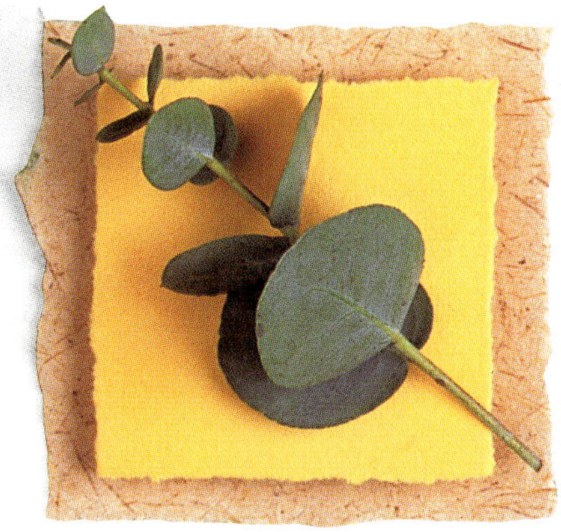

Dieses Buch ist nicht zur Selbstbehandlung schwerer oder chronischer Krankheiten gedacht. Der Leser sollte im Hinblick auf seine Gesundheit regelmäßig einen Arzt konsultieren, insbesondere dann, wenn gesundheitliche Beschwerden eine ärztliche Diagnose und Behandlung notwendig machen.

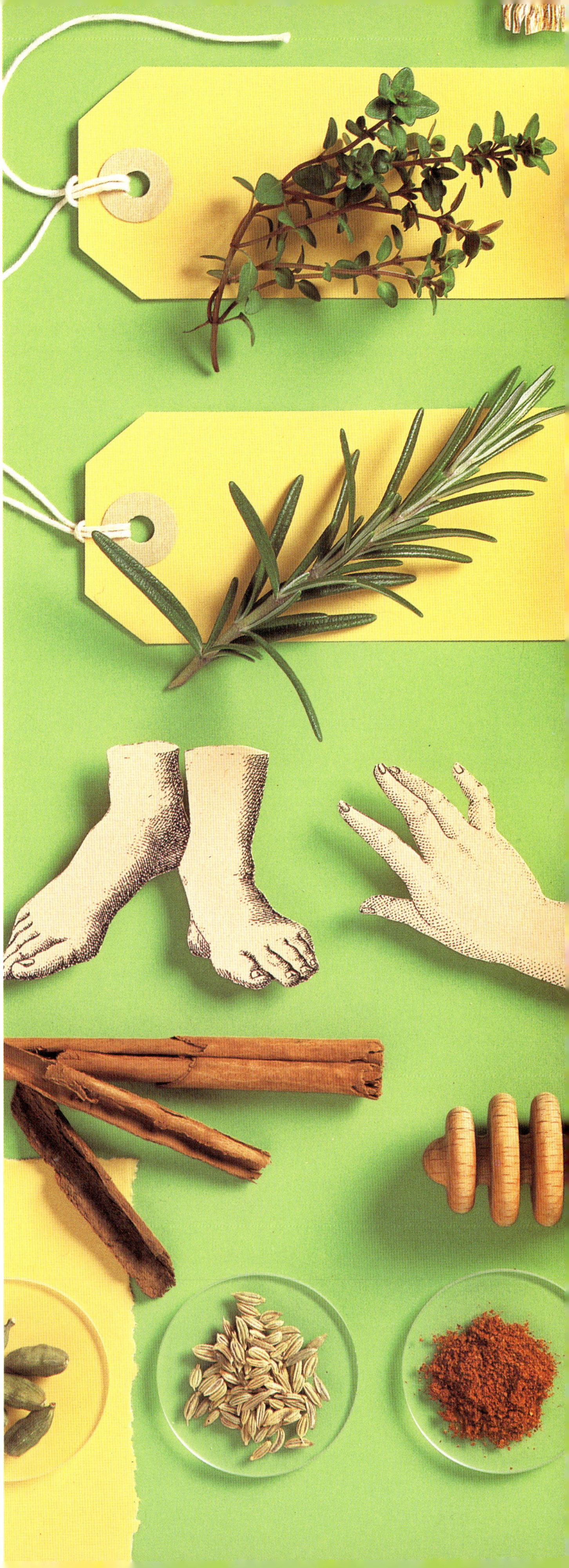

Einleitung

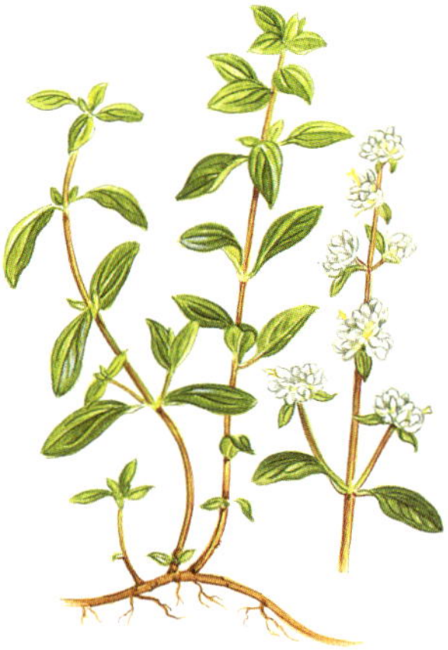

Kräuter wie z. B. Majoran finden in der Heilkunde schon seit vielen Jahrhunderten Anwendung.

Liebe Leserin, lieber Leser: Dies ist *Ihr* Buch. Wann immer Sie gesundheitliche Probleme bekommen, soll es Ihnen helfen. Da wir heutzutage mit Informationen nur so überschüttet werden, ist es wichtiger denn je, brauchbare und überflüssige Informationen auseinanderzuhalten. Dieses Buch vermittelt Ihnen alles, was Sie wirklich wissen müssen, wenn Sie oder eine Ihnen nahestehende Person an einer der ca. 100 häufigsten gesundheitlichen Beschwerden leiden.

Die Handhabung ist ganz einfach. Am besten, Sie probieren es gleich einmal aus. Nehmen wir an, Sie wollen etwas über Kopfschmerzen erfahren. Dann suchen Sie dieses Kapitel im Inhaltsverzeichnis. Es gibt Ihnen einen Überblick über alle in diesem Buch besprochenen Erkrankungen. Dann schlagen Sie die entsprechende Seite auf – und schon sind Sie mittendrin. Die wichtigsten Arten von Kopfschmerzen werden beschrieben, Sie erfahren etwas über die körperlichen Vorgänge, die sie verursachen, erhalten Informationen über die schulärztliche Behandlung und können schließlich nachlesen, was Sie selbst gegen Ihre Beschwerden tun können. Aufs Wesentliche reduziert, werden jeweils die ergänzenden und alternativen Heilmethoden vorgestellt, die sich als besonders sicher und effektiv erwiesen haben. Nach der Lektüre werden Sie auch selbst entscheiden können, ob Ihre Kopfschmerzen vielleicht ein Hinweis auf eine ernstere Krankheit sind und was Sie unternehmen sollten, wenn die Behandlung nicht anschlägt.

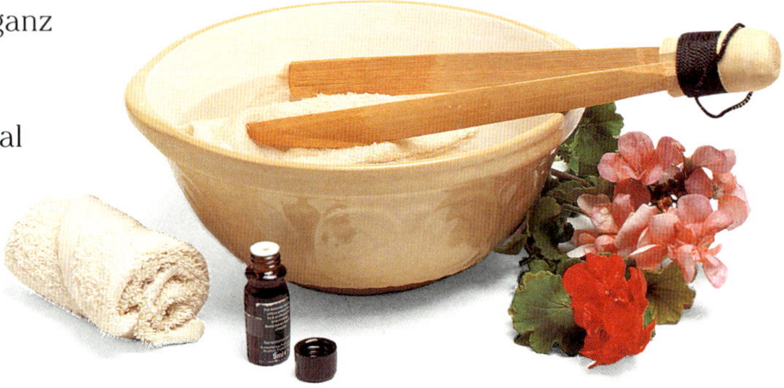

Aromatherapie beruht auf der Verwendung ätherischer Öle. Eine Kompresse aus Kamille, Geranie oder Lavendel hilft bei Ekzemen.

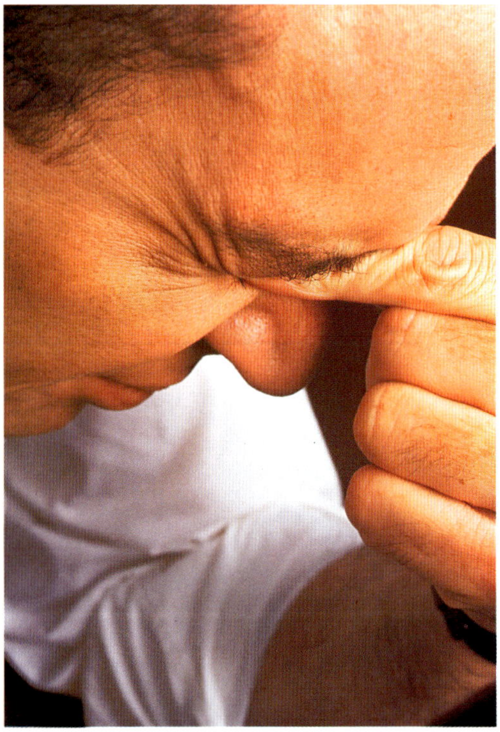

Kopfschmerzen sind weit verbreitet und können nach einer richtigen Diagnose gut in Eigentherapie behandelt werden.

Was versteht man eigentlich unter „ergänzenden“ oder „alternativen“ Heilmethoden? Wie der Name andeutet, ergänzt erstere die herkömmliche Behandlung durch den Schulmediziner. Der Begriff weist zugleich darauf hin, daß eine Kombination verschiedener Verfahren besonders wirksam ist. Schulmedizinische und „ergänzende“ Therapie zusammen wirken also besser als jede allein. Im Gegensatz dazu versteht man unter „alternativer“ Therapie vielfach eine Behandlung, die den Arztbesuch ersetzt. Heute wenden schon viele Ärzte neben der allopathischen auch ergänzende Therapieverfahren an.

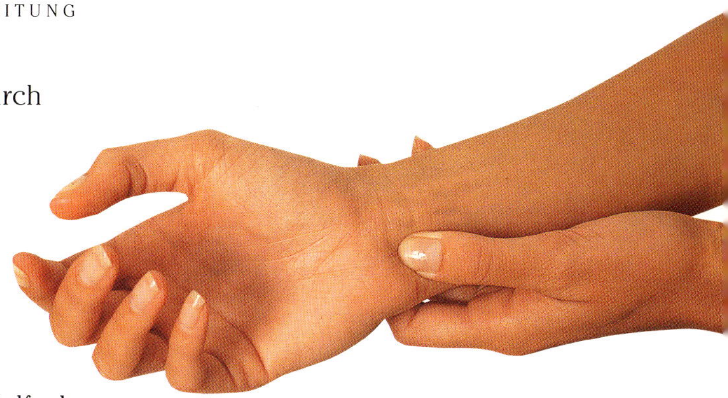

Akupunktur wirkt durch Druck auf spezielle Punkte des Körpers. Dieser hier ist gegen Schlaflosigkeit wirksam.

Während in jedem Kapitel die verschiedenen ergänzenden bzw. alternativen Methoden angesprochen werden, die zur Lösung Ihres speziellen Problems in Frage kommen, werden Sie zugleich auf den Teil des Buches verwiesen, der unter der Überschrift „Therapien“ steht. Dort können Sie sich dann im Detail über mehr als 25 verschiedene Heilverfahren informieren. Es wird immer nur auf die Methoden hingewiesen, die sich in der Behandlung der jeweiligen Beschwerden (in unserem Beispiel: Kopfschmerzen) besonders bewährt haben.

Am Schluß des Buches finden Sie eine Liste mit weiterführender Literatur und Anschriften von Verbänden und anderen Hilfsorganisationen. Auch auf die Fragen, wie Sie an einen geeigneten Spezialisten oder Therapeuten kommen, der Sie in einer bestimmten Methode unterrichten kann, gibt das Buch Auskunft. Zwar stehen im Mittelpunkt einzelne gesundheitliche Beschwerden und ihre Behandlung. Sie sollten jedoch immer versuchen, die einzelne Erkrankung nicht isoliert zu betrachten. Letzten Endes geht es immer um einen ganzheitlichen Begriff von Wohlbefinden oder Wellness. Dahinter verbirgt sich mehr, als daß man sich bloß im Moment nicht krank fühlt. Dieser Gedanke beruht auf der Erkenntnis, daß wir Menschen sehr vielschichtige Geschöpfe sind und daß ein ständiger Austausch zwischen Körper, Geist, Gefühlen und Seele des Menschen auf der einen und seiner natürlichen und sozialen Umwelt auf der anderen Seite stattfindet.

Aus dieser Erkenntnis heraus entwickelte

Erntefrisches Obst und Gemüse: ein wichtiger Bestandteil einer gesunden Ernährung

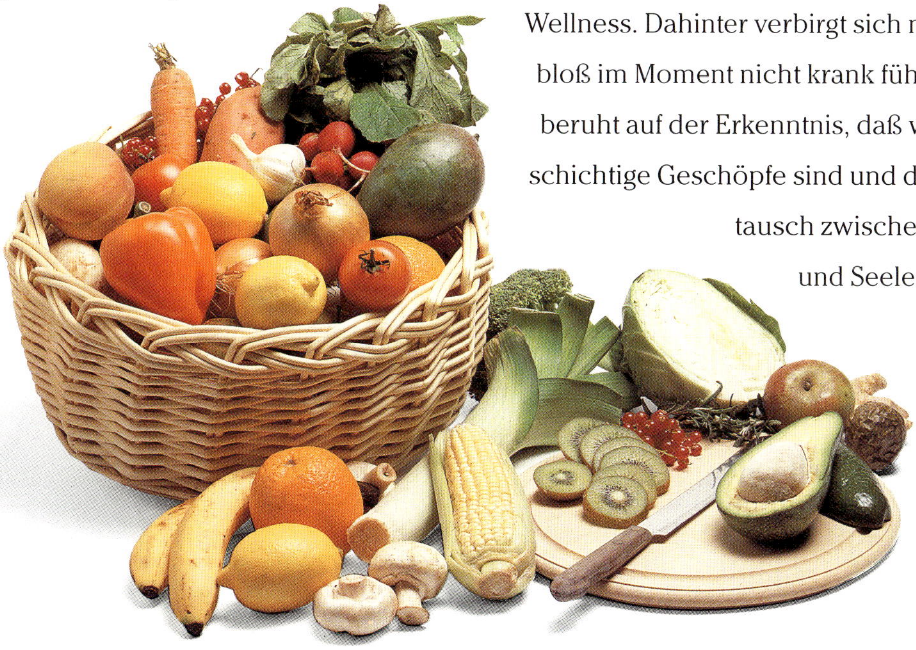

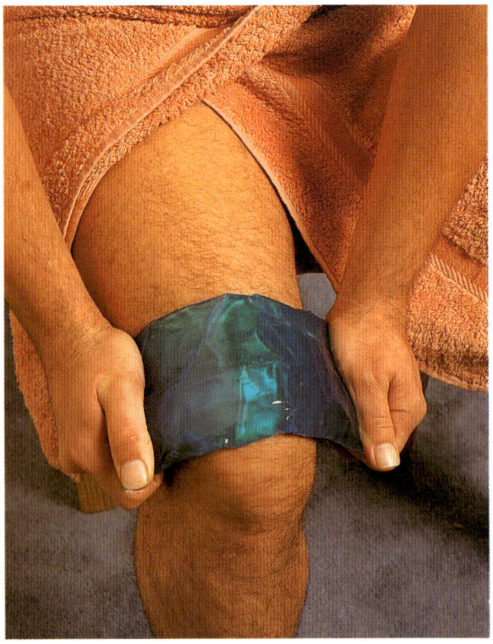

Kältepackungen gehören zum Repertoire der Hydrotherapie, die z. B. bei Gelenkleiden angewendet werden kann.

sich die ganzheitliche Medizin, mit der ich mich nunmehr seit zwei Jahrzehnten intensiv beschäftige. Der ganzheitliche Ansatz stellt das Individuum in den Mittelpunkt seines eigenen Universums. Und immer ist das Individuum auf vielerlei Weise mit dem Universum verbunden:

- durch die eigenen Erlebnisse
- durch gegenwärtige und frühere Beziehungen zu Menschen
- durch die verschiedenen erfreulichen und unangenehmen Anforderungen, die an den Menschen gestellt werden
- durch ein spirituelles Bewußtsein

und

- durch den Orientierungssinn, der den Menschen

durch sein Leben führt. Jeder neue Tag, jede neue Stunde eröffnen andere Perspektiven und neue Chancen der eigenen Entwicklung. Sie ermöglichen auch eine gewisse frische Konzentration der Kräfte und neue Hoffnungen.

All dies gibt uns auch die Chance herauszufinden, was im Alltag wirklich wichtig ist und wie wir das umfassende Wohlgefühl, das wir alle anstreben, erreichen können. Gar nicht oft genug betonen kann man in diesem Zusammenhang folgendes:

1. Die Bedeutung einer gesunden Ernährung ist schon lange bekannt. Die in den letzten zwei bis drei Jahrzehnten gewonnenen Erkenntnisse zusammen mit dem uralten Erfahrungswissen, das uns heute wieder zur Verfügung steht, verleiht dieser Thematik noch einmal ganz neue Brisanz.

2. Bewegung wird leider immer noch allzu oft vernachlässigt. Dabei geht es beileibe nicht darum, in einen Fitneßwahn zu verfallen. Vielmehr muß jeder einzelne herausfinden, welcher Sport oder welche andere Form regelmäßiger Bewegung gerade für ihn geeignet ist.

3. Bei der Bestandsaufnahme des eigenen Lebens vernachlässigen wir häufig die Rolle, die die Arbeit darin spielt.

Ein Safttag entschlackt den Körper.

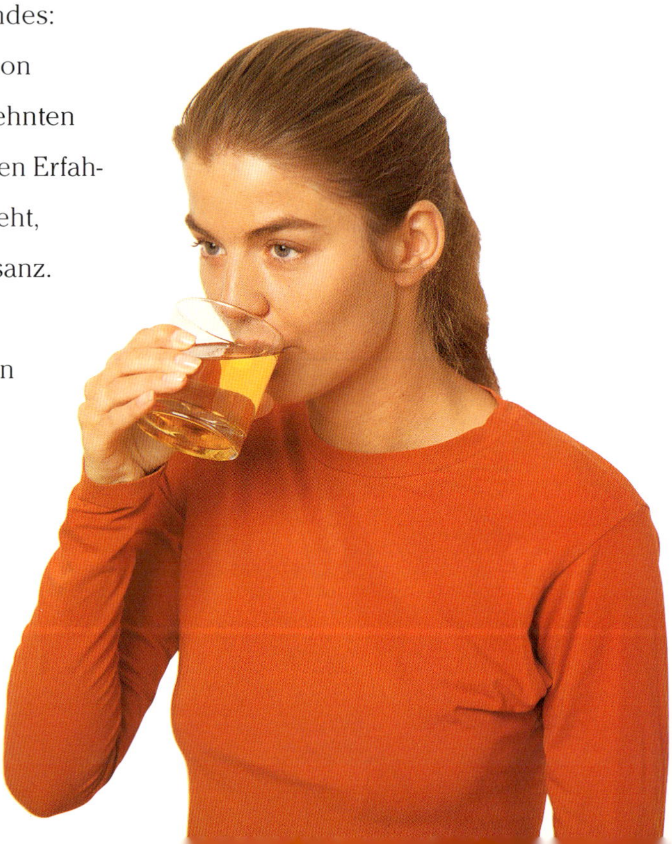

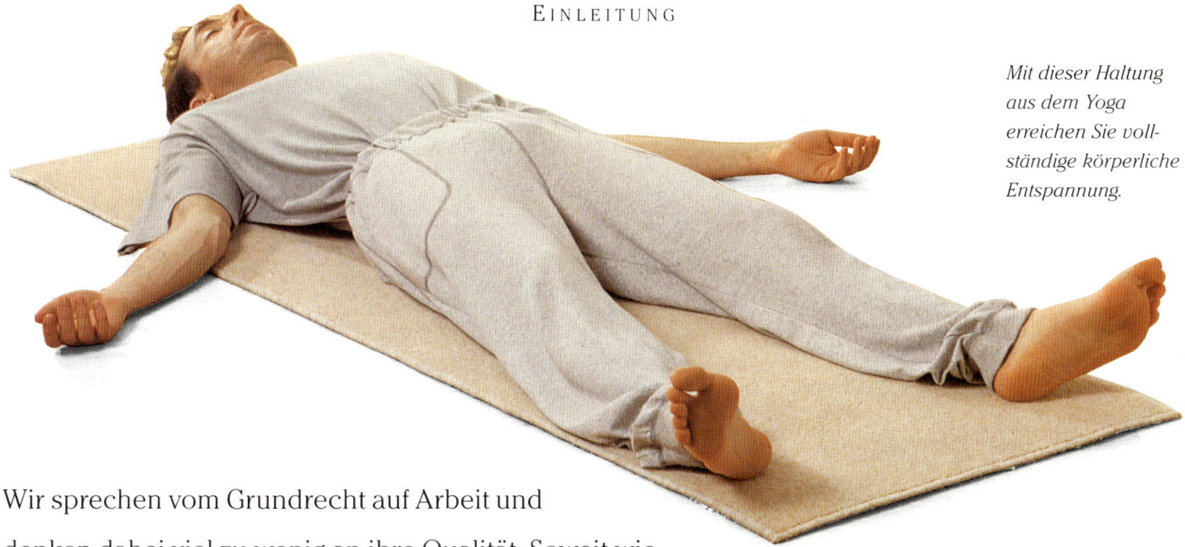

Mit dieser Haltung aus dem Yoga erreichen Sie vollständige körperliche Entspannung.

Wir sprechen vom Grundrecht auf Arbeit und denken dabei viel zu wenig an ihre Qualität. Soweit wie irgend möglich sollte Arbeit sinnstiftend und unser Beruf tatsächlich Berufung sein.

4. Tägliche innere Sammlung oder Meditation bringt uns in Kontakt mit unserer Seele und geht insofern weit über reine Entspannung hinaus.

5. Der Aufbau stabiler, liebevoller zwischenmenschlicher Beziehungen trägt dazu bei, den Alltagsstreß abzubauen, der zu Hause und am Arbeitsplatz entsteht. Es ist erwiesen, daß sich seelische Krisen unmittelbar auf den Körper auswirken können. Das noch recht junge Fach der Psychoneuroimmunologie erforscht die Zusammenhänge von Gedanken und Gefühlen auf der einen und dem Immunsystem sowie den zahlreichen anderen Prozessen, die den Organismus steuern, auf der anderen Seite.

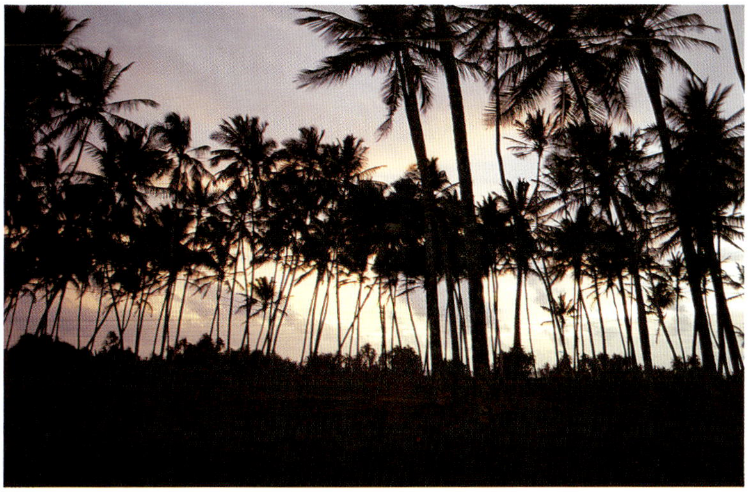

Phantasiereisen dienen der Entspannung und Genesung.

All dies bildet den theoretischen Hintergrund meines Buches. Wenn Sie also unter bestimmten Beschwerden nachschlagen, würde ich mir wünschen, daß Sie auch über die eventuellen Ursachen Ihres Leidens nachdenken. Vielleicht erschließt sich Ihnen dabei ein ganz neuer Zugang zu Ihrer Gesundheit , und Sie finden einen Weg zu umfassendem Wohlbefinden. Zahlreiche Querverweise sollen Ihnen dabei behilflich sein, etwa zu Themen wie Ernährung oder Streßabbau.

Ich hoffe, daß Ihnen dieses Buch beim Umgang mit Ihren Beschwerden hilfreich ist. Die Tips, die ich Ihnen gebe, sollen auch der Vorsorge und allgemeinen Verbesserung Ihres Gesundheitszustandes dienen.

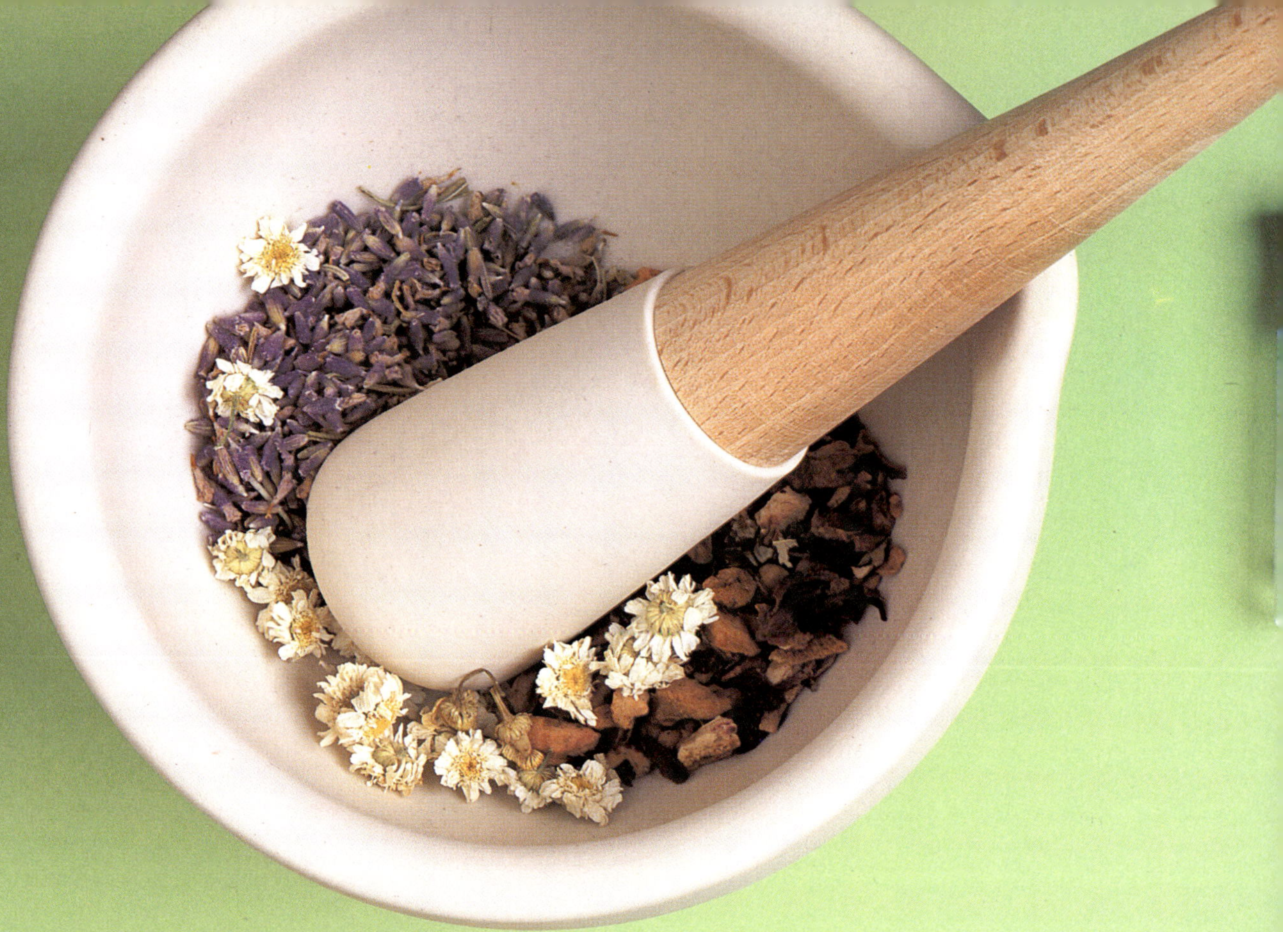

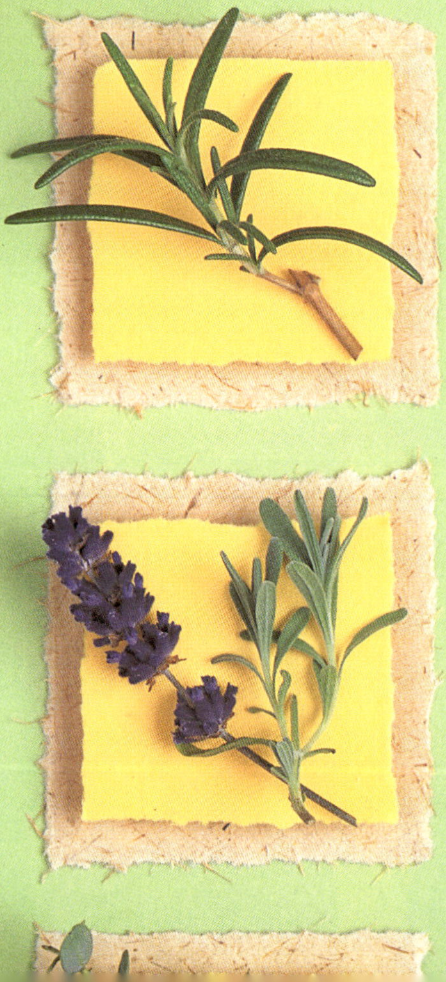

BESCHWERDEN

Wenn Sie oder ein Mensch, der Ihnen nahesteht, plötzlich ein gesundheitliches Problem haben, wollen Sie auf der Stelle wissen, worum es sich handelt und was man dagegen tun kann. Der folgende Teil meines Buches soll Ihnen alle Informationen geben, die Sie in diesem Fall brauchen: von den Ursachen bis hin zur sinnvollen Eigentherapie. Sie werden selbst merken, wann Sie einen Spezialisten hinzuziehen sollten.

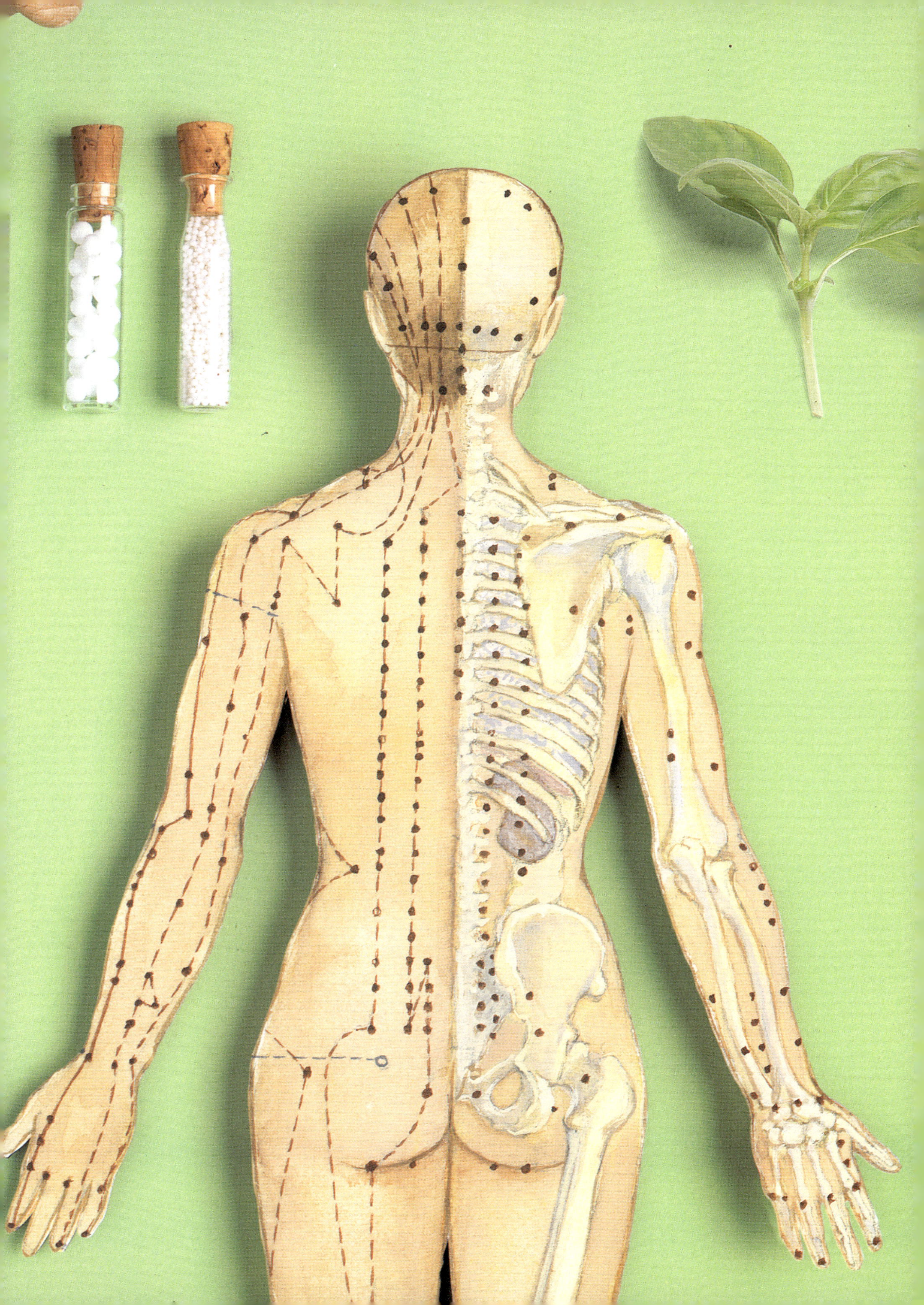

KOPF & NACKEN

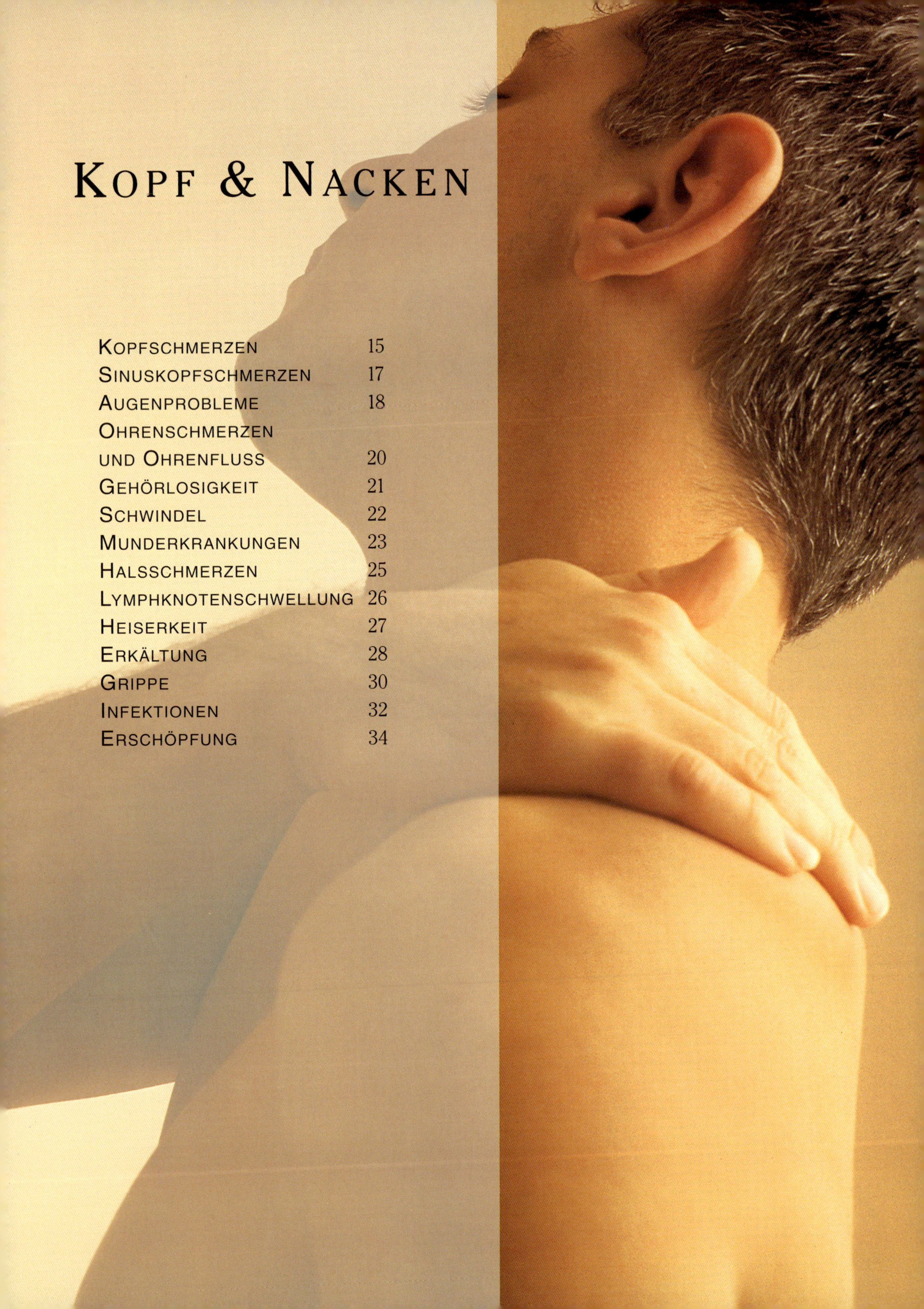

KOPFSCHMERZEN

Viele Menschen leiden unter akuten oder chronischen Kopfschmerzen, jedoch weitaus weniger, als uns die Fernsehwerbung glauben machen möchte. Da Kopfschmerz nur eine Form des Schmerzes und die Schmerzschwelle von Mensch zu Mensch unterschiedlich ist, leiden manche Menschen häufig, andere dagegen nie an Kopfschmerzen.

Es gibt unterschiedliche Kopfschmerzformen, die unterschiedlich behandelt werden müssen. Deshalb ist für eine erfolgreiche Behandlung wichtig, zunächst die Art der Kopfschmerzen festzustellen.

Gefäßbedingte Kopfschmerzen: Die häufigste Ursache für Kopfschmerzen sind Gefäßstörungen, die durch Verengung und Erweiterung kleiner Schlagadern im Kopf entstehen.

Eine besondere Ausprägung ist die Migräne, die anfallsmäßig auftritt und von Sehstörungen, Brechreiz und Lichtempfindlichkeit begleitet wird.

Muskuläre oder Spannungskopfschmerzen: Diese treten als Folge von Verspannungen oder Verkrampfungen besonders der Schulter- und Nackenmuskeln auf. Steter Zug an den die Schädeldecke bedeckenden Gewebestrukturen verursacht den Schmerz.

Gefäßbedingte und muskuläre Kopfschmerzen treten oft gemeinsam auf und haben die gleichen Ursachen. Seltener dagegen sind Kopfschmerzen, die durch entzündliche Erkrankungen (z. B. Nasennebenhöhlen- oder Hirnhautentzündung), durch Hirndruck (z. B. Tumorbildung) oder Überanstrengung der Augen hervorgerufen werden. Da Kopfschmerzen meist gefäß- und muskulär bedingt sind, können Sie diese zuverlässig und wirkungsvoll mit einer Reihe alternativer Heilmethoden angehen. Sollte der Schmerz nicht abklingen oder gar intensiver werden, sollten Sie einen Arzt aufsuchen. Ziel der Behandlung ist, die Anzahl und Häufigkeit der schmerzerzeugenden Nervenimpulse zu reduzieren, die auf die in der Gefäßwand befindlichen Nervenzellen auftreffen.

Ergänzende Therapien

Streßbewältigung

Überprüfen Sie Ihr Streßmuster, denn Streß ist häufig an gefäßbedingten Kopfschmerzen beteiligt. Zahlreiche Streßfaktoren können ausgetestet und angegangen werden. Streß wird häufig durch zwischenmenschliche Konflikte, berufliche Überlastung, Umweltfaktoren wie Allergene, Smog, Nahrungsmittel und ähnliches ausgelöst.

Ernährung

Manche Nahrungsmittel können Kopfschmerzen auslösen. Die bekanntesten sind:

- Käse
- Alkohol
- Schokolade
- Koffeinhaltige Getränke

Empfindliche Menschen können auch auf andere Nahrungsmittel mit Kopfschmerzen reagieren. Dann ist es sinnvoll, mit einer Suchdiät (siehe Seite 129) den Verursacher der Schmerzen ausfindig zu machen.

Konventionelle Therapien

- Schmerz- und Beruhigungsmittel
- Nicht verschreibungspflichtige Arzneimittel
- Ergotaminhaltige Präparate wie Cafergot N® gegen Migräne

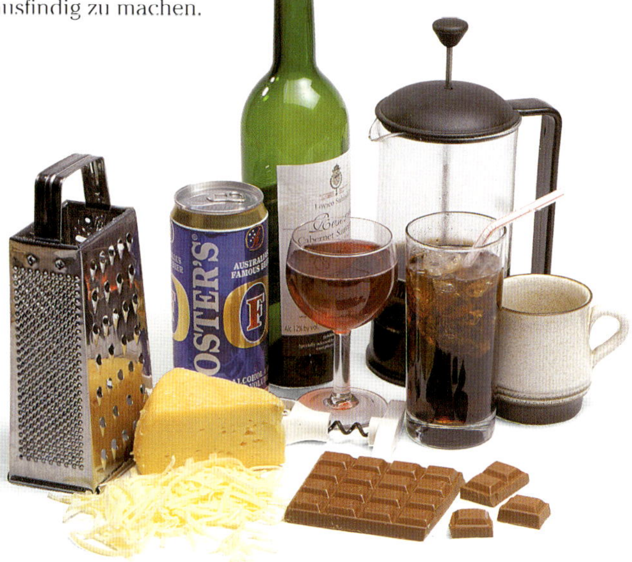

Nahrungsmittel können bei empfindlichen Menschen Kopfschmerzen auslösen. Hier sehen Sie einige der bekannten Übeltäter.

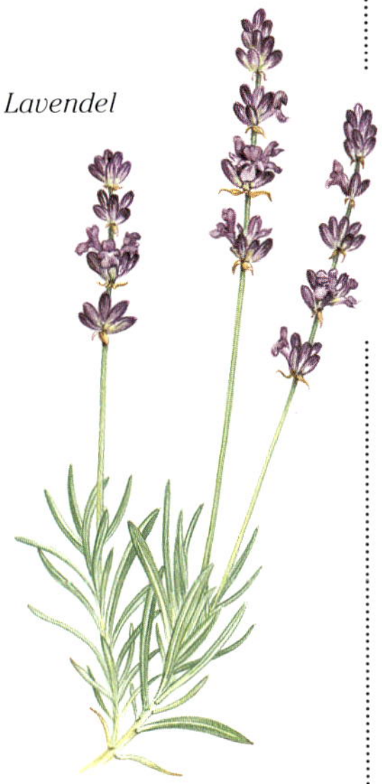

Lavendel

Pflanzentherapie

Folgende Heilpflanzen werden häufig als Kräutertee gegen Kopfschmerzen eingesetzt:

- Katzenminze
- Günsel
- Portulak
- Schafgarbe
- Eisenkraut
- Lavendel
- Raute

Akupressur

Kopfschmerzen können gelindert werden, indem Sie die eingezeichneten Punkte stimulieren. Der Druck auf den Gallenblasenpunkt 20 erfolgt in der Höhe zwischen dem ersten und dem zweiten Halswirbel etwa 2,5 cm seitlich der Mittellinie.

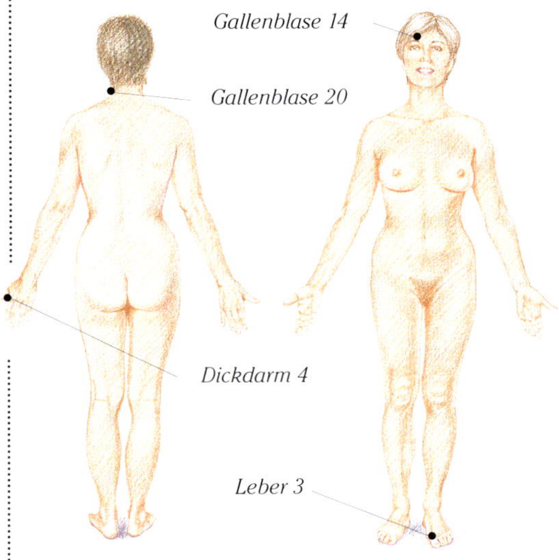

Aromatherapie

Diese Öle können mit einer Trägersubstanz (meist Öl) vermischt in die Kopf- und Gesichtshaut einmassiert, inhaliert oder als Badezusatz verwendet oder als Aufguß getrunken werden:

- Eukalyptus (durchblutungsbedingte Kopfschmerzen)
- Lavendel (Spannungskopfschmerzen und Migräne)
- Rosmarin
- Schwarzer Pfeffer (erkältungsbedingte Kopfschmerzen)
- Majoran
- Melisse
- Pfefferminze
- Rose

Körperliche Bewegung

Regelmäßige Spaziergänge an frischer Luft entspannen und machen den Kopf wieder frei. Wählen Sie dafür in Ihrer Umgebung Spazierwege im Grünen abseits des Straßenverkehrs. Regelmäßiger „Tapetenwechsel" kombiniert mit körperlicher Bewegung im Freien wirkt Wunder für Körper und Geist.

Homöopathie

Folgende Heilmittel werden sowohl bei Kopfschmerzen als auch bei starker allgemeiner Anspannung empfohlen.

- Hauptbestandteil: Gelsemium sempervirens – dies ist hilfreich gegen Neuralgie, Migräne und Kopfschmerzen aufgrund von Wirbelsäulenblockaden.
- Zusätzliche Inhaltsstoffe: Cimicifuga racemosa bei Neuralgie, Cervicalmigräne und starken Kopf- und Augenschmerzen, oder aber Rhus toxicodexdron bei rheumatischen Beschwerden, Neuralgie, Steifigkeitsgefühl bei Bewegung.

Hydrotherapie

Baden in warmem Wasser löst Spannungen, die zu Kopfschmerzen führen.

Massage

Eigenmassage der Schulter- und Genickmuskulatur lindert den Schmerz. Noch wirkungsvoller ist die Massage, wenn sie von einem Freund durchgeführt wird.

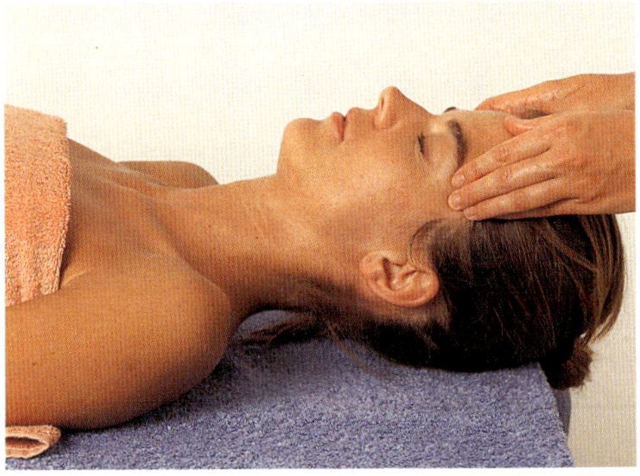

Behutsames, leichtes Drücken der Schläfen mit den Fingerspitzen befreit rasch vom Kopfschmerz. Mit leichten kreisenden Bewegungen werden die Muskulatur und das Allgemeinbefinden harmonisiert.

Yoga

Mit Hilfe von Atem- und Entspannungsübungen können Sie die Muskulatur von Spannungen befreien, die häufig Kopfschmerzen hervorrufen.

siehe auch ☛

Beschwerden

Sinuskopfschmerzen Seite 17
Augenprobleme Seite 18
Erkältung Seite 28
Grippe Seite 30

Therapien

Meditation Seite 149
Bildererleben Seite 150
Biofeedback Seite 156
Bach-Blütentherapie Seite 160

Sinuskopfschmerzen

Die Sinuskopfschmerzen sind eine besondere Form der Kopfschmerzen, die vom Betroffenen häufig fehlgedeutet wird. Meist liegt keine Entzündung im Bereich der Nebenhöhlen vor, und der Kopfschmerz ist lediglich ein Symptom einer Erkältung. Eine Sinusitis (Nebenhöhlenentzündung) kann einer Erkältung folgen.

Die wirklichen Nebenhöhlenkopfschmerzen sind die Folge eines entzündlichen Geschehens, das die schmale Verbindung zwischen Nebenhöhlen und Nasenhaupthöhle blockiert. Der dadurch in den Nebenhöhlen entstehende Druck verursacht den Schmerz.

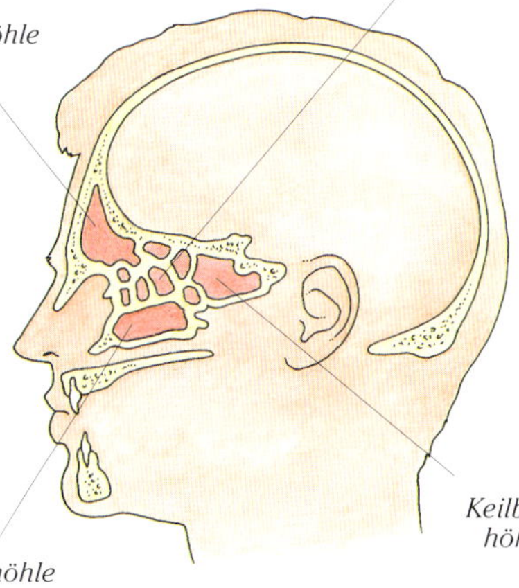

Nasennebenhöhlen

Vier Nebenhöhlen befinden sich hinter den Augenbrauen, den Wangen sowie in der Tiefe der Schädelknochen.

Ein zuverlässiges Indiz für Sinusitis ist die Empfindlichkeit von speziellen Druckpunkten. Bei einer Stirnhöhlenentzündung ist Druck mit den Daumen auf den knöchernen, oberen Rand der Augenhöhle schmerzhaft. Ist die Kieferhöhle entzündet, liegen die schmerzhaften Punkte unten am Wangenknochen neben den Nasenflügeln.

Die weiter innen im Kopf gelegenen Nebenhöhlen besitzen keine entsprechenden Schmerzpunkte.
Mit einer Sinusitis können Fieber, anhaltende Schmerzen, verstopfte Nase sowie gelbliche Sekretabsonderung aus der Nase einhergehen.

Ergänzende Therapien

Abwehr von Umweltbelastungen

Sie können eine Menge selbst dafür tun.

- Bedenken Sie zunächst die Lage Ihrer Wohnung und deren Umgebung.
- Setzen Sie sich Luftschadstoffen möglichst wenig aus oder verringern diese durch Geräte zur Luftreinigung.
- Luftbefeuchtung hilft oftmals erheblich weiter.

Pflanzentherapie

- Knoblauch
- Echinacea
- Orangenwurzel
- Propolis

Hydrotherapie

Wenden Sie Nasenspülungen an und machen Sie Kopfdampfbäder, um das Nasensekret zu verflüssigen. Legen Sie zur Linderung des Schmerzes kalte Kompressen auf die betroffene Nebenhöhle.

Ernährung

Verzehren Sie nur Nahrungsmittel, die möglichst wenig Schadstoffe und Allergene, dafür reichlich Vitamine C, A und E enthalten.

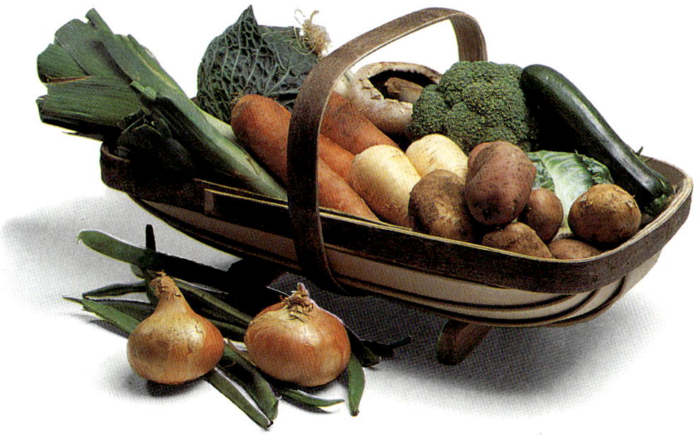

Konventionelle Therapien

- Antibiotika
- Entzündungshemmer
- Schmerzmittel

siehe auch ☛

Beschwerden

Kopfschmerzen
Seite 15

Erkältung
Seite 28

Therapien

Körperliche Bewegung
Seite 129

Atemtherapie
Seite 133

Essen Sie reichlich Gemüse, vorzugsweise aus biologischem Anbau, um eine ausreichende, schadstoffarme Vitaminzufuhr sicherzustellen.

Augenprobleme

Augenärzte wie Laien stimmen darin überein, daß das Auge ein lebenswichtiges Organ ist, dessen Funktionsfähigkeit es um jeden Preis zu erhalten gilt. Treten Sehstörungen auf, ist alles medizinisch Machbare zu unternehmen. Suchen Sie immer gleich beim ersten Auftreten ernsthafter Augenprobleme einen Augenarzt auf.

Konventionelle Therapien

- Spezifische Antibiotika
- Cortison
- Chirurgische Maßnahmen

Erst nachdem der Augenarzt festgestellt hat, daß weder eine Augenerkrankung vorliegt noch eine Brillenversorgung notwendig ist, können Sie bedenken, was es als nächstes zu tun gilt, um die Beschwerden zu beheben.

Augenschmerzen: Im Auge lokalisierter Schmerz kann durch erhöhten Augeninnendruck oder durch Überanstrengung verursacht werden. Tragen Sie keine Brille und tritt der Schmerz am Ende eines arbeitsreichen Tages auf, benötigen Sie möglicherweise ausgleichende Gläser. Ruhen Sie Ihre Augen immer wieder einige Minuten aus. Dies ist wohltuend und lindert zeitweilig den Schmerz. Sehen Sie gleichzeitig auch verschwommen oder verschlechtert sich Ihre Sehschärfe, sollten Sie unverzüglich einen Arzt aufsuchen. Konzentrieren sich die Schmerzen ausschließlich auf ein Auge bzw. auf die Brauengegend und treten gleichzeitig Sehstörungen – vor allem Lichtblitze, Verschwommensehen – auf, kann die Ursache eine Form von Migräne sein. Ist dies der Fall, verfährt der Arzt nach einer anderen Therapieform als bei einer Augenerkrankung.

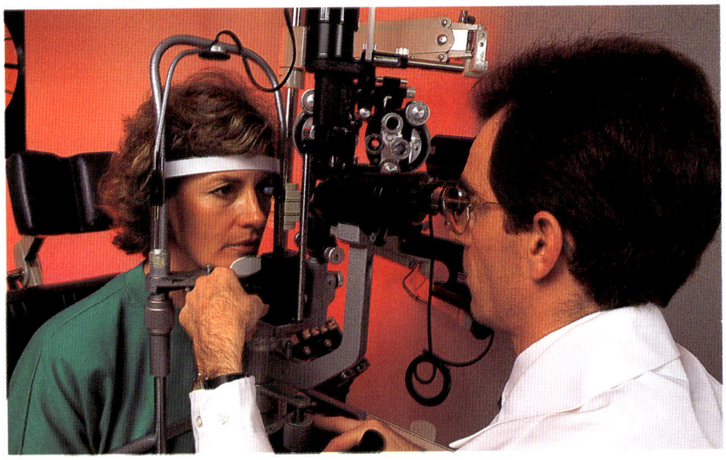

Lassen Sie Ihre Augen regelmäßig überprüfen und konsultieren Sie bei Beschwerden einen Augenarzt.

Verschwommensehen: Die Ursachen des Verschwommen- oder Schleiersehens sind vielfältig. Die häufigste Ursache sind *Glaskörpertrübungen*. Dabei handelt es sich um Ansammlungen von Zellen, die im Glaskörper des Auges schwimmen. Meist gewöhnt sich der Betroffene daran, so daß diese nach einiger Zeit kaum noch als störend empfunden werden. Eine ebenso häufige Ursache ist die Linsentrübung *(Katarakt)*. Dabei bilden sich in der Augenlinse wolkige bzw. punktförmige Einlagerungen, die wachsen und mit der Zeit die Sehkraft beeinträchtigen.

Vielen Betroffenen kann mit einem einfachen chirurgischen Eingriff geholfen werden. Verschwommensehen kann auch durch Allgemeinerkrankungen des Organismus hervorgerufen werden. Diese werden auch vom Augenarzt diagnostiziert.

Doppelbilder: Diese können bereits durch einfache Störungen der Sehschärfe hervorgerufen werden. Doppelbilder können aber auch die Folge von Augenmuskel- und Nervenfehlfunktionen sein. Wenn sich die Beschwerden nicht durch Ausruhen der Augen beheben lassen, sollten Sie einen Augenarzt aufsuchen.

Sehverlust: Sehverlust eines oder auch beider Augen kann durch vielfältige krankhafte Störungen hervorgerufen werden. Eine sorgfältige augenärztliche Untersuchung ist für eine fundierte Diagnose und Behandlung notwendig.

Gerötete oder gereizte Augen: Gerötete Augen sind meist eine Reaktion auf Reizstoffe in der Umgebung. Gleichwohl kann auch eine akute allergische oder chronische Bindehautentzündung *(Konjunktivitis)*, die gut auf eine spezifische Antibiotikagabe anspricht, die Ursache sein. Bei entsprechender Lebensführung können solche Probleme vermieden werden.

Ergänzende Therapieverfahren

Pflanzentherapie

- Borretsch
- Calendula
- Karotte
- Löwenzahn
- Orangenwurzel
- Roter Augentrost
- Vogelmiere
- Holunderblüten
- Kamille
- Gurke
- Ringelblume

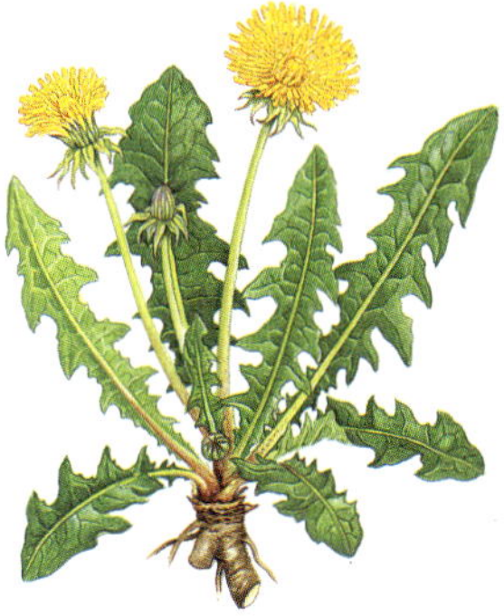

Löwenzahn

Bates-Methode

Mit dem Augentraining nach der Bates-Methode stärken Sie die Augenmuskeln. Tägliches Training erhält oder verbessert die Sehkraft, so daß manchmal gar auf eine Brille verzichtet werden kann. Insbesondere bei überanstrengten oder entzündeten Augen ist die Methode hilfreich.

Akupressur Augenprobleme können gelindert werden, indem die eingezeichneten Punkte durch Druck stimuliert werden. Dickdarmpunkt 4 ist besonders bei Infektionen hilfreich, darf jedoch während einer Schwangerschaft nicht stimuliert werden.

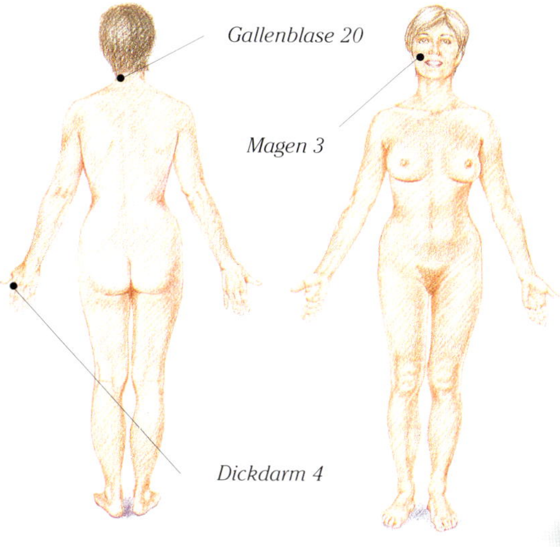

Hydrotherapie

Diese Therapie verschafft überanstrengten Augen rasch Linderung. Legen Sie einfach im Wechsel kalte und warme Umschläge auf die Augen.

Abwehr von Umweltbelastungen

Die Luftverschmutzung ist eines der größten Probleme in den Städten und der häufigste Verursacher von Augenbeschwerden. Der Grad der Luftverschmutzung mag auch für die Wahl des Wohnortes maßgeblich sein. Möglicherweise helfen Ihnen zu Hause Geräte für die Luftreinigung. Bei besonders hartnäckigen Beschwerden bleibt letztlich nur, in eine weniger mit Luftschadstoffen belastete Gegend umzuziehen.

Ein vertrauter Anblick: Die Innenstadt von Los Angeles unter einer Dunstglocke aus Smog. Bewohner aller Großstädte leiden unter starker Luftverschmutzung.

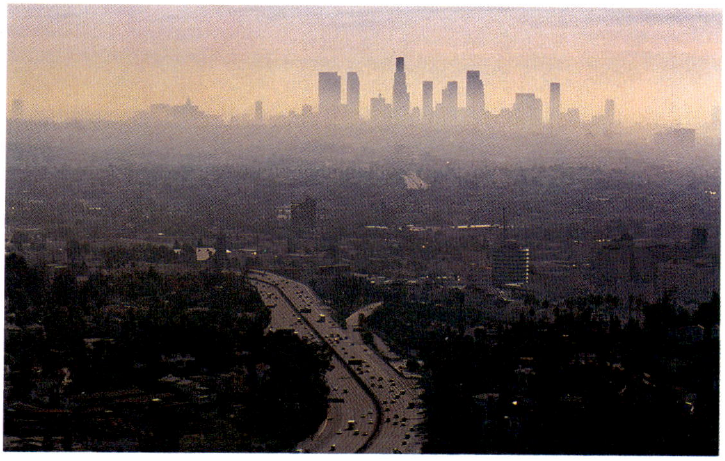

Ernährung

Lebertran wird erfolgreich gegen den erhöhten Augeninnendruck bei beginnendem Grünem Star *(Glaukom)*, einer chronischen Augenerkrankung, eingesetzt. Nehmen Sie täglich 1–2 Teelöffel.

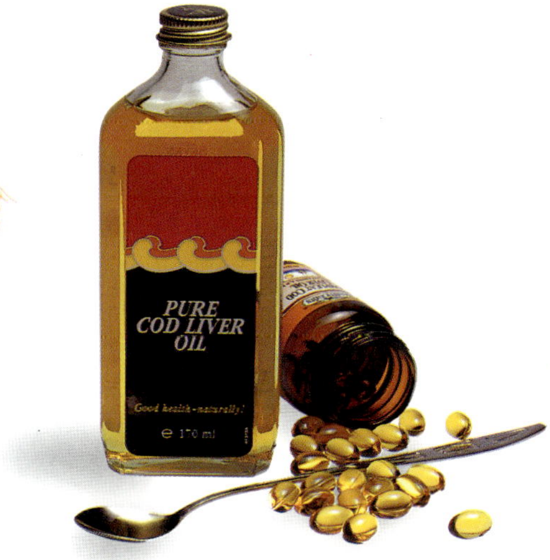

Lebertran wird gegen erhöhten Augeninnendruck erfolgreich eingesetzt. Er enthält reichlich Vitamin A und D. Sollte Sie der Fischgeschmack stören, können Sie Lebertran auch in Kapselform zu sich nehmen.

siehe auch ☛

Beschwerden

Erkältung
Seite 28

Diabetes
Seite 111

Erkrankungen des Immunsystems
Seite 117

Altern
Seite 121

Therapien

Biofeedback
Seite 156

Homöopathie
Seite 165

Ohrenschmerzen und Ohrenfluss

Ohrenschmerzen kommen bei Kindern häufig vor und sind meist auf Infektionen des Mittelohrs *(Mittelohrentzündung)* zurückzuführen. Oft treten Ohrenschmerzen gemeinsam mit einer Mandelentzündung *(Tonsillitis)* auf.

Konventionelle Therapien

- Antibiotika
- Abschwellungsfördernde Nasentropfen
- Schmerzmittel
- Einsetzen eines Plastikröhrchens durch das Trommelfell, um den Überdruck zu vermindern

siehe auch ☛

Beschwerden

Halsschmerzen Seite 25

Infektionen Seite 32

Gehörlosigkeit Seite 21

Therapien

Reflexzonenmassage Seite 140

Reiki Seite 148

Homöopathie Seite 165

Mittelohrentzündungen werden meist durch eine über die Ohrtrompete (Eustachische Röhre – sie verbindet den Rachenraum mit dem Mittelohr) aufsteigende bakterielle Infektion verursacht. Ist die Ohrtrompete verstopft, steigt der Druck im Mittelohr, was zu pochenden Schmerzen führt. Die Anfälligkeit für diese Erkrankung nimmt mit dem Alter ab, da die größeren Gänge der Ohrtrompete nicht mehr so leicht zuschwellen können. Eine Eiterung im Bereich des äußeren Ohres geht meist auf Gehörgangsentzündungen zurück, es sei denn, daß Röhrchen zur Behandlung einer Mittelohrentzündung eingesetzt wurden.

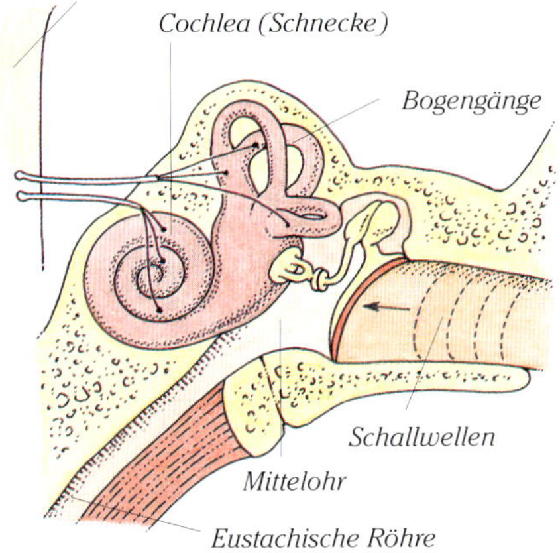

Ohrprobleme können Gehörgang, Mittelohr und die Eustachische Röhre, die Mittelohr und Rachen verbindet, betreffen.

Ergänzende Therapien

Ernährung

Der Genuß von Milch und anderen Molkereiprodukten scheint bei Kindern Mittelohrentzündungen sowie Entzündungen der oberen Luftwege zu begünstigen. Erfolgversprechend ist die Vermeidung oder Reduktion von Fetten, Cholesterin, Weizen, Milchprodukten und Zucker. Für Kinder sind *angemessene* Nahrungsergänzungen besonders wichtig, da in dieser Lebensphase zahlreiche Streßfaktoren auftreten, vor allem das Wachstum an sich.

Pflanzentherapie

Folgende Kräuter werden meist als Gurgellösung bei Ohr- oder Halsproblemen angewandt.

- Echinacea
- Orangenwurzel
- Wollkraut
- Pfefferminze
- Ulme
- Rainfarn
- Weide

Hydrotherapie

- Inhalationen mit oder ohne Zusatz von Benzoeharztinktur lindern die Entzündung und lassen die Schwellung zurückgehen.
- Warme kurzzeitige Bäder wirken entspannend und regen die Durchblutung im erkrankten Körperbereich an.

Aromatherapie

- Myrtenheide (Entzündung)
- Basilikum, Kamille, Ysop, Lavendel, Bohnenkraut und Rose.

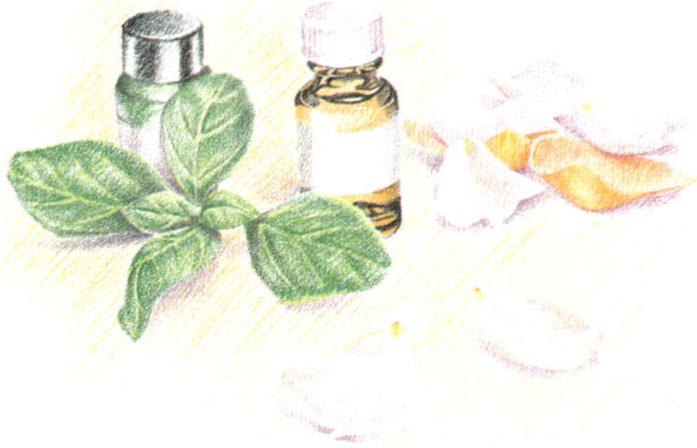

Basilikum und Rose

Gehörlosigkeit

Man unterscheidet zwischen plötzlichem und schleichendem Hörverlust. Letzterer ist meist ein schwieriges Problem, da er subjektiv nicht wahrgenommen wird. Deshalb wird der Hörverlust vom Betroffenen lange Zeit geleugnet, von seinen Mitmenschen jedoch früh wahrgenommen. Ist die Einschränkung des Hörvermögens für den Betroffenen mehr als lästig geworden, muß etwas unternommen werden.

Zunächst muß ein Ohrenarzt die Ursache für den Hörverlust feststellen. Dieser kann entweder durch einen Ohrenschmalzpfropfen oder durch eine Form der Taubheit bedingt sein. Ihr kann gegebenenfalls abgeholfen werden. Leider gibt es Menschen, deren Hörproblem nicht adäquat behandelt werden kann und die sich zunehmend in ihre eigene Welt zurückziehen. Betroffene sollten ermutigt werden, andere Formen der Kommunikation, wie das Ablesen von den Lippen oder die Gebärdensprache, zu erlernen. Dies macht die Behinderung zwar offensichtlich, wird jedoch durch den kommunikativen Austausch mit der Umwelt wieder wettgemacht.

Zu den Erkrankungen mit chronischem Hörverlust gehört die erbliche Form der *Otosklerose*. Hierbei verwachsen die kleinen Gehörknöchelchen des Mittelohrs und können beim Auftreffen von Schallwellen nicht mehr in Schwingung geraten. *Otosklerose* kann nur durch eine fachärztliche Untersuchung (Audiogramm) diagnostiziert werden. Durch einen operativen Eingriff *(Stapedektomie)* kann das Hörvermögen verbessert werden.

Vorbeugung

Aus Nachlässigkeit werden häufig in lärmintensiven, hörschädigenden Situationen keine Ohrenschützer getragen. Darüber hinaus haben dröhnend laute Musik und der Einsatz durchdringend lauter Werkzeuge vermehrt zu hörschädigender Lärmbelästigung geführt. Vermeiden Sie Situationen, in denen z. B. durch eine kurzdauernde starke Lärmexplosion (Knalltrauma) oder konstante Beschallung (z. B. Kettensäge) Hörschäden oder gar Hörverlust drohen.

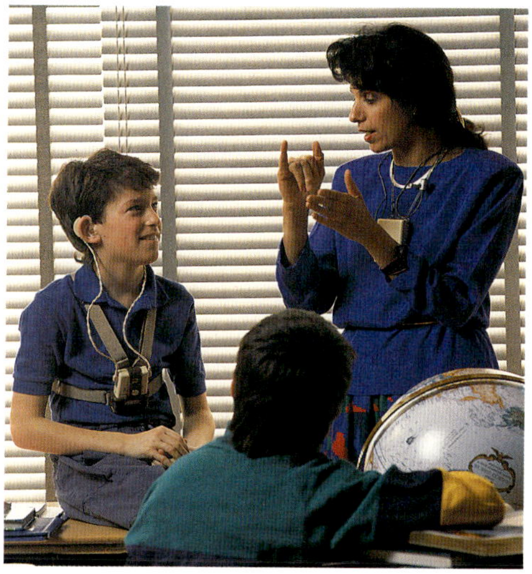

Die Gebärdensprache ist eine eigenständige Zeichensprache, die von Millionen von Menschen auf der gesamten Erde „gesprochen" wird. Sie zu erlernen fällt Kindern meist leichter als Erwachsenen. Letztere sollten bei starkem Hörverlust die Mühe jedoch nicht scheuen, auf diese Art mit anderen im „Gespräch" zu bleiben.

Ergänzende Therapien

Meditation

Bei Hörproblemen ist es sicherlich hilfreich, sich seines inneren Ruhepols und der Selbstachtung gewiß zu sein. Suchen Sie auch den Kontakt zu Freunden, damit Sie sich nicht von der Umwelt abgeschnitten fühlen.
Ihre so gewonnene Selbstsicherheit ermöglicht es Ihnen auch, auf andere Menschen zuzugehen.

Pflanzentherapie

- Orangenwurzel
- Echinacea und Tinkturen von erwärmtem Wollkrautblütenöl

Konventionelle Therapien

- Antibiotika bei akuter und chronischer Infektion
- Entfernung von Ohrenschmalz oder anderen Verstopfungen des Gehörganges
- Chirurgische Maßnahmen

siehe auch ☛

Beschwerden

Ohrenschmerzen und Ohrenfluß Seite 20

Halsschmerzen Seite 25

Infektionen Seite 32

Therapien

Ernährung Seite 126

Akupressur Seite 138

Gruppentherapie Seite 152

Abwehr von Umweltbelastungen Seite 168

SCHWINDEL

Weit verbreitet herrscht Verwirrung bezüglich der Symptome Schwindel, Schwindelgefühl, Tinnitus (Ohrgeräusche) sowie Gleichgewichtsstörungen. Schwindel ist meist ein Zeichen für eine Erkrankung des Innenohrs oder der damit verbundenen Bereiche des Großhirns oder gar für eine emotional starke Belastung.

Konventionelle Therapien

- Blutdruckkontrolle
- Bewegungskontrolle des Kopf- und Halsbereichs
- Audiogramm bei Verdacht auf Hörverlust

siehe auch

☛

Beschwerden

Blutdruck
Seite 39

Bewußtlosigkeit
Seite 88

Angst und Panik
Seite 93

Diabetes
Seite 111

Therapien

Körperliche Bewegung
Seite 129

Massage
Seite 132

Atemtherapie
Seite 133

Meditation
Seite 149

Obwohl sich die verschiedenen Zustände ähneln, ist es äußerst wichtig, sie zu unterscheiden, zu lokalisieren und entsprechend zu behandeln.

Schwindelgefühl: Als Schwindelgefühl bezeichnet man Leere- oder Ohnmachtsgefühle, Benommenheit und sogar gehobene Stimmung. Schwindelgefühle können als Folge von hohem oder niedrigem Blutdruck, aber auch nach einem seelischen Schock auftreten.

Schwindel: Mit dem Wort Schwindel bezeichnet man Schwank- oder Drehgefühle. Sie können diese nachempfinden, wenn Sie sich bei geschlossenen Augen etwa 15 Sekunden lang um die eigene Achse drehen lassen.

Tinnitus: Als Tinnitus (Ohrgeräusche) wird die permanente Wahrnehmung von klingelnden, rauschenden oder pfeifenden Geräuschen bezeichnet, die gehört werden, obgleich keine äußere Schallquelle existiert.

Gleichgewichtsverlust: Das Gleichgewicht kann man durch Ausrutschen oder unachtsame Bewegungen, aber auch ohne ersichtlichen Grund verlieren.

Treten Schwindelgefühle, Ohrgeräusche und Gleichgewichtsstörung gleichzeitig auf, kann man das Gleichgewicht verlieren und hinfallen. Eine mögliche Ursache kann eine zeitweilige Reizung der Bogengänge im Innenohr, einem wichtigen Organ für unseren Gleichgewichtssinn und für die räumliche Orientierung, sein.

Ergänzende Therapien

Streßbewältigung

Da die oben beschriebenen Symptome mit dem Kreislauf zusammenhängen können, ist es wichtig, Streß zu vermeiden und eine gesunde Lebensführung anzustreben. Kreislaufstörungen sind häufig durch eine zu hohe Streßbelastung bedingt.

Ernährung

Leiden Sie häufig an Schwindelzuständen, sollten sie nur mäßig Fett und Salz zu sich nehmen und auf ein normales Körpergewicht achten.

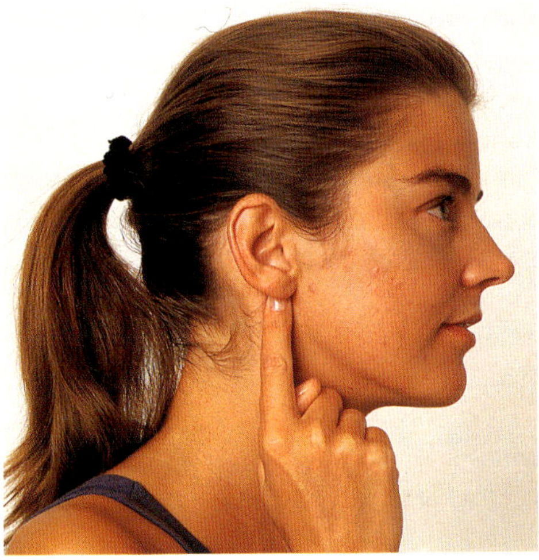

Stimulation des Druckpunktes hinter dem Ohr hilft gegen Schwindelgefühle.

Pflanzentherapie

Folgende Kräuter werden bei Schwindel erfolgreich angewandt.

- Melisse
- Hagedorn
- Lavendel
- Pfefferminze
- Raute
- Salbei

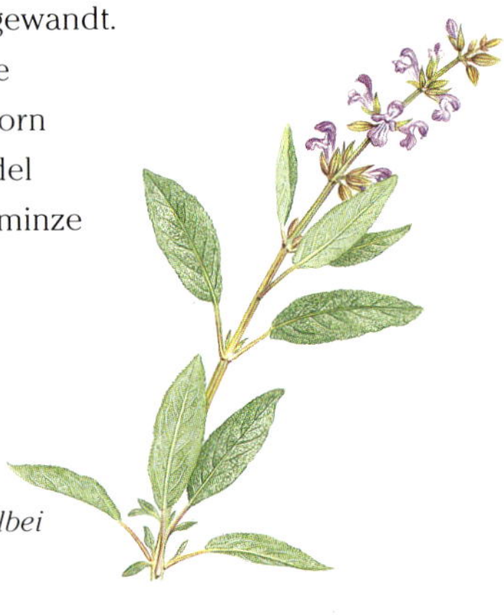

Salbei

MUNDERKRANKUNGEN

Der Mund wird für verschiedenste Prozesse benötigt: Kauen, Lächeln, Sprechen, Atmen, Speichelbildung und Beginn der Verdauung. Daher ist die Gesunderhaltung des Mundraums so wichtig.

Regelmäßige, sorgfältige Mundhygiene ist die Voraussetzung zur Vermeidung von Krankheiten der Mundhöhle. Dazu gehören auch regelmäßige Zahnarztbesuche. Dennoch können verschiedenartige Symptome auftreten, die besondere Beachtung erfordern.

Trockene oder rissige Lippen: Trockene Lippen treten meist bei feuchter, kalter Witterung auf. Behandeln Sie diese am besten mit einem Lippenbalsam. Einrisse im Mundbereich, besonders in den Mundwinkeln, sind meist ein Zeichen für Mineral- oder Vitaminmangel, u. a. der Vitamine A und B_2.

Entzündungen der Mundschleimhaut: Die Mundschleimhaut kann von vielfältigen entzündlichen Veränderungen – von einem Biß in die Wange bis zu einer Virusinfektion – betroffen sein. Die meisten Entzündungen heilen innerhalb kurzer Zeit gut selbst wieder aus. Mundsoor – eine Hefepilzinfektion durch *Candida albicans* – bildet auf der Mundschleimhaut oder anderen Bereichen des Verdauungstraktes einen flachen weißen Belag. Dieser Pilzbefall – meist ein Zeichen für eine Störung der körpereigenen Bakterienflora, oft als Folge einer längeren Antibiotikabehandlung – wird mit pilzabtötenden Mitteln behandelt. Eine Schleimhautschwellung oder Fleckenbildung sollte untersucht werden, wenn sie länger besteht oder sich vergrößert. Manche Zahnärzte bieten eine Tastuntersuchung der Mundregion zur Früherkennung solcher Veränderungen an.

Zahnschmerzen: Zahnschmerzen werden häufig durch eine Infektion im Zahnwurzelbereich hervorgerufen. Ist dies der Fall, kann eine antibiotische Behandlung das Problem lösen. Manchmal ist auch eine Wurzelbehandlung notwendig. Entzündungen im Bereich der Zähne können häufig auf falsche Ernährung (insbesondere zuckerhaltige Nahrungsmittel begünstigen den Zahnverfall) und unzureichende Zahnhygiene zurückgeführt werden.

Zahnkaries: Löcher in der harten Substanz der Zähne sind heute weitaus unproblematischer als früher. Zahnkaries ist jedoch in den ärmeren Schichten der Gesellschaft stark verbreitet. Beste Vorsorge sind eine ausgewogene Ernährung und sorgfältige Zahnpflege. Der Rückgang des Kariesbefalls der Zähne in weiten Kreisen der Bevölkerung wird sowohl der kontrovers diskutierten Fluorbehandlung als auch der besseren Ernährung zugeschrieben.

Mundgeruch: Mundgeruch *(Halitosis)* kann durch unzureichende Mundhygiene, Entzündungen im Rachen- und Mundbereich, Magenerkrankungen und andere organische Störungen entstehen. Es ist möglich, daß Menschen einen schlechten Geschmack im Mund wahrnehmen, ohne Mundgeruch abzusondern.

Konventionelle Therapien

- Regelmäßige Zahnarztbesuche
- Antibiotika und Antimykotika
- Chirurgische Maßnahmen

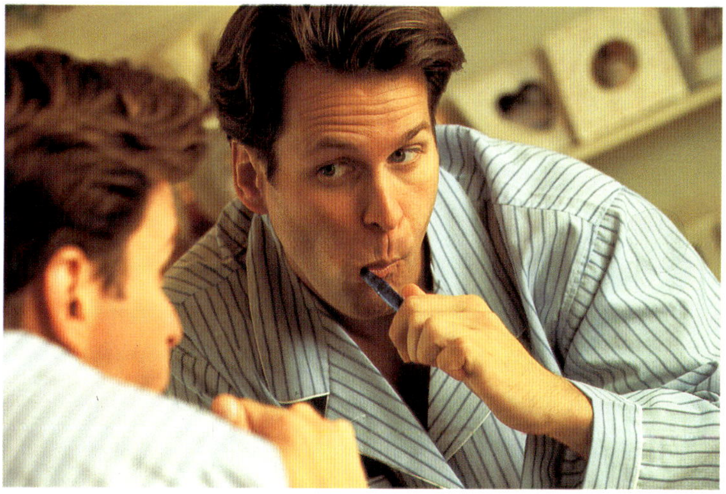

Als Ursache kommen entweder psychische Gegebenheiten oder Stoffwechselkrankheiten in Frage. Die Atemluft ist ein Indikator für eine Reihe von Stoffwechselprozessen im Körper, da ihr Geruch sich bei bestimmten Erkrankungen der Lunge, der Leber, der Nieren und des Blutes charakteristisch verändert.

Die Mundhygiene wurde in den letzten 50 Jahren wesentlich verbessert, aber immer noch führen unzureichende Zahnpflege und falsche Ernährung zu den meisten Erkrankungen im Mundbereich.

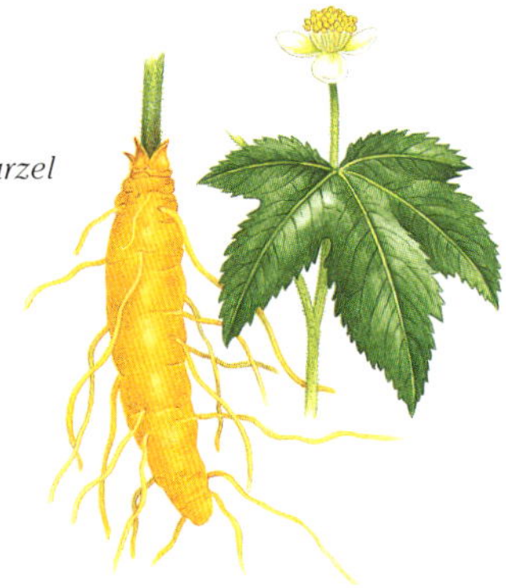

Orangenwurzel

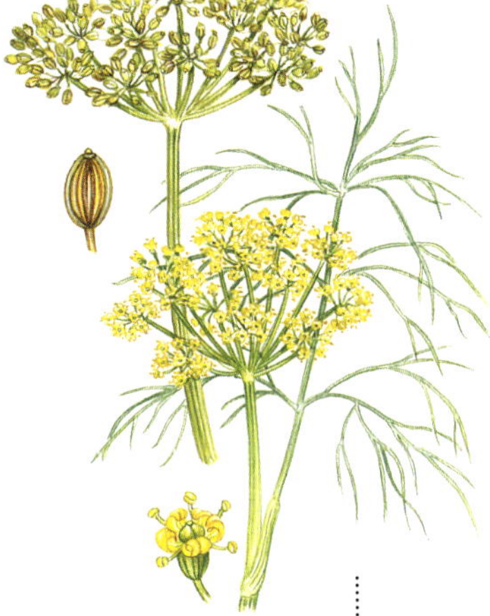

Dill

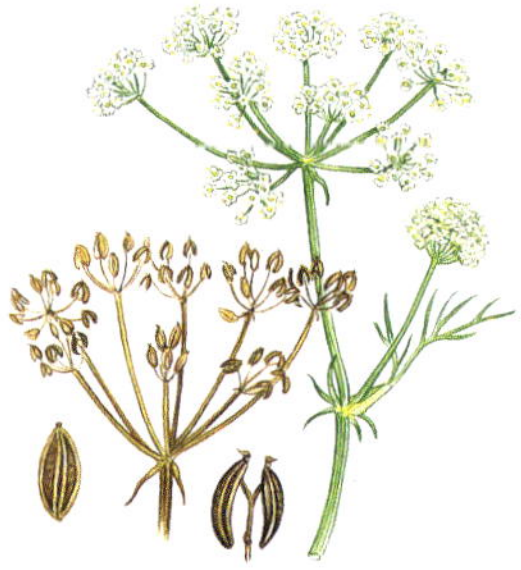

Kümmel

Ernährung

Sowohl zur Vorbeugung als auch bei der Behandlung hilft eine ausgewogene Ernährung mit vitamin- und mineralienreicher Kost, um die meisten Ursachen für schlechten Atem zu vermeiden. Reiner, duftender Atem zeichnet gesunde und wohlgenährte Menschen aus. Allgemein gilt, daß der Verzehr komplexer Nahrungsstoffe – wie der meisten Fleischsorten – den Verdauungstrakt stärker beansprucht und dadurch zu verstärkter Geruchsbildung beiträgt. Dies ist bei Obst oder Gemüse, beides meist leicht verdaulich, weniger ausgeprägt.

Akupressur

Drücken Sie bei Zahnschmerz den Akupressurpunkt des Dickdarms 4.

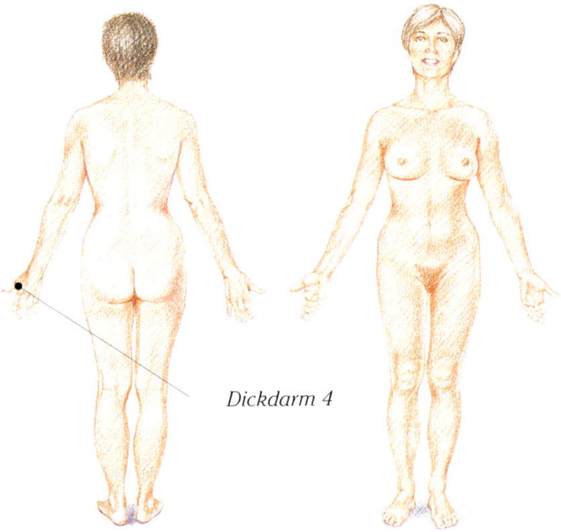

Ergänzende Therapien

Pflanzentherapie

- Melisse (Zahnschmerz)
- Kümmel (Mundgeruch)
- Nelke (Zahnschmerz)
- Löwenzahn (Verdauung, Bronchitis und Leber)
- Dill (Mundgeruch und Verdauung)
- Echinacea (Mundgeruch, Zahnfleischentzündung)
- Fenchel (Bronchitis und Sinusitis)
- Knoblauch (Bronchitis und Sinusitis)
- Orangenwurzel (Mundgeruch, Zahnfleischentzündung, Verdauung, Entzündung, Sinusitis und Rachenprobleme)
- Pfefferminze (Verdauung und Leber)

Aromatherapie

- Salbei, Kamille, Fenchel und Myrrhe (Kräftigung des Zahnfleisches)
- Salbei, schwarzer Pfeffer, Wacholder, Pfefferminze und Nelke (Zahnschmerz)

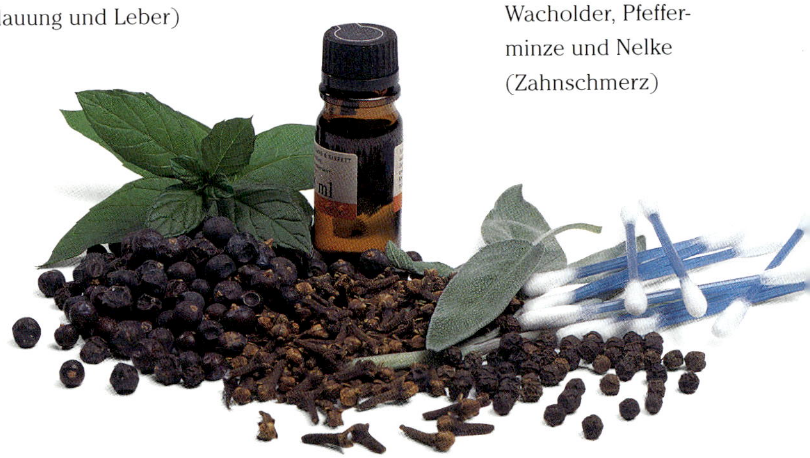

Legen Sie Salbei, schwarzen Pfeffer, Wacholder, Pfefferminze und Nelken in Öl ein. Tränken Sie ein Wattestäbchen in Öl und tupfen Sie damit auf das Zahnfleisch. Das lindert den Zahnschmerz.

siehe auch ☛

Beschwerden

Halsschmerzen Seite 25

Lymphknotenschwellung Seite 26

Infektionen Seite 32

Husten Seite 44

Verdauungsstörungen Seite 108

Therapien

Homöopathie Seite 165

Naturheilkunde Seite 166

Halsschmerzen

Halsschmerzen weisen gewöhnlich auf eine Infektion hin, die durch Viren oder Bakterien hervorgerufen wird. Eine Halsentzündung beginnt meist mit einem „Kratzen" im Hals. In diesem frühen Stadium der Infektion ist es mitunter möglich, die Erkrankung durch entsprechende Maßnahmen zu verhindern.

„Kratzen" im Hals und Schluckbeschwerden sind oft Vorboten einer Erkältung, seltener jedoch einer bakteriellen Rachenentzündung *(Pharyngitis)*. Schluckbeschwerden können auch durch Lymphknotenschwellungen im vorderen Halsbereich verursacht werden. Auch Reizstoffe in der Atemluft wie Rauch, Smog, Staub und Chemikalien können die Halsschleimhaut irritieren. Beim Auftreten der ersten Symptome sollten Sie sich viel Ruhe gönnen, sich warm halten und viel trinken.

Ergänzende Therapien

Ernährung

Bei den ersten Anzeichen einer Halsentzündung sollten Sie die gesunde Ernährung um ein oder zwei Dinge ergänzen. Zink- und Vitamin-C-Lutschtabletten sind in der Apotheke erhältlich und bewirken, daß das „Kratzen" im Hals sich nicht zu einer Halsentzündung entwickelt. Einen vergleichbaren Effekt scheint in diesem frühen Krankheitsstadium die Zufuhr von 3000 bis 4000 mg Vitamin C täglich über 2 bis 3 Tage zu haben.

Pflanzentherapie

- Echinacea
- Orangenwurzel
- Ringelblume
- Roter Salbei

Hydrotherapie

Linderung verschafft die Inhalation von heißem Wasserdampf in Form von Kopfdampfbädern mit oder ohne Zusatz von Benzoeharztinktur. Dies wirkt heilend auf die Schleimhäute der oberen Atemwege und den Hals.

Akupressur

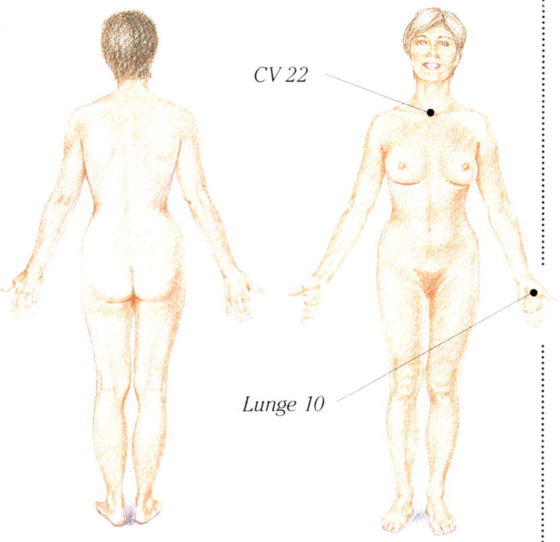

Aromatherapie

- Gurgeln Sie mit Wasser, in dem 2 Tropfen Teebaum- und Sandelholzöl gelöst sind.
- Mischen Sie 9 Tropfen Sandelholz- und Muskatellersalbei-Öl mit 7 Tropfen Ingweröl und massieren Sie dies im Bereich von Hals, Gesicht und Brustkorb in die Haut ein.

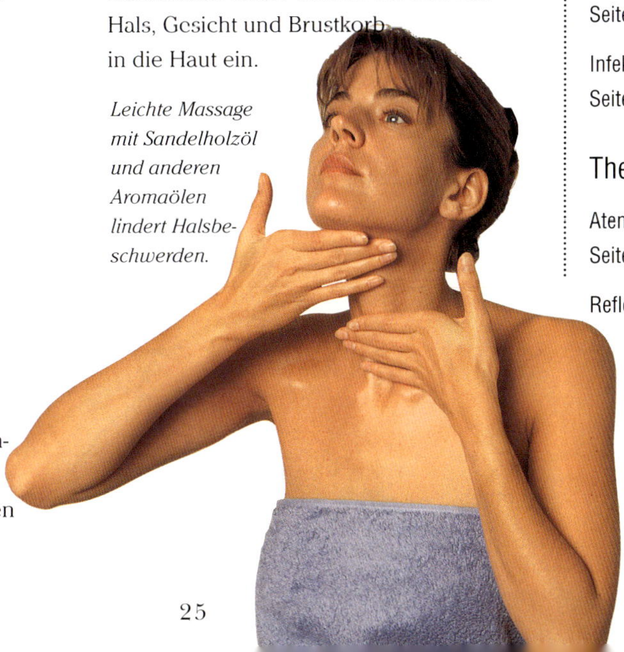

Leichte Massage mit Sandelholzöl und anderen Aromaölen lindert Halsbeschwerden.

Konventionelle Therapien

- Antibiotika (verzichtbar, außer bei einer bakteriellen Infektion)
- Schmerzmittel
- Bettruhe

siehe auch ☛

Beschwerden

Lymphknotenschwellung Seite 26

Heiserkeit Seite 27

Erkältung Seite 28

Grippe Seite 30

Infektionen Seite 32

Therapien

Atemtherapie Seite 133

Reflexzonenmassage Seite 140

Meditation Seite 149

Homöopathie Seite 165

LYMPHKNOTENSCHWELLUNG

Die Lymphdrüsen oder -knoten sind über den Körper verteilt. Sie sind ein wichtiger Teil des Immunsystems, das den Körper gegen Infektionskrankheiten schützt. Dazu gehören ferner Leber, Milz und Knochenmark. Im Abwehrkampf gegen eine Infektion können die Lymphknoten anschwellen.

Konventionelle Therapien

- Antibiotika, Flüssigkeitsgabe sowie Bettruhe (Viruskrankheiten sprechen nicht auf Antibiotika an)
- Umfassende Therapiemaßnahmen bei Lymphomen oder Leukämie

siehe auch ☛

Beschwerden

Halsschmerzen
Seite 25

Erkältung
Seite 28

Infektionen
Seite 32

Therapien

Meditation
Seite 149

Streßbewältigung
Seite 153

Hydrotherapie
Seite 166

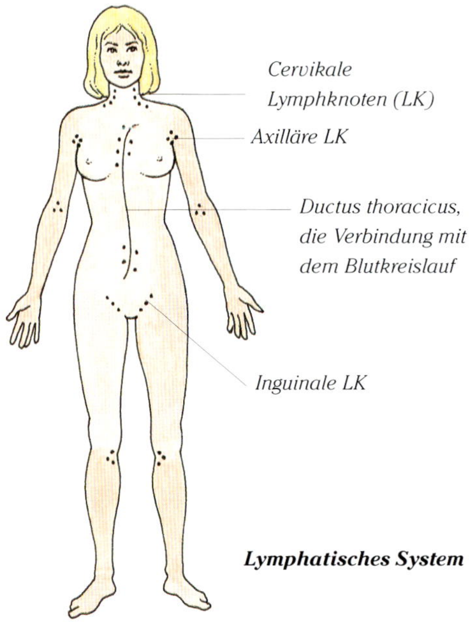

Lymphatisches System

Die wichtigsten Lymphknotenstationen, die Infektionen in den unterschiedlichen Körperteilen bekämpfen.

Die Lymphknoten, die wir am häufigsten wahrnehmen, befinden sich im vorderen Halsbereich beiderseits der Luftröhre. Sie schwellen bei Halsentzündungen an. Andere Lymphknoten treten bei Erkrankungen in anderen Körperregionen hervor, z. B. können die Lymphknoten in der Ellenbogen- oder Achselregion bei einer infizierten Schnittverletzung der Hand anschwellen. Die bakteriellen Erreger wandern den Arm entlang durch die schmalen Lymphbahnen, die die einzelnen Lymphknotenstationen verbinden. In den Lymphknoten werden die Erreger abgefangen, und die Abwehrzellen nehmen den Kampf gegen diese auf. Dabei kommt es zum Anschwellen der Lymphknoten. Diese Vorgänge werden als lokale Abwehrreaktion bezeichnet. Schwellen alle Lymphknoten eines Menschen an, handelt es sich um eine Allgemeinerkrankung des Körpers. Dies ist der Fall bei Virusinfektionen, z. B. dem Pfeifferschen Drüsenfieber *(Mononukleose)*, in seltenen Fällen auch bei Bluterkrankungen wie den Lymphomen oder manchen Formen der Leukämie.

Ergänzende Therapien

Ernährung

Vitamin C in Dosierung zwischen 1000 und 3000 mg pro Tag trägt zu einem gut funktionierenden Immunsystem bei.

Homöopathie

In der Homöopathie verwendet:

- Hauptbestandteil: Echinacea purpurea
- Nebenbestandteil: Belladonna

Akupressur

Der Akupressurpunkt befindet sich an der Außenseite des Daumens etwa 2 mm seitlich des Nagelfalzes. Drücken Sie diesen kräftig mit einem spitzen Gegenstand, z. B. einem Zahnstocher, für etwa 7–10 Sekunden.

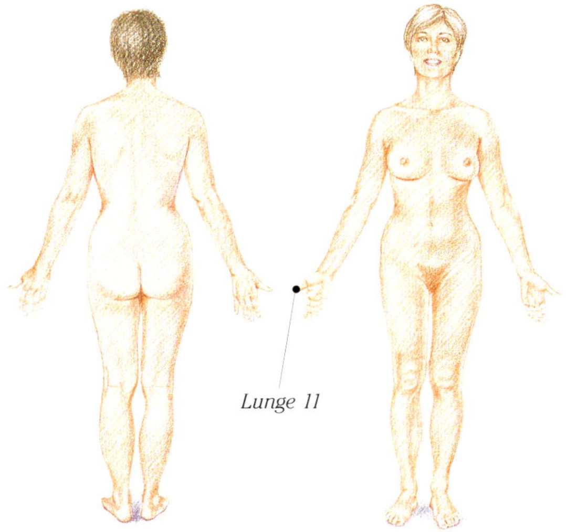

Heiserkeit

Heiserkeit wird durch alles hervorgerufen, was die normale Funktion der Stimmbänder im Kehlkopf beeinträchtigt. Eine Infektion des Kehlkopfes wird als *Laryngitis* bezeichnet.

Die Ursache für Heiserkeit kann herausgefunden werden. Überlegen Sie, wann sie auftrat, z. B. nach einer Erkältung, und ob sie chronisch oder akut ist.

Infektionskrankheiten: Meist als Folge einer Erkältung entzündet sich der Kehlkopf. Bakterielle Infektionen des Halses oder der Luftröhre können auch die Ursache sein. Sie können eigenständige Erkrankungen oder lediglich Komplikationen von Infekten der oberen Luftwege oder einer echten Grippe sein.

Geschwulstbildung: Die häufigste Form des Gewebewachstums ist der Kehlkopfpolyp. Dies ist ein langsam wachsender, gutartiger Tumor, der aufgrund seiner Größe Heiserkeit bewirken kann. Nur wenige gutartige Polypen werden im Laufe der Zeit bösartige Geschwülste.

Entzündung: Kehlkopfentzündungen können nicht nur durch Infektionskrankheiten, sondern auch durch andere Ursachen hervorgerufen werden. Die häufigste dürfte Überbeanspruchung der Stimmbänder sein, die vorwiegend bei Rednern oder Sängern auftritt. Es kann sogar zur Entwicklung von „Sängerknötchen" kommen. Auch das Einatmen von Reizstoffen mit der Atemluft kann zur Heiserkeit führen.

Ergänzende Therapien

Hydrotherapie

Linderung schafft die Inhalation von Dampf in Form von Kopfdampfbädern.

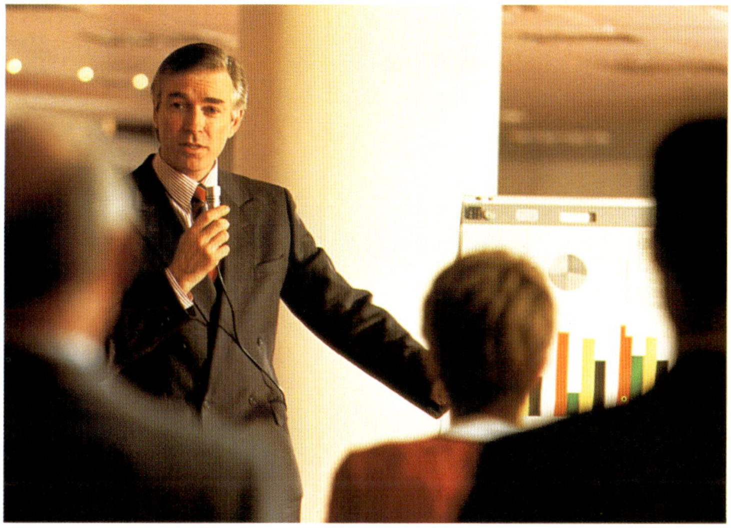

Immer mehr Menschen müssen in der Öffentlichkeit sprechen. Eine Überbeanspruchung kann zu Heiserkeit führen, oft in Situationen, in denen man die Stimme notwendig braucht.

Ernährung

Zusätzlich zu einer ausgewogenen Ernährung hilft eine tägliche Vitamin-C-Gabe von 2000 – 3000 mg für eine erfolgreiche Entzündungsbekämpfung.

Pflanzentherapie

Folgende Heilkräuter werden bei Heiserkeit erfolgreich, meist als Gurgellösung, angewandt. Für eine Gurgellösung brühen Sie die Kräuter wie Tee in heißem Wasser auf. Gurgeln Sie alle 3 – 4 Stunden mit der Flüssigkeit etwa 10 Sekunden lang.

- Huflattich
- Himbeere
- Orangenwurzel
- Wollkraut
- Spitzwegerich
- Ulme

Konventionelle Therapien

- Behandlung begleitender Infektionen
- Redeverbot
- Chirurgische Maßnahmen

siehe auch ☛

Beschwerden

Halsschmerzen Seite 25

Erkältung Seite 28

Grippe Seite 30

Infektionen Seite 32

Therapien

Homöopathie Seite 165

Abwehr von Umweltbelastungen Seite 168

Erkältung

Die Symptome einer gewöhnlichen Erkältung, fälschlich auch „Grippe“ genannt, bedürfen wohl keiner bzw. kaum einer Erläuterung. Begleiterscheinungen sind Niesen, rote, tränende Augen, Kratzen im Hals, Husten, angeschwollene Lymphknoten im Halsbereich, verstopfte oder „laufende“ Nase, Durst und erhöhte Temperatur.

Konventionelle Therapien

- Bettruhe, Flüssigkeit und fiebersenkende Schmerzmittel
- Antibiotika (nur bei Komplikationen)

Eine gewöhnliche Erkältung wird durch das *Rhinovirus* hervorgerufen und als Tröpfcheninfektion verbreitet. Die Ansteckung erfolgt über kleine in der Luft schwebende Tröpfchen oder sozusagen von Hand zu Hand, also durch direkten oder indirekten Kontakt mit einem Infizierten. Wie bei allen Viruserkrankungen ist eine Behandlung mit Antibiotika wirkungslos. Antibiotika sind nur gegen Bakterien erfolgreich.

Komplikationen können auftreten, wenn es zu einer bakteriellen Zweit- oder Superinfektion kommt, für deren Behandlung Antibiotika angezeigt sind. Der Verzicht auf Antibiotika, das hat die Erfahrung vieler Menschen gezeigt, macht den Organismus für künftige Ansteckungen weniger anfällig, da Antibiotika letztlich das Immunsystem zu schwächen scheinen.

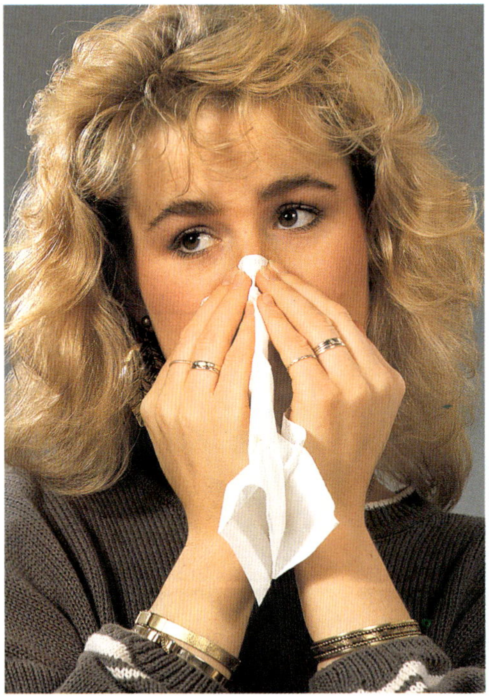

Eine gewöhnliche Erkältung ist zwar hochgradig ansteckend, doch Sie können sowohl das Risiko einer Erkrankung als auch das Ausmaß der Symptome selbst begrenzen.

Ergänzende Therapien

Aromatherapie

- Geben Sie 1 Tropfen Eukalyptusöl auf ein Taschentuch und atmen Sie den Duft tief ein. Dies macht die Nase wieder frei. Sie können vor dem Schlafengehen auch 1 Tropfen auf das Kopfkissen geben.
- Inhalieren Sie zur Linderung der Erkältung viermal täglich Wasserdampf. Geben Sie dem Wasser 4 Tropfen Teebaumöl, 4 Tropfen Eukalyptus- und 2 Tropfen Pfefferminzöl zu.
- Gurgeln Sie mit 1 Tropfen Teebaumöl in Wasser, um Erkältungen abzuwehren.

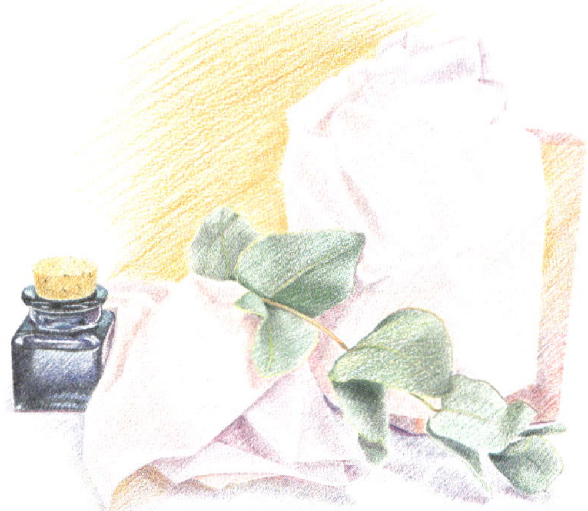

Geben Sie bei verstopfter Nase einen Tropfen Eukalyptusöl auf ein Taschentuch und atmen Sie den Duft tief ein.

Ernährung

Nach Ausbruch einer Erkältung kann hochdosiertes Vitamin C (3000 – 4000 mg einige Tage lang) möglicherweise das Fortschreiten stoppen und die Krankheitssymptome mildern.

Eine ausgewogenen, gesunde Ernährung stärkt das Immunsystem gegen Erkältungen.

Akupressur

Die Akupressur der Dickdarmpunkte 4 und 20 hilft bei verstopfter oder „laufender" Nase, Lungenpunkte 1 und 5 bei Husten mit Auswurf und pfeifenden Atemgeräuschen, Lungenpunkte 10 und CV 22 bei Halsschmerzen.

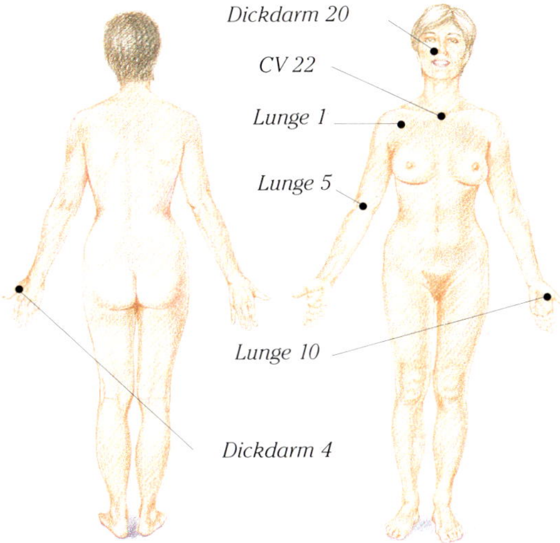

Homöopathie

- Aconite (Niesen)
- Euphrasis (Augentränen)
- Natrum mur. („laufende Nase")

Reflexzonenmassage

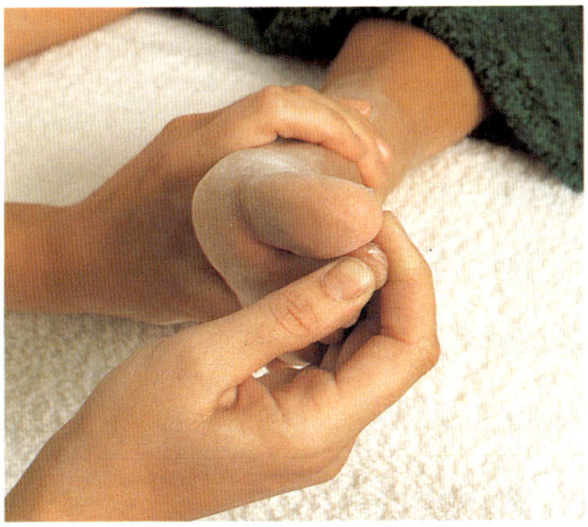

Bei Erkältung kann Druck auf die Nasennebenhöhlenpunkte, die an den Zehenspitzen der kleinen Zehen sitzen, lindernd wirken. Einige Sinusreflexpunkte können empfindlicher als andere sein. Durch gefühlvolles Drücken weicht die Empfindlichkeit in den Zehenspitzen, und der Kopf wird wieder frei.

Pflanzentherapie

- Beinwell
- Holunder
- Katzenminze
- Pfefferminze
- Schafgarbe

Katzenminze

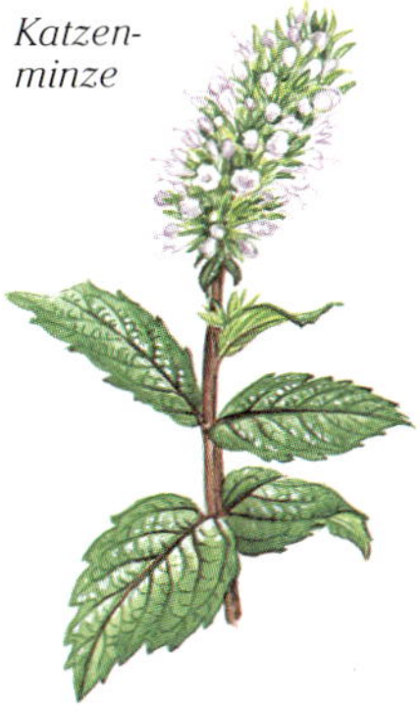

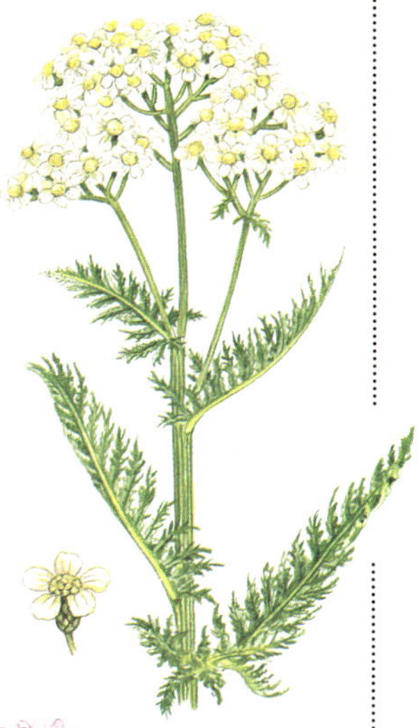

Schafgarbe

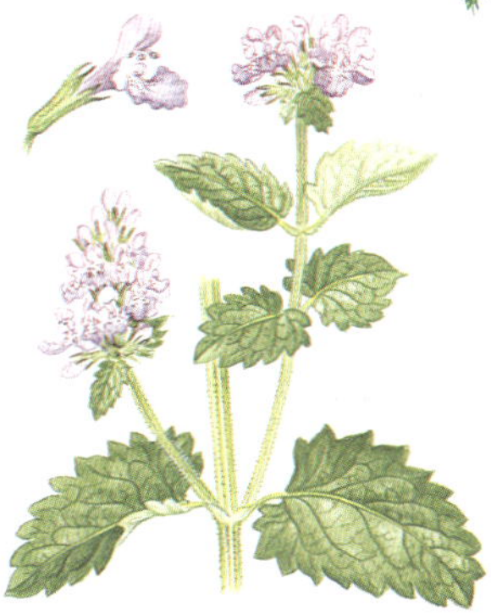

Pfefferminze

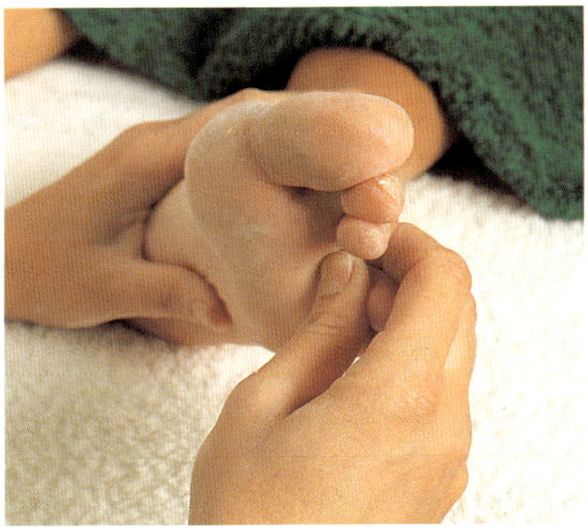

Ist die Nase verstopft, kann auch die Eustachische Röhre (Verbindungsgang zwischen Mittelohr und Rachen) blockiert sein. Leichtes Kneifen des entsprechenden Reflexpunktes zwischen dritter und vierter Zehe macht sie wieder frei. Stützen Sie dabei den Fuß mit der freien Hand.

siehe auch ☛

Beschwerden

Sinuskopfschmerzen
Seite 17

Augenprobleme
Seite 18

Ohrenschmerzen und Ohrenfluß
Seite 20

Halsschmerzen
Seite 25

Lymphknotenschwellung
Seite 26

Grippe
Seite 30

Infektionen
Seite 32

Husten
Seite 44

Therapien

Reiki
Seite 148

Hydrotherapie
Seite 166

GRIPPE

Obgleich die Begriffe „Grippe“ und „Erkältung“ landläufig vertauscht werden, muß zwischen einer gewöhnlichen Erkältung, einem grippalen Infekt und einer Virusgrippe *(Influenza)* unterschieden werden.

Konventionelle Therapien

- Schonkost mit Flüssigkeitsgabe
- Krampflösende Medikamente
- Fiebersenkende Schmerzmittel
- Bettruhe

Grippe ist eine schwierig zu beschreibende Krankheit. Einerseits wird sie von jedem Erkrankten individuell unterschiedlich geschildert, und andererseits gilt es, den *grippalen Infekt* gegen die *Influenza* mit ihren viel heftigeren Symptomen abzugrenzen.
Influenza: Die Influenza ist eine Viruserkrankung, die meist epidemisch in größeren Zeitabständen auf der ganzen Erde auftritt, so daß jedes Jahr weltweit ein anderer Virusstamm aktiv ist. Ältere und andere anfällige Menschen lassen sich deshalb jährlich gegen bestimmte Grippetypen impfen.
Grippaler Infekt: Auch der grippale Infekt ist eine virale Erkrankung, die durchaus der Influenza ähnelt, wobei sein Krankheitsverlauf auf wenige Tage begrenzt ist. Die Symptome können zwar heftig sein, doch aufgrund des kurzen Krankheitsverlaufs treten selten ernsthafte Komplikationen auf. Die Influenza betrifft epidemisch in kürzerer Zeit größere Menschengruppen, wogegen der grippale Infekt nur im engeren Umkreis des Erkrankten um sich greift. Beim grippalen Infekt lassen sich zwei Krankheitsformen unterscheiden: eine Infektion der oberen Luftwege mit Husten und Schnupfen und eine Magen-Darm-Infektion.

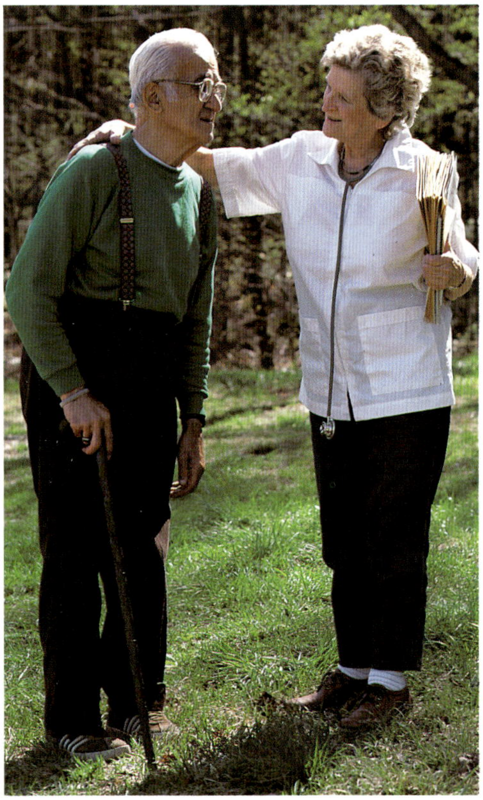

Eine Impfung gegen bestimmte Grippeviren hilft Risikogruppen, wie z. B. älteren Menschen, schützt aber nicht vor allen Influenzatypen.

Im erstgenannten Fall haben die Patienten alle Symptome einer gewöhnlichen Erkältung. Hinzu kommen Kopfschmerzen, Muskelschmerzen, Fieber und Schüttelfrost. Bei einer Magen-Darm-Infektion treten Übelkeit, Erbrechen, Darmkrämpfe und Durchfälle verbunden mit Kopfschmerzen, Muskelschmerzen und Fieber auf. Zumeist handelt es sich um einen Virusinfekt. Verwechslung mit einer Nahrungsmittelvergiftung ist möglich. Letztere verläuft jedoch meist ohne Muskelschmerzen und Fieber.

Ergänzende Therapien

Akupressur

Bei Krankheitsbeginn kann Akupressur des Lungenpunktes 7 und des Dickdarmpunktes 4 helfen, die Infektion abzuwehren.
Dickdarmpunkt 11 hilft, Fieber zu senken und Durchfälle zu lindern, CV 12 reguliert die Verdauung.
Druck auf Magenpunkt 25 hilft bei Verdauungsproblemen und Durchfällen, Magenpunkt 36 bei Durchfall und zur Stärkung der Abwehrkräfte.

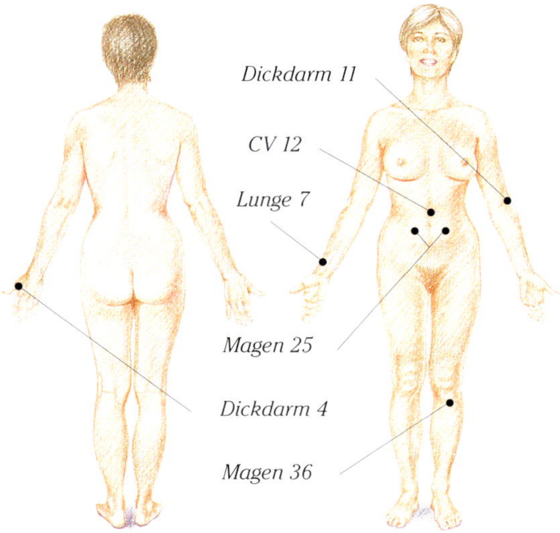

Aromatherapie

- Geben Sie je 4 Tropfen Zedernholz- und Kamilleöl sowie 2 Tropfen Ingweröl ins Wasser. Inhalieren Sie diesen Wasserdampf bei trockenem Husten.
- Trinken Sie gegen Übelkeit 1 Glas Honigwasser, gemischt mit 4 Tropfen Pfefferminzöl.
- Bei Durchfall hilft ein warmes Bad mit je 2 Tropfen Geranien-, Wacholderbeer- und Pfefferminzöl.

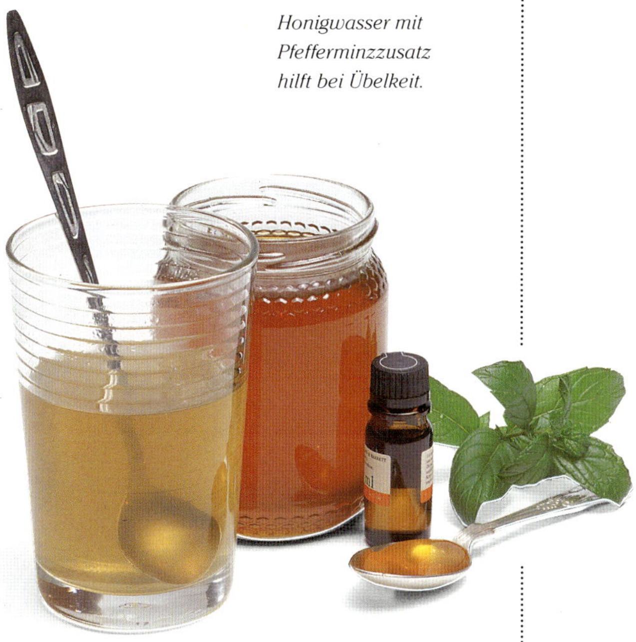

Honigwasser mit Pfefferminzzusatz hilft bei Übelkeit.

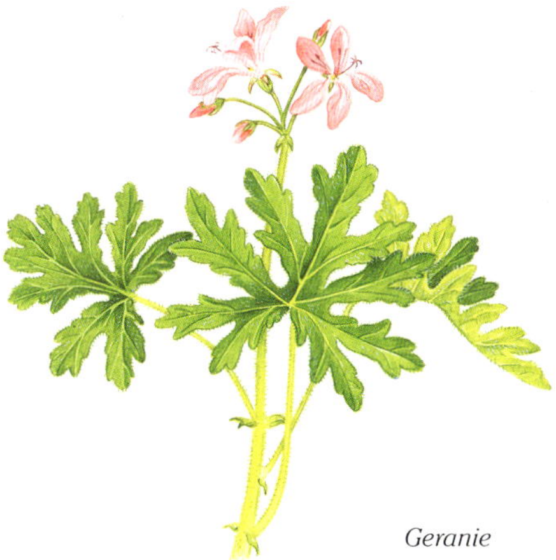

Geranie

Pflanzentherapie

- Beinwell, Calendula, Echinacea, Veilchen, Mädesüß, Sandelholz und Weide (Fieber)
- Eibisch, Huflattich, Wollkraut, Thymian und Wildkirsche (Husten)
- Belladonna, Kamille, Pfefferminze, Calendula, Lavendel und Fenchel (Darmkrämpfe)
- Melisse, Calendula, Pfefferminze, Orangenwurzel, Bohnenkraut und Grüne Minze (Übelkeit)
- Calendula, Karotte, Pfefferminze, Knoblauch, Huflattich und Mädesüß (Durchfall)

Homöopathie

- Baptisia (Magen-Darm-Symptome und extreme Schwäche)
- Gelsemium (Kopfschwere, Augenbrennen und Fieber mit Schüttelfrost)
- Eupatorium perf. (Gliederschmerzen)

Massage

Eine Massage mit Eukalyptusöl lindert Erkältungen und Gliederschmerzen, Sandelholzöl gibt der Haut, die bei Grippe oft austrocknet, Feuchtigkeit zurück. Massage ist auch nach überstandener Grippe eine wohltuende Behandlungsmethode, wenn Sie sich noch erschöpft und leicht gereizt fühlen. Nehmen Sie dafür das antidepressiv wirkende Jasminöl und das entspannend wirkende Kamilleöl.

siehe auch

Beschwerden

Kopfschmerzen
Seite 15

Erkältung
Seite 28

Infektionen
Seite 32

Husten
Seite 44

Bauchschmerzen
Seite 55

Darmbeschwerden
Seite 113

Therapien

Reflexzonenmassage
Seite 140

Reiki
Seite 148

Meditation
Seite 149

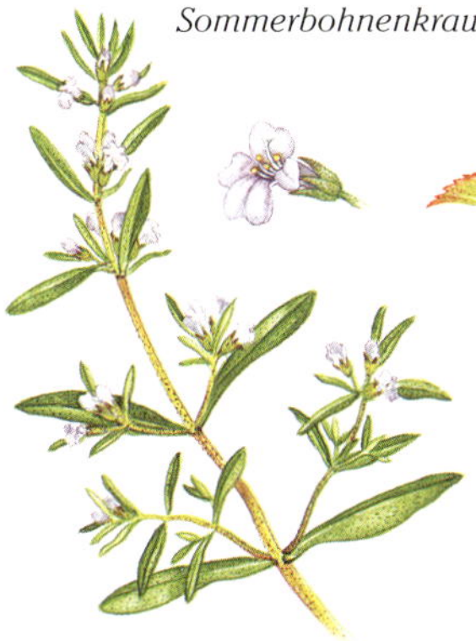

Sommerbohnenkraut

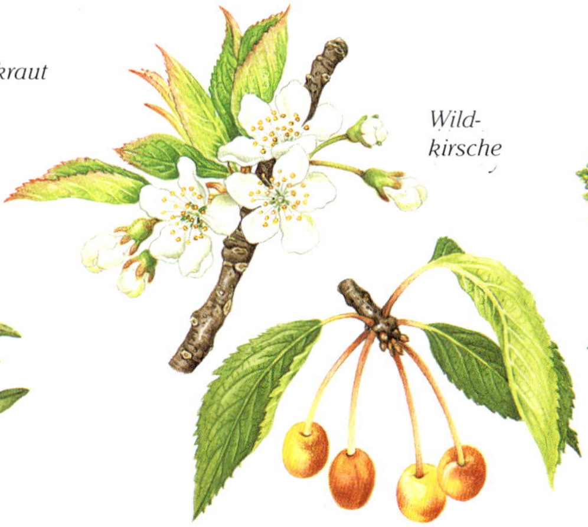

Wildkirsche

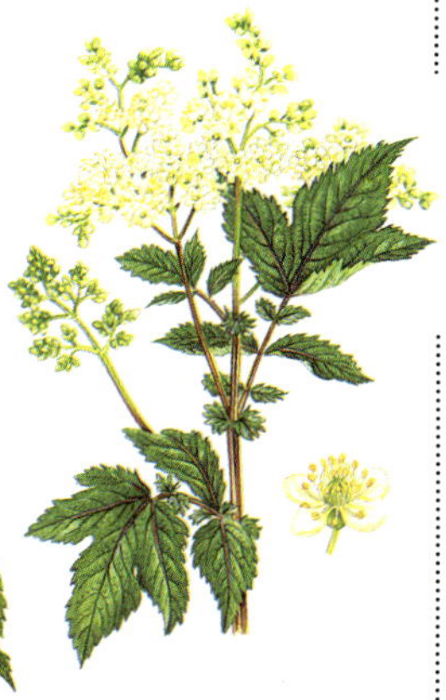

Mädesüß

INFEKTIONEN

Infektionen sind untrennbar mit dem Immunsystem verknüpft, dessen Hauptaufgabe das Aufspüren und die Abwehr von Krankheitserregern ist. Alles, was das Immunsystem in seiner Aktivität bremst oder schwächt, steigert die Anfälligkeit für Krankheiten.

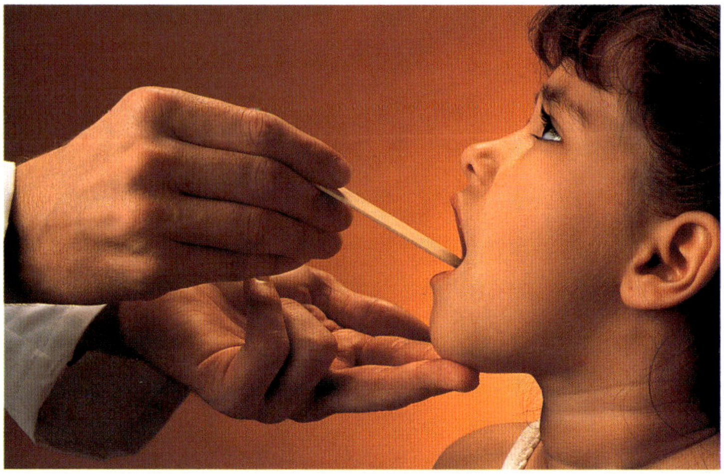

Kinder sind heutzutage an die Einnahme von Antibiotika bei bakteriellen Infektionen gewöhnt. Medikamente können aber auch die Körperabwehr schwächen.

Konventionelle Therapien

- Antibiotika
- Intravenöse Flüssigkeitsgabe
- Fiebersenkende Schmerzmittel
- Chirurgische Maßnahmen

Im ausgehenden 20. Jahrhundert wirken zahlreiche zerstörerische Einflüsse auf unser Immunsystem ein. Diese befinden sich in der Atemluft, im Trinkwasser, in der Nahrung und auch in anderen Stoffen, die mit der Mundschleimhaut in Berührung kommen. Paradoxerweise gehören auch Antibiotika dazu. Zur Infektionsbekämpfung entwickelt, können Sie dennoch Wegbereiter für Infektionskrankheiten sein.

Der Einsatz von Antibiotika läßt die Bakterien zu antibiotikaresistenten Bakterienstämmen mutieren. Die Pharmaindustrie versucht, diesen Wettlauf durch Entwicklung neuer Medikamente zu gewinnen. Skeptiker halten diesen Kampf bereits für verloren. Antibiotikatherapien greifen in die Darmflora ein und vernichten wichtige Darmbakterien. In der Folge können Nährstoff- und Vitaminmangelzustände auftreten, da diese Bakterienstämme ihre Verdauungs- und Aufnahmefunktion nicht mehr wahrnehmen können. Ferner kommt es zu einer Fehlbesiedlung durch Hefen und Pilze, z. B. *Candida albicans*, die auch Gewebe und Organe angreifen können.

Viele Menschen halten die Verordnungsdauer von Antibiotika nicht ein. Dies führt dazu, daß nur die empfindlichen Erreger abgetötet werden, während die stärkeren die Gewebe noch heftiger angreifen.

Vieles spricht dafür, eine Therapie mit Antibiotika nur in dringend angezeigten Fällen durchzuführen. Die Erfahrung hat gezeigt, daß Antibiotika den Organismus für künftige Ansteckungen eventuell anfälliger machen. Der Verzicht auf Antibiotika stärkt demzufolge das körpereigene Immunsystem, so daß dieses selbst effektiv Bakterien abwehren und eine Keimbesiedlung der Organe und Gewebe verhindern kann.

Ergänzende Therapien

Diät und Ernährung

Eine ausgewogene, gesunde, also vitamin- und ballaststoffreiche Ernährung stärkt die Abwehrkräfte und ist der Schlüssel zur Vermeidung oder Überwindung von Infektionen. Einige wichtige Beobachtungen:

- Vitamin C, das haben zahlreiche Studien ergeben, ist für ein gut funktionierendes Immunsystem wichtig. 1000 bis 3000 mg

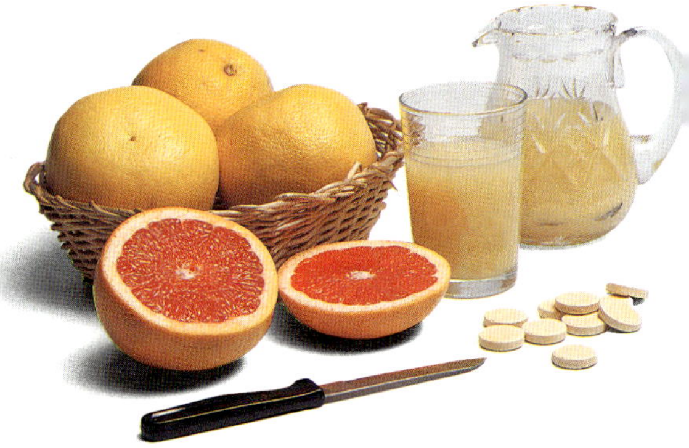

Stärken Sie Ihre Abwehrkräfte mit Vitamin C aus Zitrusfrüchten oder in Tablettenform.

täglich sind verträglich. Bei den ersten Anzeichen einer Infektion sollte die Vitamin-C-Dosis auf 4000 bis 6000 mg täglich erhöht werden, da Vitamin C durch Infektion und Streß verbraucht wird. Vorsicht vor Überdosierung.

- Die Beschwerden einer Halsentzündung können durch den rechtzeitigen Einsatz von Lutschtabletten deutlich gelindert werden. Kombinationspräparate mit Vitamin C sind im Fachhandel erhältlich.
- Infektionen vermindern das gespeicherte Magnesium, deshalb ist eine Ergänzung sinnvoll.

Pflanzentherapie

- Bromelain erhöht den Antibiotikaspiegel im Gewebe, wenn dieser wirklich nötig ist.
- Echinacea erhöht die Zahl der körpereigenen Immunzellen.
- Berberin, ein Bestandteil von Orangenwurzel, Mohonie und Lorbeeren, ist gegen zahlreiche Infektionen wirksam. Es besitzt antibakterielle und antivirale Eigenschaften, angeblich auch bei Aidserkrankung.
- Knoblauch wirkt antibiotisch, eventuell auch bei Aids.

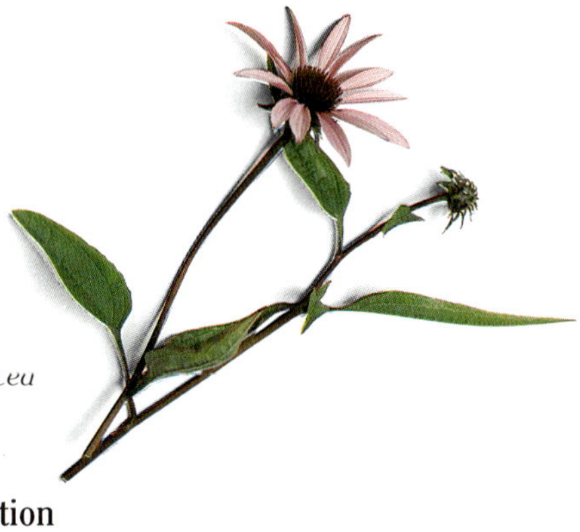

Echinacea

Meditation

Infektionen stören das physische Gleichgewicht. Die Fähigkeit, durch Meditation innere Ruhe und Ausgeglichenheit zu erreichen, hilft dem Körper, wieder zu gesunden. Finden Sie selbst heraus, welche Methode Ihnen am besten zusagt. Sie können sich einfach in einem ruhigen Raum ausruhen oder aktiv Entspannung, wie z. B. mit Yoga, anstreben. Wichtig ist, daß Sie in Zeiten des Wohlbefindens eine Methode finden und regelmäßig praktizieren, damit Sie diese im Fall einer Erkrankung beherrschen.

Streßbewältigung

Infektionen treten oft als Folge von seelischem Streß auf. Sollten Sie häufig erkranken, finden Sie Ihre Streßfaktoren zu Hause und am Arbeitsplatz heraus, denn eine Infektion belastet den Organismus zusätzlich. Sinnvoll ist, seelische Streßfaktoren bereits vor einer Erkrankung zu beachten. Ordnen Sie Ihren Tagesablauf, legen Sie Ruhepausen ein und nehmen sich Zeit für Ihre Freizeitgestaltung.

Als Gartenbesitzer sollten Sie chemische Dünger und Spritzmittel vermeiden.

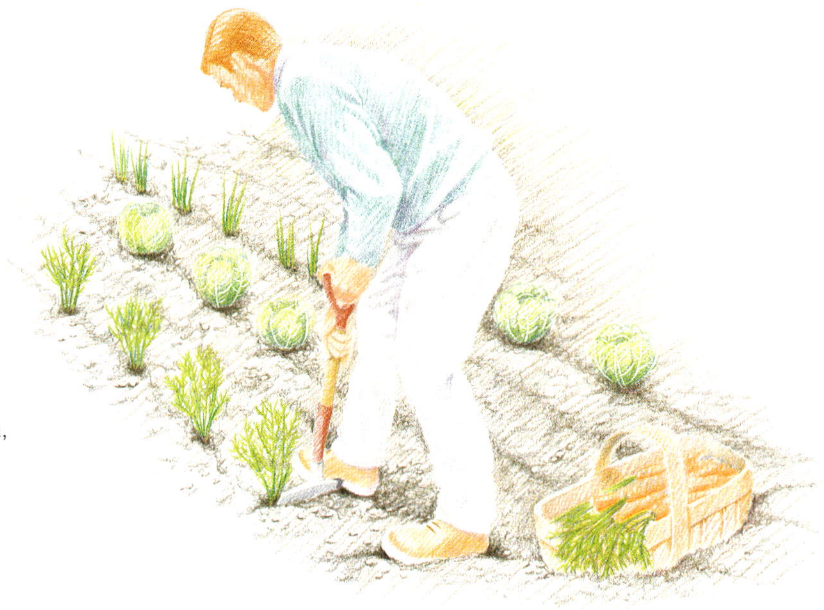

Abwehr von Umweltbelastungen

Sollten Sie Hobbygärtner sein, vermeiden Sie den Einsatz chemischer Düngemittel und versuchen Sie, auch andere entsprechend zu beeinflussen. Als Konsument sollten Sie durch Kauf biologisch erzeugter Produkte den alternativen Anbau unterstützen. Chemische Futterstoffe oder Düngemittel enthalten auch Antibiotika, wodurch antibiotikaresistente Bakterienstämme begünstigt werden. Dies bedeutet letztlich ein höheres Infektionsrisiko für alle.

Reiki

Massage kann Verspannungen lindern und lösen. Besonders zärtliche wie auch tröstende Berührung und Handauflegen können eine Therapie sinnvoll unterstützen, z. B. auch bei Aids. Sich selbst oder einer anderen Person die Hände aufzulegen, vermittelt Stärke und Selbstachtung.

siehe auch ☛

Beschwerden

Erkrankungen des Immunsystems Seite 117

Therapien

Bildererleben Seite 150

Bach-Blütentherapie Seite 160

Homöopathie Seite 165

Erschöpfung

Erschöpfung ist weit mehr als völlige Müdigkeit, Schwäche oder Ohnmacht und geht über das bloße Bedürfnis nach Schlaf hinaus. Ein langandauernder Zustand der Erschöpfung ist auch von einer Reihe anderer Symptome begleitet. Die Ursache für die Erkrankung ist noch nicht bekannt.

Konventionelle Therapien

- Gemäß der Krankheitsvorgeschichte körperliche Untersuchungen und Labortests

Der Zustand der Erschöpfung wurde erst in den letzten Jahren richtig beachtet, als das chronische Müdigkeitssymptom (*Chronic Fatigue Syndrome*, CFS) bekannt wurde. Betroffen sind meist intelligente junge Frauen (selten Männer), die zuvor sehr aktiv und voller Energie waren. Plötzlich treten bereits nach geringer Belastung Müdigkeit und Antriebsschwäche auf, die Frauen müssen sich häufig hinlegen und vernachlässigen ihre sozialen Kontakte. Dies kann auch zeitweilig mit gering erhöhter Temperatur verbunden sein. Erschöpfung und Mattigkeit bedingen lange körperliche Ruhephasen und können bis zur Arbeitsunfähigkeit führen. Die Erkrankung dauert zwischen wenigen Wochen und einigen Jahren. Obwohl das CFS intensiv erforscht wurde, ist bislang über dessen Ursachen nichts bekannt.

Die langandauernde Erschöpfung kann auch infolge schwerer Erkrankungen auftreten, z. B. nach schwächenden Krankheiten wie fortgeschrittenen Krebs- oder Aidserkrankungen, Stoffwechselerkrankungen wie Diabetes oder Schilddrüsenstörungen, und seelischen Erkrankungen wie Depressionen und Angstzuständen. Bei den genannten Krankheiten ist Erschöpfung kein spezifisches Symptom, sondern eine Folge der langen Krankheit. Sie wird üblicherweise im Rahmen der Therapie behandelt.

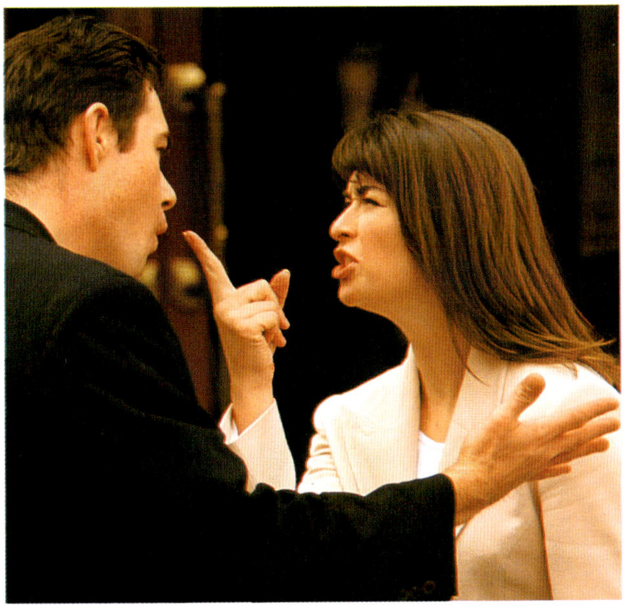

Streitigkeiten sollten gelöst oder zumindest aufgeschoben werden, damit der Körper gegen die Erschöpfung ankämpfen kann.

Musik kann wesentlich zur Entspannung bei Erschöpfungszuständen beitragen.

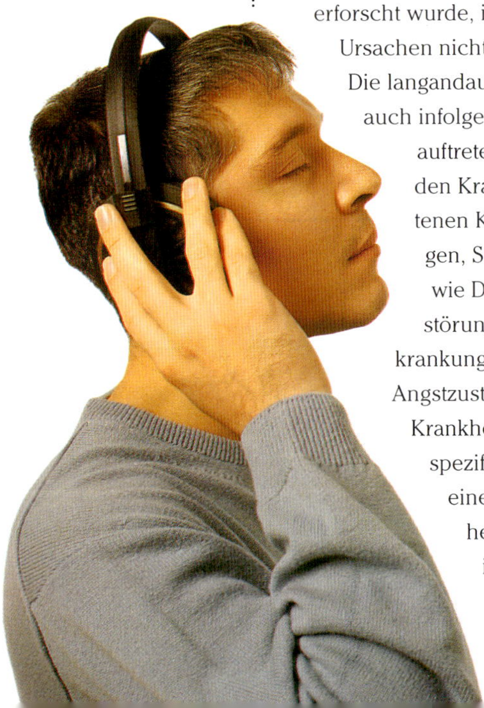

Ergänzende Therapien

Streßbewältigung

Neben den hohen Anforderungen unseres Alltags sind schwere Erschöpfung sowie kraftzehrende Krankheiten eine zusätzliche Belastung. Deshalb ist es wichtig, anstrengende Streitigkeiten oder Querelen beizulegen oder zumindest aufzuschieben, damit der Körper die Kraft zur Genesung hat.

Musiktherapie

Leise Musik wirkt entspannend. In Therapiegruppen dient Musik zur Entspannung der Teilnehmer, so daß diese sich in den Gruppengesprächen öffnen können.

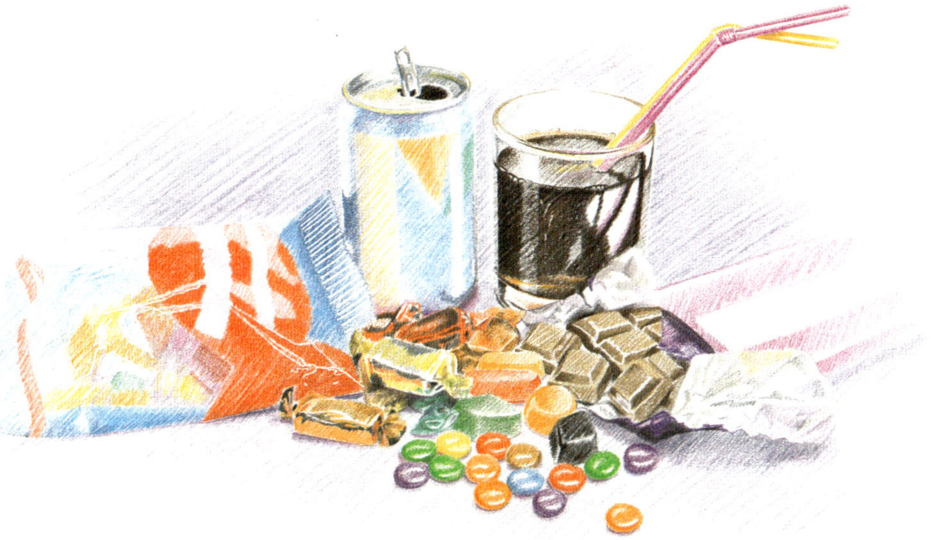

Stark zuckerhaltige Nahrungsmittel wie Bonbons und Limonaden können Erschöpfung auslösen. Ihr Konsum hindert die Aufnahme wichtiger Nährstoffe.

Diät und Ernährung

Allen Erschöpfungszuständen liegt auch ein Mangel an Vitaminen, lebensnotwendigen Mineralstoffen und Spurenelementen zugrunde. Achten Sie auf die Zufuhr dieser lebensnotwendigen Nährstoffe. Bei gleichzeitiger Appetitlosigkeit sollten Sie auch Mineral- und Vitaminpräparate zu sich nehmen, um den durch verschiedene Faktoren, womöglich gar eine zusätzliche Krankheit, bedingten Mangel auszugleichen.

- Vitamin-B_1-Mangel wurde bei zahlreichen Betroffenen mit ausgeprägten Erschöpfungszuständen festgestellt. Beim CFS kann die tägliche Einnahme von 250 mg Vitamin B_1 über einen Monat zu einer deutlichen Verbesserung der Beschwerden führen.
- Beim CFS ist der Magnesiumgehalt der roten Blutzellen vermindert. Eine Zufuhr von Magnesium führt bei 50 bis 80 % der Betroffenen zu einer Besserung.
- Fischöl kann bei vielen Betroffenen lindernd wirken.
- Erschöpfung wird häufig mit hohem Zuckerkonsum in Verbindung gebracht, da Zucker die Aufnahme von Vitaminen und anderen Nährstoffen hindert.
- Erschöpfung als Symptom des Prämenstruellen Syndroms kann häufig durch Vitamin-B_6-Gabe behandelt werden.
- Die Entfernung quecksilberhaltiger Amalgam-Zahnfüllungen kann eventuell Erschöpfung lindern.

Körperliche Bewegung

Erschöpfung wird auch auf Bewegungsmangel zurückgeführt, da regelmäßiger Sport Erschöpfungsgefühle mindern kann. Eine Umstellung auf eine nährstoff- und somit auch vitaminreiche Ernährung ist notwendig, um eine anhaltende Verbesserung zu bewirken.

Meditation

Nach einer langandauernden Erkrankung muß das Energiedefizit des Körpers ausgeglichen werden, damit dieser wieder ins Gleichgewicht kommt. Hilfreich ist, durch Meditation zu innerer Ruhe und Ausgeglichenheit zu finden. Wählen Sie eine Ihnen gemäße Meditationsform aus und praktizieren Sie diese täglich.

Akupressur

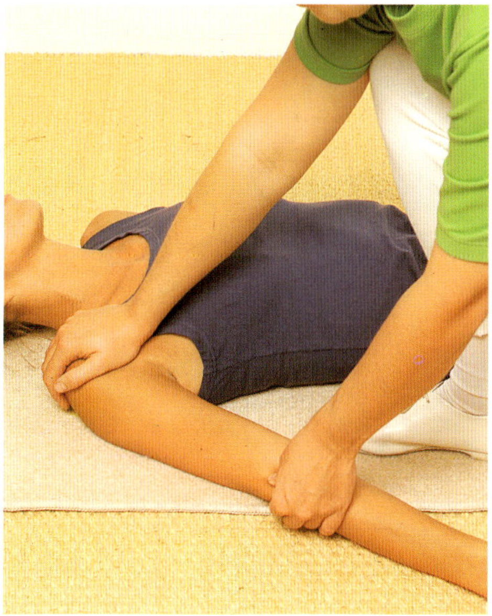

Verbessern Sie Ihre Ausdauer durch Druck auf den Eingeweidepunkt 10. Er befindet sich etwa 3 Fingerbreiten unterhalb der Ellenbogenfalte in Richtung der Hand. Die Erschöpfung verschwindet, das Wohlbefinden verbessert sich.

siehe auch ☛

Beschwerden

Da Erschöpfung mit fast allen anderen Krankheiten auftreten kann, können Sie auch unter diesen nachlesen.

Therapien

Massage
Seite 132

Reflexzonenmassage
Seite 140

Bildererleben
Seite 150

Kunst- und Farbtherapie
Seite 154

Aromatherapie
Seite 158

Pflanzentherapie
Seite 162

Homöopathie
Seite 165

Hydrotherapie
Seite 166

Brust & Rücken

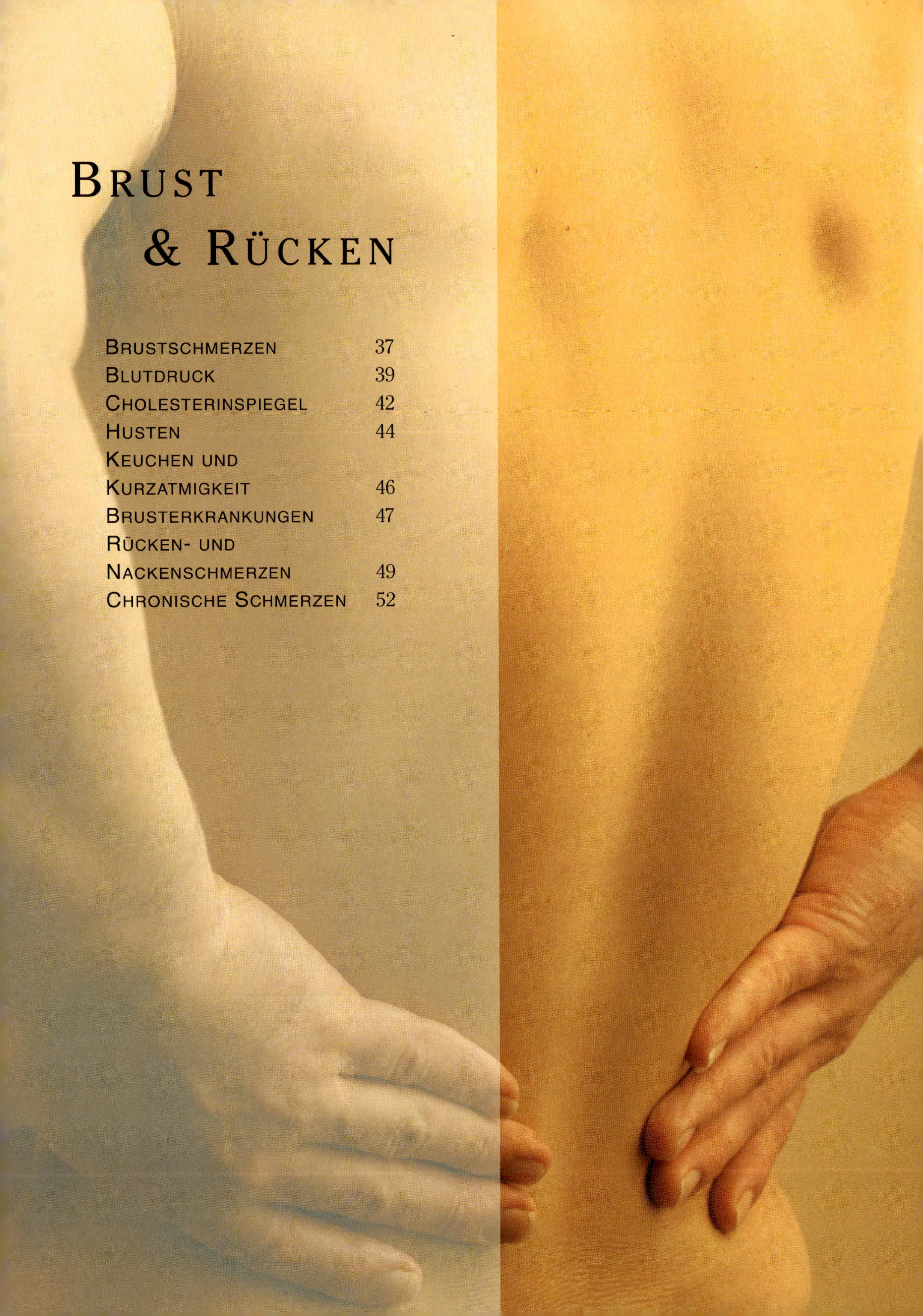

Brustschmerzen

Für keinen anderen Körperteil ist eine vorsichtige Eigendiagnose so wichtig wie für die Brust, da Brustschmerzen auch auf einen Herzinfarkt hinweisen können. Eine fundierte Diagnose ist dabei weniger wichtig als die Feststellung, ob der Schmerz ein Symptom einer ernsthaften Erkrankung ist.

Im vorderen Brustbereich können verschiedenartige Schmerzen auftreten. Werden Sie mit solchen Schmerzen konfrontiert, müssen Sie mit Hilfe einiger, die Symptome eingrenzender Fragen entscheiden, was als nächstes zu tun ist.

Brustschmerzen sind ein Zeichen ernsthafter Erkrankung, wenn sie
- einen größeren Bezirk umfassen,
- eher drückend und beengend als stechend empfunden werden,
- mit Übelkeit, Schweißausbruch oder Bewußtlosigkeit einhergehen,
- in Arm, Genick oder Unterkiefer ausstrahlen.

Treffen die meisten dieser Merkmale zu, sollte der Betroffene rasch in die nächste Notaufnahme gebracht werden. Dort werden die Schmerzen diagnostiziert, überwacht und behandelt. Sollten Sie sich nicht sicher sein, was zu tun ist, konsultieren Sie auf jeden Fall einen Arzt.

Empfinden Sie die Symptome nicht wie geschildert, können Sie diese unter Umständen auch zu Hause selbst behandeln. Wird der Schmerz intensiv und stechend beschrieben, handelt es sich womöglich nur um eine oberflächliche Erkrankung. Suchen Sie nach einem Ausschlag, der eventuell den Beginn einer Gürtelrose anzeigt. Der Schmerz kann auch durch eine Muskelzerrung oder einen Rippenbruch nach einem Unfall hervorgerufen werden. Als mögliche Ursache kommen auch Verdauungsprobleme oder Sodbrennen in Frage. Andere Erkrankungen, die Rippen, Rippenknorpel und Zwischenrippennerven involvieren, können auch Schmerzen im Brustbereich verursachen.

In letzter Zeit wurden bemerkenswerte Fortschritte im Bereich der Kardiologie gemacht.

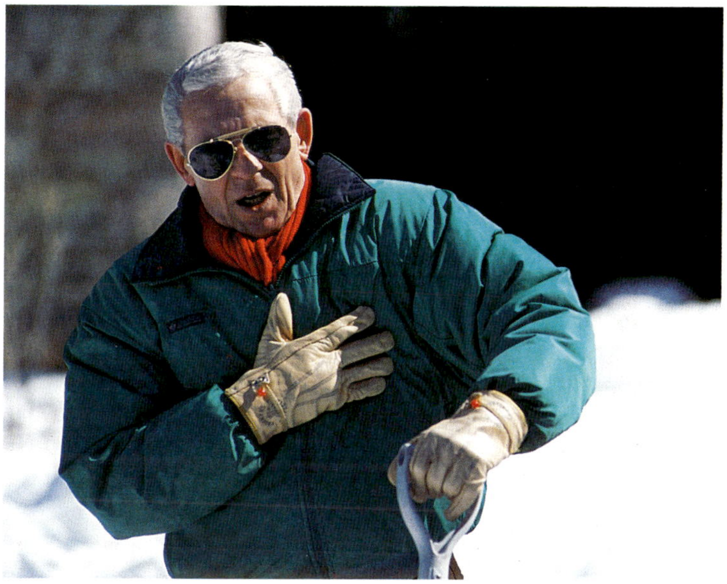

Bei intensiver körperlicher Belastung auftretender Schmerz muß nicht lebensbedrohlich sein, erfordert aber sofortige Beachtung. Suchen Sie bei unerklärlichen Brustschmerzen einen Arzt auf.

Medizinische Forscher, wie Dr. Dean Ornish, haben über längere Zeiträume beobachtet und bewiesen, daß mit einem intensiven Behandlungsprogramm sogar die Verstopfung von Herzkranzgefäßen gemindert werden kann.

Diese Übungsprogramme sind so angelegt, daß sie zu Hause ohne ärztliche Überwachung durchführbar sind. Um den gewünschten Erfolg zu erreichen, müssen sie kontinuierlich durchgeführt werden.

Diese komplexen Behandlungsprogramme umfassen eine spezielle Herz-Kreislauf-Diät sowie Entspannungstechniken. Hinzu kommt ein individuell abgestimmtes Bewegungsprogramm.

Konventionelle Therapien

- Verbesserung der Durchblutung des Herzens und der Herzgegend
- Verbesserung des Sauerstofftransportes in der Lunge
- Schmerzbehandlung

siehe auch

☛

Beschwerden

Blutdruck
Seite 39

Chronische Schmerzen
Seite 52

Angst und Panik
Seite 93

Phobien
Seite 97

Gewichtsprobleme
Seite 105

Therapien

Massage
Seite 132

Atemtherapie
Seite 133

Reflexzonenmassage
Seite 140

Yoga
Seite 146

Reiki
Seite 148

Bildererleben
Seite 150

Aromatherapie
Seite 158

Homöopathie
Seite 165

Hydrotherapie
Seite 166

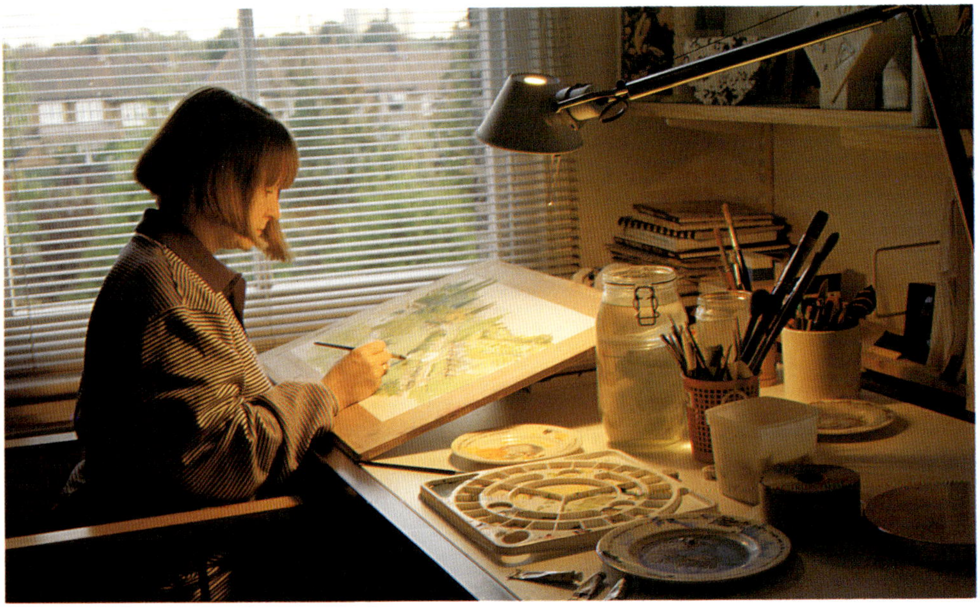

Beschäftigung mit einem Hobby entspannt und hilft, Schmerzen zu lindern und den Verlauf von Krankheiten positiv zu beeinflussen.

Ergänzende Therapien

Diät und Ernährung

Ziel einer *kardiovaskulären Diät* ist es, Fettablagerungen in den Schlagadern bzw. den sie umgebenden Geweben, insbesondere den Herzkranzgefäßen, zu verhindern oder rückgängig zu machen. Eine solche Diät ist fettarm, ballaststoffreich und enthält viel Gemüse, Obst und Vollkornprodukte. Darüber hinaus sollte sie mit Vitaminen und Mineralstoffen sowie anderen Nährstoffen, die vor Schäden durch die Verbrennung von Sauerstoff und dabei entstehenden freien Radikalen schützen (z. B. Vitamin C, Vitamin E, Betakarotin, Selen, Coenzym Q und Zink), angereichert sein.

Meditation

Es gibt zahlreiche Techniken, die innere Ruhe und Ausgeglichenheit wiederzuerlangen. Nehmen Sie sich am besten regelmäßig Zeit für Ihre Lieblingsbeschäftigung wie Lesen oder Malen. Mit Hilfe unterschiedlicher Meditationstechniken können Sie Ihr seelisches Gleichgewicht wiedererlangen und physiologische Prozesse positiv beeinflussen.
Mit einer Diät und ausreichend körperlicher Bewegung kombiniert, ist es möglich, Krankheiten, hier den Verschleiß der Herzkranzgefäße, entweder zum Stillstand oder gar zu einer Besserung zu bringen.

Ein gesundes Mittagessen: fettarm, ballaststoff- und vitaminreich. Rohes Gemüse enthält die meisten Nährstoffe, wohingegen in einer Suppe vielfältige Zutaten wohlschmeckend kombiniert sind.

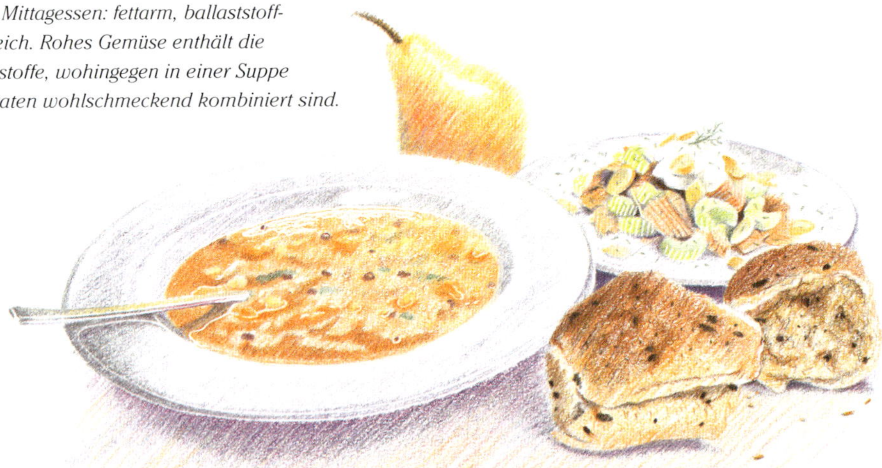

Blutdruck

Unter Blutdruck versteht man den durch das Herz erzeugten Druck des Blutes in den Schlagadern (nicht in den Venen), der das Blut vom Herzen in den gesamten Körper pumpt. Der Blutdruck ist im gesamten Arteriensystem gleich hoch.

Jeder Herzschlag bedingt einen Druckanstieg in den Blutgefäßen. Dieser wird Blutdruck genannt. Der obere Blutdruckwert ist der systolische Wert. Dieser liegt normalerweise bei 120 mm Hg und steigt mit zunehmendem Alter geringfügig an, wenn die Gefäße an Elastizität verlieren. Diese geringfügige Blutdruckerhöhung ist nicht krankhaft. Der Blutdruck zwischen den einzelnen Herzschlägen, wenn das Herz erschlafft, wird als diastolischer Wert bezeichnet und liegt normalerweise bei 80 mm Hg. Ein deutlicher Anstieg des diastolischen Werts kann mit der Zeit zu ernsthaften Problemen führen, da der Ruhedruck im Regelkreis des Blutdrucks möglichst niedrig sein sollte.

Die Ursache der als Bluthochdruck bezeichneten Blutdruckveränderung ist die Kontraktion der kleinen, in den Gefäßwänden der Arterien und Arteriolen befindlichen Muskeln. Diese Muskelkontraktion verengt auch die Blutgefäße und führt somit zu einer Erhöhung des Blutdrucks. In manchen, weniger häufig auftretenden Fällen geht die krankhafte Blutdruckerhöhung auch auf eine Veränderung chemischer Stoffe im Blut zurück. Sollten die Symptome Schwindel, Kopfschmerzen, häufiges Nasenbluten und Ohrgeräusche bei Ihnen auftreten, konsultieren Sie einen Arzt. Nur dieser kann die medikamentöse Behandlung des Bluthochdrucks durchführen.

Warum sollten wir auf unseren Blutdruck achten? Ein wesentlicher Grund ist, daß eine längerfristige Blutdruckerhöhung zu Gefäßwandverschleiß der Arterien führt. Unser Körpergewebe ist aber von dem lebenswichtigen Blut abhängig, mit dem die Arterien es versorgen. Gefäßwandverschleiß wird durch Ablagerungen an den Gefäßwänden bedingt. Diese können zu teilweisem oder vollständigem

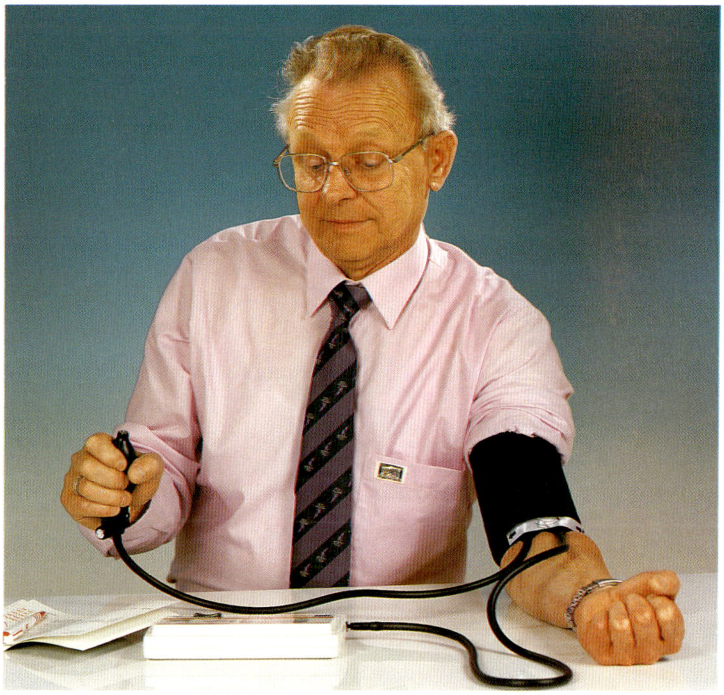

Regelmäßiges Blutdruckmessen kann auch zu Hause selbst durchgeführt werden und hilft, Krankheiten frühzeitig zu erkennen.

Gefäßverschluß *(Arteriosklerose)* führen. Minderdurchfluß und Gefäßverschluß führen wiederum zu Herzinfarkt, Schlaganfall oder Nierenversagen. Darüber hinaus bedingen sie Komplikationen bei Diabetes. Deshalb ist es äußerst wichtig, über die Zusammenhänge von Blutdruck und Bluthochdruck informiert zu sein und letzterem präventiv vorzubeugen.

Trotz seiner risikoreichen Folgen verursacht Bluthochdruck zunächst keine oder nur geringe Beschwerden. Im Anfangsstadium, wenn sich die Blutdruckschwankung zwischen *normal* und *leicht erhöht bewegt*, hat der Betroffene in der Regel keine Beschwerden. Bei

Konventionelle Therapien

- Blutdrucksenkende Medikamente, alle haben Nebenwirkungen
- Kalorien- und salzarme Ernährung
- Chirurgische Maßnahmen

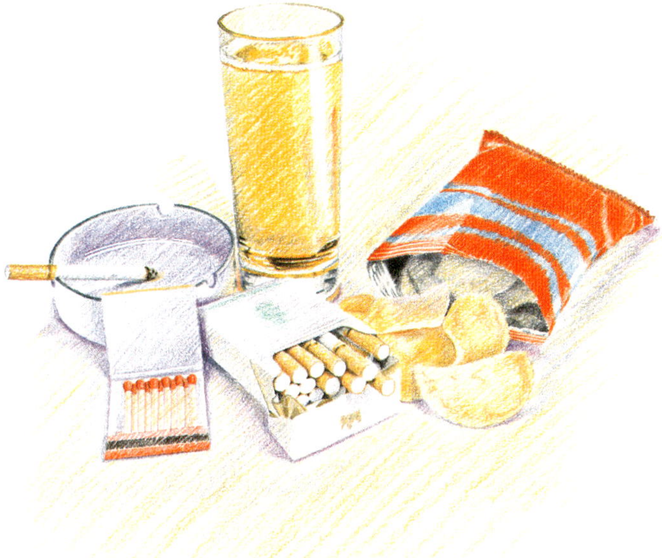

Rauchen, übermäßig salzhaltige Nahrungsmittel sowie Alkohol sind gesundheitliche Risikofaktoren, die den Blutdruck negativ beeinflussen.

manchen Menschen ist dies sogar bis zur Arterienverkalkung der Fall. Andere berichten über nicht hochdruckverdächtige Symptome wie Kopfschmerzen und Schwindel.

Letztlich gibt es, abgesehen von regelmäßigem Blutdruckmessen, keinen verläßlichen Hinweis auf erhöhten Blutdruck. Sie können wie folgt verfahren: Lassen Sie in regelmäßigen Abständen Ihren Blutdruck überprüfen, z. B. als Teil eines Gesundheitschecks. Alternativ können Sie auch selbst Ihren Blutdruck messen. Bei einem diastolischen Ruhedruckwert über 85 mm Hg liegt eine grenzwertige Blutdruckerhöhung vor. Normalerweise befindet sich der Blutdruck im Bereich von 125/85 mm Hg und 90/60 mm Hg, wobei Werte im Grenzbereich toleriert werden können. (Der systolische Wert ist die größere Zahl und wird üblicherweise zuerst angegeben). Niedriger Blutdruck verursacht im Gegensatz zu hohem Blutdruck nur selten gesundheitliche Schäden und tritt oft nur zeitweilig auf. Es gibt Menschen, die durchweg niedrigen Blutdruck haben. Dies allein ist kein Grund, um einen Arzt aufzusuchen, es sei denn, Sie fühlen sich körperlich beeinträchtigt.

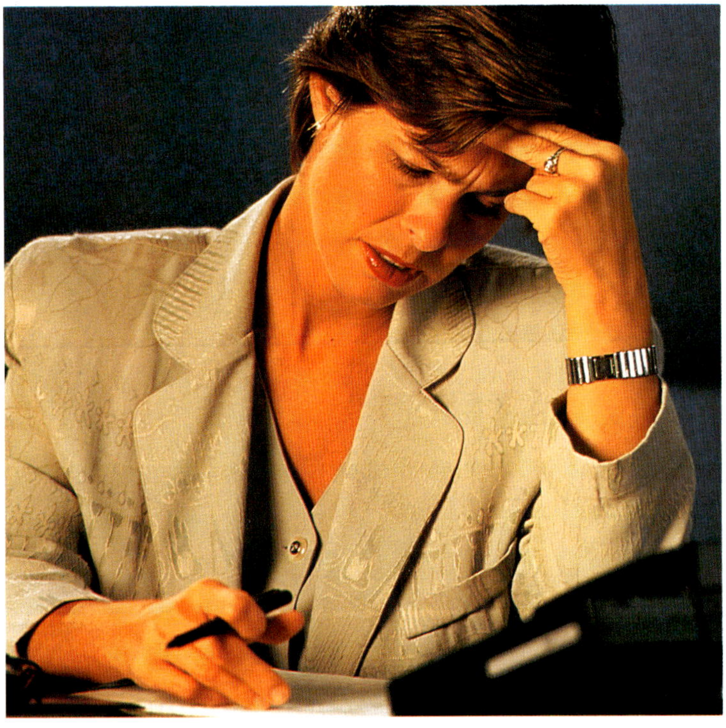

Ergänzende Therapien

Streßbewältigung

Fortwährende Konflikte in der Familie oder am Arbeitsplatz setzen uns am stärksten unter ungesunden Streß. Dazu gesellen sich meist noch andere Streßfaktoren. Studien haben erwiesen, daß Bluthochdruck und Streß sich gegenseitig bedingen. Vermeiden Sie deshalb Streß bzw. bauen Sie Streß mit Hilfe von Entspannungstechniken ab.

Diät und Ernährung

Eine ausgewogene Ernährung ist die Voraussetzung für einen gesunden Körper und einen normalen Blutdruck. Ziehen Sie dabei Folgendes in Betracht:

- Übergewicht bedingt zu 20 % bis 30 % Bluthochdruck.
- Genuß von mehr als 3 Einheiten Alkohol pro Tag kann zu Bluthochdruck führen (eine Einheit entspricht dabei einem Glas Schnaps, einem mittelgroßen Glas Wein oder einem halben Liter Bier).
- Der Verzicht auf Zigaretten mindert das Schlaganfallrisiko *(Stoffwechseleffekt)*.
- Erhöhte Zufuhr von Calcium, Magnesium und Vitamin C senkt evtl. den Blutdruck.
- Übermäßiger Salzkonsum (z. B. reichlicher Verzehr salzhaltiger Lebensmittel) kann zu Bluthochdruck führen.

Streß am Arbeitsplatz, zwischenmenschliche Konflikte sowie täglicher Konkurrenzkampf können zu erhöhtem Blutdruck führen. Verschiedene Therapien können helfen, das seelische und körperliche Gleichgewicht wiederzuerlangen.

Körperliche Bewegung
Körperliche Fitneß steht in enger Beziehung zu normalem Blutdruck. Körperliche Bewegung kann vor Schlaganfall schützen und hilft, das ideale Körpergewicht zu erreichen und zu halten. Finden Sie heraus, welche Art der sportlichen Bewegung für Sie geeignet ist, und trainieren Sie regelmäßig.

Meditation
Zahlreiche über mehrere Jahre betriebene Studien belegen, daß regelmäßig durchgeführte Meditationsübungen blutdrucksenkende Wirkung haben. Wählen Sie eine Ihnen gemäße Form der Meditation aus und praktizieren Sie diese täglich. Die so erreichte innere Harmonie hilft Ihnen, den Blutdruck im normalen Bereich stabil zu halten.

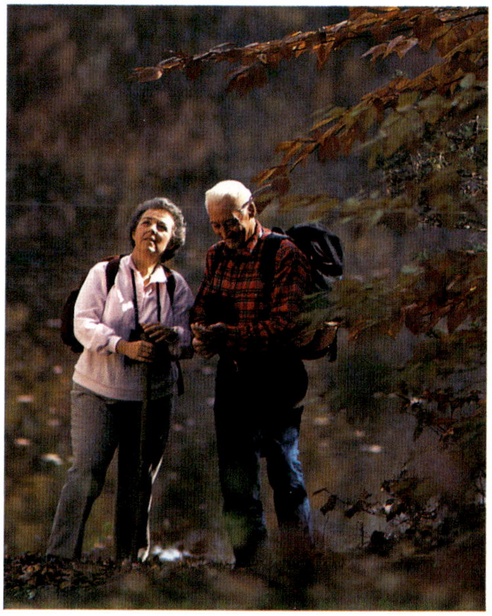

Körperliche Bewegung ist jedem Alter zuträglich und am wirkungsvollsten, wenn sie Freude macht. Wandern ist ein seelischer und körperlicher Gesundmacher.

Biofeedback
Mit Biofeedback kann man körperliche Veränderungen feststellen und kontrollieren. Bei Blutdruckstörungen hat sich Biofeedback als sehr wirkungsvoll erwiesen. Diese Technik müssen Sie unter Anleitung eines qualifizierten Lehrers lernen. Um Biofeedback zu Hause durchzuführen, benötigen Sie einige Geräte.

Pflanzentherapie
Weißdornfrüchte – 3,7 ml einer Tinktur dreimal täglich – helfen bei Bluthochdruck.

Bach-Blütentherapie
Eine Auswahl an Blüten, der Persönlichkeit und Stimmung entsprechend zusammengestellt, kann Streß lindern.
Die Bachblüten-Konzentrate können sowohl zur Vorbeugung gegen Bluthochdruck als auch zur Unterstützung einer fachgerechten Behandlung dienen, ersetzen diese aber nicht.

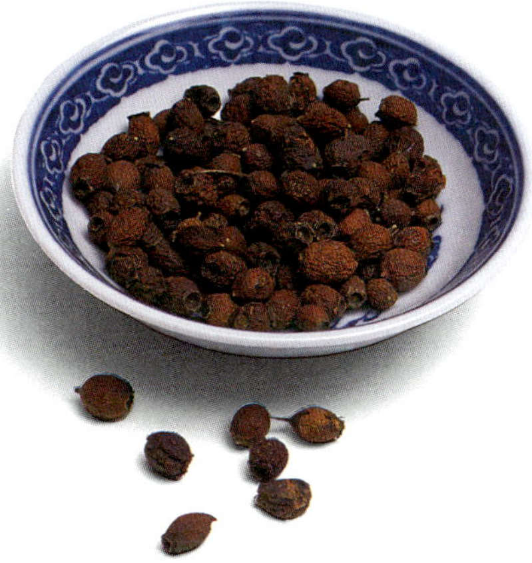

Weißdornfrüchte verbessern die Kreislauffunktion, steigern die Herzleistung und senken den Blutdruck.

Lassen Sie sich bei der Auswahl der Bachblüten-Konzentrate von einem Arzt oder Heilpraktiker beraten.

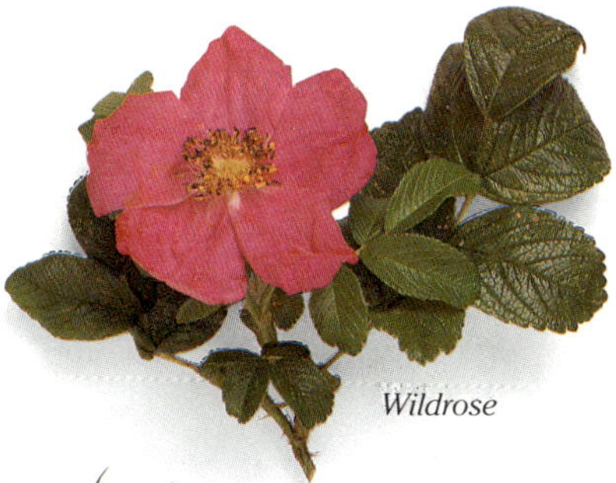

Wildrose

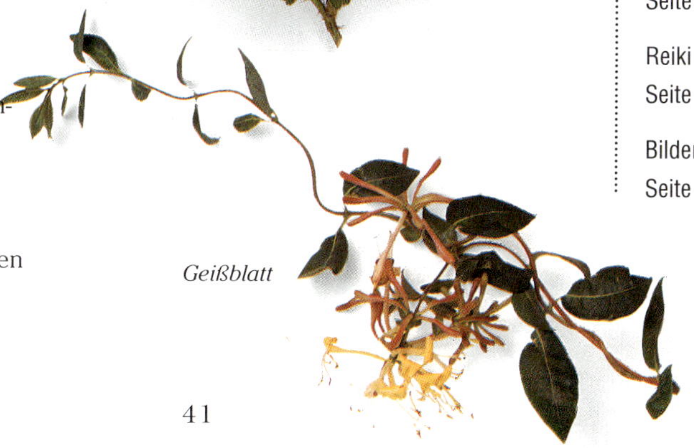

Geißblatt

siehe auch

Beschwerden
Kopfschmerzen
Seite 15
Schwindel
Seite 22
Brustschmerzen
Seite 37
Angst und Panik
Seite 93
Eßstörungen
Seite 103
Gewichtsprobleme
Seite 105
Diabetes
Seite 111

Therapien
Massage
Seite 132
Akupressur
Seite 138
Yoga
Seite 146
Reiki
Seite 148
Bildererleben
Seite 150
Hydrotherapie
Seite 166

Cholesterinspiegel

Das Thema Cholesterin gehört in letzter Zeit zu den am heftigsten diskutierten Themen im Gesundheitsbereich. Ein erhöhter Cholesterinspiegel ist zwar ein Laborwert und kein Krankheitssymptom, doch da er in aller Munde ist und häufig falsch interpretiert wird, soll er hier besprochen werden.

Konventionelle Therapien

- Diät mit niedrigem Fett- und Cholesteringehalt
- Medikamente, meist mit negativen Nebenwirkungen

Die Bedeutung unterschiedlicher Cholesterinspiegel im menschlichen Blut war in den letzten 40 Jahren sowohl häufig in der öffentlichen Diskussion als auch das Thema tausender wissenschaftlicher und medizinischer Studien. Neues Wissen wurde über die Jahre gewonnen. Dieses hat jedoch nicht immer zu einer Klärung der Fragen beigetragen, sondern meist nur eine weitere Erklärung zu den bereits existierenden hinzugefügt. Immer noch gilt es die Frage zu beantworten, ob und in welchem Ausmaß der Cholesterinspiegel an der Entstehung arterieller Gefäßkrankheiten und der durch sie bedingten Todesfälle beteiligt ist. Die Fragen sind schwieriger zu beantworten, als es zunächst scheinen mag, da es kaum eindeutige Antworten gibt.

Körperliche Bewegung ist für einen ausgewogenen Cholesterinspiegel äußerst wichtig und schützt die Blutgefäße vor Gefäßkrankheiten.

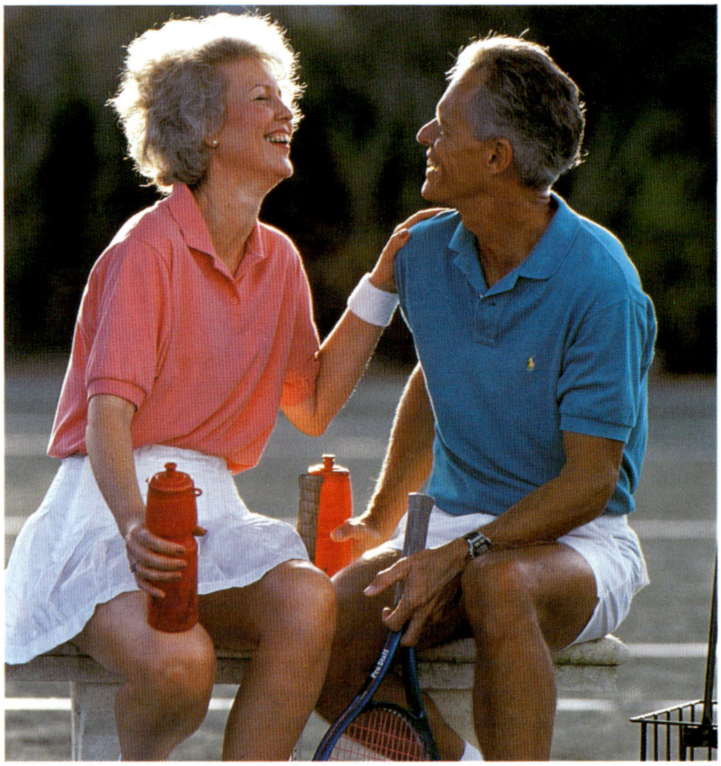

Im folgenden sind wichtige Fakten zum Thema Cholesterin zusammengestellt, die oft in der öffentlichen Diskussion nicht beachtet werden:

- 80 % des in den Geweben vorkommenden Cholesterins wird vom Körper selbst gebildet (aus Fetten, Eiweißen und bestimmten Kohlenhydraten). Nur 20 % des Cholesterins gelangen über die Nahrung in den Körper.
- Ein erhöhter Cholesterinspiegel ist normalerweise Zeichen einer gesteigerten körpereigenen Synthese, seltener einer erhöhten Fettzufuhr.
- Cholesterin ist eine lebenswichtige Verbindung im Körper und nicht der Dämon, zu dem es öfter stilisiert wird. Es ist ein wesentlicher Bestandteil der Zellwände und Vorläufer der Nebennierenrindenhormone, die am Knochen- und Zuckerstoffwechsel sowie bei Entzündungen und der Immunabwehr beteiligt sind.

Dies zeigt, daß das Cholesterin im Körper naturgegeben und lebenswichtig ist. Nur ein extrem hoher Cholesterinspiegel ist für den Körper problematisch. Wichtig ist, daß wir Cholesterin nicht ablehnen, da es ein wesentlicher Teil unseres Organismus ist.

Um die Zusammenhänge zu verstehen, muß man darüber hinaus wissen, daß es verschiedene Cholesterine gibt, je nachdem, mit welchen Fetten oder Proteinen das Cholesterin eine Verbindung eingegangen ist. Die Vorgänge sind sehr kompliziert. Auf den Punkt gebracht: Für uns sind das HDL- und LDL-Cholesterin wichtig, denn diese sind überwiegend in unserem Organismus vorhanden.

HDL-Cholesterin (HDL steht für *Lipoproteine hoher Dichte*) ist zu etwa ein Drittel an der Gesamtmenge beteiligt. Es schützt die Gefäße vor Ablagerungen, die die Gefäßwände verengen und den Blutfluß behindern können. Hilfreiche Meßgröße ist das Verhältnis zwischen dem Gesamt- und HDL-Cholesterin. Das durchschnittliche Risiko, an einer Herzkranzgefäßverkalkung zu erkranken, liegt bei einer Relation von 5:1. Beträgt beispielsweise Ihr Gesamtcholesterin 200 mg und HDL-Cholesterin 50 mg pro 100 ml Blut, so ist das Verhältnis zwischen den beiden 4:1, also besser als der Durchschnitt.

LDL-Cholesterin (LDL steht für *Lipoproteine niedriger Dichte*) regt die Bildung von Ablagerungen in der Gefäßwand an. Deshalb ist ein möglichst niedriger LDL-Wert anzustreben. Durch einen als *Oxidation* bezeichneten Vorgang wird das LDL-Cholesterin zum Wegbereiter der Ablagerungen. Die Aufnahme von Antioxidantien mit bzw. zusätzlich zur Ernährung schützt dagegen die Blutgefäße.

Mit diesem Wissen gerüstet, können wir uns nun mit dem Cholesterinproblem beschäftigen. Eine Beeinflussung des Cholesterinspiegels im Blut durch Ernährung ist möglich. Darüber hinaus ist es aber weitaus wichtiger, den Körper als ausgewogen funktionierenden Organismus zu erhalten und das innere Gleichgewicht zu bewahren, so daß unsere Körperzellen genau die richtigen Mengen des richtigen Cholesterins produzieren.

Ergänzende Therapien

Körperliche Bewegung

Körperliche Bewegung ist Teil des Gesundheitsprogrammes, das uns hilft, den Körper im Gleichgewicht zu halten. Bewegung, das ist nachgewiesen, vermindert den Gehalt an LDL-Cholesterin und führt zu einer Erhöhung des HDL-Spiegels.

Meditation

Transzendentale Meditation führt zu einer Senkung des Cholesterinspiegels, wenn sie regelmäßig über mehrere Monate durchgeführt wird.

Pflanzentherapie

- 600 – 900 mg Knoblauch täglich verringern das Gesamtcholesterin.
- Knoblauchhaltige Präparate (kaum störende Geruchsentwicklung) wie Sirmia Knoblauchsaft N, Kwai N, Doppelherz Knoblauchkapseln mit Mistel und Weißdorn, Sapec®, sowie Tegra® wirken gegen erhöhte Blutfettwerte und erniedrigen das Gesamtcholesterin
- Sesamin (aus Sesamsamen gewonnen) reduziert das Gesamtcholesterin.

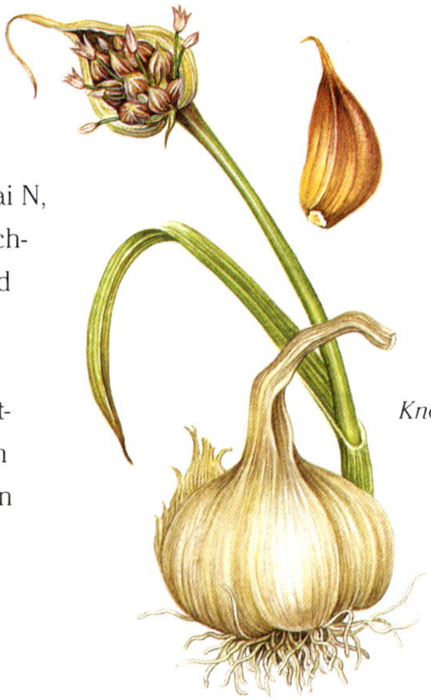

Knoblauch

Diät und Ernährung

Eine optimale Ernährung ist von größter Bedeutung für einen ausgeglichenen Cholesterinspiegel und optimale Blutwerte. Hierzu einige Beobachtungen:

- Magnesium verringert sowohl das Gesamt- als auch das LDL-Cholesterin und läßt das HDL-Cholesterin ansteigen.
- Niacin (500 – 1000 mg täglich) besitzt die gleiche Wirkung.
- Vitamin C erhöht sogar in der geringen Tagesdosis von 500 mg das HDL-Cholesterin und senkt das Gesamt-Cholesterin.
- Bis zu 7 Eiern pro Woche haben keinen wesentlichen Einfluß auf das Gesamtcholesterin und können von gesunden Menschen ohne Risiko verzehrt werden.
- Vitamin B_6 senkt das LDL-Cholesterin.
- Kupfer erhöht das HDL-Cholesterin und senkt das LDL-Cholesterin.
- Fischöle erhöhen HDL-Cholesterin.
- L-Carnitin senkt Gesamt- und LDL-Cholesterin und erhöht HDL-Cholesterin.

Streßbewältigung

Streßbedingte Anspannung bringt auch den Cholesterinspiegel aus dem Gleichgewicht. Positiv wirken sich daher Entspannungtechniken und Strategien, um Ärger zu vermeiden, aus. Praktizieren Sie Ihre Entspannungstechnik täglich, um Ihre Gesundheit zu stärken.

siehe auch ☛

Beschwerden

Brustschmerzen
Seite 37

Blutdruck
Seite 39

Eßstörungen
Seite 103

Gewichtsprobleme
Seite 105

Therapien

Reflexzonenmassage
Seite 140

Yoga
Seite 146

Bildererleben
Seite 150

Husten

Husten ist durch Reize bedingt, die den Hustenreflex aktivieren. In der Schleimhaut des Atmungstraktes befinden sich in der Hinterwand des Rachens bis hin in die Verzweigungen des Bronchialbaumes zahlreiche Rezeptoren. Diese sind durch Nerven mit dem Gehirn und von dort aus mit dem Kehldeckel und der Atemmuskulatur verbunden. Der Kehldeckel schließt sich während eines Hustenstoßes, die Atemmuskeln ziehen sich zusammen, die Luft wird durch den geschlossenen Kehldeckel gepreßt.

Konventionelle Therapien

- Antibiotika bei Infektionen
- Medikamente

Husten ist ein wichtiger Reflex zum Selbstschutz, der durch zahlreiche Reize ausgelöst wird. Aufgabe dieses Reflexes ist es, Schleim, Staub und Fremdkörper aus den Atemwegen herauszuschleudern. Der Hustenreflex spricht aber auch auf andere Reize an, die nicht die Atemwege blockieren können, sondern lediglich eine Irritation bewirken.

- Einatmen reizender oder giftiger Gase, Rauch, Chemikalien oder auch Wasser, z. B. beim Schwimmen, kann Hustenreiz auslösen.

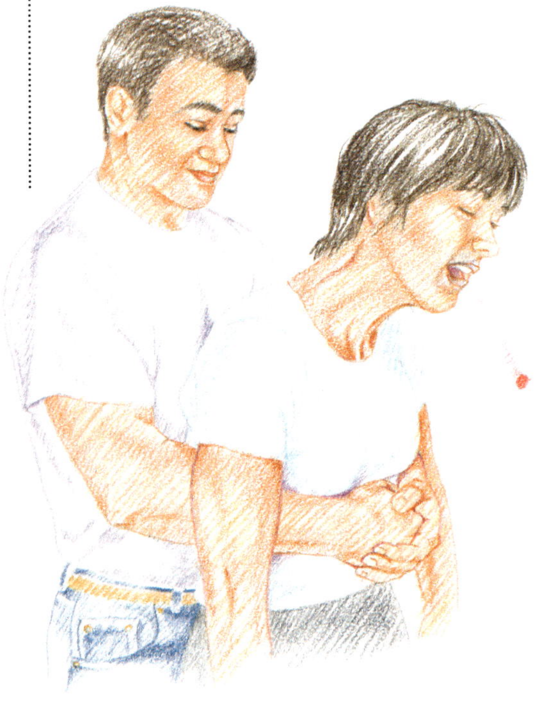

Ein eingeatmeter Nahrungsbrocken kann zum Tode führen, wenn er nicht ausgehustet wird. Wenden Sie in einem solchen Fall den Heimlich-Handgriff an. Umfassen Sie den Brustkorb des Betroffenen mit beiden Armen von hinten, und legen Sie Ihre Faust unter sein Brustbein. Umschließen Sie mit der anderen Hand die eigene Faust und drücken Sie ruckartig zu. Wiederholen Sie den Vorgang, bis der Betroffene hustet oder wieder zu atmen beginnt.

- Nahrungsmittel, Flüssigkeiten oder auch Speichel, die versehentlich eingeatmet werden, bewirken häufig Husten. Dann ist Ihnen sozusagen etwas „in die falsche Kehle gekommen“. Gefährlich kann das Einatmen eines Nahrungsbrockens werden, der durch den Heimlich-Handgriff lebensrettend wieder aus der Luftröhre katapultiert werden kann.
- Infektionskrankheiten bedingen häufig Husten, indem sie die Bronchien zu vermehrter Schleimabsonderung anregen. Je nach Art der Infektion, meist eine Erkältung, ist der Husten entweder akut oder chronisch.
- Blutung im Atmungstrakt löst Husten aus. Die Blutung kann durch eine Infektion oder einen Tumor hervorgerufen werden.

Husten ist auch ein Symptom für Asthma.

Ergänzende Therapien

Aromatherapie

Dampfinhalation hilft, den Schleim zu lösen und den Reiz zu lindern.

- Geben Sie je 3 Tropfen Eukalyptus- und Ysopöl in ein Gefäß mit dampfendem Wasser. Halten Sie Ihr Gesicht über den aufsteigenden Dampf – Vorsicht, nicht zu nahe! – und legen Sie ein Handtuch über den Kopf, damit der Dampf nicht entweicht.

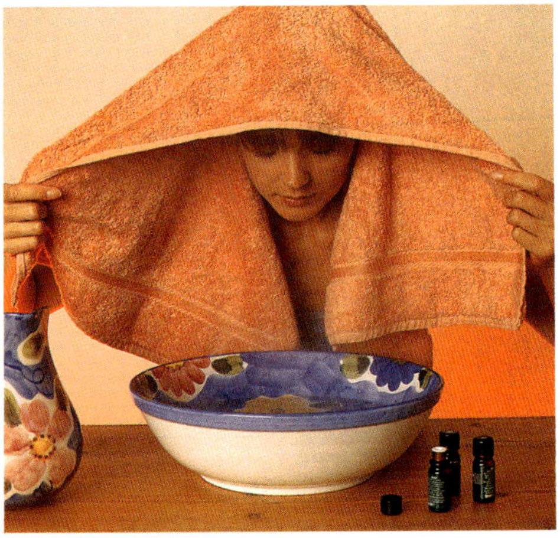

Linderung eines störenden Hustens kann man durch Kopfdampfbad mit Eukalyptus- und Ysopöl erzielen.

- Eine ältere, gleichwohl wirkungsvolle Therapie ist das Einträufeln und anschließende Inhalieren einiger Tropfen Benzoetinktur aus einem Verdampfer.
- Auch eine Mischung aus je 3 Tropfen Zypresse- und Wacholder- sowie 1 Tropfen Ingweröl wirkt heilend.

Pflanzentherapie

- Zwei Teelöffel getrockneten Ysop 10 Minuten mit einer Tasse heißen Wassers überbrühen, dann abseihen und trinken.
- Geben Sie 20 – 30 Tropfen einer Wollkrauttinktur in ein wenig kochendes Wasser und trinken Sie dies dreimal täglich.
- Thymiantee hilft beim Abhusten von Verschleimung.
- Der Saft der Aloe vera, zu gleichen Teilen mit Honig gemischt, lindert besonders kratzenden Husten.

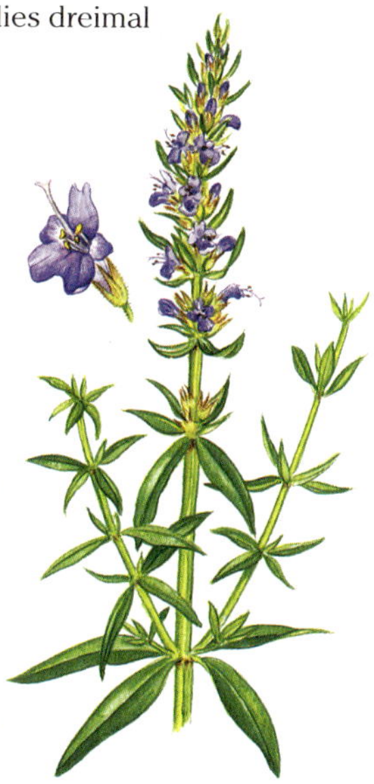

Ysop

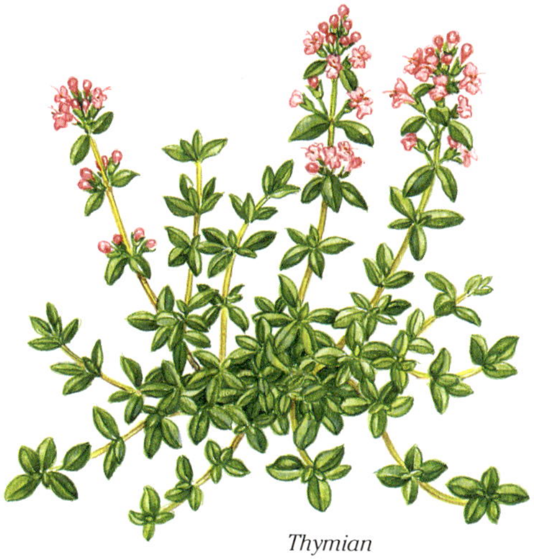

Thymian

Diät und Ernährung

- Vitamine A, C und E helfen bei Erkrankungen, die mit Husten einhergehen
- Lutschtabletten, eventuell mit Vitamin C, lindern den Hustenreiz.

Hydrotherapie

Ein Dampfbad, eine dampfend heiße Dusche oder eine heiße, jedoch nicht zu heiße Auflage lindern den Husten. Luftbefeuchter oder Verdampfer halten die Schleimhäute feucht.

Abwehr von Umwelteinflüssen

Die zunehmende Luftverschmutzung führt häufig zu Irritationen der Schleimhäute. Deshalb ist es wichtig, sich dieser nicht auszusetzen und sich aktiv für die Verbesserung der Luftqualität einzusetzen.

Reflexzonenmassage

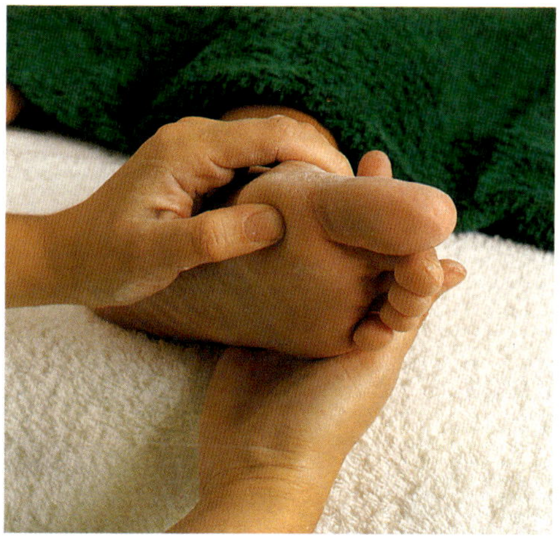

Die Reflexzone für Hals und Schilddrüse ist der Ballen unterhalb der Großzehe. Kneten Sie bei den ersten Anzeichen eines Hustens diese Zonen mit dem Daumen in alle Richtungen.

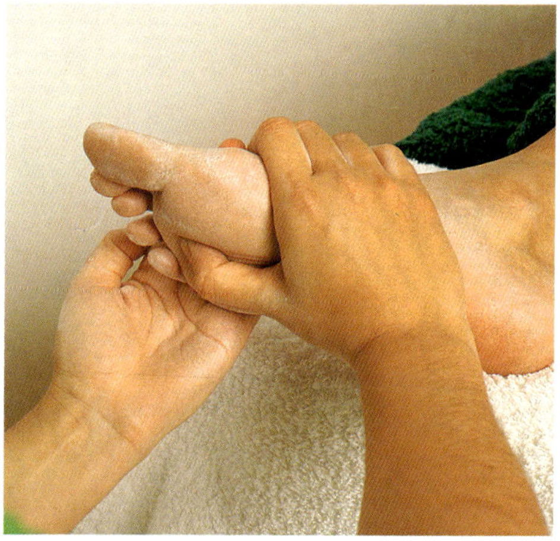

Biegen Sie die Zehen leicht zurück, um die erhöhte Ebene der Brustreflexzone ertasten zu können. „Laufen" Sie mit dem Daumen über diese Reflexzone. Das hilft, den Schleim bei tiefsitzendem Husten zu lösen.

siehe auch ☛

Beschwerden

Heiserkeit
Seite 27

Erkältung
Seite 28

Grippe
Seite 30

Infektionen
Seite 32

Brustschmerzen
Seite 37

Erkrankungen des Immunsystems
Seite 117

Therapien

Atemtherapie
Seite 133

Aromatherapie
Seite 158

Homöopathie
Seite 165

Abwehr von Umweltverschmutzung
Seite 168

Keuchen und Kurzatmigkeit

Unter Keuchen versteht man ein laut rasselndes Atemgeräusch, das vor allem während des Ausatmens deutlich wahrnehmbar ist. Ursache ist eine Engstellung der kleinen Bronchialwege, der *Bronchiolen*.

Konventionelle Therapien

- Bekämpfen der Infektion
- Bronchospasmenlösende Medikamente
- Sauerstoffgabe

siehe auch ☛

Beschwerden

Infektionen
Seite 32

Husten
Seite 44

Angst und Panik
Seite 93

Therapien

Körperliche Bewegung
Seite 129

Atemtherapie
Seite 133

Alexander-Technik
Seite 134

Akupressur
Seite 138

Streßbewältigung
Seite 153

Abwehr von Umweltbelastungen
Seite 168

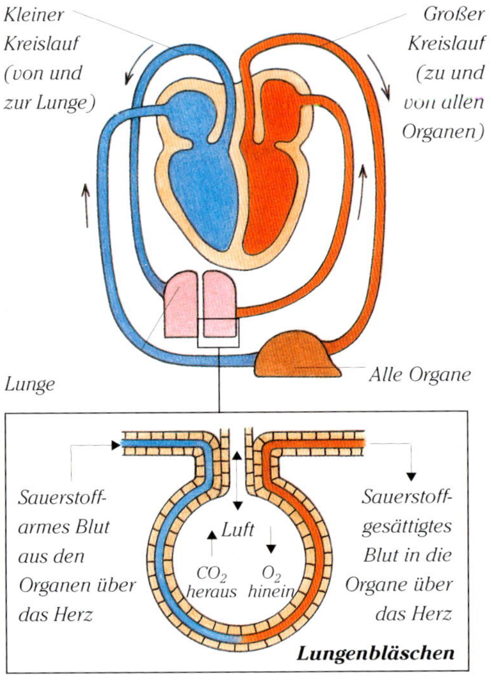

Sauerstoffanreicherung des Blutes in den Lungen
Beschädigung der Bronchien beeinträchtigt die Lungenbläschen und vermindert den Sauerstoffgehalt im Blut.

Die Wände der Bronchialwege sind wie die der Blutgefäße mit Muskeln ausgekleidet und können sich deshalb wie diese erweitern oder verengen. Ein Krampf der Bronchialmuskulatur wird *Bronchospasmus* genannt.

Während eines solchen kommt es zu einem Gefühl der Atemnot. Das löst Erstickungsangst aus, wodurch die Atemnot verstärkt wird. Dies führt in einen für Asthma charakteristischen Teufelskreis, der aber auch durch andere Umstände bedingt sein kann. Allergene in der Luft verursachen häufig *Bronchospasmen*.

Kurzatmigkeit kann auch durch chronische Bronchialinfekte hervorgerufen werden. Es kommt zur Schleimhautverdickung und Aufblähung der kleinen lufthaltigen Lungenbläschen (*Emphysem*). Eine weitere Ursache ist durch Herzversagen oder Tumorbildung bedingte Blutfülle in den Atemwegen.

Ergänzende Therapien

Aromatherapie

Einige Tropfen der folgenden Öle auf ein Taschentuch geben und inhalieren oder in einer Duftlampe verdampfen lassen. Das kann hilfreich sein. Finden Sie selbst heraus, welche Mischung für Sie am besten ist. Verwenden Sie diese auch für Massagen des Brustkorbs und Rückens.

- Lavendel
- Salbei
- Eukalyptus
- Weihrauch

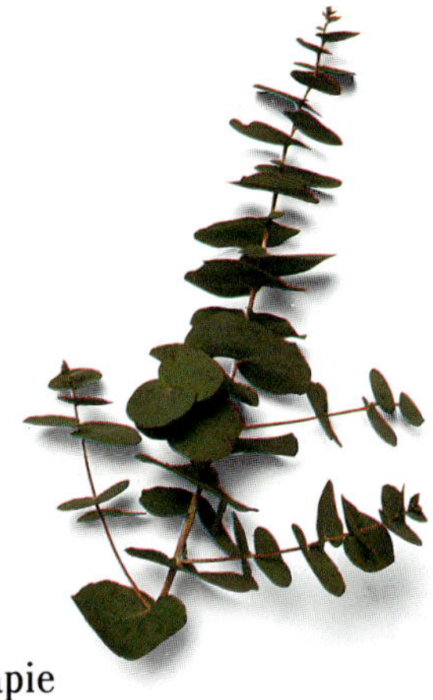

Eukalyptus

Pflanzentherapie

- Echter Alant ist eine besonders hilfreiche Heilpflanze bei Asthma, Bronchitis und Emphysem.
- Süßholz hilft bei Bronchitis.
- Huflattich kann bei Asthma, Bronchitis und Emphysem angewendet werden.
- Meerträubel und Thymian lindern die beschriebenen Symptome.

Brusterkrankungen

Die weibliche Brust wird heute sehr sorgfältig beobachtet, wie an der Fülle von Informationen über Brustkrebs und dessen neue Behandlungsmethoden sichtbar wird. Darüber hinaus werden auch andere die Brust beeinflussende Faktoren wie die Antibabypille und das *Prämenstruelle Syndrom* diskutiert.

Was können Frauen selbst tun, um die Brust gesund zu erhalten? Vor allem ein gesunder Lebensstil beugt Brustproblemen vor, da er die physische und psychische Gesundheit maßgeblich bedingt. Ein solcher Lebensstil zeichnet sich auch durch ausgewogene gesunde Ernährung, regelmäßige Bewegung, seelische Ausgeglichenheit sowie adäquate Streßbewältigung aus. Dies mag aufwendig klingen, ist gemessen an den gesundheitlichen Vorteilen jedoch weitaus einfacher, als es zunächst scheint. In einen auf Gesundheit ausgerichteten Lebensstil läßt sich das alles integrieren.

Der Wert einer gesunden, ausgewogenen Ernährung auf die Fortpflanzungsorgane der Frau kann nicht genug betont werden. Wichtig ist: Vermeiden Sie zuviel Fett, ernähren Sie sich ballaststoffreich und streben Sie Normalgewicht an. Ergänzende Vitamin- und Mineralzufuhr liefern Antioxidantien und andere wichtige Nährstoffe.

Bei manchen Frauen treten spezielle Brustbeschwerden auf. Die häufigsten sind im folgenden beschrieben.

Brustknoten: Wichtig ist, daß Frauen ihre Brust selbst regelmäßig untersuchen. Sollten Sie unsicher sein, lassen Sie sich die Selbstuntersuchung von Ihrem Frauenarzt zeigen. Tasten Sie Ihre Brust regelmäßig ab, und tritt ein Knoten in der Brust auf, stellen Sie dies als erste fest. Knoten sind häufig nicht durch Krebs bedingt. Konsultieren Sie auf jeden Fall einen Arzt, der Ihnen sicherlich zu einer Mammographie raten wird. Um unnötige Risiken zu vermeiden, sollten Sie ärztlichen Ratschlägen folgen, gleichwohl ob diese eine Mammographie oder eine andere Behandlungsmaßnahme beinhalten.

Konventionelle Therapien

- Hormonpräparate
- Beruhigungsmittel
- Chirurgische Maßnahmen

Untersuchen Sie jeden Monat Ihre Brust, und konsultieren Sie bei Veränderungen einen Arzt.

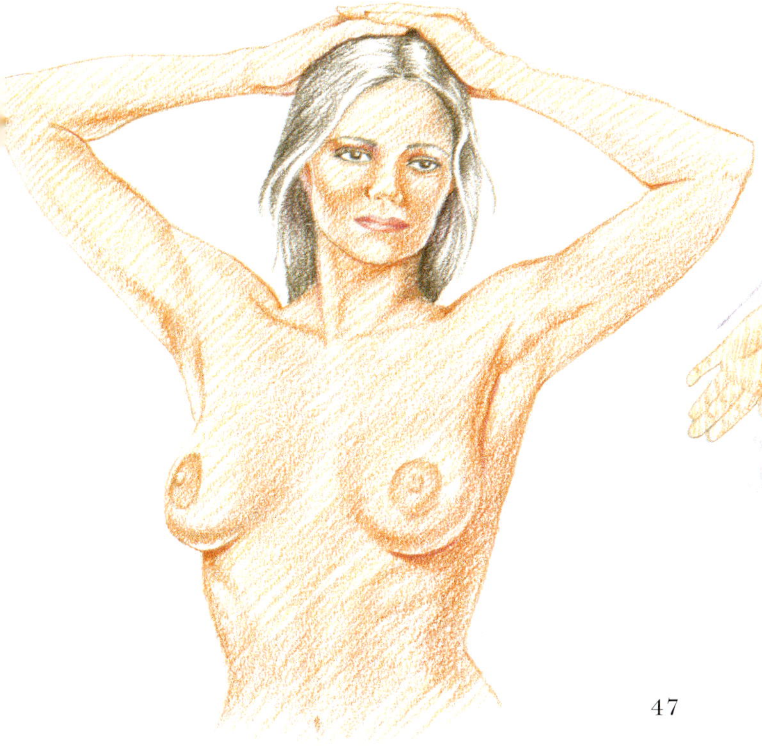

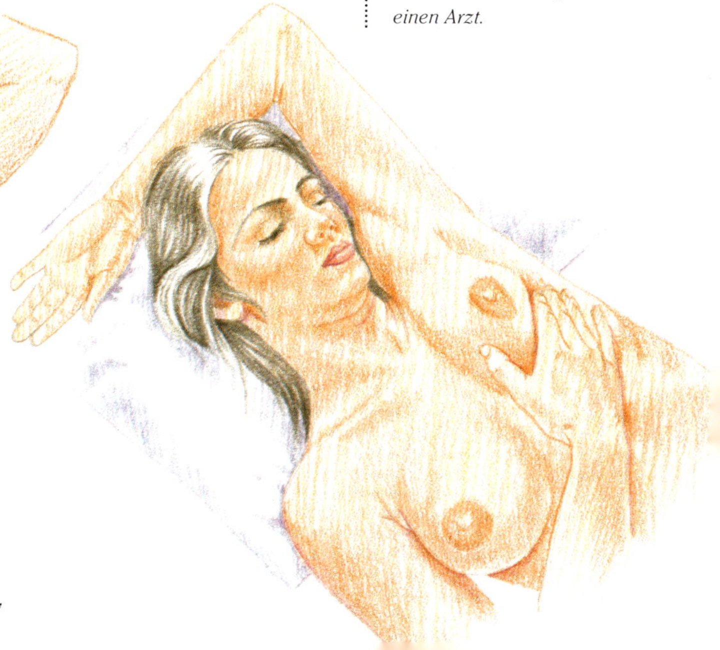

siehe auch ☛

Beschwerden

Erschöpfung
Seite 34

Menstruations-
beschwerden
Seite 62

Schlafstörungen
Seite 90

Angst und Panik
Seite 93

Depressionen
Seite 95

Verlust
geistiger Bindungen
Seite 100

Therapien

Atemtherapie
Seite 133

Reflexzonenmassage
Seite 140

Yoga
Seite 146

Reiki
Seite 148

Meditation
Seite 149

Streßbewältigung
Seite 153

Hydrotherapie
Seite 166

Lassen Sie sich Zeit, wenn Sie nachdenken oder sich mit Ihrem Partner besprechen möchten. Gehen Sie die nächsten Schritte in Ruhe und mit Bedacht an. Zögern Sie jedoch nicht zu lange.
Brustschwellung: Die Brüste können im Laufe des Menstruationszyklus anschwellen. Schwellen Ihre Brüste über das übliche Maß hinaus an und liegt keine Schwangerschaft vor, sollten Sie einen Arzt aufsuchen.
Sekretabsonderung aus der Brustwarze: Geringfügige Absonderung kann bei sexueller Stimulation normal sein. Alles, was darüber hinausgeht, sollte außerhalb der Stillzeit ärztlich überprüft werden, besonders dann, wenn auch Farbveränderungen auftreten.
Prämenstruelles Syndrom (PMS): Beim sogenannten Prämenstruellen Syndrom können psychische Unpäßlichkeiten wie Verstimmungen, Reizbarkeit, seelische Anspannung, Lethargie, Unkoordiniertheit und auch physische Unpäßlichkeiten wie Empfindlichkeit der Brüste, Kopfschmerzen, Wassereinlagerungen im Gewebe, Blähungen und Akne auftreten. Die Erfahrung hat gezeigt, daß zusätzlich zu den üblichen Maßnahmen regelmäßige körperliche Bewegung, wie z. B. Ausdauersportarten, eine Zufuhr an Calcium, Magnesium und Vitamin B_6 die Beschwerden lindert.

Ergänzende Therapien

Bildererleben

Versenken Sie sich in eine von Ihrer Phantasie erzeugte harmonische Atmosphäre. Die so erzielte körperliche und seelische Harmonie hilft, den durch eine Brusterkrankung bedingten psychischen und physischen Streß merklich zu mildern.

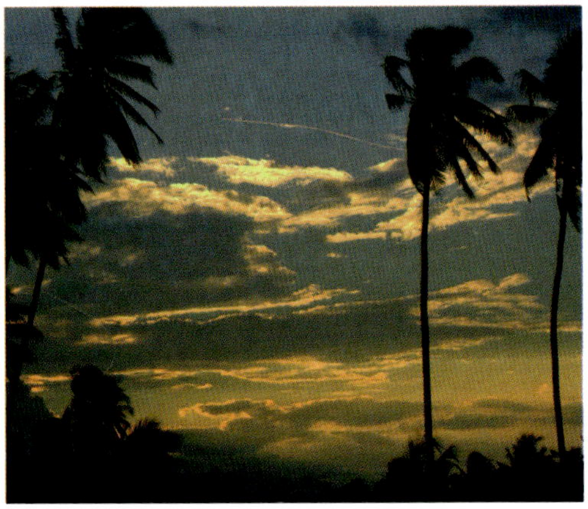

Innere Ruhe hilft, die Brust gesund zu erhalten. Stellen Sie sich zur Entspannung eine friedliche Atmosphäre vor.

Körperliche Bewegung

Schwimmen – ebenso wie eine gute Körperhaltung und richtige Atmung – wird für eine gesunde Brust empfohlen.

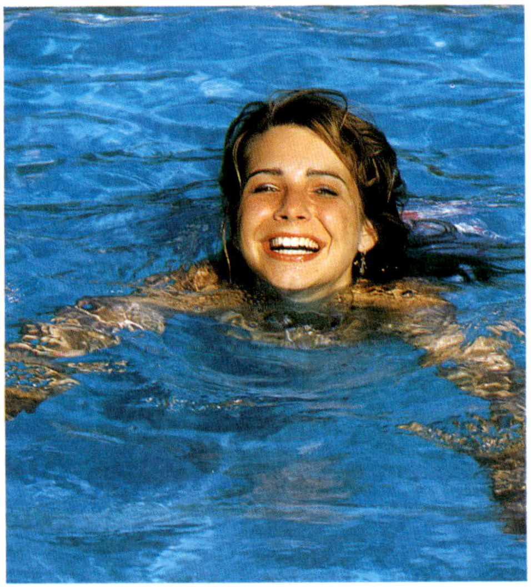

Besonders Brustschwimmen kräftigt die Brustmuskulatur, beugt Hängen und Empfindlichkeit der Brust vor.

Diät und Ernährung

Eine ausgewogene, nährstoffreiche Ernährung mit viel Gemüse, Obst und Vollkornprodukten ist für eine gesunde Brust, wie für einen gesunden Körper überhaupt, besonders wichtig. Lesen Sie hierzu sorgfältig das Kapitel über die gesunde Ernährung auf Seite 126.

BRUSTKREBS

- Nach Expertenmeinung sind mehr als 50 % der Brustkrebserkrankungen auf die Ernährung zurückzuführen.
- Eine Verminderung des Fettgehaltes in der Nahrung um 20 % kann Brustkrebs vorbeugen.
- Erhöhung des Gehalts an Ballaststoffen in der Nahrung auf 25 g pro Tag verringert das Brustkrebsrisiko.
- Das Brustkrebsrisiko kann auch durch Vermeiden von Streß und durch Verzicht auf das Rauchen sowie auf Hormonpräparate gesenkt werden.

Rücken- und Nackenschmerzen

Rücken- und Nackenschmerzen treten so häufig auf, daß sie ein echter Kostenfaktor im Gesundheitsbereich sind. Viele Kliniken und zahlreiche Spezialisten beschäftigen sich ausschließlich mit diesen Krankheitserscheinungen. Dennoch leiden immer noch viele Menschen an Rücken- und Nackenschmerzen und den dadurch hervorgerufenen Bewegungsstörungen.

Rückenschmerzen treten an unterschiedlichen Stellen auf, und ihre Auslöser können vielfältig sein. Wir wenden uns hier den Schmerzen zu, die von Muskeln, Bändern, Sehnen, Knochen und Gelenken im Rücken ausgehen. Berücksichtigen Sie, daß Rückenschmerzen auch von außerhalb der Wirbelsäule liegenden Bereichen oder Organen bewirkt werden können. Dies ist sicherlich der Fall, wenn der Schmerz bewegungsunabhängig und dauerhaft auftritt. Suchen Sie dann auch nach anderen Auslösern.

Wirbelsäulenunabhängige Rückenschmerzen werden als stechend, bewegungsabhängig und bewegungseinschränkend beschrieben. Schmerzen im unteren Rückenbereich können mit Gefühlsstörungen in den Beinen und Füßen einhergehen. Die Ursache kann ein unter Druck stehender Nerv sein, der vom Rücken ins Bein verläuft. Bandscheibenvorwölbungen oder Wirbelverschiebung können einen Nerv „einklemmen", also unter Druck setzen. Ähnliche Beschwerden treten in der Halswirbelsäule auf und können zu Gefühlsstörungen in den Armen führen. Wirbelentzündungen, Muskelkrämpfe – auch als Folge eines Unfalls oder chronischer Überlastung – kommen als Ursachen in Frage. Muskelkrämpfe sind meist auf Überlastungen zurückzuführen oder auf eine Schonhaltung, die durch eine unnatürliche Haltung einen Wirbelsäulenabschnitt vor meist schmerzender Bewegung schützen soll.

Ergänzende Therapien

Körperliche Bewegung

Sanfte Bewegungen und schmerzfreies Stretching vorzugsweise in warmem Wasser helfen, Muskelverspannungen zu lindern, und lassen die Muskeln nicht völlig erschlaffen. Darüber hinaus ist eine angemessene Ruhigstellung des schmerzhaften Bezirkes wichtig. Finden Sie die Körperhaltung, die Ihnen in der Ruheposition am angenehmsten ist. Beachten Sie aber, daß zu lange Ruhigstellung die Muskulatur schwächt, was wiederum zu Zerrungen und Verschiebungen der Gelenke führen kann. Dies hätte dann eine längere Genesungszeit zur Folge, da die Muskulatur erst wieder richtig aufgebaut werden müßte.

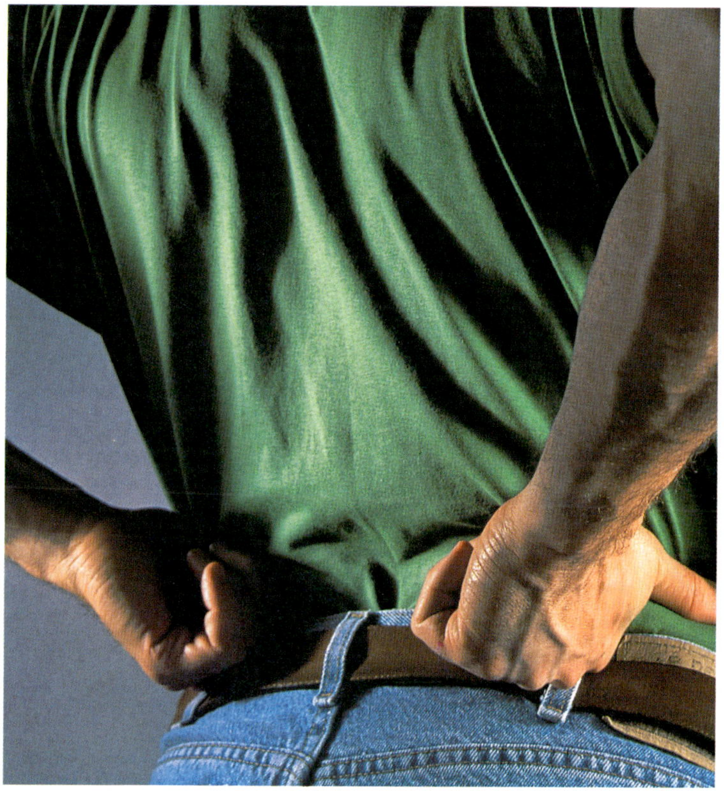

Fast jeder Mensch wird im Laufe seines Lebens von Rückenschmerzen heimgesucht. Begleitende Therapien können sowohl vorbeugend als auch schmerzlindernd angewandt werden.

Konventionelle Therapien

- Schmerzmittel
- Krampflösende Medikamente
- Beachtung richtiger Körperhaltung
- Physiotherapeutische oder chirurgische Maßnahmen

Hydrotherapie

Warme Bäder wirken entspannend, insbesondere bei Rücken- und Nackenschmerzen. Ein warmes Vollbad entspannt Körper und Seele. Die Bewegung schmerzender Körperteile fällt im Wasser leichter, da der Auftrieb des Wassers Muskeln, Bänder und Gelenke entlastet. Zusätze aus Aromaölen, wie Kamille, Wacholder, Lavendel oder Eukalyptus, erhöhen die entspannende Wirkung eines Bades ebenso wie von Kräuterkompressen. Letztere werden auf die betroffenen Stellen aufgelegt.
Warme und kalte Wasseranwendungen können 48 Stunden nach einer Verletzung angewandt werden. Sie stimulieren die Durchblutung und

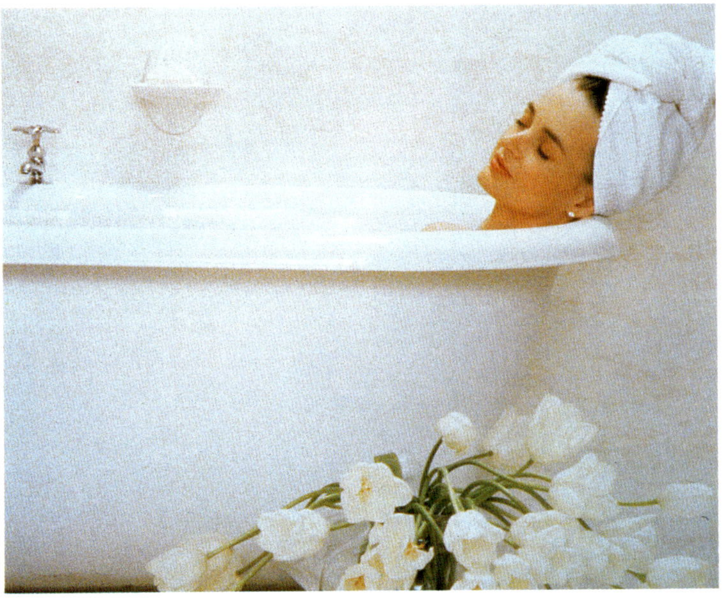

Die beruhigende Wirkung eines heißen Bades erleichtert die Bewegung.

aktivieren die Selbstheilungskräfte des Körpers im betroffenen Körperteil. Richten Sie zunächst 1 Minute den warmen und danach 30 Sekunden lang den kalten Wasserstrahl auf die betroffene Stelle. Wiederholen Sie diese Anwendung 5 Minuten lang. Innerhalb der ersten 48 Stunden sind bei Muskelverletzungen Kältepackungen sinnvoll. Legen Sie diese 20 Minuten auf. Lassen Sie dann bis zur nächsten Anwendung 20 Minuten verstreichen. Kalte Auflagen reduzieren Schwellungen, lindern Muskelkrämpfe und Schmerzen. Warme Auflagen bewähren sich bei örtlicher Steifheit. Eine Wärmflasche reicht völlig aus. Die Auflagen können mit Massage oder gelenktem Stretching kombiniert werden.

Streßbewältigung

Schmerzkontrolle ist das wichtigste Ziel, nicht nur aufgrund der durch den Schmerz bedingten Beeinträchtigung, sondern auch, weil Schmerzen zu Muskelverspannungen mit wiederum stärkeren Schmerzen führen können. Im akuten Stadium nach einer schmerzhaften Verletzung kann es notwendig sein, nicht verschreibungspflichtige Schmerzmittel einzunehmen. Sehr wichtig sind eine mitfühlende Familie oder Freunde, die körperliche und seelische Hilfe gewähren.

Homöopathie

Arnika und Johanniskraut sind altbewährte Heilkräuter bei Schmerzen des Bewegungsapparates. Sie sind sowohl als Tabletten wie auch in Salben erhältlich und können mit anderen Präparaten kombiniert werden. Sie wirken bei Muskel-, Wirbelsäulen- und Gelenkschmerzen schnell und oft anhaltend schmerzlindernd. Als Salbe können sie mit leicht kreisenden Bewegungen in die schmerzende Region einmassiert werden.

Akupressur

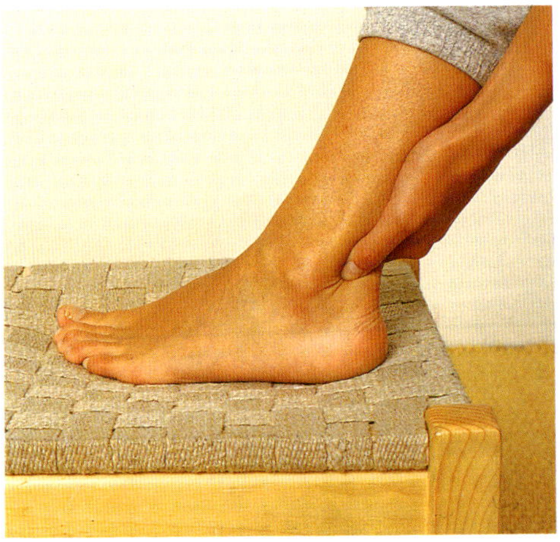

Stärkung der Kreuzregion durch Druck auf den Nierenpunkt 3 zwischen Innenknöchel und Achilles-Sehne.

Massage

Die Massage der Nacken- und Rückenmuskulatur hat vielfältige Wirkungen.

Sie löst Muskelkrämpfe, lindert somit den Schmerz und vermindert auch den Zug, der von der verkrampften Muskulatur auf die anderen Gewebe ausgeht. Der Wirkung einer Massage liegt in der Schmerzlinderung, der Entspannung und dem allgemeinen Wohlbefinden.

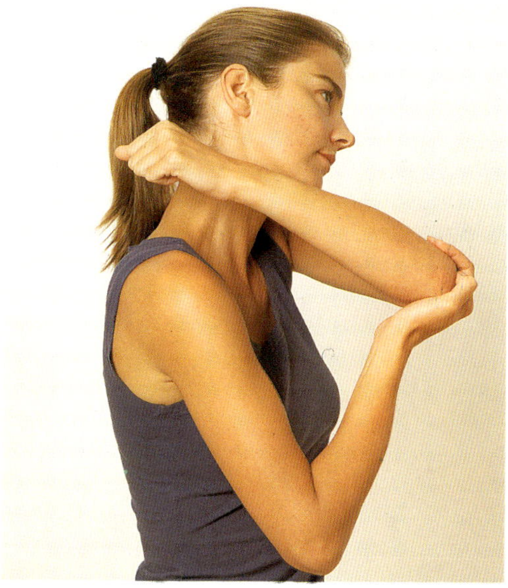

Zur Linderung von Verspannungen im Schulterbereich stützen Sie den aktiven Arm mit der Hand des anderen am Ellenbogen und klopfen Sie sich mit entspannter Faust besonders im Nackenbereich auf die Schulter. Dies mag unangenehm klingen, Sie können jedoch den Druck selbst regulieren. Diese Übung ist äußerst entspannend.

Pflanzentherapie

- Guajakholz, Johanniskraut und Baldrian können Schmerzen erleichtern.
- Mädesüß, Teufelskralle, Weißpappel und wilde Yamswurzel wirken entzündungshemmend.

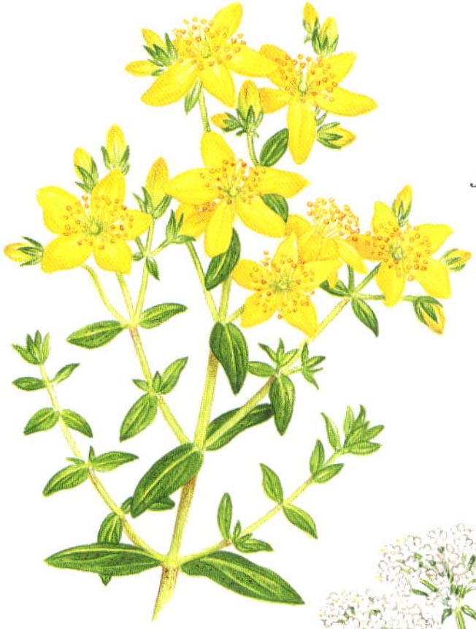

Johanniskraut

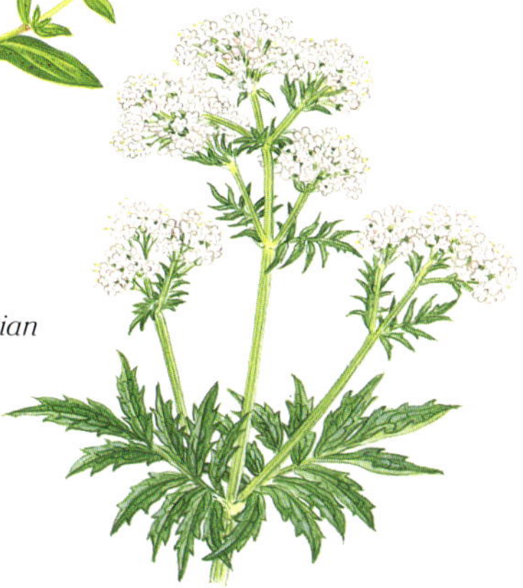

Baldrian

Meditation

Entspannen Sie sich. Entspannung hilft auch gegen die mit den Schmerzen auftretenden Verkrampfungen. Nachdem Sie das akute Stadium überwunden haben und auf dem Weg der Besserung sind, können Sie sich überlegen, wie Sie künftig solche Schmerzen vermeiden können. Kräftigung der Muskulatur durch ausreichend Bewegung und Reduzierung von Übergewicht sind die wichtigsten Faktoren.

Yoga

Mit den verschiedenen Stellungen des Hatha-Yogas stellen Sie sowohl Ihr körperliches wie auch Ihr seelisches Gleichgewicht her. Vielen, die an chronischen Schmerzen gelitten haben, hat der heilsame Einfluß der Yoga-Übungen auf den gesamten Organismus geholfen.

Alexander-Technik

Mit der Alexander-Technik verbessern Sie sowohl Ihre Körperhaltung als auch Ihre Atmung.
Ihre Muskeln entspannen sich, und Sie können sich viel natürlicher und meist ohne Rückenschmerzen bewegen.

Reflexzonenmassage

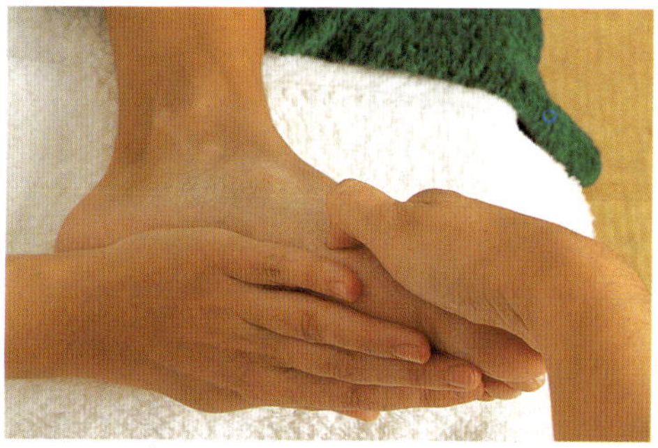

Bei Beschwerden im oberen Rückenbereich wandern Sie mit dem Daumen über die Hals- und Brustwirbelsäulenzonen. Diese befinden sich auf der Innenseite des Fußrandes auf einer Linie von der Großzehe über den Ballen bis hin zur Mitte des Fußgewölbes.

siehe auch ☛

Beschwerden

Chronische Schmerzen
Seite 52

Gelenkschmerzen
Seite 69

Therapien

Diät und Ernährung
Seite 126

Atemtherapie
Seite 133

Tai Chi
Seite 144

Reiki
Seite 148

Biofeedback
Seite 156

Chronische Schmerzen

Obwohl viele der hier im Buch beschriebenen Krankheiten mit Schmerzen verbunden sind, muß der chronische Schmerz gesondert dargestellt werden, da er anders als der akute Schmerz behandelt wird.

Konventionelle Therapien

- Schmerzmittel
- Chirurgische Maßnahmen
- Schmerzklinik
- TENS-Gerät (Transkutane Elektrische Nerven-Stimulation). Werden mit dem TENS-Gerät elektrische Reize über die Haut verabreicht, hilft dies, die Schmerzen vieler chronisch Schmerzkranker zu lindern. Der elektrische Stimulator erregt die Nervenenden durch niedrige Stromgaben und blockiert somit die Wahrnehmung der Schmerzimpulse im Großhirn.

Schmerzen werden in Form von Nervenreizen in den Nervenbahnen von allen Körperteilen zum Gehirn geleitet. Dort wird der Schmerz analysiert und lokalisiert. Die Schmerzstärke kann auf der peripheren Nervenebene, aber auch im Großhirn, beeinflußt werden. Beruhigende Salbenbehandlungen wirken im peripheren Bereich, Schmerzmittel im Großhirn. Die Schmerzschwelle, also die Grenze oberhalb derer ein Reiz vom Großhirn als Schmerz wahrgenommen wird, ist von Mensch zu Mensch unterschiedlich. Das Gehirn kann auch anderweitig beansprucht sein, so daß in dieser Zeit der Schmerz teilweise oder vollständig nicht wahrgenommen wird.

Aufgrund interessanter, wichtiger Forschungsergebnisse der letzten Jahre werden inzwischen körpereigene Stoffe in die Schmerzbehandlung einbezogen. Diese Stoffe werden als *Endorphine* bezeichnet, da sie ähnlich wie Morphium schmerzstillend wirken, jedoch im Gegensatz zu Morphinen vom Körper selbst hergestellt werden. Umfangreiche Studien haben ergeben, daß zahlreiche Faktoren den Endorphinspiegel im Körper beeinflussen, wie auch körperliche Bewegung, Biofeedback, Hypnose und Bilderleben, die alle schmerzmindernd wirken.

Ergänzende Therapien

Diät und Ernährung

Leidet man unter Schmerzzuständen, können sich die Ernährungsgewohnheiten ändern und völlig einseitig werden. Dabei ist es äußerst wichtig, sich ausgewogen und gesund zu ernähren. Die Belastung durch eine Krankheit oder Verletzung und der zusätzlich auftretende Schmerz können dem Körper Vitamine und andere wichtige Nährstoffe entziehen.

Biofeedback

Mit Biofeedbacktraining können Sie unterschiedliche Schmerzen kontrollieren. Die Methode muß von einem Lehrer erlernt werden und erfordert eine technische Ausrüstung. Danach können Sie das Biofeedback problemlos zu Hause durchführen.

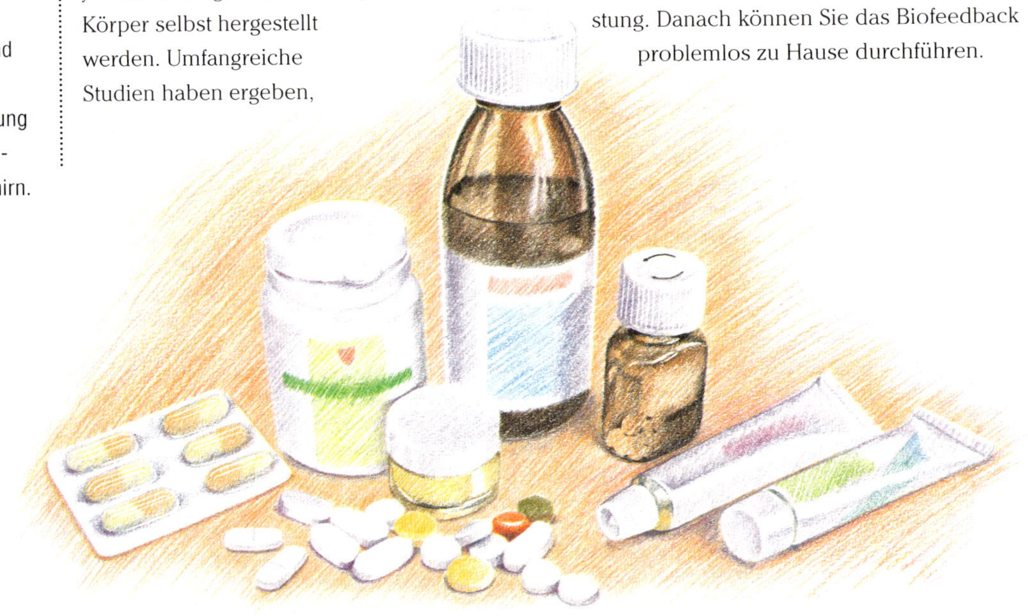

Eine Vielzahl von Schmerzmitteln ist die Antwort der Schulmedizin auf die vielfältigen Schmerzformen.

Körperliche Bewegung

Bewegung vermindert die Schmerzwahrnehmung, sei es durch die körperliche Ablenkung oder durch andere damit verbundene Faktoren. Die Bewegungsabläufe der Übungen müssen jedoch an die durch die Krankheit vorgegebenen Möglichkeiten angepaßt werden.

Akupressur

Bei chronischen Schmerzen ist Akupressur hilfreich. Auch Akupunktur kann bei Kopf-, Nacken-, Schulter- und Armschmerzen erfolgreich angewandt werden. Sie ist jedoch nicht zur Selbstbehandlung zu Hause geeignet.

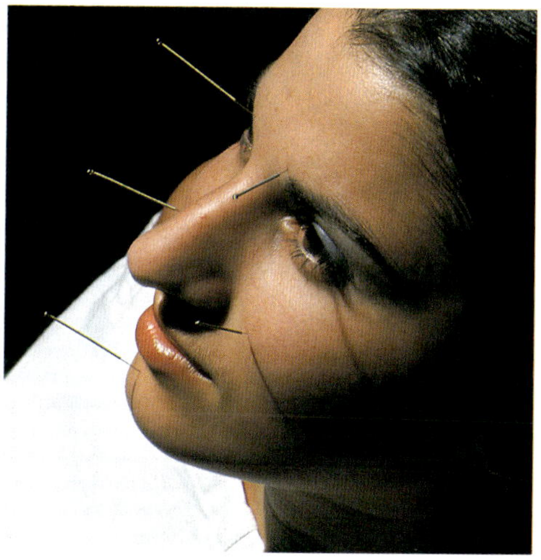

Akupunktur lindert chronische Schmerzen besonders im Kopf und der oberen Körperhälfte.

Gruppentherapie

Ein gutes Beispiel für gruppentherapeutische Behandlungen sind die Schmerzkliniken. Eine schmerzhafte Verletzung oder andere mit Schmerzen verbundene Krankheiten können langdauernde Schmerzzustände nach sich ziehen, obwohl die ursprüngliche Ursache bereits völlig ausgeheilt ist. Ein Beispiel dafür sind Phantomschmerzen nach Gliedmaßenamputation. Aus diesen Gründen wurden spezielle Schmerzzentren zur Behandlung chronischer Schmerzen eingerichtet. Diese Spezialkliniken – sie gehören zum besten, was die Schulmedizin zu bieten hat – arbeiten gemäß einem ganzheitlichen Therapieverständnis. Zahlreiche verschiedene Therapieformen werden für ein therapeutische Ziel eingesetzt. Zu diesen gehören physiotherapeutische Behandlungen wie auch Ausdauertraining sowie Biofeedback, Hypnose, Bildererleben, Psychotherapie, Beschäftigungstherapie und Beratung. Eine solche Kombination unterschiedlicher Therapien hat sich als sehr erfolgreich herausgestellt.

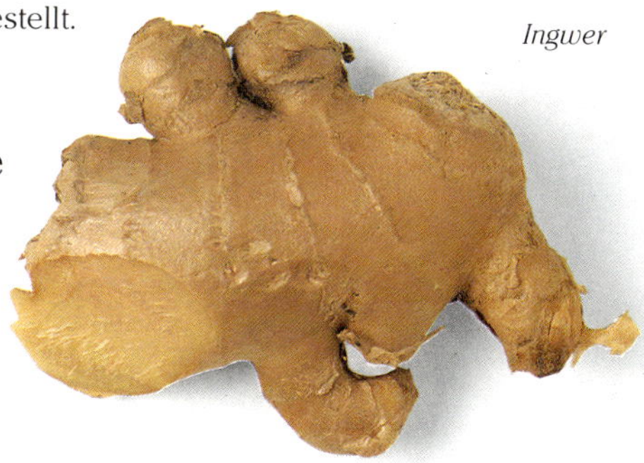

Ingwer

Pflanzentherapie

- Capsaicin
- Ingwer
- Bromelain
- Arnika
- Hypericum

Bildererleben

Mit Bildererleben und Selbsthypnose können Schmerzen erfolgreich gelindert werden. Die verschiedenen Techniken müssen von einem ausgebildeten Lehrer gelernt werden, bevor sie zu Hause erfolgreich angewandt werden können.

Meditation

Die Fähigkeit, mit Meditation zu innerer Ruhe und Ausgeglichenheit zu kommen, hilft auch bei Schmerzen. Haben Sie Ihre Meditationsform bereits gefunden, können Sie mit Schmerzen sofort besser umgehen.

Yoga

Hatha-Yoga und die damit verknüpften Atem-, Meditations- und Konzentrationstechniken sind eine wirkungsvolle Hilfe zur Selbsthilfe bei Schmerzen in den unterschiedlichsten Körperbereichen.

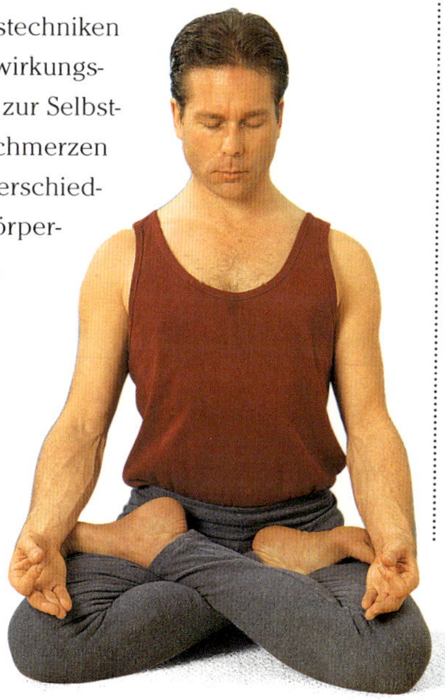

Eine der bekanntesten Positionen des Hatha-Yoga: der Lotussitz.

siehe auch ☛

Beschwerden

Da chronische Schmerzen mit zahlreichen Körperregionen und -systemen verbunden sein können, ist es hilfreich, auch unter anderen Beschwerden und Krankheiten nachzulesen.

Therapien

Massage Seite 132
Alexander-Technik Seite 134
Reflexzonenmassage Seite 140
Reiki Seite 148
Gruppentherapie Seite 152
Streßbewältigung Seite 153
Musiktherapie Seite 156
Aromatherapie Seite 158
Homöopathie Seite 165

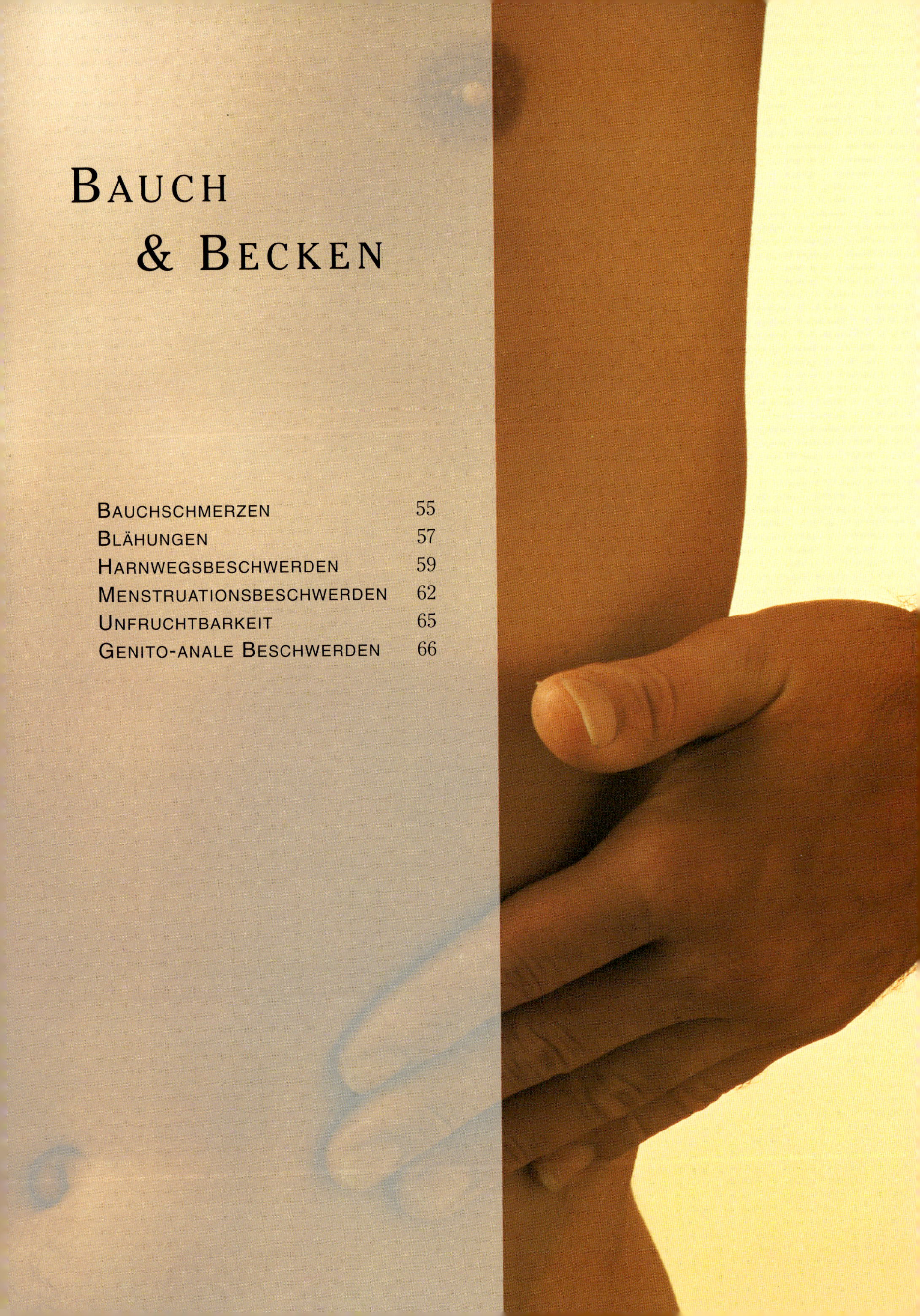

Bauch & Becken

BAUCHSCHMERZEN

Schmerzen im Bauchraum können von der Bauchwand oder den Bauchorganen ausgelöst werden. Meist hat der Betroffene ein gutes Gefühl dafür, ob der Schmerzauslöser oberflächlich oder tieferliegend ist. Um die Ursache eingrenzen zu können, müssen die Art und der Ort des Schmerzes und dessen Abhängigkeit von Bewegung festgestellt werden.

Oberflächenschmerzen können durch Entzündung oder Druck auf oberflächliche Nervenstränge ausgelöst werden. Diese Schmerzen sind lokal begrenzt und äußerst intensiv. Ein Beispiel ist die durch das *Herpes-zoster-Virus* hervorgerufene Gürtelrose. Gewöhnlich tritt zum Schmerz eine Rötung auf (Befall jeder Körperregion ist möglich). Dagegen sind Muskel- und Weichteilschmerzen eher dumpf und meist bewegungsabhängig, wie die häufig auftretende Bauchmuskelzerrung.

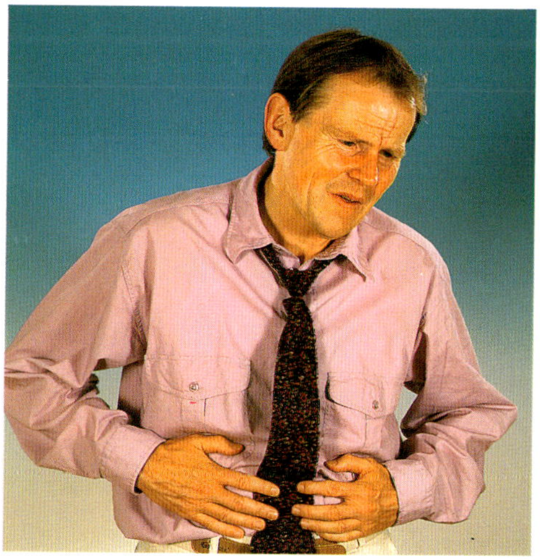

Bauchschmerzen sind unangenehm und können viele Ursachen haben. Meist gibt es klare Anzeichen, wenn ein Arzt benötigt wird.

Schmerzen in der Bauchhöhle werden durch Druck auf oder Dehnung von schmerzempfindlichen Strukturen verursacht. Zysten oder Tumore, je nach Größe, können solchen Druck ausüben. Zugkräfte auf die Gewebe üben Darmkrämpfe, Gallenblasenkrämpfe, Nierenkoliken, bedingt durch Gallenblasen- oder Nierensteine, aus. Dabei muß der Bauch nicht zwangsläufig anschwellen. Konsultieren Sie auf jeden Fall einen Arzt. Treten die Bauchschmerzen zu Hause auf, wollen Sie sicherlich als erstes selbst die mögliche Ursache dafür ermitteln.

In folgenden Situationen sollte man ärztliche Hilfe in Anspruch nehmen:

- Der Schmerz ist sehr intensiv und läßt nicht nach.
- Eine deutliche Schwellung oder eine druckempfindliche Stelle kann in der Schmerzregion ertastet werden.
- Es treten länger anhaltende Übelkeit und Erbrechen auf, womöglich gar Bluterbrechen.
- Durch Störung des Flüssigkeitshaushaltes kann das Bewußtsein getrübt sein.
- Langandauernder Durchfall oder Verdacht auf Austrocknung liegen vor.

Konventionelle Therapien

- Krampflösende Medikamente
- Schmerzmittel
- Chirurgische Maßnahmen

Ergänzende Therapien

Pflanzentherapie

Jede Mischung der folgenden Heilpflanzen kann als Kräutertee zubereitet werden. Finden Sie die für Sie angenehm schmeckende und gegen Ihre Beschwerden hilfreiche Mischung selbst heraus:

- Kamille
- Zimt
- Fenchel
- Ingwer
- Zitronenmelisse
- Pfefferminze

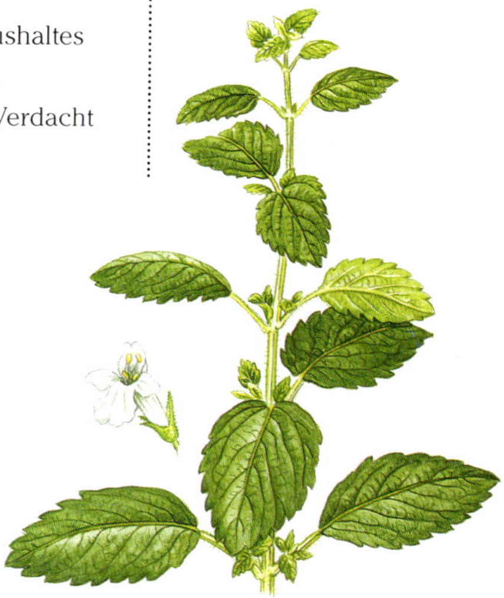

Zitronenmelisse

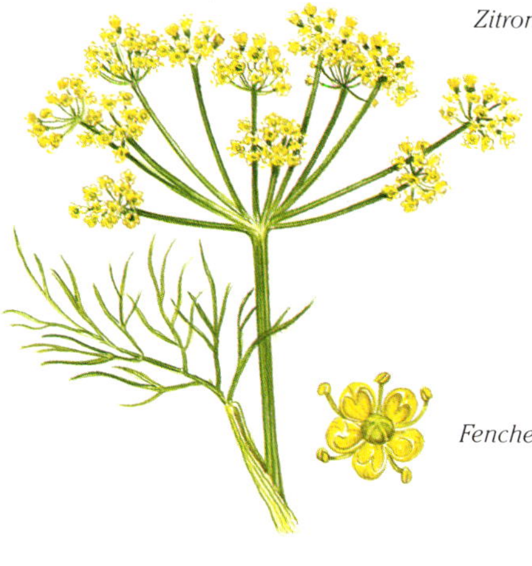

Fenchel

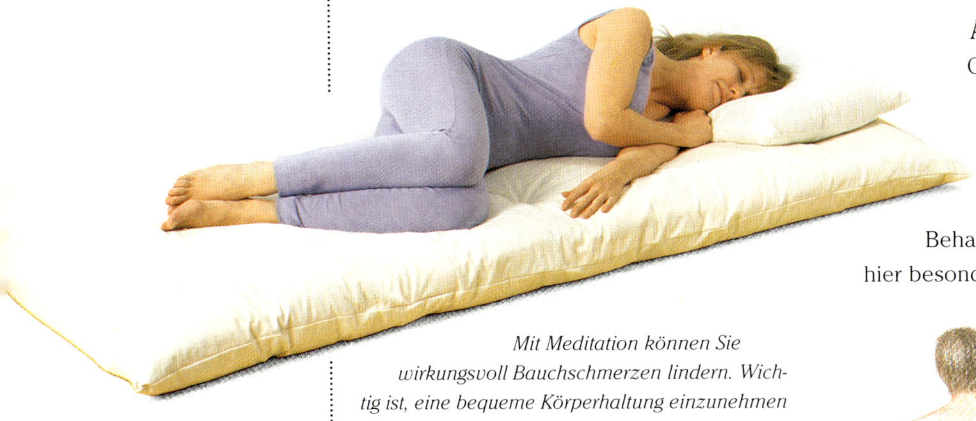

Mit Meditation können Sie wirkungsvoll Bauchschmerzen lindern. Wichtig ist, eine bequeme Körperhaltung einzunehmen und zu entspannen.

Akupressur

CV 12 aktiviert und reguliert das Verdauungssystem. Magenzone 36 aktiviert den ganzen Körper über das Verdauungssystem. Magenpunkt 25 hilft bei der Behandlung von Darmproblemen und hier besonders bei Durchfall.

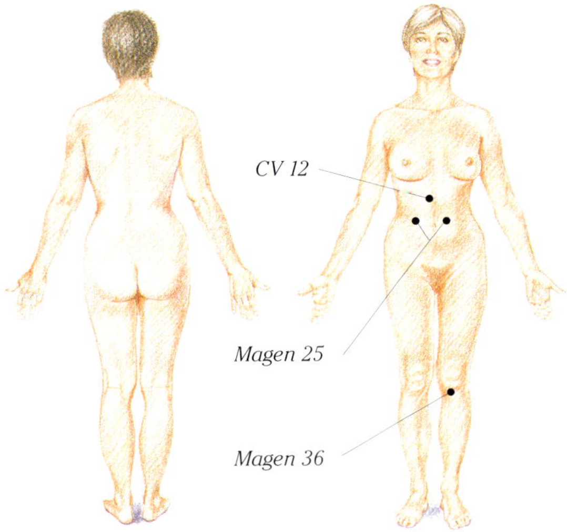

siehe auch

Beschwerden

Blähungen
Seite 57

Angst und Panik
Seite 93

Eßstörungen
Seite 103

Verdauungsstörungen
Seite 108

Darmbeschwerden
Seite 113

Therapien

Reiki
Seite 148

Homöopathie
Seite 165

Meditation

Mit tiefer Entspannung können Sie Bauchschmerzen wirksam lindern. Praktizieren Sie Ihre Entspannungstechnik täglich, damit Sie bei Unpäßlichkeiten und Schmerzen darauf vertrauen können.

Hydrotherapie

Warme Bäder sind bei Bauchschmerzen wohltuend. Sie wirken auf die inneren Organe sowie auf den gesamten Organismus krampflösend und entspannend.

Streßbewältigung

Überprüfen Sie Ihren Lebensstil und versuchen Sie, Aufregung, Ärger und Hektik, die zu Streß, Angst und somit auch zu Schmerzen führen können, zu vermeiden.

Diät und Ernährung

Schränken Sie Ihren Kaffee- und Alkoholkonsum ein. Diese Reizstoffe sind bei Magen-Darm-Beschwerden äußerst schlecht verträglich. Nehmen Sie regelmäßig leichte Mahlzeiten mit reichlich frischer Kost in ruhiger, entspannter Atmosphäre zu sich.

Reflexzonenmassage

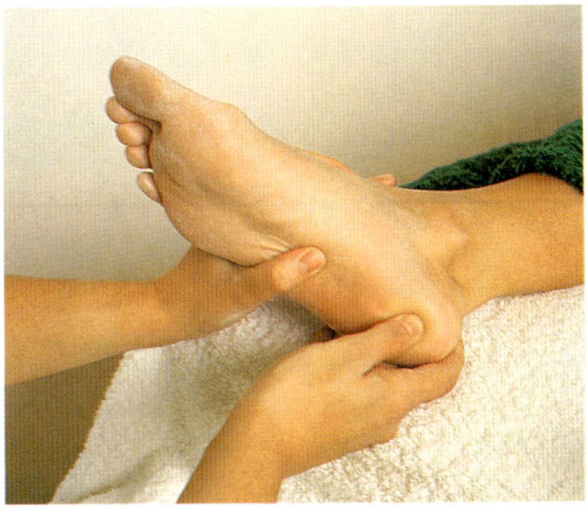

Durch seelische Erregung hervorgerufene Bauchschmerzen lassen sich lindern, indem man mit der einen Hand die Fußmittte umfaßt und mit dem Daumen der anderen kräftig über die Ferse „läuft".

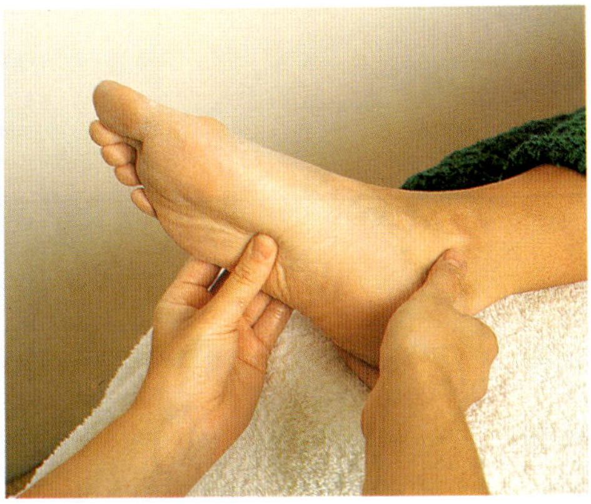

Bei Verstopfung „laufen" Sie mit dem Daumen im Uhrzeigersinn über die Reflexzone des aufsteigenden Dickdarmes, dann über die des Querdarmes am rechten Fuß. Massieren Sie den linken Fuß entsprechend. Dies hilft, Verstopfungen abzuleiten.

BLÄHUNGEN

Durch Verdauung entstehen im Darm größere Mengen unterschiedlicher Gase, die den Bauch aufblähen können. Ein gewisses Maß an Blähungen ist üblich und wird meist nicht bewußt wahrgenommen. Übermäßige Gasbildung kann auch ein Ausdruck für anlagebedingte Verdauungsschwäche, Nervosität oder seelische Unausgeglichenheit sein.

Blähungen können durch eine oder mehrere der folgenden Ursachen hervorgerufen werden.

Überreichliche Nahrungsaufnahme: Es ist nicht ungewöhnlich, wenn Sie sich nach einem schweren oder reichlichen Essen wie „ausgestopft" fühlen.

Übergewicht: Wenn die Kleidung zunehmend enger anliegt, bereitet dies Unbehagen. Passen Sie nicht mehr in die Kleider vom Vorjahr, haben Sie womöglich ein paar Pfunde zugelegt!

Verdauungsstörungen: Diese können durch eine stark gewürzte, fette oder sonst schwer verdauliche Mahlzeit verursacht werden. Sie treten auch auf, wenn die körpereigene Produktion an Verdauungsenzymen herabgesetzt ist.

Gasansammlung: Durch Verdauung entstehen im Darm unterschiedliche Gase. Übermäßige Gasbildung kann sich auch schmerzhaft bemerkbar machen.

Flüssigkeitsansammlungen: Zur Ansammlung von Flüssigkeit im Bauchraum kann es bei Herz- oder Leberversagen kommen.

Entzündungen: Jeder Teil des Verdauungstraktes kann sich infolge von Reizzuständen oder neuro-chemischen Abläufen entzünden. Erkrankungen der Gallenblase treten oft gemeinsam mit Blähungen auf.

Darmlähmung: Von *paralytischem Ileus* spricht man, wenn die Darmbewegungen schwächer werden oder zum Erliegen kommen. Dies tritt meist nach schweren Erkrankungen oder Bauchoperationen auf.

Darmverschluß: In jedem Bereich des Darms kann eine Blockierung Blähungen nach sich ziehen. Die Ursachen reichen von bloßer Verstopfung bis zu Verwachsungen der Gewebe nach einem chirurgischen Eingriff oder bei Tumorleiden.

Blutung: Es kann sich um eine Bauchverletzung oder auch um eine Gefäßerkrankung handeln.

Durchbruch eines Hohlorganes: Als Beispiele seien Magengeschwüre, Blinddarmdurchbrüche und *Colitis ulcerosa* genannt.

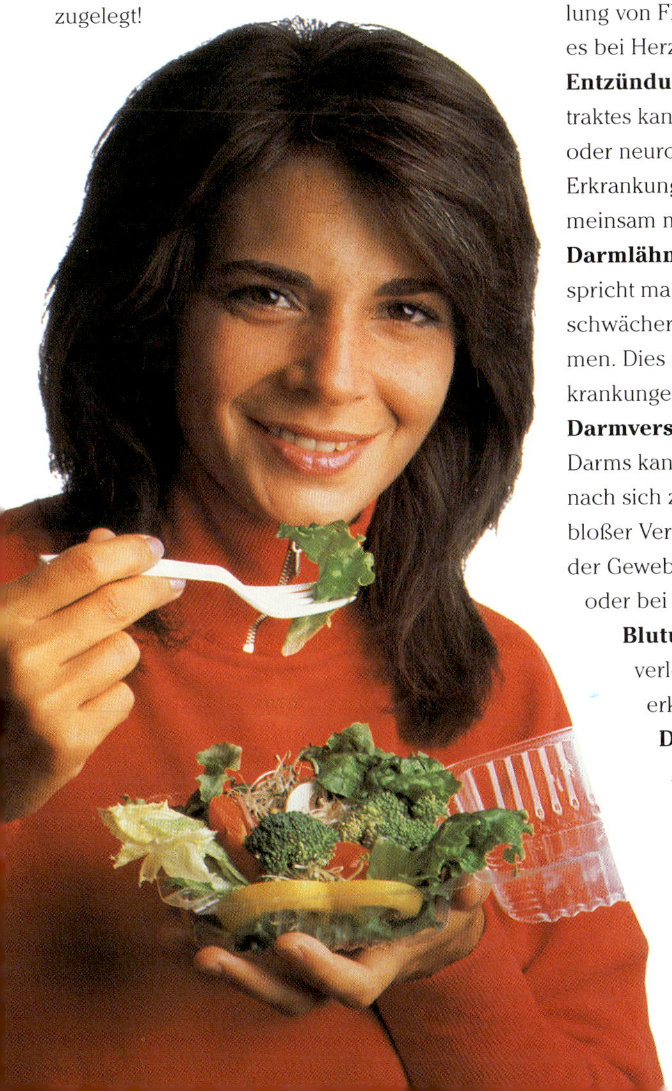

Der regelmäßige Verzehr von leicht verdaulicher, frischer, fettfreier Kost, wenig gesalzen und gewürzt, vermeidet Blähungen.

Konventionelle Therapien

- Antacida, entkrampfende und entschäumende Medikamente
- Magen- oder Darmschlauch hilft, den Luftabgang zu erleichtern
- Chirurgische Maßnahmen

Ergänzende Therapien

Hydrotherapie
Ein warmes Bad bringt oft Erleichterung bei einfacher Luftansammlung im Darm. Sanfte Einläufe können, vorausgesetzt die Blähungen werden durch Verstopfung hervorgerufen, lindernd wirken. Die Ausrüstung können Sie in der Apotheke kaufen. Seien Sie vorsichtig bei der Verabreichung. Nehmen Sie warmes Wasser oder leicht seifige, keinesfalls stärkere Lösungen. Bedenken Sie, daß Sie nicht die Ursache der Verstopfung beseitigen, sondern lediglich die Darmbewegung anregen sollen.

Akupressur

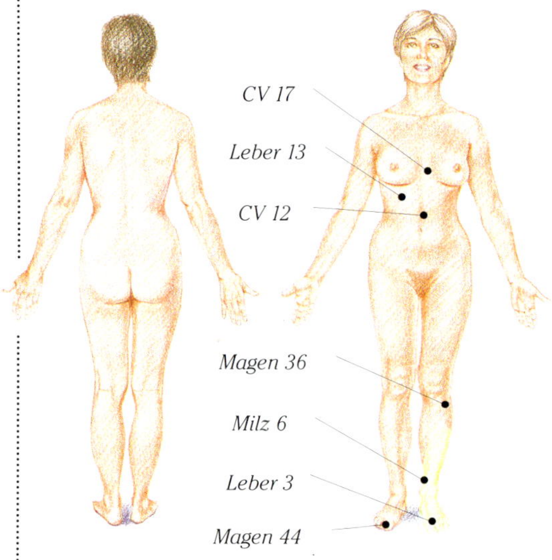

Diät und Ernährung
Übermäßiges Essen, Übergewicht, Verdauungsstörungen und Gasansammlungen können durch Ihre Eßgewohnheiten beeinflußt werden. Generell gilt, daß drei angemessene Mahlzeiten am Tag, viel frisches Obst und Gemüse, Kräuter statt Salz und Gewürzen sowie eine mäßige Fettaufnahme die Beschwerden lindern können.

Menschen reagieren unterschiedlich auf Lebensmittel. Treten nach dem Verzehr bestimmter Lebensmittel Beschwerden auf, können diese durch eine Allergie oder Überempfindlichkeit bedingt sein, was durch einen Allergietest oder eine Suchdiät festgestellt werden kann. Ist der Darm mit zu wenig Verdauungsenzymen besiedelt, dies ist vorwiegend im Alter der Fall, müssen diese wieder ins rechte Gleichgewicht gebracht werden. Dafür hat sich die sogenannte *Symbiose-Lenkung* unter Anleitung eines Arztes bewährt.

Pflanzentherapie
- Kamille wirkt entspannend und auch leicht krampflösend.
- Pfefferminze ist sowohl entzündungshemmend als auch krampflösend.
- Getrocknete Schneeballrinde lindert Krämpfe.
- Orangenwurzel ist krampflösend und kräftigt die Eingeweideschleimhaut.

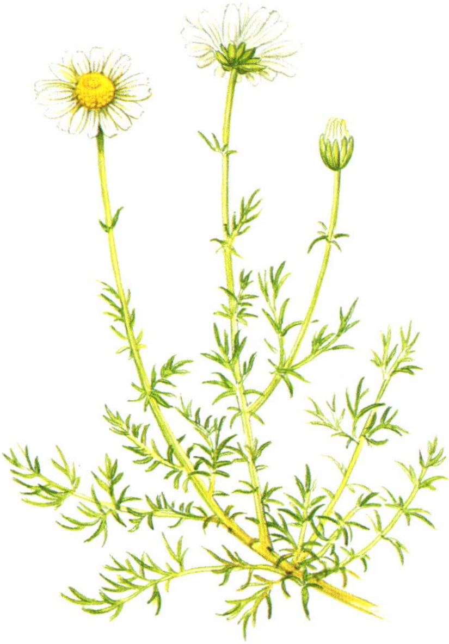

Kamille

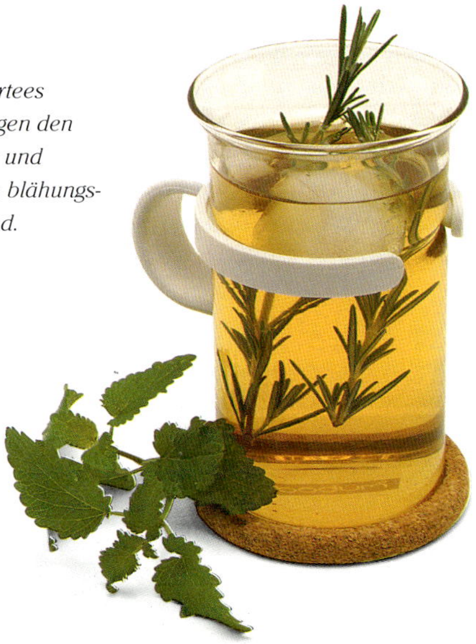

Kräutertees beruhigen den Magen und wirken blähungstreibend.

siehe auch ☛

Beschwerden

Bauchschmerzen Seite 55
Angst und Panik Seite 93
Verdauungsstörungen Seite 108
Gelbsucht Seite 110
Darmbeschwerden Seite 113

Therapien

Reflexzonenmassage Seite 140
Streßbewältigung Seite 153
Homöopathie Seite 165

Harnwegsbeschwerden

Die Produktion von Urin durch die Nieren ist ein lebenswichtiger Vorgang, den wir als selbstverständlich hinnehmen. Die funktionelle Einheit der Nieren nennt man *Nephron*. Jedes Nephron beinhaltet ein kleines Blutgefäß, das sich um einen ebenso kleinen Nierentubulus windet, ähnlich wie zwei Wollfäden um dasselbe Knäuel.

Eine kleine Schlagader führt in dieses Nephron. Sie befördert das mit Stoffwechselschlacken und Wasser angereicherte Blut in den Nierentubulus, damit es dort gefiltert wird. Eine wegführende Schlagader bringt das gereinigte Blut wieder zurück in den Körperkreislauf. Überflüssiges Wasser und Stoffwechselschlacken aus dem Blut bilden den Urin, der sich in einem komplizierten Sammelsystem ansammelt und dann über die Harnleiter in die Harnblase abläuft.

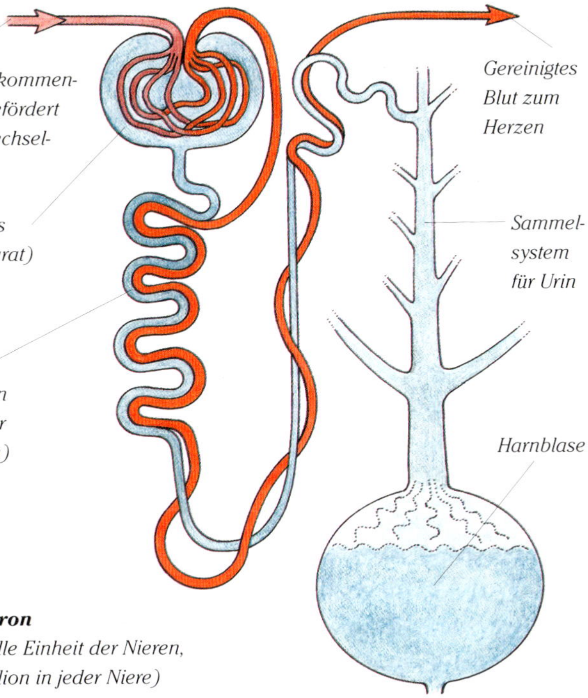

Das Nephron
(funktionelle Einheit der Nieren, etwa 1 Million in jeder Niere)

Das Nephron reinigt und führt das Blut zurück, die Schlackenstoffe gelangen als Urin in die Blase.

Dieser Prozeß wird durch Dutzende von chemischen Reaktionen, Enzymen und biologischen Prozessen gesteuert.

Die Nieren sind die wichtigsten Regelorgane des Flüssigkeits-, Säure-Basen- sowie Stickstoff- und Mineralhaushaltes. Mehrere Ursachen können die Nierenfunktion zum Erliegen bringen. Die kleinen Schlagadern in den Nieren können blockiert sein. Steine oder Tumore können die Harnwege verstopfen.

Bei Männern kann eine Vergrößerung oder eine Tumorbildung in der Prostata (Vorsteherdrüse), die die Harnröhre unterhalb der Harnblase ringförmig umfaßt, den Harnabfluß erschweren. Bei sehr starker Prostatavergrößerung ist der Abfluß fast nicht mehr möglich, und es entsteht ein Harnstau in der Blase.

Wir neigen dazu, Beschwerden beim Wasserlassen mit Problemen der ableitenden Harnwege in Verbindung zu bringen. Meist ist diese Annahme auch richtig.

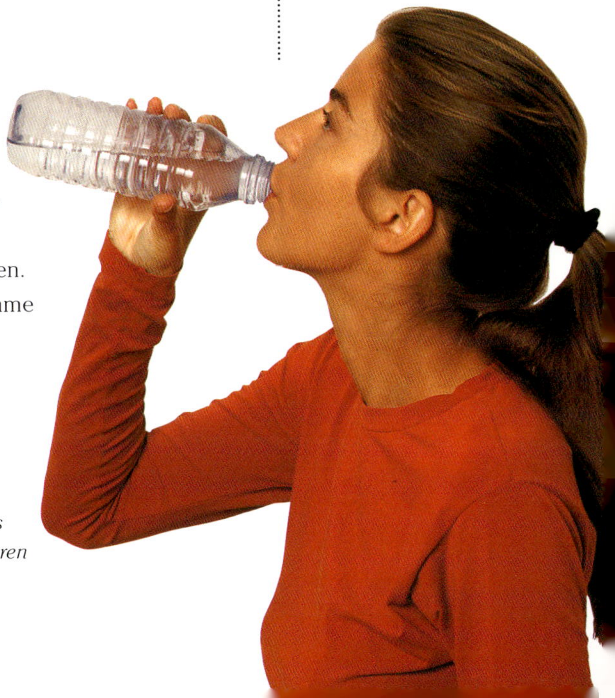

Reichlich Wasser ist das beste Mittel, um die Nieren gesund zu erhalten.

Konventionelle Therapien

- Antibiotika bei Infektionen
- Beseitigung einer Verstopfung mittels Katheter (Plastikschlauch) oder durch eine chirurgische Maßnahme
- Entfernung von Steinen durch Auflösung, Operation oder andere Verfahren
- Chirurgische Behandlung von Inkontinenz
- Chirurgische Behandlung von Prostatavergrößerung
- Kombinationstherapie von Prostatakrebs

Häufiges Wasserlassen und Harndrang: Meist Folge einer Reizblase, die Blasenschleimhaut ist gereizt, oder einer zu starken Blasenfüllung nach unvollständiger Entleerung.
Schmerzhaftes Wasserlassen und Brennen: Diese sehr starken Symptome weisen üblicherweise auf eine Infektion oder zumindest auf Bakterien in der Blase hin.
Farbveränderungen oder flockiger Urin: Durch Blut, Bakterien, Kristalle oder stark konzentrierten Urin bedingt.
Stark riechender Urin: Der Geruch wird durch zu langes Verweilen des Urins in der Blase nach unvollständiger Entleerung, durch stark konzentrierten Urin oder durch bestimmte Nahrungsmittel, wie z. B. Spargel, bedingt.
Inkontinenz: Unter Blasenschwäche leiden häufig Frauen, insbesondere nach einer Entbindung. Mit den Übungen des Kegel-Trainings (siehe *Körperliche Bewegung*) gegen Blasenschwäche kann häufig ein operativer Eingriff umgangen werden. Die Inkontinenz beim Mann tritt meist nach chirurgischen Eingriffen an der Prostata oder im hohen Alter auf.
Abflußstörung des Urins: Meist ist eine Vergrößerungen der Prostata oder ein Stein im Harntrakt (normalerweise schmerzhaft) die Ursache. In seltenen Fällen sind diese Beschwerden angeboren.

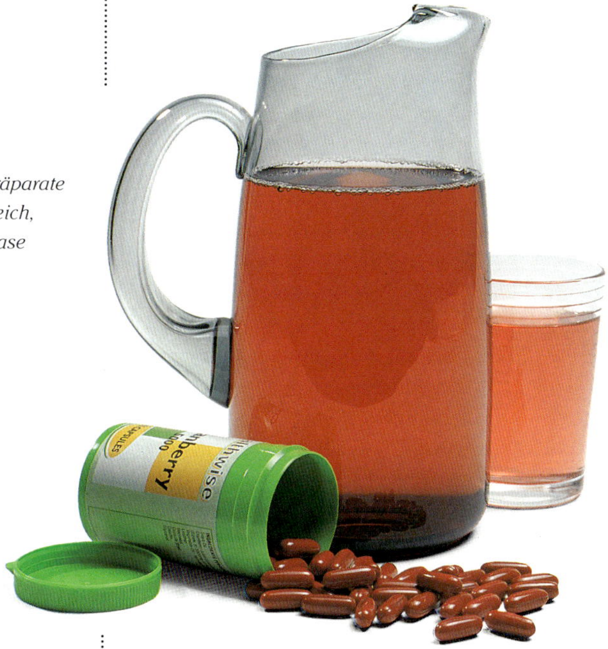

Pflanzliche Präparate helfen erfolgreich, Infekte der Blase abzuwehren.

Ergänzende Therapien

Diät und Ernährung

Die Gesundheit des Harntrakts hängt wesentlich von einer ausgewogenen, bewußten Ernährung ab. Nehmen Sie täglich ausreichend Flüssigkeit zu sich, wobei Sie mehrere, von Tag zu Tag variierende Faktoren berücksichtigen müssen. Dazu gehören der Flüssigkeitsverlust durch Schwitzen (dies wiederum ist abhängig von der körperlichen Bewegung und der Umgebungstemperatur) sowie die Menge der aufgenommenen Flüssigkeit in Form von Suppen, Eintöpfen etc. Orientieren Sie sich am besten an Ihrem Durstgefühl, der Urinmenge und -beschaffenheit. Die Menge, die wir täglich an Flüssigkeiten wie Wasser und Saft benötigen, liegt etwa bei 4 – 8 Gläsern. Der Arzneimittelmarkt bietet pflanzliche Harnwegs-Infektions-Therapeutika, die z. B. Bärentrauben, Birke, Brennessel, Goldrute, Kapuzinerkresse, Hauhechel und Wacholder (Wacholderpräparate nicht während der Schwangerschaft einnehmen) enthalten. Dies hilft gegen Infekte, da es eine Schutzschicht zwischen den Schleimhautzellen, die die Blase auskleiden, und den Bakterien, die sich festsetzen wollen, bildet.

Vermeiden Sie Kaffee, Tee, Alkohol, starke Gewürze und Zitrusfrüchte. Dies wirkt sich bei Blasenentzündung *(Zystitis)* günstig aus. Nehmen Sie viel Flüssigkeit zu sich.

Pflanzentherapie

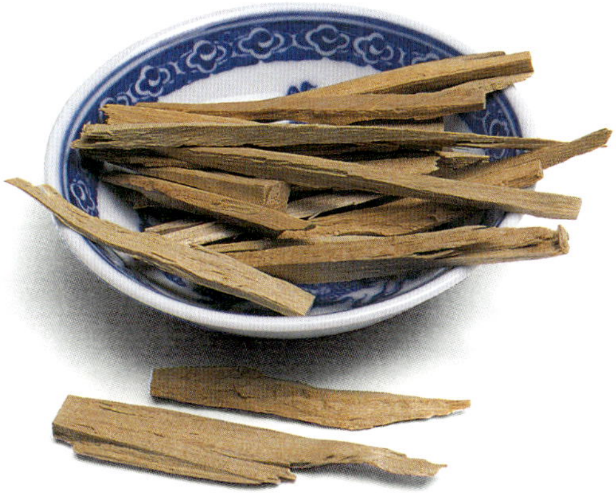

Sandelholz beruhigt bei Entzündungen und hat keimtötende Eigenschaften. Geben Sie 10 Tropfen Sandelholzöl in ein warmes Bad. Dies lindert das Wundgefühl bei einer Blaseninfektion. Oder benutzen Sie es zur schmerzlösenden Massage.

- Sandelholz, Echinacea und Orangenwurzel helfen bei Infektion und Entzündung.
- Sägepalme (*Serenoa repens*) wird, wie zahlreiche Studien der letzten Jahre belegen, erfolgreich in der Behandlung von Prostatavergrößerung eingesetzt. Eine Behandlung mit täglich ein- oder zweimal einer Dosis von 160 mg über 4 bis 6 Monate war bei drei Viertel der Testpersonen erfolgreich.
- Stellen Sie aus getrockneten Buccoblättern, Maisfasern, Quecke und Eibischblättern einen Aufguß her. Trinken Sie bei Blaseninfektionen alle 2 Stunden eine Tasse davon.
- Geben Sie 115 g gewaschene Graupen in 570 ml Wasser und lassen diese für 30 Minuten bei geringer Hitze köcheln. Danach abseihen. Geben Sie Honig und Preiselbeer- oder Zitronensaft dazu. Trinken Sie bei Blaseninfektionen mehrmals täglich eine halbe Tasse.

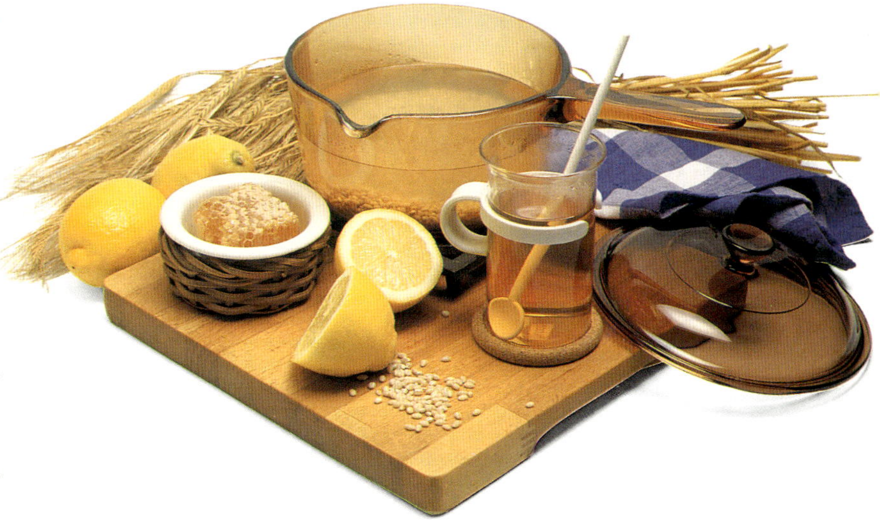

Trinken Sie Gerstenwasser mit Honig und Zitrone, um die Harnwege von Infektion zu befreien. Das lindert auch den Schmerz bei Blasenentzündung.

Körperliche Bewegung

Kegel-Übungen, nach dem kalifornischen Chirurgen benannt, der sie zuerst einsetzte, kräftigen die Beckenbodenmuskulatur und vermindern oder verhindern wirkungsvoll Streßinkontinenz. Um diese Muskelgruppe ausfindig zu machen, halten Sie beim nächsten Wasserlassen den Urinfluß ein oder vermindern ihn. Das zeigt Ihnen, wie kräftig diese Muskeln sind. Sie können sich diese Übung auch folgendermaßen vorstellen: Der Beckenboden ist ein Aufzug. Entspannung entspricht dabei dem Erdgeschoß. Spannen Sie dann die Muskeln langsam an, als wollten Sie in den zweiten Stock. Mit noch etwas mehr Anspannung gelangen Sie in den dritten. Zählen Sie bis fünf und begeben sich dann in die vierte Etage. Langsam wieder entspannen, und in jedem Stockwerk anhalten. Beim Erreichen des Erdgeschosses drücken Sie die Muskulatur etwas nach außen – bis ins Kellergeschoß und wieder ins Erdgeschoß zurück. Nun ist der „Kegel" abgeschlossen.
Wiederholen Sie diese Übung während der Übungsphase in fünf Zyklen zehnmal am Tag. Sobald Besserung eintritt, können Sie die Übungsfrequenz etwas reduzieren. Führen Sie diese Übung jedoch so häufig, wie zur Erhaltung der Besserung notwendig, durch. Erhöhen Sie die Übungszahl gegebenenfalls wieder.

Reflexzonenbehandlung

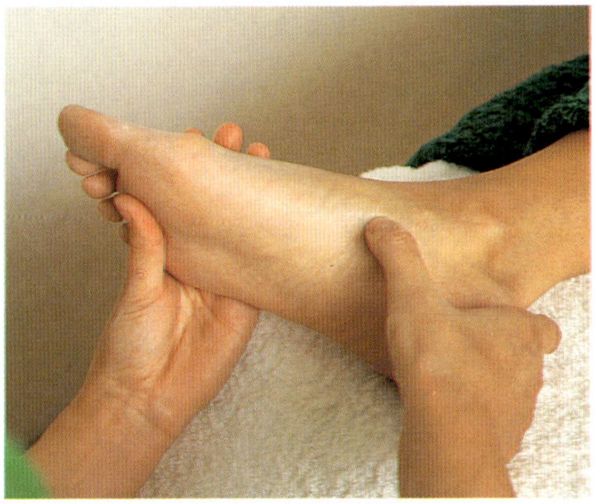

Wandern Sie mit dem Daumen über die Zone der Harnröhre an der Innenseite der Strecksehne der Großzehe. Drücken Sie mit dem Daumen vorsichtig in den Nierenpunkt, gerade über der Taille des Fußes.

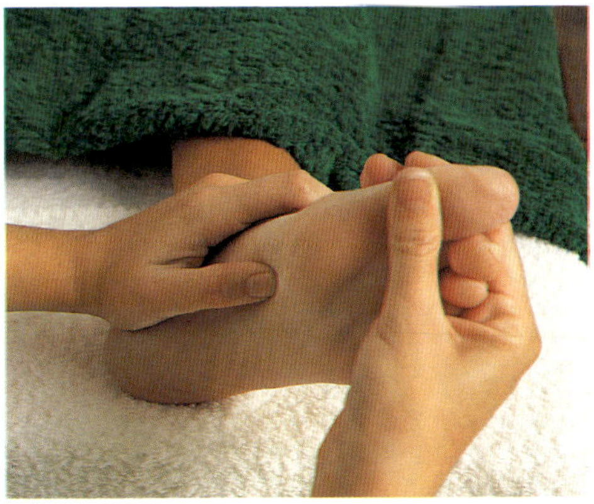

Im fleischigen Bezirk auf der Innenseite des Fußgewölbes befindet sich der Blasenreflexpunkt. Massieren Sie, die Blase ist entleert, mit dem Daumen vorsichtig in Linien in Richtung auf den Großzehen.

siehe auch

Beschwerden

Infektionen
Seite 32

Diabetes
Seite 111

Therapien

Meditation
Seite 149

Streßbewältigung
Seite 153

Homöopathie
Seite 165

Hydrotherapie
Seite 166

Menstruationsbeschwerden

Die erste Menstruationsblutung tritt in der Regel im Alter zwischen 10 und 13 Jahren am Ende des ersten Menstruationszyklus auf. Durch den Einfluß von Östrogen und Progesteron, die zyklisch von den Ovarien abgegeben werden, kommt es periodisch etwa alle 28 Tage zur Menstruation. Hierbei wird die Gebärmutterschleimhaut abgestoßen. Im folgenden Zyklus wird sie dann wieder aufgebaut.

Konventionelle Therapien

- Hormonpräparate zur Zyklusregulierung
- Chirurgische Maßnahmen zur Förderung des Eisprungs
- Hormone nach der Menopause gegen Wechseljahresbeschwerden und zur Vorbeugung von Osteoporose und Herzerkrankungen
- Calcium und Muschel-/ Knochenpräparate zur Vorbeugung von Osteoporose

In der Mitte des Zyklus gibt ein Eierstock ein Ei ab (Ovulation), das über den dazugehörenden Eileiter die Gebärmutterhöhle erreicht. Wird das Ei befruchtet, setzt es sich in der Gebärmutterschleimhaut fest, und die Schwangerschaft beginnt. Wird es nicht befruchtet, setzt sich der Zyklus bis zur Menstruation fort.

Diese Abläufe werden durch drei Hormone gesteuert, die von der Hirnanhangdrüse (Hypophyse) abgesondert werden.

- Follikelstimulierendes Hormon (FSH) fördert das Wachstum des *Graafschen Follikels*, eines Bläschens, das das reife Ei im Eierstock enthält und Östrogen produziert.
- Luteinisierendes Hormon (LH) wird während des gesamten Zyklus abgegeben und ist alleinig für den Eisprung und die Entwicklung des *Gelbkörpers* aus den im Eierstock verbleibenden Zellen verantwortlich. Der Gelbkörper regt Progesteronbildung an.
- Prolaktin erhält gemeinsam mit dem Luteinisierenden Hormon den Gelbkörper entweder bis zum Ende eines Zyklus oder während der gesamten Zeit einer Schwangerschaft.

Der vordere Teil der Hypophyse produziert diese Hormone. Er wird seinerseits durch Nervenimpulse aus dem benachbarten Hirnbereich des Hypothalamus und aus dem Großhirn, der Schaltzentrale unseres Gehirns, gesteuert. Das Großhirn verarbeitet alle Informationen des gesamten Körpers und der Umwelt. Somit sind die Abläufe der weiblichen Fruchtbarkeit einer Vielzahl von Einflüssen ausgesetzt – sowohl physischen als auch psychischen. Vieles kann die feinen Abläufe stören.

Der Menstruationszyklus

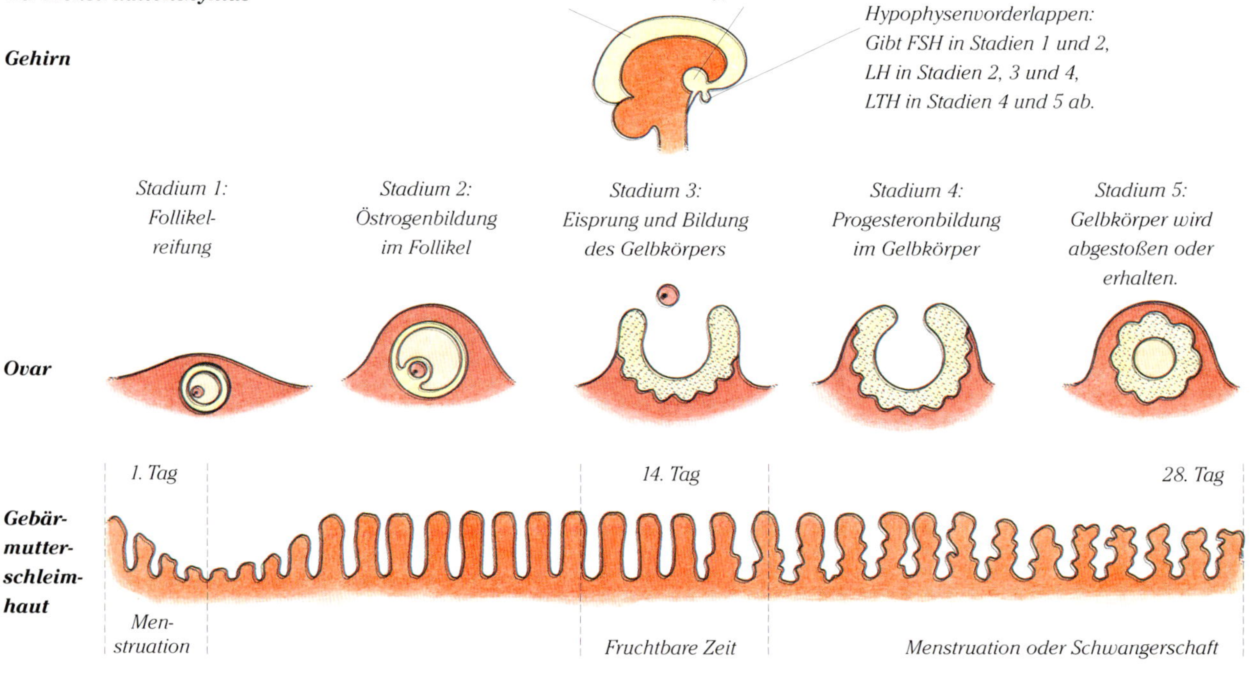

Jegliche Störung der skizzierten Abläufe kann Beschwerden mit sich bringen.

Verspäteter Eintritt der Menstruation: Das Alter, in dem die Menstruation beginnt, ist sehr unterschiedlich. Tritt bei Ihrer Tochter die erste Periode scheinbar spät ein, ist es am besten, Sie warten zunächst ab. Nur in ganz seltenen Fällen bleibt die Menstruation aus.

Ausbleiben der Periode (Amenorrhöe): Bei einem regelmäßigem Zyklus sollte man zuerst eine Schwangerschaft in Betracht ziehen. In den letzten Jahren wurde Amenorrhöe mit einer starken Abnahme der Körperfettmasse in Verbindung gebracht. Dies kann durch hochintensives sportliches Training, übertriebene Diäten und Anorexie/Bulimie der Fall sein.

Schmerzhafte Menstruation (Dysmenorrhöe): Schmerzhafte Krämpfe während der Menstruation treten häufig in von Angst und nervöser Spannung gekennzeichneten Situationen auf. Meist leiden junge, überforderte Frauen an diesen Beschwerden.

Unregelmäßige, verstärkte oder verlängerte Menstruation (Menorrhagie/Metrorrhagie): Dafür gibt es zahlreiche Ursachen, darunter Gebärmutterfibrom (gutartig), sowie andere Tumore und Hormonstörungen.

Vaginale Schmierblutung: Es handelt sich hierbei um leichte Blutungen zwischen zwei Perioden. Eine Verletzung mit dem Tampon oder beim Geschlechtsverkehr, Schleimhautveränderungen oder ein Tumor können die Ursache sein. Eine Beckenuntersuchung mit Abstrich sollte erfolgen

Prämenstruelles Syndrom (PMS): Reizbarkeit, Depression, Erschöpfung, Kopf- und Bauchschmerzen, Schwellung von Brust, Bauch, Fingern und Knöcheln vor der Menstruation werden als prämenstruelles Symptom zusammengefaßt. Einige Studien belegen, daß Störungen des Serotonin-Spiegels für einige dieser Symptome verantwortlich sind. Andere wiederum machen einen Mangel an Calcium, Magnesium und Vitamin B_6 für diese Symptome verantwortlich.

Menopause: Bei Frauen zwischen dem 40. und 55. Lebensjahr hören die Eierstöcke nach und nach auf, Hormone zu produzieren. Die monatlichen Blutungen werden weniger und bleiben letztlich ganz aus. Dies kann sanft erfolgen oder von starkem Unbehagen begleitet sein. Die in den Eierstöcken gebildeten Hormone beeinflussen die Blutgefäße, so daß es zu Hitzewallungen kommen kann. Der Rückgang der Hormonproduktion kann auch zu Herzkranzgefäßverengung und zu Osteoporose (Knochenabbau) führen.

Ergänzende Therapien

Diät und Ernährung

Eine ausgewogene Ernährung ist zur Gesunderhaltung des äußerst komplizierten Reproduktionssystems der Frau wichtig. Nachtkerzenöl, Vitamin B_6, Calcium und Magnesium sind wichtige Nahrungsergänzungen.

Körperliche Bewegung

Studien belegen, daß bei Frauen mit sitzender Tätigkeit regelmäßige Bewegungsübungen zu einer Abnahme der PMS-Symptome führen. Maßhalten ist angezeigt, da auf der anderen Seite zu intensiver Sport zu einem Ausbleiben der Menstruation führen kann.

Vitamine und andere Nahrungsergänzungen helfen, den Menstruationszyklus gesund zu erhalten.

Pflanzentherapie

- Salbei, kombiniert mit Blättern der Schwarzen Johannisbeere, kann, dreimal täglich als Tee getrunken, die unangenehmen Hitzewallungen während der Menopause abschwächen.
- Mönchspfeffer als Aufguß, Tinktur oder Kapsel hilft bei täglicher Einnahme allgemein bei Menstruationsbeschwerden.

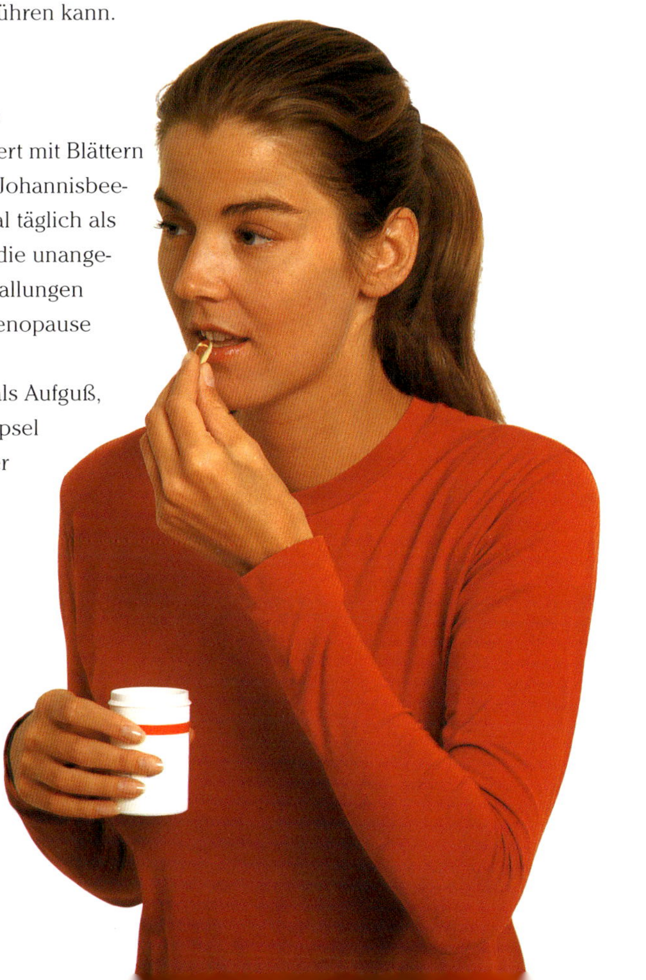

siehe auch

☛

Beschwerden

Therapien

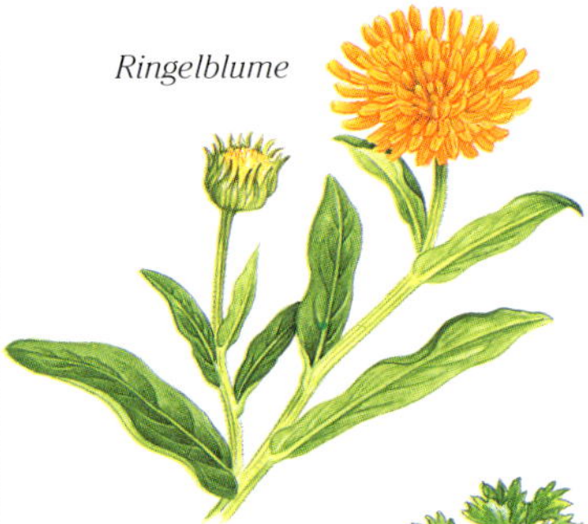

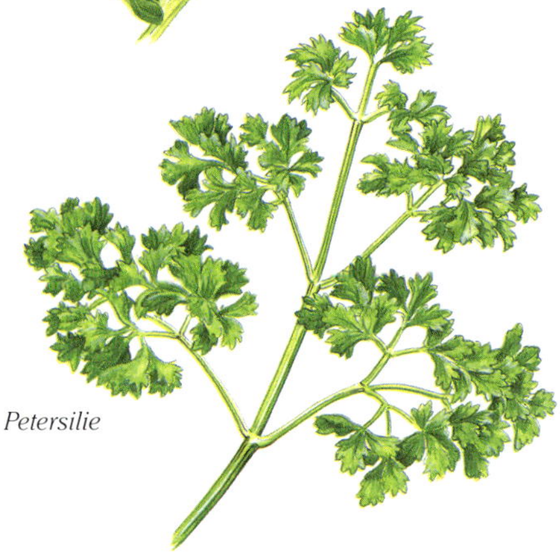

- Trinken Sie bei Menstruationsschmerzen dreimal täglich einen Tee aus einer Mischung wilder Yamswurzel, getrockneter Schneeballrinde, Küchenschelle, Ringelblume und Himbeerblättern.
- Löwenzahn und Petersilie entwässern.
- Beifuß, Helmkraut und Passionsblume helfen bei Angst und Spannungen.
- Trinken Sie Himbeerblätter, Ringelblume, Brennessel und Hirtentäschel als Tee alle zwei bis drei Stunden vor und während der Periode, bei starker Blutung oder bei Zwischenblutungen.

Massage

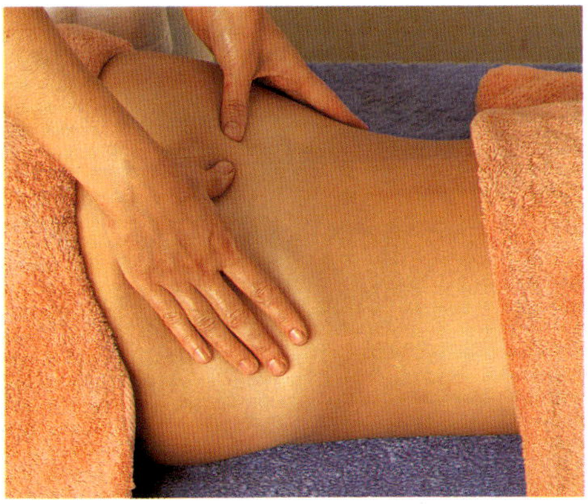

Massage in großen Kreisen im Kreuzbeinbereich erleichtert Periodenschmerzen. Beginnen Sie mit den Handflächen und führen dann die Daumen dicht zusammen.

Meditation

Innere Harmonie ist unerläßlich zur Aufrechterhaltung des hormonellen Gleichgewichts und beschwerdefreier Menstruationszyklen.

Akupressur

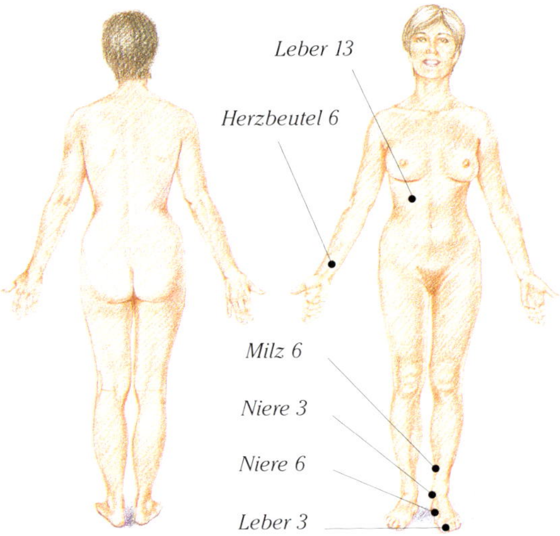

Streßbewältigung

Der richtige Umgang mit den Streßfaktoren des täglichen Lebens kann im Hinblick auf seine Bedeutung für das Fortpflanzungssystem nicht genug hervorgehoben werden.

Verbesserung von mitmenschlichen Beziehungen, Streßabbau am Arbeitsplatz und Klärung anderer Probleme wirken sich positiv auf das empfindliche System aus, das den Zyklus in Gang hält. Nehmen Sie sich Zeit für sich selbst und legen Sie Ruhepausen ein.

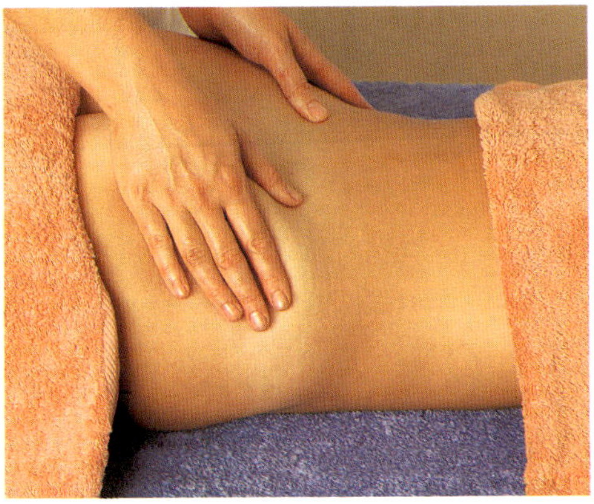

Langsam und rhythmisch die Daumen nach oben bewegen, zur Seite und wieder zusammen, das massiert die Schmerzen während der Menstruation und PMS weg.

Unfruchtbarkeit

Unfruchtbarkeit tritt in den westlichen Kulturen in etwa 10 – 15 % der Partnerschaften auf, wobei die Ursachen in 40 – 50 % der Fälle beim Mann liegen. Die männliche Unfruchtbarkeit wird meist durch geringe Spermienzahl bzw. mangelnde Spermienbeweglichkeit hervorgerufen. Die Ursachen der weiblichen Sterilität sind wesentlich komplexer.

Der Menstruationszyklus wird durch die Hypophyse und die Eierstöcke kontrolliert. Hinzu kommen zahlreiche Fremdeinflüsse, darunter auch übertriebenes Fasten und/oder sportliche Betätigung. Der dadurch erzielte, oft beachtliche Verlust an Körperfettgewebe ist häufig mit dem Ausbleiben der Menstruation verbunden, und dies kann zur Unfruchtbarkeit führen.

Infektionen und andere Erkrankungen im Beckenbereich können auch die Sterilität der Frau bedingen. Manchmal hat diese auch psychische Ursachen. Die hohe Zahl an Schwangerschaften kurz nach Adoptionen scheint diese These zu stützen.

Alkohol, Kaffee und Tabak werden mit Unfruchtbarkeit und einer erhöhten Rate an Fehlgeburten in Verbindung gebracht, ebenso wie Polychlorphenol und Lindan mit der Sterilität der Frau. Beide Gifte können in Holzschutzmitteln, Mottenpulver und Imprägniermitteln enthalten sein. Auch Stickoxide haben Einfluß auf die Fruchtbarkeit. Lösungsmittel, Farben und Blei minderndie Fruchtbarkeit des Mannes.

Ergänzende Therapien

Diät und Ernährung

Vitamin-C-, Calcium-, Magnesium- und Mangangaben verbessern die Fruchtbarkeit des Mannes. Selen und Zink sind ebenfalls wichtig, und L-Carnitin erhöht die Beweglichkeit der Spermien. Überdosierung vermeiden!

Meditation

Entspannung baut Angst, Depressionen und Verspannungen ab, erhöht die Lebenskraft und führt zur gewünschten Schwangerschaft. Wählen Sie eine Ihnen gemäße Meditationsform aus und praktizieren Sie diese täglich.

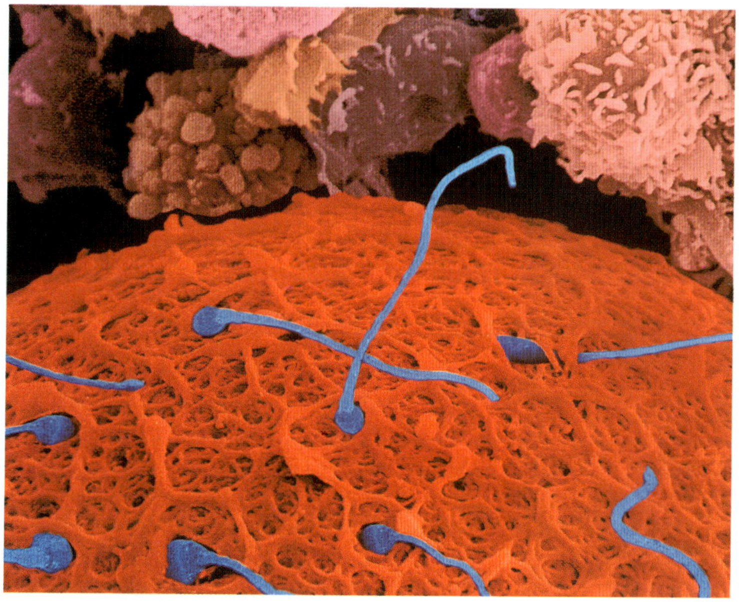

Hauptursache der männlichen Sterilität sind geringe Zahl und mangelnde Beweglichkeit der Spermien. Physische, psychische und Umweltfaktoren sind beteiligt.

Konventionelle Therapien

- Hormone
- Psychische Beratung
- Tuben- und Ovarchirurgie in manchen Fällen

siehe auch ☛

Beschwerden

Infektionen Seite 32
Erschöpfung Seite 34
Menstruationsbeschwerden Seite 62
Depressionen Seite 95
Eßstörungen Seite 103

Therapien

Massage Seite 132
Bildererleben Seite 150
Streßbewältigung Seite 153
Homöopathie Seite 165

GENITO-ANALE BESCHWERDEN

Im unteren Beckenbereich liegen die Körperöffnungen des Verdauungs- und die des Genital- und Urinaltrakts, die häufig von lokalen Verletzungen betroffen sind. Außerdem treffen hier Rumpf und Beine zusammen.

Konventionelle Therapien

- Steroide, adstringierende und gegen Pilze wirksame Cremes oder Salben
- Chirurgische Maßnahmen bei Hämorrhoiden, Analfissur/-fistel, Verletzungen oder Leistenbruch

Bei zahlreichen Erkrankungen der Beckenregion haben sich ergänzende Therapieverfahren bewährt.

Hämorrhoiden: Hämorrhoiden sind erweiterte, entzündete Venen am oder gerade im Analkanal, die zu Schmerzen oder Blutungen führen. Betroffen sind Personen, die sich ballaststoff- und faserarm, also meist fleischreich ernähren. Dies führt zu verhärtetem Stuhl und Darmträgheit. Es kann zu einem Blutgerinnsel in den Hämorrhoiden kommen. Konventionelle Behandlung beinhaltet Hämorrhoidalzäpfchen, Sitzbäder und auch chirurgische Maßnahmen.

Analfissur/Analfistel: Die Analfissur ist ein tiefer Einriß der Haut und Schleimhaut im Bereich der Analöffnung. Sie ist meist Zeichen einer Mangelernährung, und in der Regel folgt ihr eine Entzündung. Bei der Analfistel handelt es sich um eine Verbindung der äußeren Haut mit dem Enddarminneren.
Sie tritt gewöhnlich als Komplikation entzündlicher Darmerkrankungen auf und wird üblicherweise durch Antibiotika bzw. durch chirurgische Maßnahmen behandelt.

Hodenentzündung: Zu unterscheiden sind Entzündungen des Hodens und des Nebenhodens, beide werden mit Antibiotika therapiert. Jede Schwellung, die nicht auf eine Therapie mit Antibiotika anspricht, sollte auf einen Tumor untersucht werden, der in der Regel vollständig geheilt werden kann.

Erkrankungen der äußeren Geschlechtsorgane: Die meisten Erkrankungen, wie Schwellungen oder Entzündungen (Beulen, wunde Stellen), im Bereich der äußeren Geschlechtsorgane werden durch sexuelle Aktivität – sei es durch Verletzungen, Reizungen oder Infektionen der Gewebe – verursacht. Sprechen diese Erkrankungen nicht rasch auf eine Behandlung an, ist eine ärztliche Untersuchung und Abklärung der Ursache notwendig.

Leistenbruch: Beim äußeren Eingeweidebruch unterscheidet man den indirekten und den direkten Leistenbruch. Beim indirekten Leistenbruch wölbt sich der Bruch entlang dem Leistenband und tritt teils in den Hodensack oder eine der großen Schamlippen aus. Beim direkten Leistenbruch verläuft der Bruch senkrecht durch die Bauchwand zum äußeren

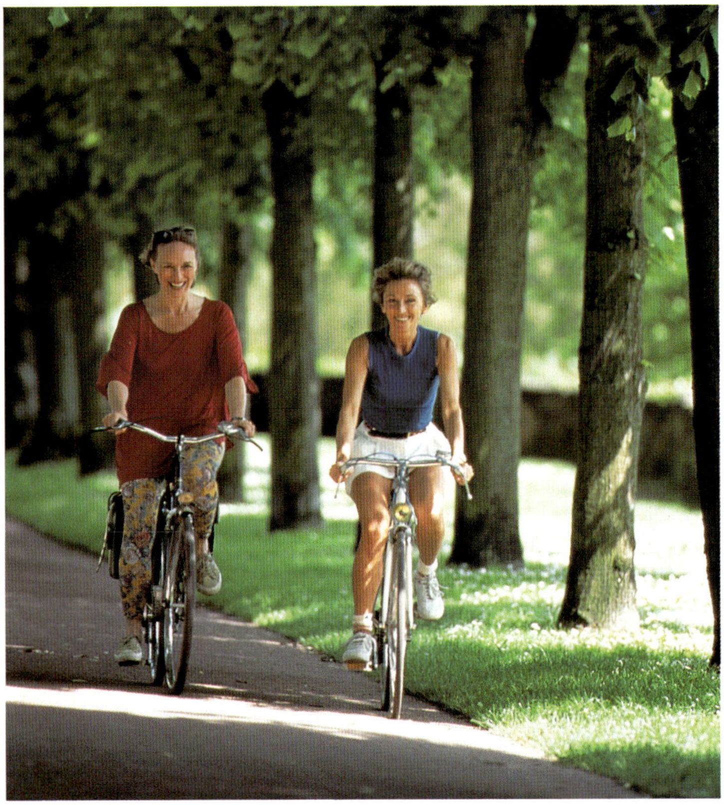

Bei Hämorrhoidalbeschwerden soll der Darm nicht träge werden. Deshalb ist regelmäßige körperliche Bewegung so wichtig, wobei Radfahren meist zu schmerzhaft ist.

Leistenring. Das Anlegen eines Bruchbandes kann versucht werden, meist ist jedoch ein operativer Eingriff nötig. Bei Übergewicht können die Bechwerden durch Reduktion des Gewichts verbessert werden.

Ergänzende Therapien

Akupressur

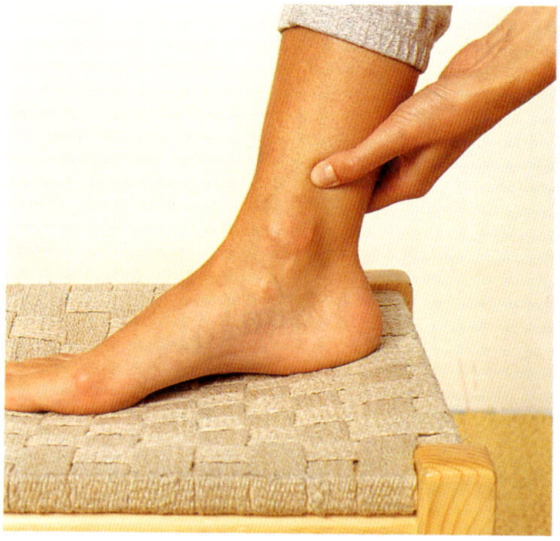

Bei Unterleibsbeschwerden hilft die Stimulation des Milzpunktes 6. Nicht während der Schwangerschaft stimulieren!

Pflanzentherapie

- Mäusedorn
- Hamamelis
- Roßkastanie
- Storchschnabel

Körperliche Bewegung

Regelmäßige Bewegung kräftigt Bauch- und Rückenmuskulatur, wodurch auch die Zugkräfte auf die Eingeweide reduziert werden.

Hydrotherapie

Für ein Sitzbad benötigen Sie lediglich eine kleine Wanne. Verwenden Sie heißes, nicht kochendes Wasser, in das Sie ein paar Minuten ein Säckchen mit Kräutern hängen. Aloe, Gemeiner Wegerich, Orangenwurzel und Hamamelis helfen besonders bei Hämorrhoiden; Arnika, Borretsch, Huflattich, Echinacea und Orangenwurzel bei Entzündungen.

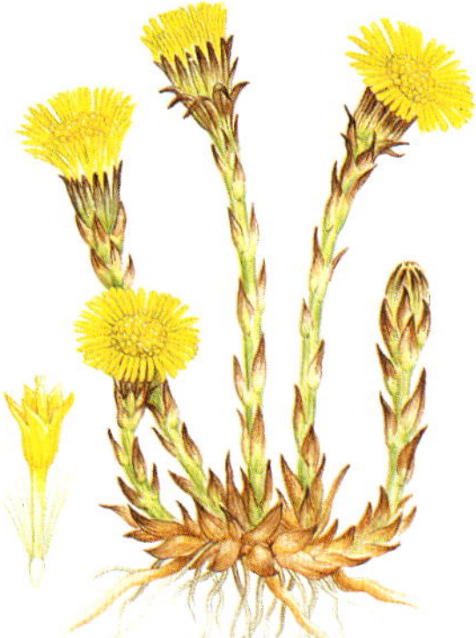

Huflattich

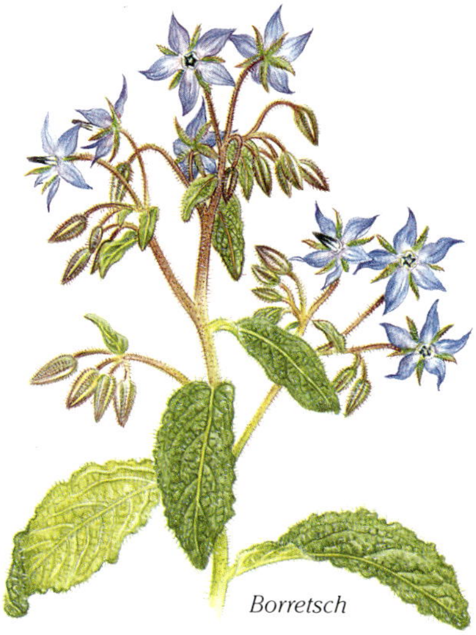

Borretsch

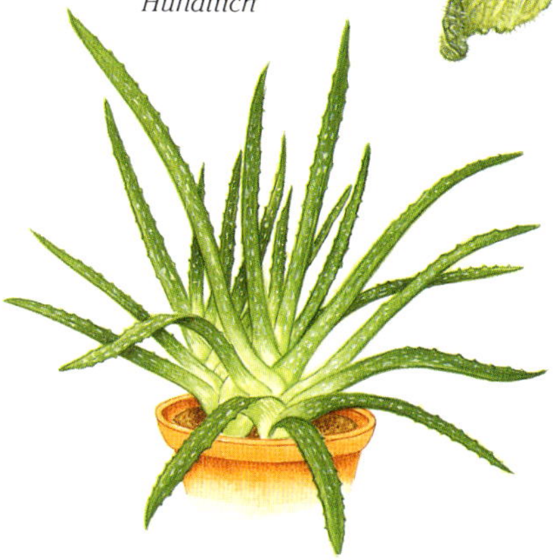

Aloe

Diät und Ernährung

Ballaststoffreiche und zugleich fettarme Ernährung beugt Hämorrhoiden und Leistenbrüchen vor. Ausreichende Vitamin- und Mineralzufuhr stärkt die Abwehr gegen Infektionen. Besonders wichtig ist, Normalgewicht anzustreben, da die Organe des Beckens durch die Schwerkraft einem besonderen Druck ausgesetzt sind.

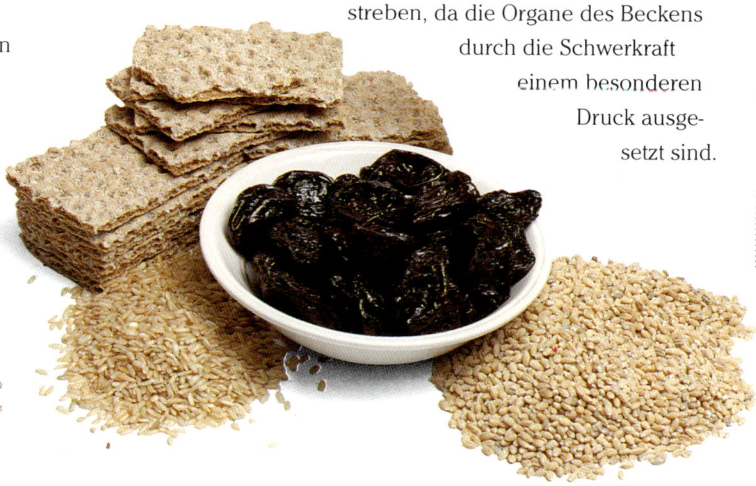

Eine ballaststoffreiche Ernährung, wie auch diese Lebensmittel, hält die Darmbewegungen im Gang.

siehe auch ☛

Beschwerden

Infektionen
Seite 32

Bauchschmerzen
Seite 55

Gewichtsprobleme
Seite 105

Darmbeschwerden
Seite 113

Therapien

Reflexzonenmassage
Seite 140

Homöopathie
Seite 165

GLIEDMASSEN & HAUT

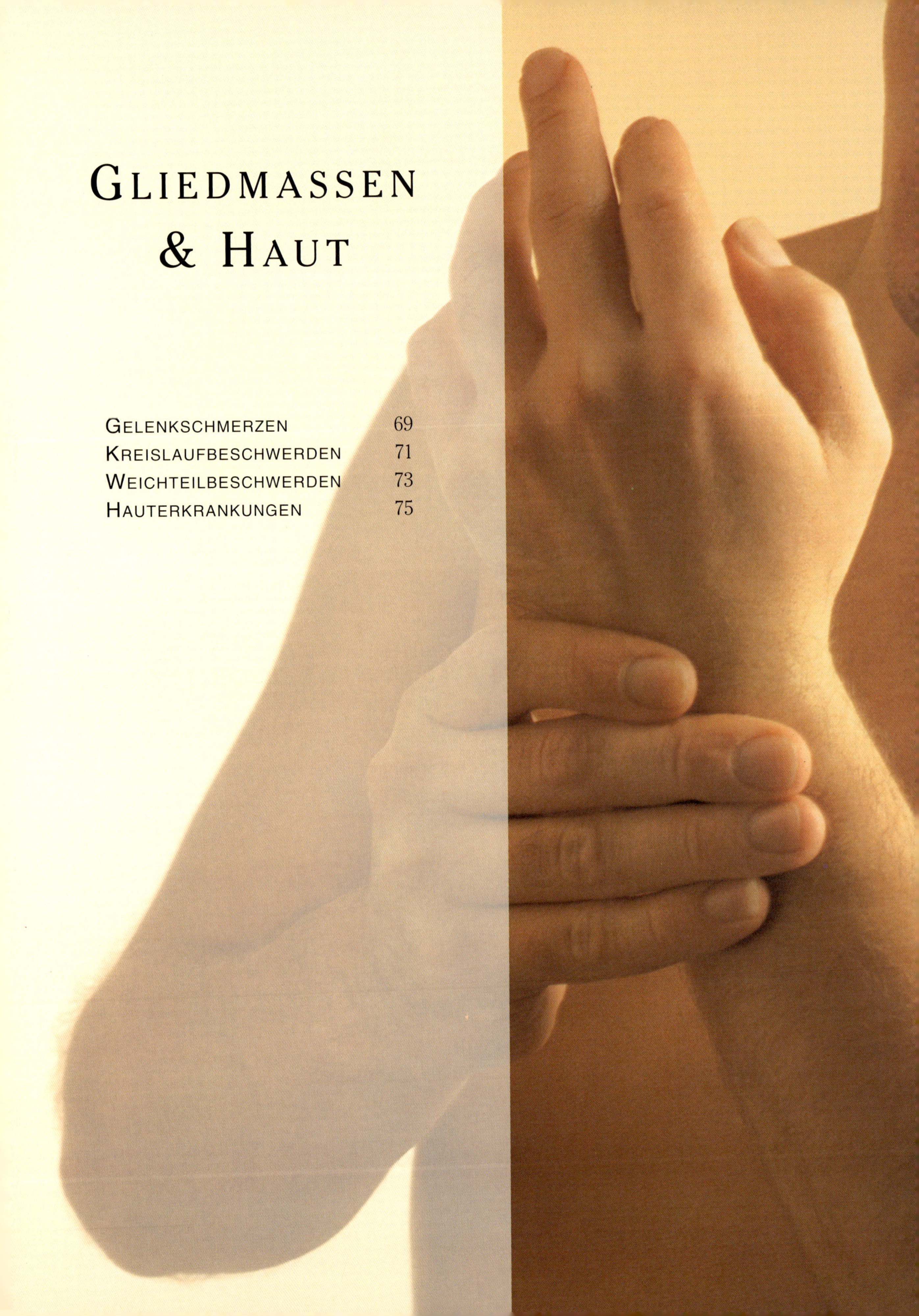

GELENKSCHMERZEN

Viele Menschen leiden unter Gelenkschmerzen. Diese können vielfältige Ursachen haben und so stark sein, daß die Bewegung eines Gelenks nur noch schwer oder gar nicht mehr möglich ist.

Ein Gelenk ist eine bewegliche Verbindung zwischen zwei oder mehreren Knochen, das eine schmerzfreie mehr oder weniger große Bewegung zwischen zwei Körperteilen ermöglicht. Ein Gelenk ist wie folgt aufgebaut: Die Knochenenden sind von Knorpel überzogen, einem glatten und außergewöhnlich strapazierfähigen Gewebe. Das Gelenk wird von einer Gelenkkapsel abgeschlossen, die den Gelenkinnenraum umschließt. Hinzu kommen Bänder, straffe, den Gelenkraum überspannende Verbindungen. Gelenkschmerzen (*Arthralgien*) sind die Folge von Veränderungen in dem oben beschriebenen Bereich. Drei Ursachen sind anzuführen:

- Entzündungen werden durch Vorgänge hervorgerufen, die zum Anschwellen des Gelenkes und meist auch zur Absonderung von vermehrter Flüssigkeit in den Gelenkinnenraum führen.
- Reizungen können durch freie Gelenkkörper im Innenraum hervorgerufen werden.
- Gelenkverschleiß tritt oft als Unfallfolge oder im Rahmen des Alterungsprozesses auf.

Als *Arthritis* wird eine Gelenkentzündung bezeichnet, zu deren Entstehung auch Reizung und Alterung beitragen können. Gelenkentzündungen treten am häufigsten bei Arthrose, rheumatoider Arthritis und Gicht auf. Schmerzen, die nicht durch die Gelenke bedingt sind, werden auch nicht als Arthritis bezeichnet. Schmerzen in gelenknahem Gewebe können in Sehnen *(Tendinitis)*, Knochen *(Osteomyelitis)* und Muskeln *(Myositis* oder *Fibromyalgie)* entstehen.

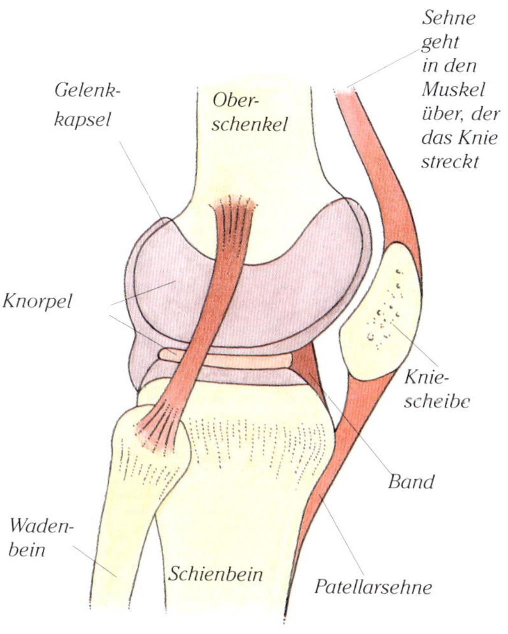

Aufbau eines Gelenkes

Anhand des Kniegelenkes werden typische Gelenkstrukturen dargestellt. Verschiebungen, Verletzungen oder Verschleiß eines jeden Teils können Schmerzen hervorrufen.

Ergänzende Therapien

Körperliche Bewegung

Lassen Sie sich krankschreiben, bis das schmerzhafte Gelenk wieder Belastung zuläßt bzw. die akute Entzündung abgeklungen ist. Bleiben Sie im Bett oder in einem Sessel, und stellen Sie das Gelenk in einer bequemen Lage ruhig. Bewegen und belasten Sie das Gelenk nach und nach wieder, sobald die Schmerzen nachlassen, denn eine vollständige Ruhestellung über einen längeren Zeitraum führt zu Erschlaffung der Muskulatur und verzögert die Genesung.

Pflanzentherapie

- Mädesüß besitzt schmerzlindernde Eigenschaften.
- Ingwer wird als entzündungshemmendes Kraut geschätzt.

Konventionelle Therapien

- Entzündungshemmende Medikamente (nicht steroidale Antirheumatika –NSAR– wie z. B. Ibuprofen, können zu geringem Blut- oder Eiweißverlust führen)
- Schmerzmittel
- Bewegungstherapie
- Chirurgische Maßnahmen

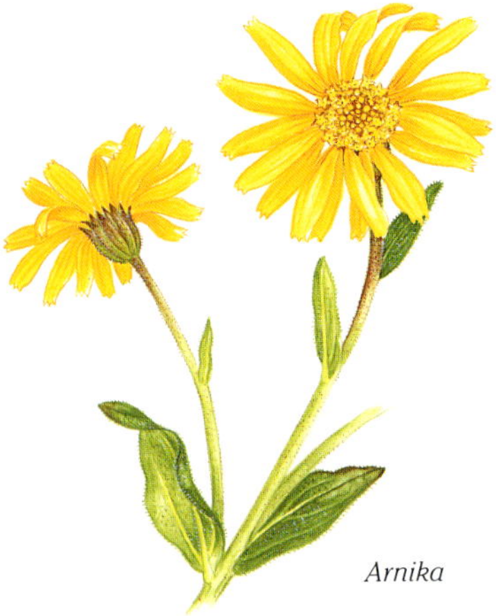

Arnika

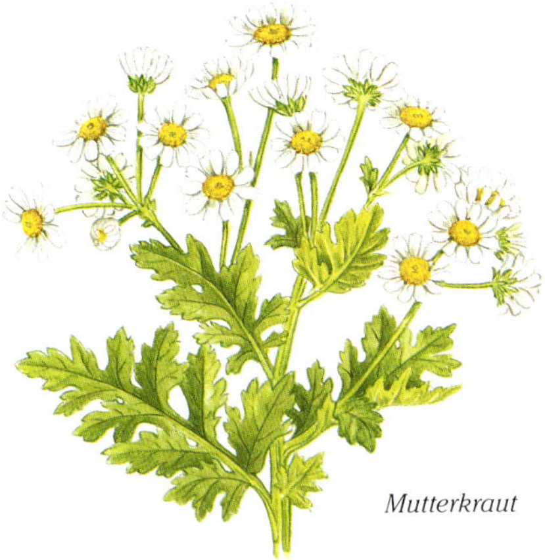

Mutterkraut

siehe auch

Beschwerden

Rücken- und Nackenschmerzen Seite 49

Chronische Schmerzen Seite 52

Gewichtsprobleme Seite 105

Therapien

Atemtherapie Seite 33

Akupressur Seite 138

Yoga Seite 146

Kinesiologie Seite 148

Streßbewältigung Seite 153

Musiktherapie Seite 156

Biofeedback Seite 156

Homöopathie Seite 165

- Ackerschachtelhalm kann als Wickel bei Arthritis angewandt werden.
- Arnika, als Creme oder Gel, führt die Liste der Schmerztherapeutika bei Gelenkentzündung an.
- Mutterkraut hilft allgemein bei Gelenkschmerzen, aber ganz besonders bei der rheumatoiden Arthritis.
- Gleiche Teile von Cayennepfeffer (Capsicum), Wollkrautblättern und geriebener Ulmenrinde mit Apfelessig kann als Wickel bei Arthritis und Rheumatismus angewandt werden.

Diät und Ernährung

Passen Sie Ihre Kalorienaufnahme der verminderten Körperaktivität an. Ein entzündetes Gelenk sollte nicht durch zusätzliches Körpergewicht belastet werden.

Studien haben ergeben, daß einige Patienten mit rheumatoider Arthritis auf bestimmte Nahrungsmittel empfindlich reagieren und auf Such- oder Eliminationsdiäten gut ansprechen. In die Gruppe dieser Nahrungsmittel gehören Molkereiprodukte, Frühstücksflocken oder Müsli, Getreide, Tee, Kaffee, Zitrusfrüchte, rotes Fleisch (Rind, Schaf etc.) und Schweinefleischprodukte. Arthritispatienten reagieren positiv auf die Einnahme des Öls der Nachtkerze oder der schwarzen Johannisbeere (Gamma-Linolen-Säure), Fischöle (EPA und DHA), Vitamin B_2 und Selen.

Hydrotherapie

Die Hydrotherapie erweist sich bei kaum einer Erkrankung so erfolgreich wie bei Gelenkschmerzen, da sie sowohl lindernd wie auch heilend wirkt. Es gibt zahlreiche Wasseranwendungen, die sich bei Gelenkschmerzen anbieten:

- Warme oder heiße Bäder, um das Ausheilen der Entzündung zu beschleunigen.
- Schwimmen ist bei Gelenkversteifung und Muskelabbau angezeigt.
- Kalte Kompressen – insgesamt 5 Minuten lang: 20 Sekunden auflegen, 20 Sekunden entfernen – gegen akute Schwellungen.
- Warme Kompressen und Umschläge heilen wärmend die erkrankten Gelenke.

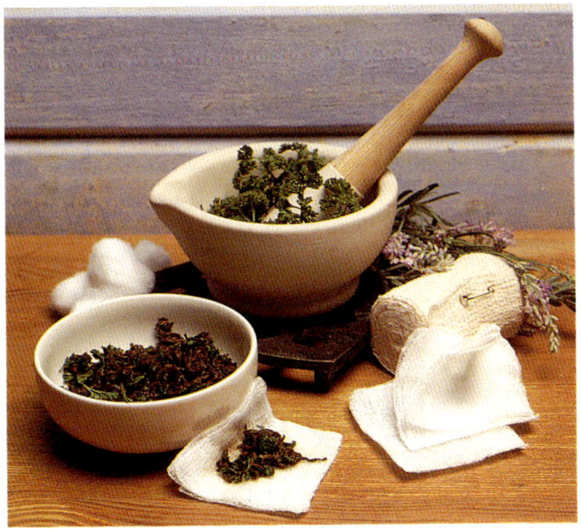

Ein Wickel aus zwischen Verbandsmull gelegten Beinwellblättern wirkt lindernd bei Schmerzen und Entzündungen.

Meditation

Schmerzen und muskuläre Verspannungen lassen sich durch gezielte Entspannung abbauen. Studien haben bewiesen, daß mit Hilfe von Entspannungstechniken Schmerzen und Entzündungen verläßlich gelindert werden können.

Reflexzonenmassage

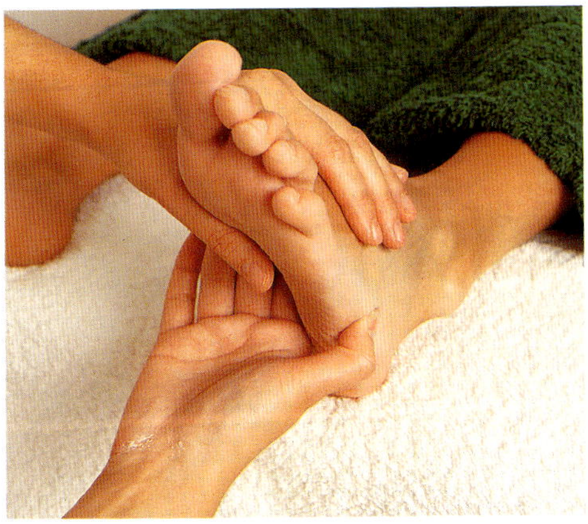

Für die Behandlung des Kniegelenkes drücken Sie an der Fußaußenseite hin zur Ferse.

KREISLAUFBESCHWERDEN

Auf Venen- und Arterienerkrankungen zurückzuführende Beschwerden führen häufig zu großem Unbehagen und Behinderungen. Sie machen manchmal eine dauerhafte Beschäftigung unmöglich und können chronisch werden. Es ist also wichtig, bereits bei den ersten Symptomen einer Erkrankung etwas zu unternehmen.

Einer Reihe von Kreislaufbeschwerden in den Gliedmaßen kann mit ergänzenden Therapien abgeholfen werden. Die Beschwerden stehen oft in engem Zusammenhang mit unzureichender Blutversorgung und mangelnder Blutentsorgung des betroffenen Körperabschnittes.

Bewegungsschmerzen: Auch als Schaufensterkrankheit *(claudicatio intermittens)* bekannt, ist dieses Symptom typisch für eine Schlagaderblockade in den Gliedmaßen. Es ist die gleiche Krankheit, die im Bereich der Herzkranzgefäße Brustschmerzen hervorruft. Die Schmerzen treten nach einer bestimmten zurückgelegten Wegstrecke in den Beinen auf und klingen langsam beim Stehenbleiben wieder ab. Diese Schmerzen können in der Regel nur mit chirurgischen Maßnahmen behandelt werden. Dabei wird der blockierte Gefäßabschnitt durch eine Vene ersetzt.

Schwellungen: Probleme des Blutkreislaufes können Schwellungen (Ödeme) an Händen oder Füßen bedingen, da sie mit Druckveränderungen in den Gliedmaßen verbunden sind. Dann tritt Wasser in die Weichteilgewebe aus. Auch andere Erkrankungen wie Herz-, Leber-, Nierenversagen und erniedrigter Serumeiweißspiegel können zu Hand- oder vor allem zu Fußödemen führen. Die konventionelle Therapie behandelt die Grunderkrankung.

Blässe und Rötung: Im Falle einer Gefäßblockade können die betroffenen Gliedmaßen, wenn sie hochgehalten werden, blaß und, wenn sie herabhängt, rot werden.

Geschwüre: Sowohl bei venösen als auch bei arteriellen Durchblutungsstörungen kann die Haut besonders über Druckpunkten, wie z. B. dem Knöchel, aufbrechen. Wir sprechen dann von einem *Ulcus*.

Krampfadern: Die Venen verfügen über ein Klappensystem, das verhindert, daß das zum Herz zu befördernde Blut in entgegengesetzter Richtung abfließt. In den Beinen verhindern diese Klappen zusammen mit dem Druck der Muskeln, daß das Blut zurück in die Füße fließt. Bei erhöhtem Druck in den Venen werden diese überdehnt und die Klappen schließen nicht mehr. Es kommt zur weiteren Aussackung der Blutgefäße, der Krampfaderbildung.

Konventionelle Therapien

- Antibiotika oder Cortisonsalben und -cremes
- Gummistrümpfe
- Chirurgische Maßnahmen bei Krampfadern, arteriellen Verschlußerkrankungen oder Geschwüren

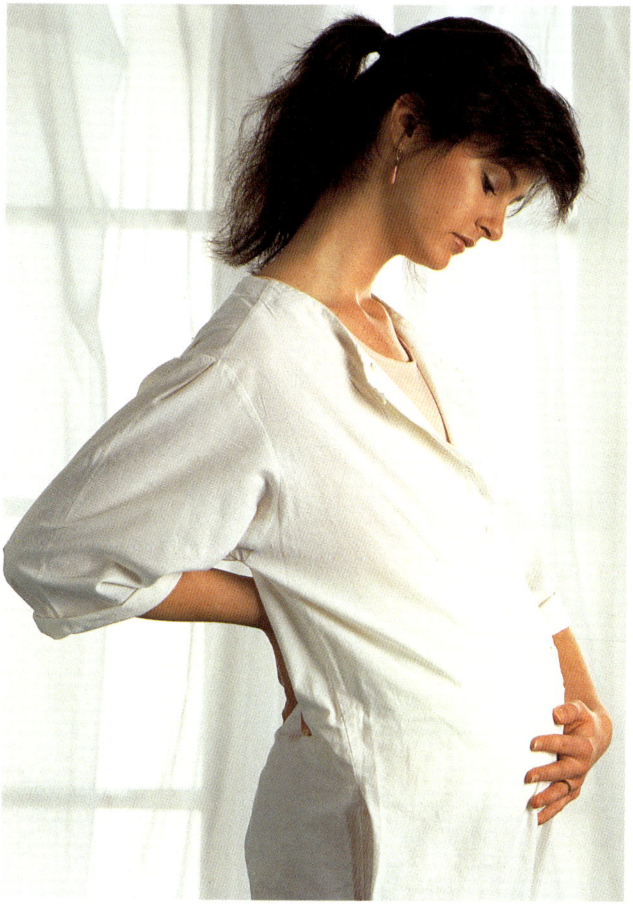

Richtige Ernährung und ausreichend Bewegung können die Bildung von Krampfadern in der Schwangerschaft verhindern.

siehe auch ☛

Beschwerden

Erschöpfung
Seite 34

Brustschmerzen
Seite 37

Chronische Schmerzen
Seite 52

Gewichtsprobleme
Seite 105

Diabetes
Seite 111

Therapien

Atemtherapie
Seite 133

Reflexzonenmassage
Seite 140

Pflanzentherapie
Seite 162

Homöopathie
Seite 165

Hydrotherapie
Seite 166

Die Entwicklung der Krampfadern wird durch Übergewicht, Schwangerschaft, stehende Tätigkeit und andere Gegebenheiten bedingt, die mit vermehrtem Druck im Bereich des Beckens einhergehen.

Die übliche Behandlung von Krampfadern besteht im Tragen von Stützstrümpfen oder in chirurgischen Maßnahmen.

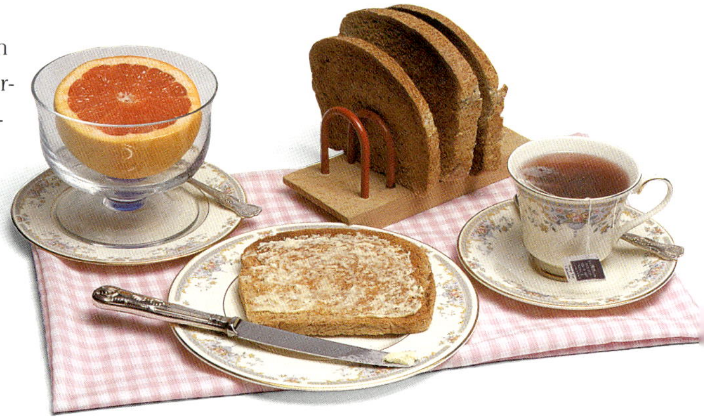

Ein kreislaufanregendes Frühstück sollte ballaststoff- und vitaminreich sowie fettarm sein und statt Kaffee Kräutertee beinhalten.

Ergänzende Therapien

Körperliche Bewegung

Es ist falsch anzunehmen, daß von körperlicher Bewegung bei arterieller Verschlußerkrankung abzuraten sei, weil sie auch mit Beschwerden in den Beinen einhergehen kann. Ganz im Gegenteil: Regelmäßiges Training führt an der Engstelle zur Ausbildung von Umgehungskreisläufen, sollte jedoch nicht über den Schmerzpunkt hinausgehen. Gehen auf der Ebene, am besten lange Spaziergänge oder Wanderungen sowie Schwimmen sind dafür am besten geeignet. Sie kräftigen auch die Muskulatur und helfen, das Gewicht zu halten.

Längerfristiges Stehen, z. B. bei einer stehenden Berufstätigkeit, begünstigt die Entwicklung von Krampfadern.

Vermeiden Sie deshalb – wenn irgend möglich –, still zu stehen, oder trainieren Sie während der Arbeit Ihre Beinmuskulatur, indem Sie sich in regelmäßigen Abständen auf die Zehen bzw. Fersen stellen.

Diät und Ernährung

Da arterielle Verschlußerkrankungen in den Schlagadern der Gliedmaßen durch dieselben Faktoren wie die der Herzerkrankung verursacht werden, werden sie auch gleich behandelt. Sehen Sie also unter Brustschmerzen auf Seite 37 sowie unter Diät und Ernährung auf Seite 126 nach.
Besonders bei Venenproblemen gilt es, Normalgewicht anzustreben, da das Auftreten von Krampfadern eng mit Gewichtsproblemen verbunden ist.

Akupressur

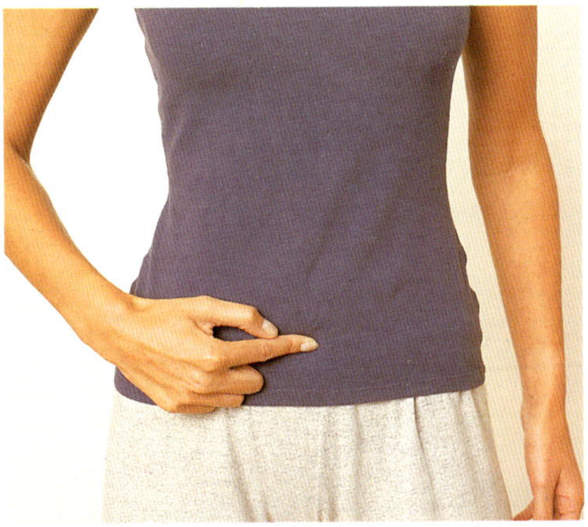

Akupressur des Energiezentrums, etwa zwei Zentimeter unterhalb des Bauchnabels gelegen, kräftigt den Kreislauf.

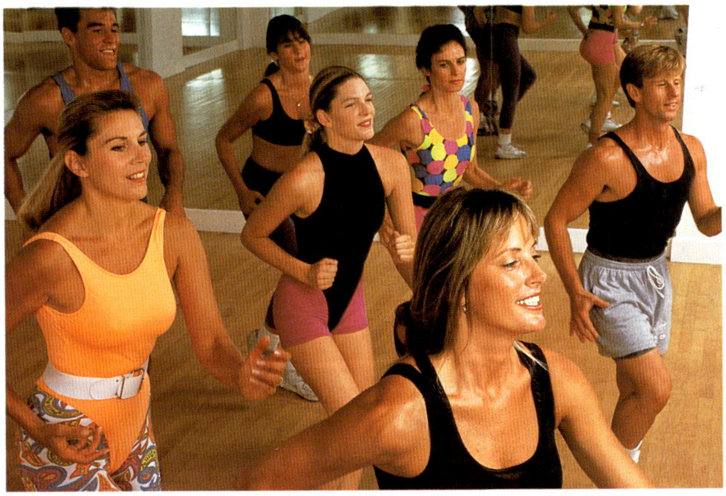

Ausreichend Bewegung hilft gegen Kreislaufbeschwerden und sollte regelmäßig, aber nicht bis zur Schmerzschwelle, betrieben werden.

WEICHTEILBESCHWERDEN

Arthritis ist nur eine dieser weitverbreiteten, oft schmerzhaften Beschwerden. Als Weichteile bezeichnet man alle nicht knöchernen Teile des Körpers – also Muskeln, Eingeweide, Sehnen und Bindegewebe.

Beschwerden in den Gliedmaßen können außer durch Gelenkentzündungen *(Arthritis)* auch durch eine Vielzahl weit verbreiteter, oft schmerzhafter Beschwerden der Weichteile verursacht werden.

Ganzkörperschmerzen: In der Vergangenheit wurde dieser Beschwerdenkomplex als *Rheuma* bezeichnet. Der Begriff Rheuma bezieht sich dabei nicht ausschließlich auf Gelenkschmerzen, sondern auf alle arthritisähnlichen Beschwerden. Diese werden von Fachleuten auch als *Periarthritis*, *Fibrositis/Fasciitis* oder Weichteilrheumatismus eingegrenzt. Örtlich begrenzt können sie sowohl als Sehnenscheidenentzündung am Handgelenk als auch am Ellenbogen *(Epicondylitis)* auftreten. Die Beschwerden werden durch Muskeln, Sehnen, Bänder oder Faszien (Umhüllungen der Muskeln) verursacht. Überbeanspruchung ist meist die Ursache dieser Entzündungen. In der konventionellen Therapie werden den Patienten Schmerzmittel und entzündungshemmende Medikamente sowie Physiotherapie verordnet.

Symptome in Verbindung mit der Nervenversorgung: Taubheit, Kribbeln, Schmerzen, Wärme- oder Kältemißempfindungen werden hierunter zusammengefaßt. Am besten bekannt sind das *Carpaltunnelsyndrom* und das *thoracic-outlet-Syndrom* und ähnliche Beschwerden. Sie werden durch Überlastung, Übergewicht, falsche Ernährung und schlechte Körperhaltung begünstigt. Die Beschwerden werden durch Druck auf Nervenstränge, die in die Gliedmaßen führen, hervorgerufen. Betroffene müssen sich meist operieren lassen, um die Druckerscheinungen zu lindern.

Weichteilverletzungen: Hierzu zählen Quetschungen, Überdehnungen und Verstauchungen, die konventionell mit Schmerzmitteln sowie Ruhigstellung und Schienung des betroffenen Körperteils behandelt werden.

Ergänzende Therapien

Diät und Ernährung

- Vitamin B_6 *(Pyridoxin)* in einer Dosierung von 100 bis 200 mg pro Tag hilft vielen Patienten mit Carpaltunnelsyndrom. Es erhöht die Schmerzschwelle und beeinflußt den Entzündungsprozeß positiv.
- Vermeiden Sie beim sogenannten *thoracic-outlet-Syndrom*, das durch Druck auf die Nerven im Schulterbereich verursacht wird, möglichst Übergewicht und versuchen Sie, Ihr Normalgewicht zu halten. Es kann auch bei anderen Weichteilerkrankungen eine Rolle spielen.

Konventionelle Therapien

- Schmerzmittel
- Entzündungshemmer
- Bewegungstherapie
- Ruhigstellung
- Chirurgische Maßnahmen

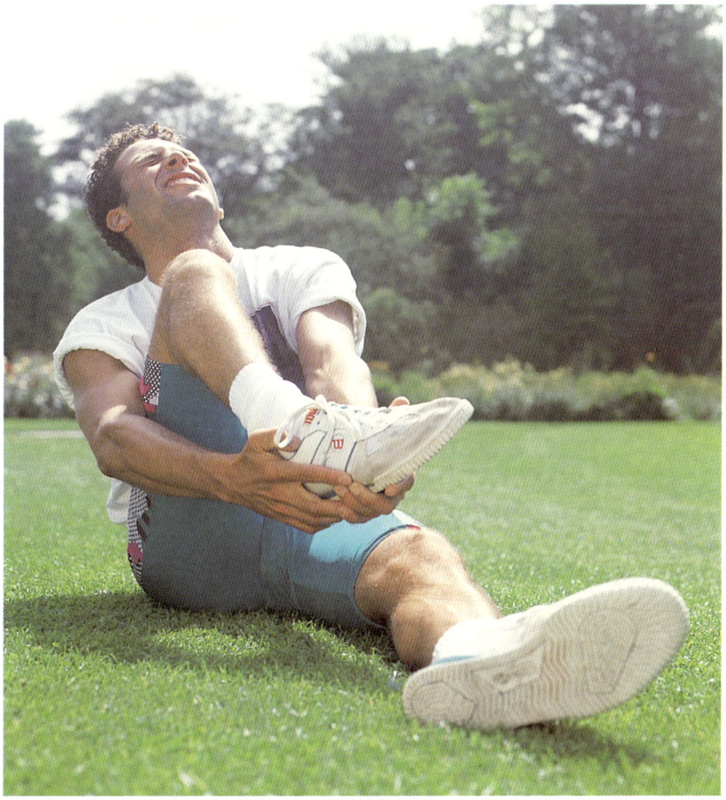

Verletzungen der Weichteile sind besonders schmerzhaft, aber auch Überbelastung, Übergewicht sowie Haltungsfehler können zu Gesundheitsschäden führen.

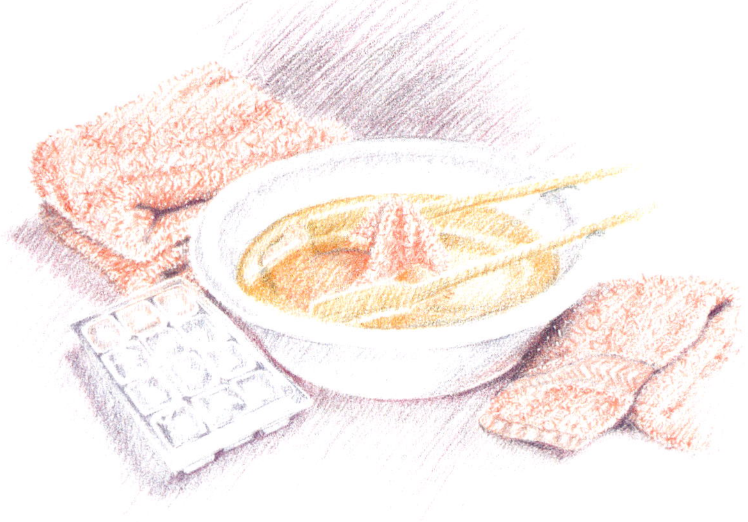

Behandeln Sie eine Verstauchung sofort 30 Minuten lang mit einer in ein dünnes Handtuch eingewickelten Eiskompresse. Wiederholen Sie dies mehrmals täglich.

Hydrotherapie

- Bei akuten Zerrungen vermindern kalte Kompressen Anschwellungen sowie Einblutung in die Gewebe.
- Bei jeder Art von Mißempfindungen im Bereich der Gliedmaßen sind warme Bäder angezeigt, besonders aber zur Entspannung und Reduzierung von Steifheit und Schmerzen.
- Sprudelbäder helfen bei örtlicher Entzündung. Sie regen den Kreislauf an, so daß Schlackenstoffe aus den betroffenen Körperregionen abtransportiert werden können.

Alexander-Technik

Richtige Körperhaltung ist besonders beim *thoracic-outlet-Syndrom* wichtig. Diese Technik verhilft Ihnen dazu.

Körperliche Bewegung

Mit einem regelmäßigen Trainingsprogramm können Sie Prellungen und Zerrungen vermeiden. Es stärkt die Muskulatur und beugt somit Überdehnungen sowie Zerrungen der Muskeln und Gelenke vor. Damit einzelne Körperstrukturen nicht überlastet werden, sollten am Arbeitsplatz immer wiederkehrende Bewegungen mit anderen Tätigkeiten abgewechselt werden.

So können das Carpaltunnelsyndrom oder *thoracic-outlet-Syndrom* wie auch Überlastung durch immer gleichbleibende Dehnungen vermieden werden.

Yoga

Zerrungen treten häufig in Muskelgruppen auf, die aufgrund von Angst angespannt sind. Auch Streß kann Muskelverspannungen und somit Schmerzen auslösen. Yoga fördert die allgemeine körperliche Fitneß und ist ein Weg zur Entspannung. Es kräftigt die Muskulatur und verbessert die Beweglichkeit der Gelenke.

Massage

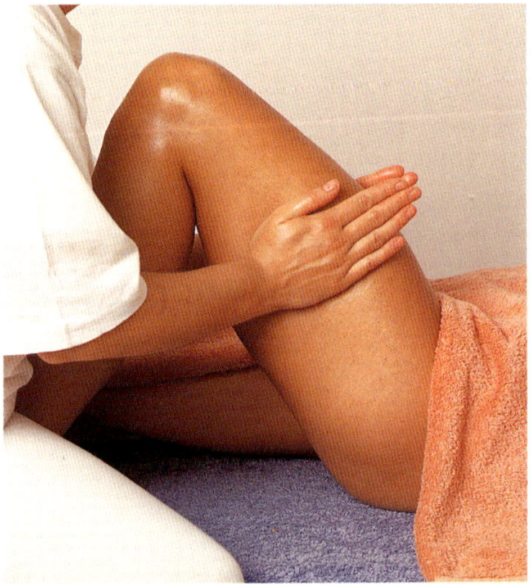

Um den überbeanspruchten Schenkelmuskel nach körperlicher Bewegung zu entspannen, massieren Sie ihn mit Öl mit beiden Handflächen durch langsame, rhythmische Bewegungen kräftig in Herzrichtung.

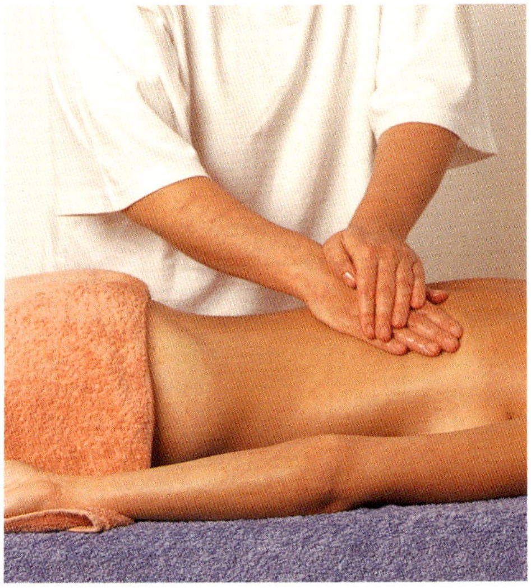

Kreisende, „bügelnde" Bewegungen auf der Rückenmuskulatur führen zur Linderung von Muskelschmerzen. Üben Sie keinen Druck auf die Wirbelsäule oder entzündete oder geprellte Körperteile aus.

siehe auch

☛

Beschwerden

Rücken- und Nackenschmerzen Seite 49

Gelenkschmerzen Seite 69

Gewichtsprobleme Seite 105

Therapien

Reflexzonenmassage Seite 140

Homöopathie Seite 165

HAUTERKRANKUNGEN

Die Haut ist ein lebenswichtiges Organ. Großflächiger Hautverlust, z. B. durch Verbrennungen, kann zum Tode führen. In den letzten zwei Jahrzehnten hat die Behandlung von Verbrennungen enorme Fortschritte erzielt, so daß heute selbst Menschen mit nur 10 – 25 Prozent gesunder Haut überleben können.

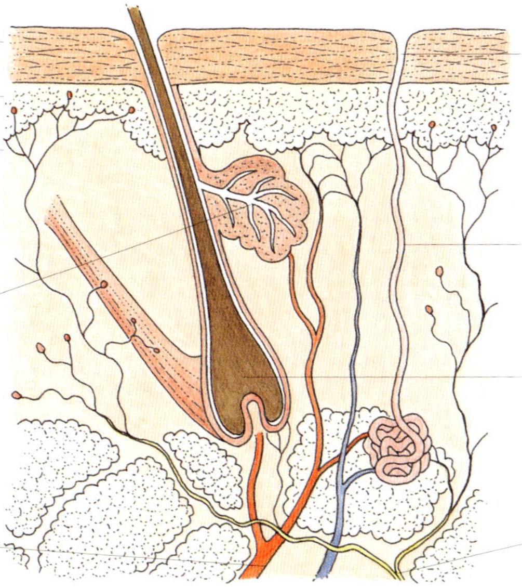

Die Haut erfüllt wichtige Funktionen als Schutz- und Sinnesorgan. Sie ist am Temperatur- und Flüssigkeitsausgleich des Körpers beteiligt.

Die Haut ist eine komplex aufgebaute Hülle unseres Körpers. Sie besteht aus dem Hautorgan, den Haaren, Nägeln und dem Unterhautgewebe. Sie setzt sich übergangslos in den Schleimhäuten des Verdauungs- und Atmungstraktes fort. Letztere ermöglichen sowohl den Sauerstoff- als auch Nährstofftransport zur Versorgung der Körperzellen.

Die Haut ist ein äußerst vielseitiges Organ. Sie schützt gegen eine Reihe von Umweltfaktoren, wie z. B. gegen Stoß oder Druck und gegen Bakterien und Viren. Sie ist an der Regulierung der Körpertemperatur sowie des Wasser- und Salzgehaltes des Körpers beteiligt. Durch ihre Dehnbarkeit ermöglicht sie auch die Bewegung der unter ihr liegenden Körperstrukturen.

Die Gesundheit der Haut hängt davon ab, daß eine Reihe von wesentlichen Faktoren sich im Gleichgewicht befinden, wie z. B. die Produktion von Hautfett und Schweiß. Diese wiederum werden durch ein Zusammenwirken vielfältiger Körperfaktoren bestimmt. Zahlreiche Umstände können zu einer Hautveränderung oder Hauterkrankung führen.

Abszeß: Dies ist eine unter der Haut gelegene abgegrenzte Entzündung, die sich knotenförmig ausbildet und Eiter enthält. Öffnung und Ableitung des Abszesses sind zur Heilung unumgänglich.

Akne: Dies ist eine meist in den Entwicklungsjahren auftretende Hauterkrankung.

Die durch Verstopfung der Talgdrüsen an den Haarausgängen und durch Bakterien hervorgerufene Entzündung wird meist durch Versuche, den Mitesser mit den Fingern auszudrücken, noch verschlimmert.

Etwa 80 % der Teenager leiden unter Akne.

Konventionelle Therapien

- Lokale Anwendungen: Waschungen mit Syndets, entzündungshemmende Auflagen/ Kompressen
- Lokale Medikamente, besonders Cortison
- Medikamentengabe zur Unterdrückung von Krankheitssymptomen (Cortison kann bei Langzeitanwendungen ernste Nebenwirkungen haben)
- Chirurgische Maßnahmen

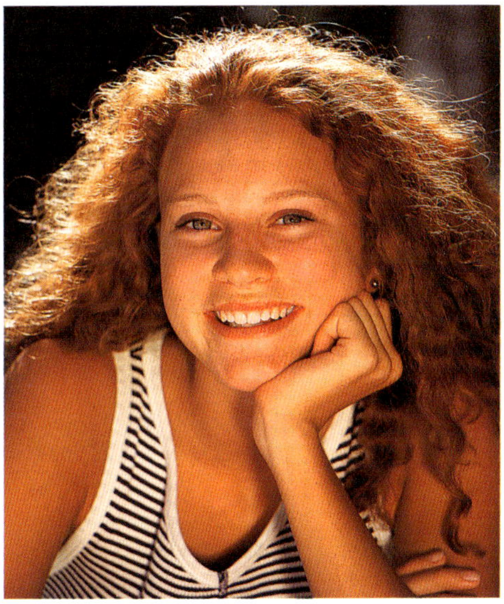

Das Hautorgan ist weitaus komplexer als gemeinhin angenommen. Die Haut ist der Spiegel der Gesundheit.

Akne tritt durch hormonelle Veränderungen in der Pubertät auf, die eine vermehrte Talgproduktion auslösen. Diese wird durch den Verzehr von tierischen Fetten und gebratenen Nahrungsmitteln noch verstärkt. Intensive Waschung sowie Reinigung der Haut und Verabreichung entzündungshemmender, antibakterieller Medikamente verbessert Akne. *Dermabrasion* (Schleifen der obersten Hautschicht) wird bei fortgeschrittenem Krankheitsbild durchgeführt.

Fußpilz und Ringelflechte: Sie sind die häufigsten Pilzerkrankungen der Haut. Fußpilz tritt gewöhnlich in den Zehenzwischenräumen auf, kann sich aber auch ausbreiten. Die Übertragung erfolgt meist in Bädern oder Saunen, die nicht ordnungsgemäß gereinigt wurden. Die Ringelflechte tritt am Körper, den Nägeln oder auf der Kopfhaut auf. Es handelt sich um eine ringförmig aussehende Pilzerkrankung. Spezielle Antipilzmittel, zum Beispiel Canesten®, sind sehr wirksam und haben kaum Nebenwirkungen.

Körpergeruch: Körpergeruch tritt im Bereich der schweißdrüsenreichen Körperbereiche wie den Achselhöhlen, den Füßen und der Leistengegend auf. Zu starker Schweißgeruch wird von den meisten Menschen als unangenehm empfunden. Regelmäßiges Baden schafft Abhilfe und dient auch der Hautpflege.

Regelmäßige Fußbäder helfen bei Fußgeruch und verbessern die Hautbeschaffenheit.

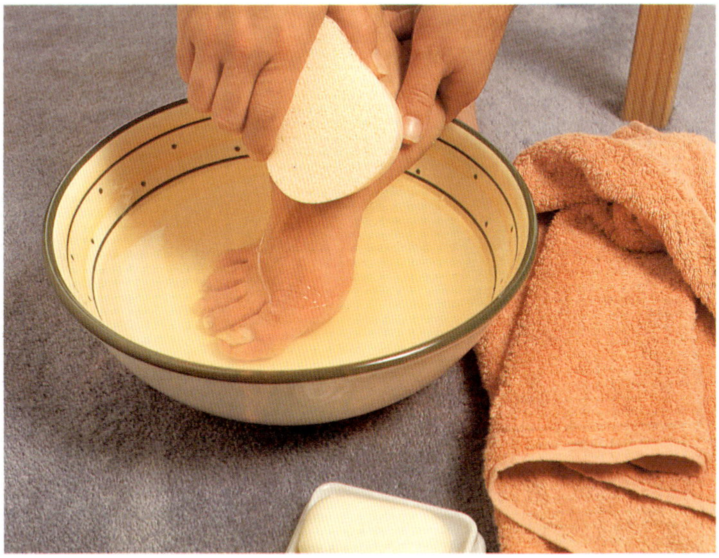

Furunkel und Karbunkel: Ein Furunkel wird durch eine bakterielle Entzündung eines Haarfollikels hervorgerufen. Es entsteht ein schmerzhafter Eiterpfropf, und der Eiter entleert sich entweder von selbst oder nach dem Öffnen. Sind mehrere, nebeneinanderliegende Haarfollikel entzündet, spricht man von einem Karbunkel. Im Regelfall ist Öffnen und Ableitung des Eiters unumgänglich, meist bleiben Narben zurück.

Verbrennungen: Unter Verbrennungen versteht man sowohl Bagatellverletzungen an einem heißen Gegenstand als auch großflächige, tödliche Verbrennungen. In den letzten Jahren wurden die Behandlungsmöglichkeiten großflächiger Verbrennungen in Spezialklinken und somit die Überlebenschancen von Verbrennungsopfern erheblich verbessert. Verbrennungen können auch durch chemische, radioaktive sowie elektrische Einflüsse verursacht werden, da es auch hier zu einer Denaturierung der Zelleiweiße kommen kann. Verbrennungen an den Luftwegen sowie Nierenversagen können gemeinsam oder als Folge von äußeren Verbrennungen auftreten. Geringfügige Verbrennungen können mit Salbenverbänden, Gelees und Cremes behandelt werden. Gegen die Schmerzen werden gegebenenfalls Schmerzmittel verabreicht.

Candida albicans: Dies ist der Name eines Hefepilzes, der Köpergewebe, besonders die Scheide und den Verdauungstrakt, befallen kann. Obgleich Candida albicans ein Organismus und keine Krankheit ist, sprechen die Menschen, wie von einer Grippe, häufig von einem „Pilz". Viele Menschen haben Hefepilze im Verdauungstrakt, die aus Nahrungsmitteln stammen können, wie z. B. Brot und Bier. Unter bestimmten Voraussetzungen vermehren sich diese im Körper, überwinden das körpereigene Abwehrsystem und werden dann zu einer Krankheit. Viele der Krankheitserscheinungen werden als allergische Reaktionen gedeutet. Bekannt ist, daß Antibiotikaeinnahme die gesunde Bakterienflora des Darmes vernichtet und somit zum Wegbereiter für eine Kolonisation mit Candida albicans wird. Der Darm wiederum, davon geht man heute aus, kann auch der Ausgangspunkt für eine Pilzbesiedelung der Scheide und des Mundes sein. *Candidiasis* (auch Soor genannt) ist eine durch Hefepilze hervorgerufene Pilzkrankheit und wird unter anderem durch

Infektionskrankheiten, schwere Allgemeinerkrankungen, wie Aids oder auch Diabetes, und Einnahme von Breitbandantibiotika, also alles Dinge, die das Immunsystem schwächen, begünstigt. Zur Behandlung von Candida gibt es viele Medikamente, einige davon haben auch Nebenwirkungen.

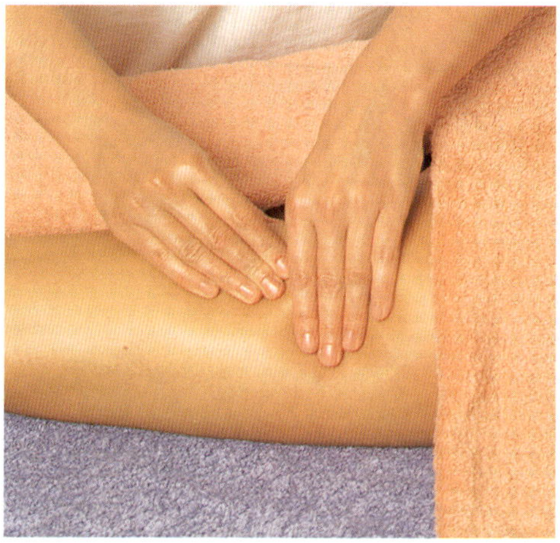

Festes Durchkneten der Oberschenkelrückseite regt den Zellstoffwechsel an und hilft gegen Cellulitis.

Cellulitis: Cellulitis ist eine konstitutionell bedingte Veränderung der Unterhaut an den Oberschenkeln und im Gesäßbereich und wird auch als „Orangenhaut" bezeichnet. Die Veränderung hat medizinisch keine Bedeutung. Betroffene empfinden sie jedoch meist als störend. Eine überzeugende Therapie steht nicht zur Verfügung.
Lippenbläschen: Sie werden durch das Herpes-simplex-Virus hervorgerufen, das sich meist in einer frühen Lebensphase in die Gewebe einnistet und dort als „schlafende" Infektion verharrt. Erst bei einer Schwächung des Immunsystems erscheinen kleine, von einem geröteten Hof umgebene, flüssigkeitsgefüllte Bläschen auf der Haut oder der Schleimhaut. Sie treten z. B. nach einer starken Sonnenbestrahlung, bei Infekten der oberen Luftwege oder als Folge seelischer Belastungen auf. Zur Behandlung gibt es eine Reihe von hilfreichen Maßnahmen (z. B. lindernde Salben).
Zysten: Dies sind feste, mit Flüssigkeit gefüllte abnorme Hohlräume im Gewebe. Die bekannteste ist die Talgzyste, die durch Verstopfung eines Ausführungsganges einer Talgdrüse hervorgerufen wird. Die weiterlaufende Talgproduktion läßt einen Knoten entstehen, der empfindlich und unansehnlich sein kann. Dieser muß in der Regel operativ entfernt werden.
Dermatitis: Eine durch Infektionen oder äußere Reize hervorgerufene akute oder chronische entzündliche Reaktion der Haut wird *Dermatitis* genannt. Gekennzeichnet ist sie durch Rötung, Sekretabsonderung, Krustenbildung, Schuppung und manchmal auch Bläschenbildung. Dermatitis macht die Hälfte alle Hautentzündungen aus. Ein anderer Ausdruck dafür ist *Ekzem*. Eine weitere Unterscheidung verschiedener Formen ist möglich. Kontakt-Dermatitis/Kontakt-Ekzem bezeichnet eine allergische Reaktion der Haut auf von außen einwirkende Stoffe. Die Empfindlichkeit der Haut kann durch wiederholten Kontakt zunehmen. Eine konventionelle Therapie beinhaltet das Entfernen des schädigenden Stoffes sowie medikamentöse Unterdrückung oder Linderung der Beschwerden. Als *Neurodermitis* bezeichnet man eine chronisch-entzündliche Hauterkrankung mit dick geschwollenen, trockenen und schuppenden Ekzemen und intensivem Juckreiz. In den Familien der Betroffenen finden sich häufig allergische Erkrankungen wie Heuschnupfen oder Asthma. Allergietests und Desensibilisierungen können Teil der Behandlung sein.

Neurodermitis hat eine starke psychovegetative Komponente. Sowohl der Juckreiz als auch

Mit einem Hauttest lassen sich die Stoffe herausfinden, die bei einem Menschen Allergien erzeugen.

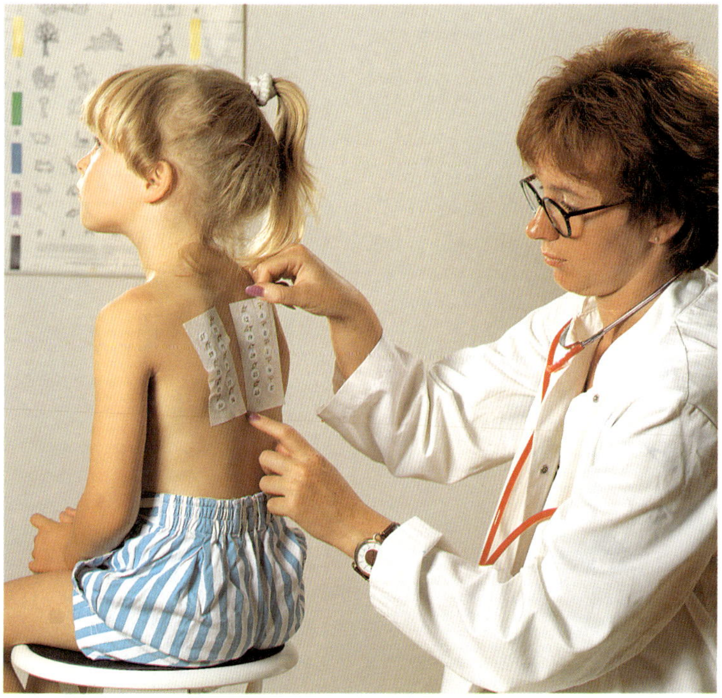

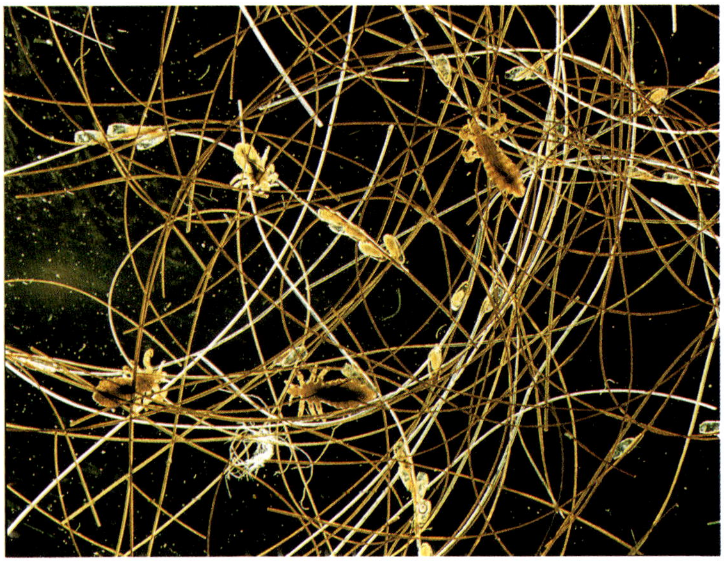

Vergrößerte Ansicht von Kopfläusen und deren Eiern in menschlichem Haar.

die Hautveränderungen verschlimmern sich bei Streß und natürlich auch durch Kratzen.

Die *seborrhoische Dermatitis* tritt ebenfalls chronisch in Hautbezirken mit hoher Dichte an Talg und Fettdrüsen auf.

Erscheinungsbild: Juckreiz, Rötung und Schuppen häufig zusammen mit Akne, Kopfschuppen und anderen Störungen der Hautfettbildung. Es gibt noch andere Arten der Hautentzündung, die bereits angeführten treten jedoch am häufigsten auf.

Ungezieferbefall: Krätzmilben und Läuse machen uns am häufigsten zu schaffen. Die Ursache ist mangelnde Hygiene im häuslichen Bereich. Die Infektion wird oft in Schulen und öffentlichen Einrichtungen auf andere Menschen übertragen. Der Behandlung dient die Desinfektion von Wäsche und Kleidern mit gleichzeitiger äußerer Anwendung von Emulsionen. Fragen Sie Ihren Apotheker, der Sie sicher beraten kann, nach entsprechenden Mitteln.

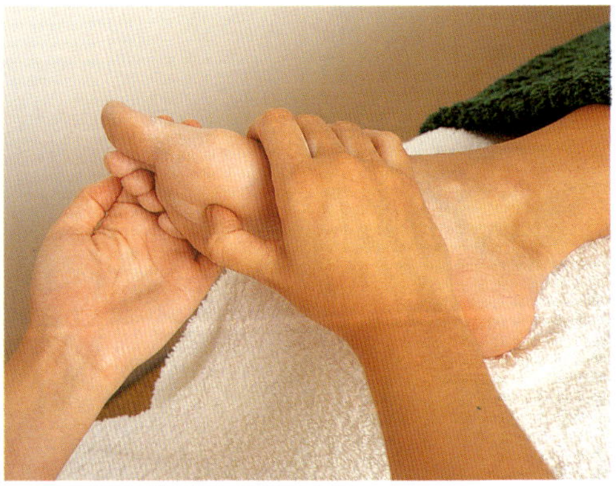

Die Stimulierung von Thymus- und anderen Drüsenreflexpunkten verbessert die Hautbeschaffenheit, die Elastizität und den Feuchtigkeitshaushalt. Der Druckpunkt für die Hirnanhangdrüse ist besonders bei Akne hilfreich.

Juckreiz: Juckreiz ist ein wichtiges Symptom für Hautentzündung. Er tritt auch häufig bei Gelbsucht und Nierenversagen auf. Schlagen Sie deshalb auch unter den entsprechenden Stichworten nach.

Hautausschlag: Hautausschlag tritt bei einer Vielzahl von Hauterkrankungen auf, einige wurden oben ausführlich besprochen.

Gürtelrose: Das *Herpes-zoster-Virus* befällt die Nervenwurzel eines peripheren Nerv in einem bestimmten Körpergebiet. Im vom Nerv versorgten Bezirk treten brennende Schmerzen und einkrustende Bläschen auf. Nach einigen Wochen fallen die Krusten ab, der Schmerz kann mehrere Monate anhalten. Meist werden Schmerzmittel und örtliche Betäubungsmittel verabreicht. Mit unterschiedlichem Erfolg wurden Steroide unter das schmerzende Hautareal gespritzt.

Tumore: Es werden verschiedene gut-, aber auch bösartige Wucherungen, also Krebserkrankungen, der Haut unterschieden. Letztere müssen meist operativ entfernt werden, wobei der Krebs erneut auftreten kann. Hautkrebs wird bei hellhäutigen Menschen durch übermäßige Sonnenbestrahlung begünstigt. Empfehlenswert ist für alle, sich nicht ohne ausreichenden Sonnenschutz im Freien aufzuhalten.

Ergänzende Therapien

Diät und Ernährung

Eine gesunde Ernährung ist auch für eine gesunde Haut wichtig. Unser Hautorgan muß im Gleichgewicht, also ausreichend dick und feucht, aber auch elastisch sein. Als Körperhülle steht es in direktem Kontakt zum Körper und „spiegelt" somit dessen gesunde Befindlichkeit. Deshalb bedingt eine gesunde Ernährung auch eine gesunde Haut. Folgende Stoffe sind für die Haut besonders wichtig:

- Vitamin A, B-Komplex und E
- Fischöle
- Nachtkerze oder andere Pflanzen mit Gamma-Linolen-Säure
- Zink, Selen und Magnesium
- Lysin (bei *Herpes simplex*)

Pflanzentherapie

- Roter Klee, Borretsch, Klettenwurzel und Brennessel lindern Hautentzündung.

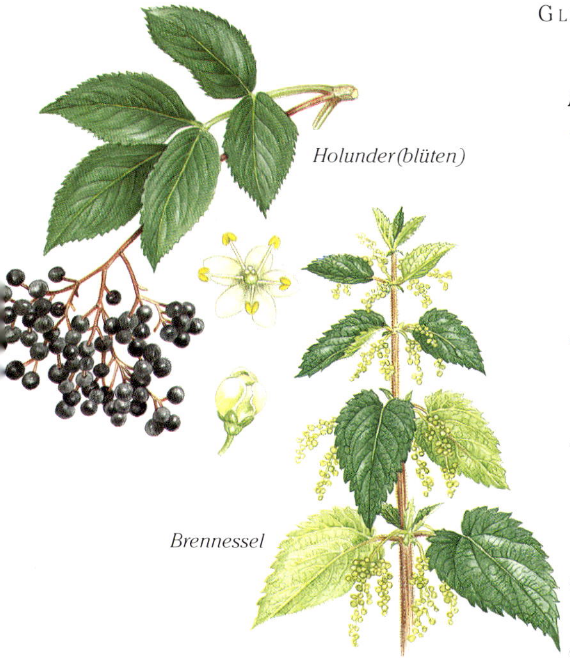

- Klette, Vogelmiere, Beinwell und Ringelblume werden als Kompresse oder Salbe bei Hautirritationen verwendet.
- Klette, Labkraut, Löwenzahn, Echinacea, roter Klee und gelber Ampfer können als Kräutertee bei Akne getrunken werden.
- Vogelmiere, Holunderblüten und Ringelblume, zu gleichen Teilen in ein Gesichtsdampfbad gegeben, können bei Gesichtsakne helfen.

Hydrotherapie

Kurze warme Bäder lösen abgestorbene Zellen von der entzündeten oder verkrusteten Haut. Tupfen Sie die Haut trocken und benutzen Sie für die jeweilige Erkrankung geeignete medizinische Öle.

Meditation

Die durch Meditation erreichte tiefe innere Ruhe hilft Ihnen auch bei der Linderung der Symptome einer Hautentzündung. Regelmäßige Meditation läßt Sie die tieferliegenden Ursachen von Problemen erkennen, lindern und heilen. Außerdem können Sie mit Meditation Spannungen abbauen, die durch einen chronischen Reizzustand der Haut entstehen.

Streßbewältigung

Häufig sind Hautentzündungen eine Reaktion auf die Unruhe des Alltagsleben. Überdenken Sie deshalb Ihre Beziehungen zu Hause und am Arbeitsplatz und überlegen Sie, wie Sie harmonisierend wirken können.

Aromatherapie

- Geben Sie je 5 Tropfen Zitronen-, Zypressen- und Wacholderöl in 60 ml Wasser und betupfen Sie damit die von Akne befallenen Stellen mehrmals täglich. Tragen Sie abends dieselben Essenzen mit einer Trägersubstanz (Öl) auf die Haut auf.
- Tupfen Sie stündlich reines Lavendelöl auf die von akuten Ekzemen betroffenen Stellen auf.
- Kamille-, Lavendel- und Geranienöl im Badewasser, in einer Kompresse oder als Massageöl helfen bei Ekzemen (keine offenen Hautbezirke massieren).
- Lavendel-, Teebaum- oder Zitronenöl in einem warmen Fußbad helfen bei Fußpilz.
- Mischen Sie zur Behandlung von Ringelflechte je 10 Tropfen Lavendel- und Teebaumöl sowie 5 Tropfen Geranienöl mit einer Trägersubstanz (Öl). Betupfen Sie regelmäßig die befallene Gegend mit einem in die Mischung getunkten Wattebällchen.
- Mischen Sie 4 – 6 Tropfen von Bergamotte-, Eukalyptus- und Teebaumöl in 60 ml Trägersubstanz (Öl) und betupfen Sie regelmäßig die Herpesbläschen.
- Mischen Sie 6 Tropfen Rosmarin- oder Teebaumöl mit 5 Tropfen Eukalyptus- oder Geranienöl und 6 Tropfen Lavendelöl mit 60 ml einer Trägersubstanz (Öl) und massieren Sie die Mischung als Behandlung gegen Kopfläuse in die Kopfhaut. Wickeln Sie das Haar bis zu 2 Stunden in ein Handtuch oder eine Plastikfolie. Waschen Sie danach das Haar gründlich aus.

siehe auch ☛

Beschwerden

Infektionen
Seite 32

Angst und Panik
Seite 93

Eßstörungen
Seite 103

Gelbsucht
Seite 110

Erkrankungen des Immunsystems
Seite 117

Altern
Seite 121

Therapien

Reflexzonenmassage
Seite 140

Bilderleben
Seite 150

Homöopathie
Seite 165

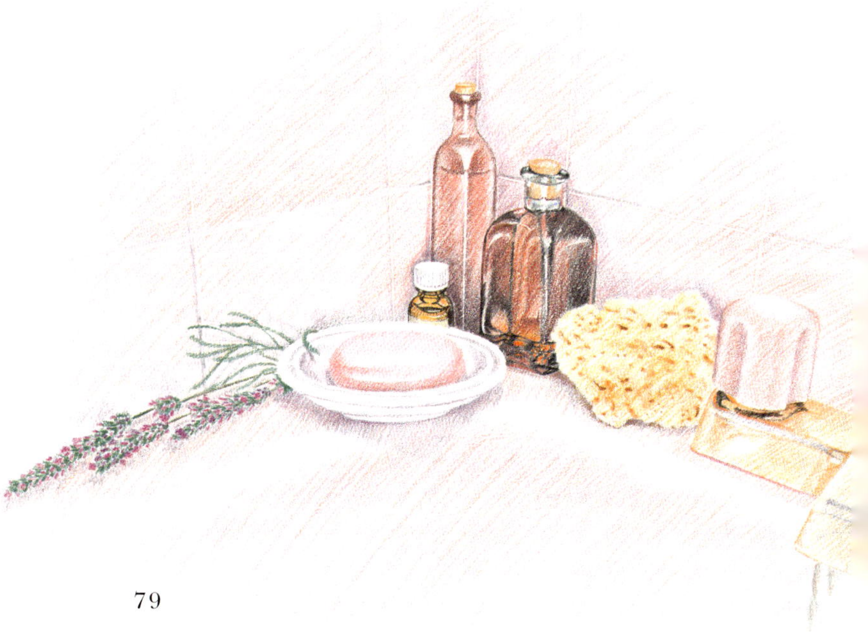

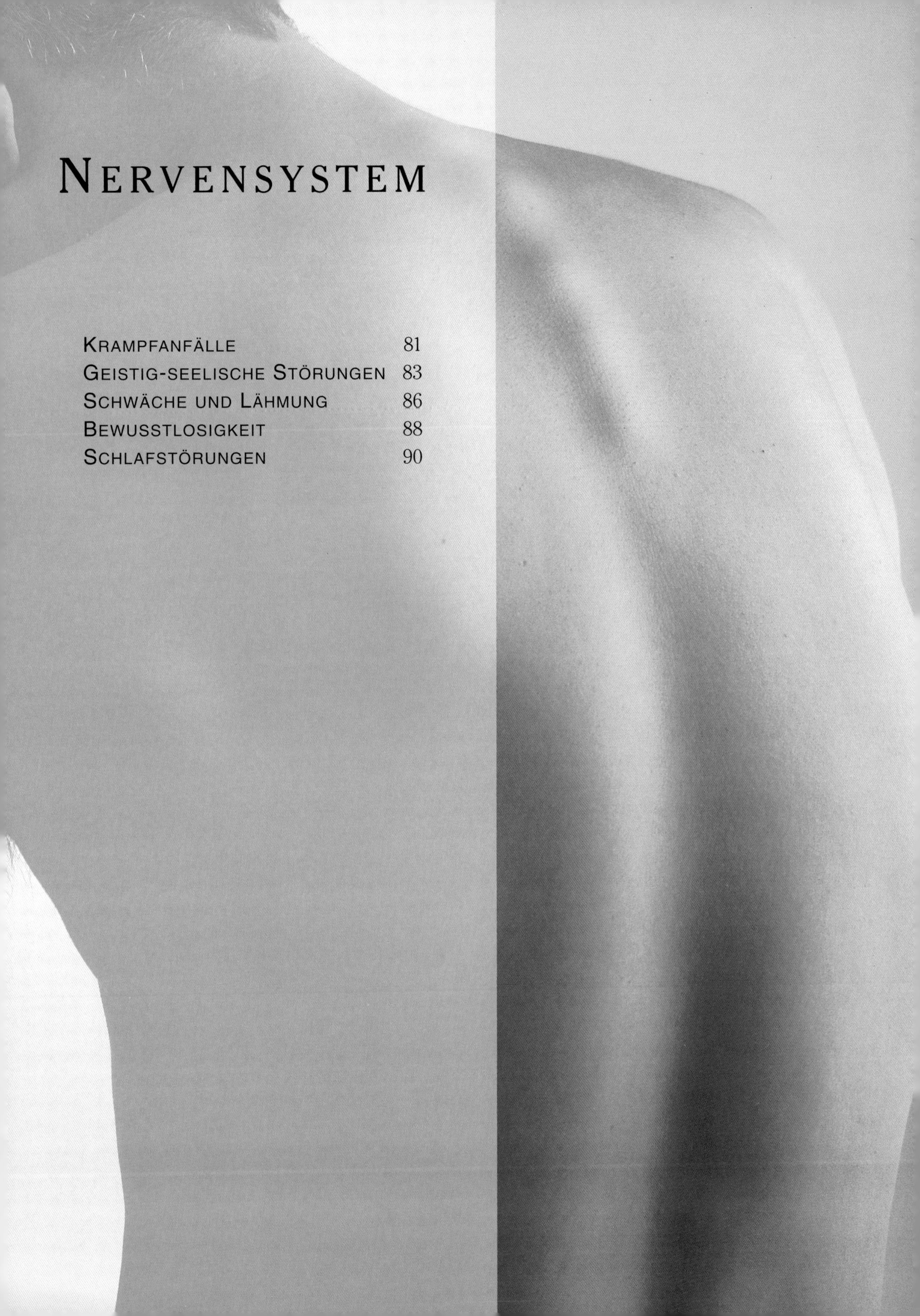

Nervensystem

KRAMPFANFÄLLE

Zu einem Krampfanfall kommt es bei plötzlich auftretenden synchronen elektrischen Entladungen von Nervenzellen im Gehirn. Diese Funktionsstörung des Gehirns wird von abnormen Bewegungsabläufen, also Krampfanfällen, begleitet. Menschen, die an wiederkehrenden Anfällen leiden, werden als Epileptiker bezeichnet.

Die Krampfanfälle werden gemäß ihrem Erscheinungsbild in verschiedene Formen des epileptischen Anfalls eingeteilt.

Grand mal: Der *große Krampfanfall*, bei dem die gesamte Körpermuskulatur beteiligt ist, ist am bekanntesten. Der Betroffene verliert plötzlich sein Bewußtsein und fällt zu Boden. Im Vorfeld tritt bei der Hälfte der Menschen eine sogenannte *Aura* auf. Hierbei handelt es sich um Vorzeichen, anhand derer der Betroffene den epileptischen Anfall herannahen fühlt. Die Krampfphase wird durch krampfartige Muskelzuckungen des gesamten Körpers abgelöst. Abschließend tritt eine tiefe Bewußtlosigkeit auf. Wenn die betroffene Person das Bewußtsein wieder voll erlangt hat, ist sie meist schlecht orientiert und durcheinander und fällt dann in einen mehrstündigen tiefen Schlaf. Auch andere Symptome können die Anfälle begleiten, und geringfügig abweichende Verläufe sind möglich.

Petit mal: Die Dauer dieser Anfälle ist oft so kurz, daß die Umwelt der Betroffenen sie nicht wahrnimmt. Diese verlieren kurzfristig das Bewußtsein, ohne jedoch zu stürzen. Sie verharren bewegungslos, starren in die Luft oder sind während eines Gespräches nicht in der Lage, richtig zu antworten. Nach 2 – 15 Sekunden kehrt das Bewußtsein wieder zurück, und die unterbrochene Tätigkeit wird fortgeführt.

Psychomotorische Krämpfe: Von den oben beschriebenen Formen von Anfällen unterscheidet sich diese durch folgende Merkmale:

- Falls eine Aura auftritt, dann in der Form eines Trugbildes oder einer Halluzination.
- Eine solcher Anfall kann Sekunden, aber auch Tage dauern.
- Anstelle von Gedächtnisverlust schildern die Betroffenen für die Dauer des Anfalles traumähnliche Erfahrungen, die Wirklichkeit erscheint weit entrückt, manche berichten von einem Déjà-vu-Erlebnis.
- Die Gestik und Mimik der Betroffenen wirkt aufgrund reduzierter, gleichbleibender Bewegungen wie automatisiert.

Blitzende Lichtquellen, wie z. B. Stroboskoplicht, können Anfälle auslösen. Weitere krampfauslösende Reize sind: Durchblutungsstörungen, insbesondere Thrombosen oder Embolien; Tumore, vor allem in unmittelbarer Nähe zum Bewegungszentrum; Unfallfolgen, hierbei tritt das Anfallsleiden meist zwischen 6 Monaten und 2 Jahren nach der Kopfverletzung auf; Infektionen, wozu auch Hirnabszeß und Entzündung zählen; sowie seltener Abbauprozesse des Gehirns, z. B. Multiple Sklerose.

Die Lichtorgel ist eine Gefahr für Epileptiker und sollte deshalb von ihnen gemieden werden.

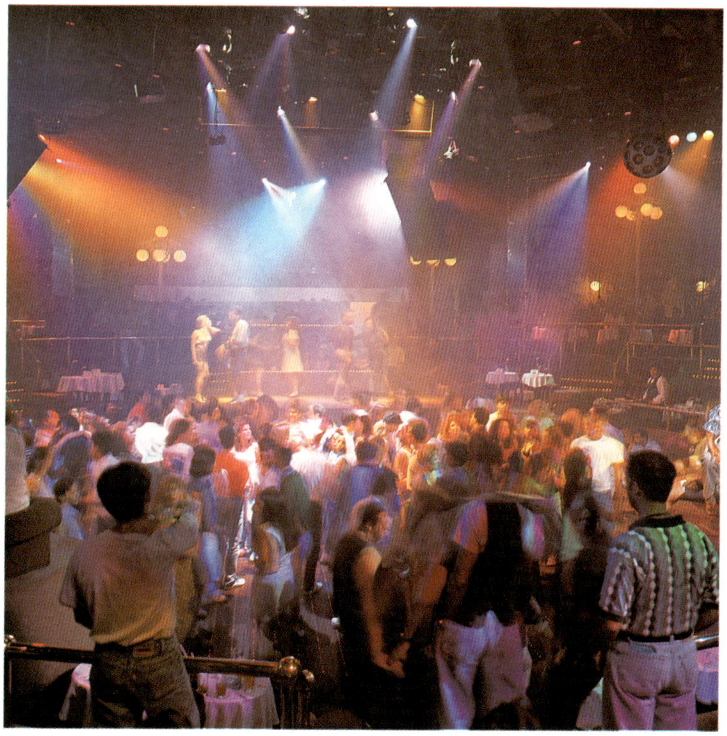

Konventionelle Therapien

- Krampflösende Medikamente
- Chirurgische Maßnahmen

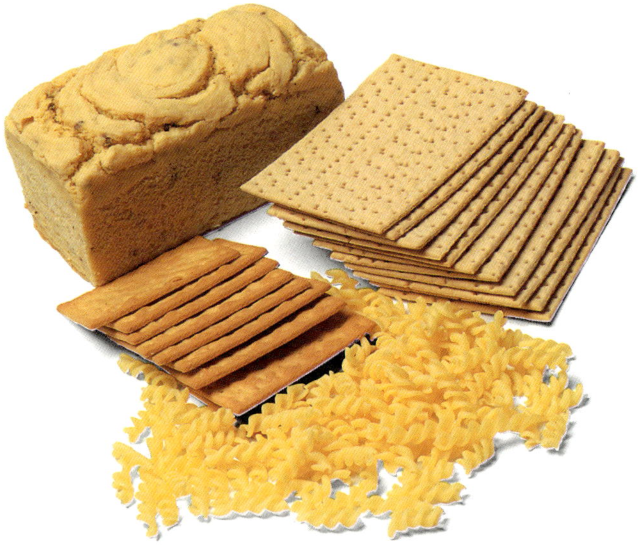

Glutenfreie Nahrungsmittel, üblicherweise als Heilmittel bei der Zöliakie eingesetzt, reduzieren die Anfälle bei Epilepsie von Kindern.

siehe auch ☛

Beschwerden

Infektionen
Seite 32

Erschöpfung
Seite 34

Bewußtlosigkeit
Seite 88

Angst und Panik
Seite 93

Therapien

Körperliche Bewegung
Seite 129

Atemtherapie
Seite 133

Reflexzonenmassage
Seite 140

Yoga
Seite 146

Bildererleben
Seite 150

Streßbewältigung
Seite 153

Ergänzende Therapien

Diät und Ernährung

Der Mangel an Magnesium scheint Anfallserkrankungen zu begünstigen. Deshalb ist es sinnvoll, zusätzlich zu anderen medikamentösen und sonstigen Präparaten auch Magnesium zu verabreichen. Mangel an Mangan, ein Spurenelement, im Blut oder Gewebe steht auch mit Anfallserkrankungen im Zusammenhang, besonders dann, wenn die Anfälle häufig auftreten. Das gleiche gilt für hohen Vitamin-B_6-Mangel.

Alle Ernährungsmaßnahmen, die zu einer ausgewogenen, gesunden Ernährung beitragen, werden bei Anfallsleiden vorbeugend empfohlen, da hierdurch alle Teile des Gehirns optimal mit Blut versorgt werden. Wird eine glutenfreie Diät eingehalten, reduziert sich möglicherweise die Zahl der epileptischen Anfälle bei Kindern. Werden krampfunterdrückende Medikamente eingenommen, kann es zu Mangelerscheinungen verschiedener Nährstoffe kommen. Dies gilt für Folsäure, Vitamin B_{12}, Thiamin, Vitamine D und E. Sind diese Nährstoffe in ausreichender Menge im Körper vorhanden, kann das auch zu einem Rückgang der Anfälle beitragen.

Biofeedback

Einige Studien haben ergeben, daß man mit Biofeedback die Häufigkeit der Anfälle wirkungsvoll um bis zu 35 % reduzieren vermag. Biofeedback muß von einem erfahrenen Lehrer erlernt werden, bevor es problemlos zu Hause selbst durchgeführt werden kann.

Akupressur

Sind Sie bei einem Anfall zugegen, bleiben Sie völlig ruhig. Sorgen Sie dafür, daß der Betroffene sich nicht verletzt. Legen Sie ein gefaltetes Stofftaschentuch zwischen seine Kiefer. Befreien Sie ihn von beengender Kleidung und legen Sie ihm ein nasses Tuch auf die Stirn. Verfahren Sie wie folgt, sobald der Betroffene sich beruhigt hat: Drücken Sie auf den Blasenmeridian entlang der Wirbelsäule, der die Gefäßpunkte 14 und 26 kontrolliert, dann Blasenpunkt 60 und CV 12. Drücken Sie die Achillessehne fest, und zwicken Sie dann die Großzehe mit Daumen und Zeigefinger. Abschließend drücken Sie kräftig auf die Handflächen.

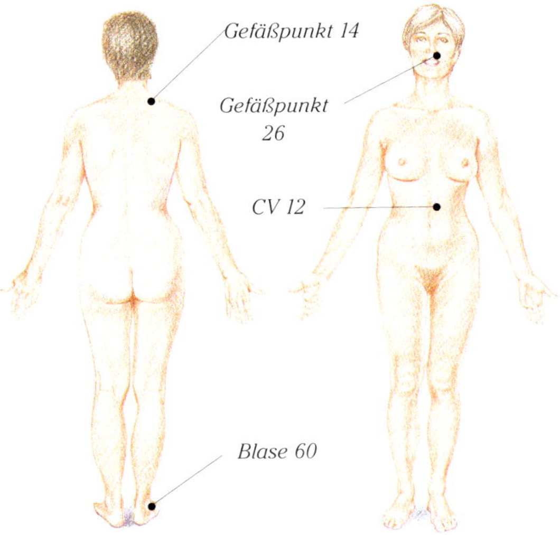

Meditation

Die Fähigkeit, mit Meditation zu innerer Ruhe und Harmonie zu finden, hilft die Häufigkeit und die Stärke der Anfälle zu reduzieren. Wählen Sie Ihre Meditationsform aus und praktizieren Sie diese täglich.

Geistig-seelische Störungen

Die Symptome einer geistig-seelischen Störung, also einer Geisteserkrankung, sind schwierig zu deuten. Dies liegt vor allem daran, daß es gilt, die Grenze zwischen dem, was als „normal" bzw. „abnormal" anzusehen ist, festzulegen. Wer hatte denn nicht schon den Eindruck, in geistig und körperlich außergewöhnlich angespannten Situationen „verrückt" zu werden?

In einer solch angespannten Situation können wir uns nicht konzentrieren, vergessen, was wir gerade dachten, oder haben den Eindruck, daß sich alle gegen uns verbündet haben. Dann könnten wir als geisteskrank bezeichnet werden. Da dieser Zustand „verfliegt", sobald wir an frischer Luft spazierengehen, um Abstand von den Dingen zu bekommen, fühlen wir uns bald wieder ganz „normal". Ein geisteskranker Mensch dagegen ist nicht in der Lage, innerhalb kurzer Zeit sein inneres Gleichgewicht wieder herzustellen. Je länger die geistig-seelische Störung anhält, desto weniger ist der Mensch fähig, am normalen Leben teilzunehmen. Dann müssen entsprechende Maßnahmen für die Wiederherstellung der geistig-seelischen Gesundheit ergriffen werden.

Außer der psychisch und physisch angespannten Lebenssituation gibt es zahlreiche weitere Aspekte, die im Hinblick auf die geistige Gesundheit berücksichtigt werden müssen. Dazu gehören das Erkennen von und Vorbeugen vor Krankheiten, das Feststellen von leichten Krankheitsbeschwerden sowie die Behandlung von chronischen Krankheitsverläufen mit zunehmendem geistigen Abbau. Zunächst müssen die Symptome und deren Ausprägung, von schwach bis stark, festgestellt werden. Schwächere Symptome können nicht als Geisteskrankheit ausgelegt werden, stärker ausgeprägte hingegen doch.

Im folgenden werden einige Symptome aufgezählt.

Konzentrationsschwäche: Schwach ausgeprägt erscheint diese als kurzzeitige Unaufmerksamkeit oder *Absence*, wie Sie an sich selbst erfahren können, wenn Sie sehr abgespannt sind und sich nicht mehr auf Ihre Tätigkeit konzentrieren können. In stärkerer und langandauernder Ausprägung ist der Betroffene unfähig, einfache Anweisungen auszuführen oder den Ausführungen einer anderen Person zu folgen. Normalerweise läßt sich dieser Zustand überwinden, wenn man sich „zusammenreißt" oder etwas ausruht.

Verstimmungen: Sind Sie müde oder gestreßt, können Sie sich „aufgedreht" oder „niedergeschlagen" fühlen und entsprechend unangemessen reagieren. Dieser Zustand bessert sich in der Regel nach einem kurzen Nickerchen oder einfach einer Zeit der Entspannung. Hält die Verstimmung jedoch länger an oder wird gar zum seelischen Grundtenor, ist dies ein Problem.

Unter *Affekt* verstehen wir die Art und Weise, wie wir unsere Gefühle oder Laune zeigen. Ein Mensch, der seinen Gefühlen kaum Ausdruck gibt, wird als affektarm bezeichnet. Kommen andere Abweichungen hinzu, kann dies für die seelische Gesundheit bedeutsam werden.

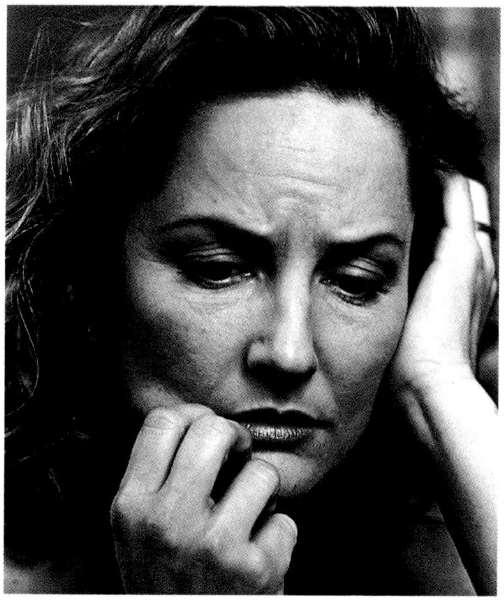

Gefühle von Sorge und Niedergeschlagenheit sind weit verbreitet, manche Menschen werden davon geradezu überwältigt.

Konventionelle Therapien

- Medikamente (stimmungsverändernd, beruhigend, schlaffördernd)
- Krankenhausbehandlung (psychiatrische Krankenhäuser und betreutes Wohnen)
- Häusliche Pflege durch Krankenschwestern oder Zivildienstleistende

Denkstörungen: Unterschieden werden folgende Formen:

- Halluzinationen und Trugbilder sind Symptome einer *Wahrnehmungsstörung.*
- Wahnvorstellungen beruhen auf inhaltlichen *Denkstörungen.*
- Paranoia ist ein Beispiel für die Ausbildung eines *Wahnsystems*, z. B. religiöser Wahn.

Treten verschiedene charakteristische Symptome zu einem Krankheitsbild zusammen, sprechen wir von einem Syndrom. Es gibt weitaus mehr Syndrome, als hier dargestellt werden

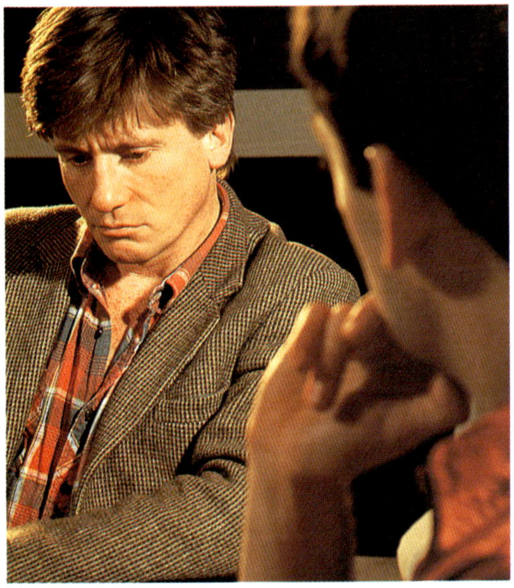

In einer Gruppen- oder Einzeltherapie können die eigenen Gefühle und Probleme gemeinsam mit einem Therapeuten oder auch anderen Teilnehmern analysiert und diskutiert werden.

können. Wichtiger ist jedoch, daß Sie geistig-seelische Veränderungen bei sich, Ihrer Familie sowie Ihren Freunden und Bekannten zunächst selbst feststellen. Danach können Sie abwägen, wie schwerwiegend diese Veränderungen sind und ob fachliche Hilfe notwendig ist.

Zwei typische Krankheitsbilder sollen hier jedoch noch erwähnt werden:

Delirium: Es handelt sich um eine akute, hochgradige Bewußtseinstrübung, die häufig infolge von hohem Fieber oder einer akuten Vergiftung auftritt. Sie tritt auch als Entzugssymptom bei Alkohol- oder Drogenmißbrauch auf. Die Symptome reichen von verminderter Aufmerksamkeit und geistiger Verwirrung, Sinnestäuschung und/oder Wahnvorstellungen, ängstlicher Erregung und Bewegungsunruhe, seelischen Verstimmungen bis hin zu Störungen des autonomen Nervensystems (Fieber, Schwitzen, Pulsrasen). Treten einige oder all diese Symptome auf, muß ein Arzt konsultiert werden.

Demenz: Demenz bezeichnet irreparable, oft chronisch fortschreitende Minderung von Gedächtnis, Intelligenz und Auffassungsgabe. Anfangs treten die Symptome nur schwach auf, so daß die Abweichungen vom Normalen kaum auffallen. Die Demenz hat verschiedene Ursachen, die bislang noch nicht alle bekannt sind. Im fortgeschrittenen Stadium sind auch das Altgedächtnis, das logische Denken und das räumliche Orientierungsvermögen sowie das Erkennen von Personen vermindert oder gar aufgehoben. Dazu kommen allgemeine Antriebsschwäche, Störung des sozialen Verhaltens, Persönlichkeitsänderung und Vernachlässigung der Körperpflege. Die *Alzheimersche Krankheit* ist wohl der bekannteste Vertreter dieser Krankheitsgruppe. Trotz intensiver Forschung gibt es derzeit keine überzeugenden Therapiemöglichkeiten.

Ergänzende Therapien

Diät und Ernährung

Die Bedeutung der Ernährung für geistige Funktionen und somit für die geistige Gesundheit hat in den letzten 30 Jahren zu Kontroversen geführt. Professor Linus Pauling hat in diesem Zusammenhang den Begriff der *orthomolekularen Medizin und Psychiatrie* geprägt. Für ihn und seine Anhänger stand fest, daß verschiedene Arten geistiger Funktionsstörungen durch Gabe von zusätzlichen Nährstoffen, vor allem Vitaminen, Mineralien und Spuren-

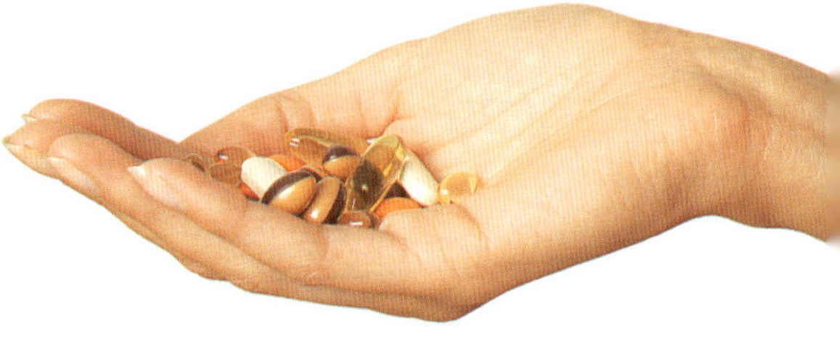

Die Anwendung hoher Vitamindosen bei geistigen Funktionsstörungen ist eine viel beachtete und kontrovers diskutierte Behandlungsform.

elementen, deutlich verbessert werden können. Diese Beobachtungen führten zu einem neuen Konzept einer ausgewogenen Ernährung und zu einer neuen Entwicklung in der Ernährungsmedizin.

Der Gebrauch von Vitaminen in sehr hoher Dosierung wird auch als Nährstofftherapie bezeichnet.

Die Verfechter der orthomolekularen Medizin wenden diese auch in der Psychatrie an. Sie gehen davon aus, daß das richtige Vitaminmolekül den fehlenden Teil einer schlecht funktionierenden Nervenzelle ersetzen und diese Zelle dann wieder normal funktionieren kann. Hierfür, so die Verfechter der Methode, müssen relativ hohe Dosen eingesetzt werden, damit der Nährstoffbedarf ausreichend gedeckt ist. Daraus resultiert die Annahme, daß die Stabilität und Balance des Nervensystems nur durch eine sehr hohe Dosierung und regelmäßige Zufuhr bestimmter Vitamine, besonders aus dem Bereich der B-Gruppe und des Vitamins C, verbessert werden kann.

Für weitere, detaillierte Informationen über ausgewogene Ernährung schlagen Sie auch im Kapitel *Diät und Ernährung* nach.

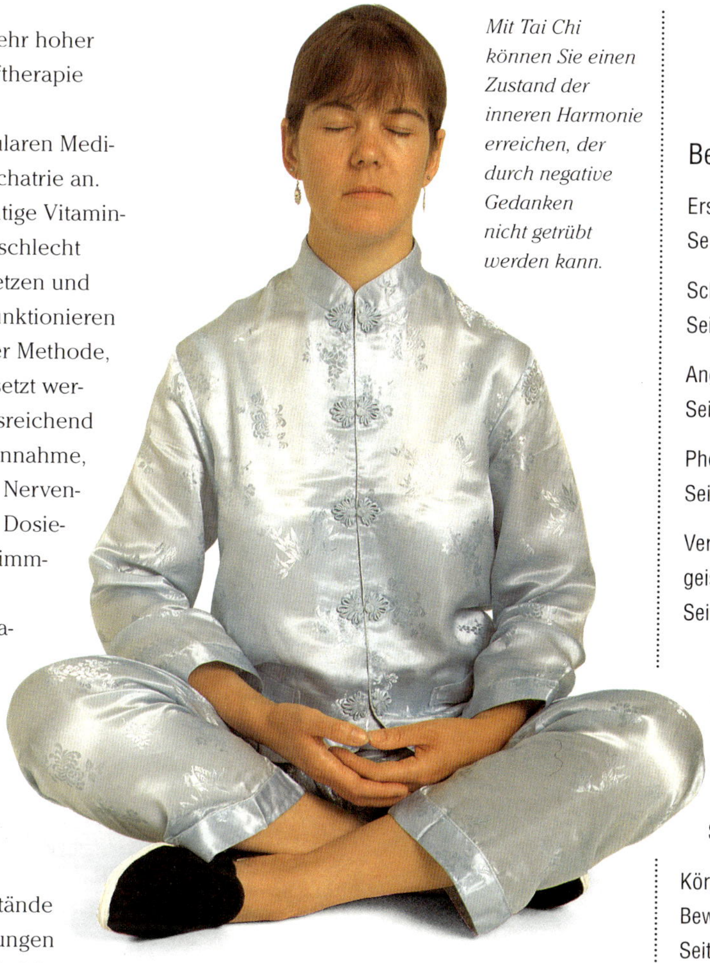

Mit Tai Chi können Sie einen Zustand der inneren Harmonie erreichen, der durch negative Gedanken nicht getrübt werden kann.

Streßbewältigung

Berufliche und private Lebensumstände und zwischenmenschliche Beziehungen wirken sich direkt auf die geistige Stabilität aus. Beachten Sie diese Einflüsse, insbesondere dann, wenn Sie aus dem inneren Gleichgewicht geraten.

Bach-Blütentherapie

Diese Behandlungsform ist besonders als „Seelentherapie" für menschliche Gemütsstimmungen geeignet . Folgende Inhaltsstoffe wurden als wirkungsvoll herausgefunden:

- Agrimony (geistige Erschöpfung)
- Scleranthus (Unentschlossenheit und Unsicherheit)
- Cherry Plum (tiefe Verzweiflung)

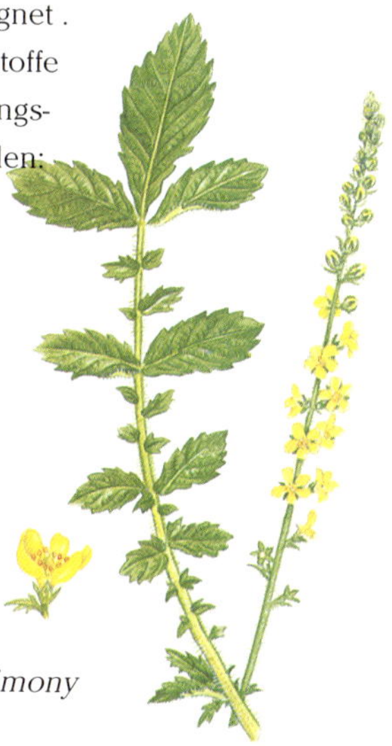

Agrimony

Meditation

Ist Ihr seelisches Gleichgewicht und die innere Stabilität bedroht, ziehen Sie sich mit Hilfe von Meditation auf Ihren inneren Ruhepol zurück, um dort wieder Kraft und Zuversicht zu schöpfen. Wichtig ist, daß Sie in Zeiten des Wohlbefindens eine Ihnen gemäße Meditationsform auswählen und täglich praktizieren, damit Sie diese im Fall einer Erkrankung beherrschen. Sie werden die positiven Auswirkungen auf Körper und Seele bald zu schätzen wissen.

Körperliche Bewegung

Körperliche Bewegung in einer für Sie angemessenen Form, z. B. Schwimmen, Radfahren, Spazierengehen, hilft, schwach ausgeprägte Geisteskrankheiten und die möglicherweise damit verbundenen körperlichen Beschwerden zu lindern. Körperliche Bewegung erhöht den Energieumsatz und macht den Kopf wieder frei. Auch hier gilt: Treiben Sie immer Ausgleichssport, auch wenn es Ihnen gut geht.

siehe auch ☛

Beschwerden

Erschöpfung Seite 34

Schlafstörungen Seite 90

Angst und Panik Seite 93

Phobien Seite 97

Verlust geistiger Bindungen Seite 100

Therapien

Diät und Ernährung Seite 126

Körperliche Bewegung Seite 129

Massage Seite 132

Atemtherapie Seite 133

Akupressur Seite 138

Yoga Seite 146

Reiki Seite 148

Musiktherapie Seite 156

Pflanzentherapie Seite 162

Homöopathie Seite 165

Hydrotherapie Seite 166

ERSCHÖPFUNG UND LÄHMUNG

Werden die Anforderungen oder Belastungen des Lebens zu groß, entwickeln sich Abgeschlagenheit und Erschöpfung. Diese können von kurzzeitigen Schwächeanfällen bis zu langzeitigen Lähmungen reichen.

Konventionelle Therapien

- Schmerz-behandlung
- Bewegungs-therapie
- Chirurgische Maßnahmen
- Sozialdienste

Die folgenden, häufig auftretenden Beschwerden können durch ergänzende Therapien angemessen angegangen werden.

Erschöpfung: Zwei Formen der Erschöpfung können unterschieden werden. Zum einen die allumfassende Erschöpfung und Müdigkeit als Folge von zu hohen Anforderungen oder zu großer Belastung. Sie kann auch als Begleiterscheinung einer Virusinfektion, wie z. B. einer Grippe, oder als Symptom des *Chronischen Müdigkeitssyndroms* (s. S. 34/35) auftreten. Dies ist auch bei einem Schock der Fall. Zum anderen die lokal begrenzte Schwäche. Diese kann ein typisches Symptom für ein neurologisches Geschehen, also entweder eine Entzündung oder ein Druck auf einzelne Nerven oder Nervenstränge, sein.

Als Begleiterscheinung können Taubheitsgefühl, Kribbeln oder Hitze- bzw. Kältegefühl auftreten.

Umschriebene Lähmung: Diese kann entweder ein erstmalig auftretendes oder das fortschreitende Symptom einer begrenzten Schwäche sein. Umschriebene Lähmungen treten auch als Folge einer Nervenschädigung eines Nervs oder einer Nervengruppe auf. Jede Körperregion kann davon betroffen sein, und es können auch Sprach-, Seh- und Bewegungsstörungen auftreten. Bei der multiplen Sklerose kommt es zu herdförmigen Veränderungen an den die Nerven umhüllenden Substanzen. Es treten dann verstreut Lähmungsstellen auf.

Hemiparese: Es handelt sich hierbei um eine unvollständige halbseitige Lähmung des Körpers, normalerweise als Folge einer Durchblutungsstörung einer Hirnhälfte.

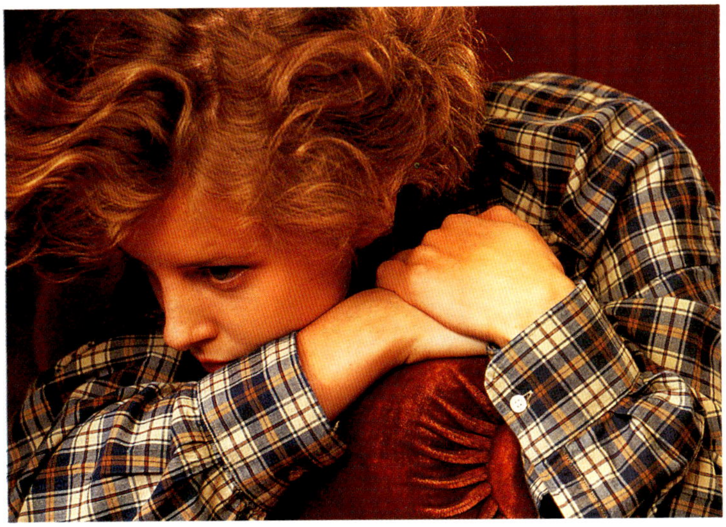

Allumfassende Schwäche und Müdigkeit sind für das Chronische Müdigkeitssyndrom (CFS) charakteristisch.

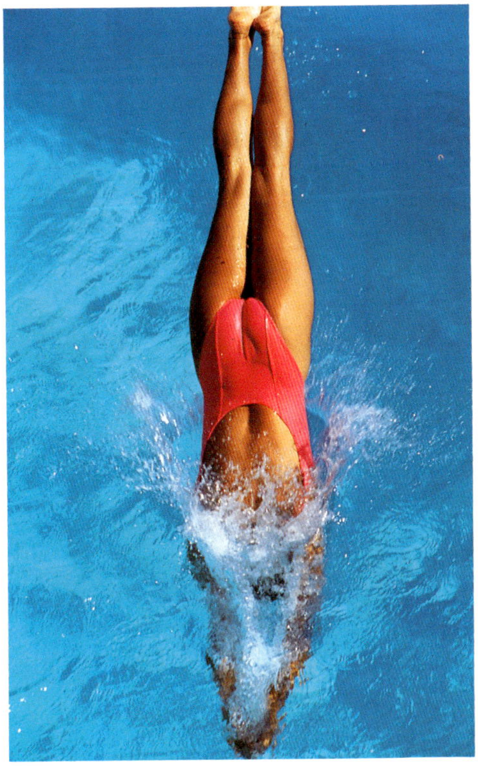

Beim Kopfsprung kann die Wirbelsäule unterhalb des Kopfes geschädigt werden, was zu einer Querschnittslähmung führen kann.

Hemiparese tritt gewöhnlich nach einem Schlaganfall auf. Die Sprache ist mitbetroffen, wenn die dominante Hirnhälfte geschädigt wird. Je nach Schweregrad der Schädigung können als Folgeerscheinung Persönlichkeitsstörungen auftreten.

Paraplegie: Es handelt sich hier um eine doppelseitige Lähmung, also um eine auf beiden Körperseiten gleichmäßig auftretende Lähmung der Arme oder Beine als Folge eines Unfalles.

Quadriplegie: Lähmung aller vier Gliedmaßen, gewöhnlich als Folge einer Schädigung des Rückenmarkes im Genickbereich beim Kopfsprung, Radfahren oder als Reitunfall.

Ergänzende Therapien

Hydrotherapie

Bei entzündlichen Erkrankungen können warme bis heiße Bäder die Durchblutung im entzündeten Körperbereich anregen. Bei Nerven- oder Muskelschädigungen kräftigt Schwimmen die nicht geschädigten Muskelpartien.

Reflexzonenmassage

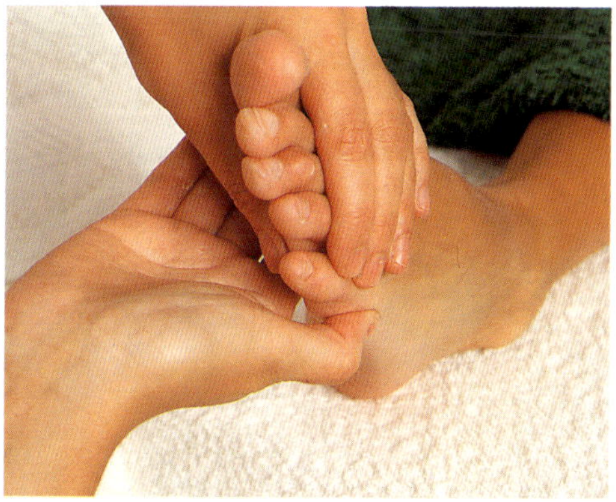

Die vorsichtige Bewegung eines gelähmten Beines kann durch Daumen„laufen" auf dem Arm-/Beinreflex seitlich der Kleinzehe unterstützt werden.

Körperlichc Bewegung

Tritt Schwäche auf, sollten zunächst alle körperlichen Aktivitäten eingeschränkt bzw. der Körper nicht belastet werden. Damit beugt man Verletzungen vor und gibt dem Körper die Möglichkeit, seine Selbstheilungskräfte zu aktivieren. Nach angemessener Ruhephase werden sukzessive alle Aktivitäten wieder aufgenommen.

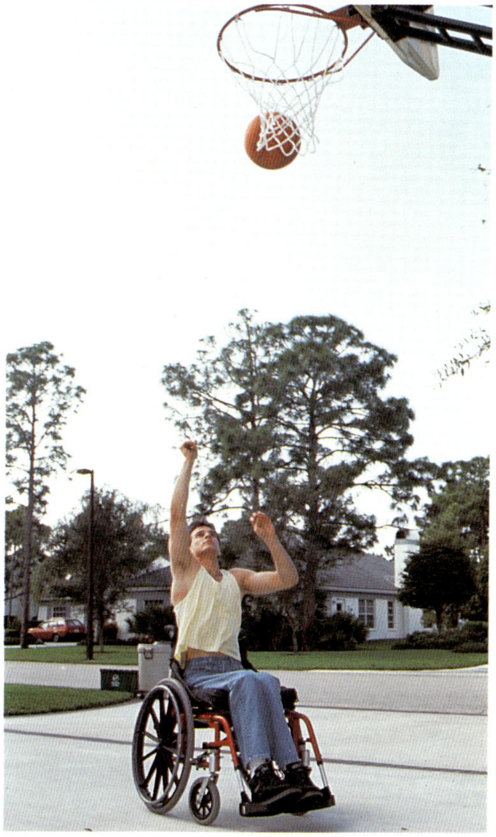

Damit die Muskeln nicht zu sehr erschlaffen, sollte nach einem Unfall sobald wie möglich mit Bewegungsübungen begonnen werden.

Yoga

Yoga hat einen heilsamen Einfluß auf die Funktionen des gesamten menschlichen Körpers, denn mit Yoga werden Körper, Geist und Seele regeneriert. Die Yoga-Übungen, die eine vorsichtige Dehnung beinhalten, können Kraft und Funktion der Muskeln verbessern, die nach einer Krankheit oder Verletzung geschwächt sind.

Akupressur

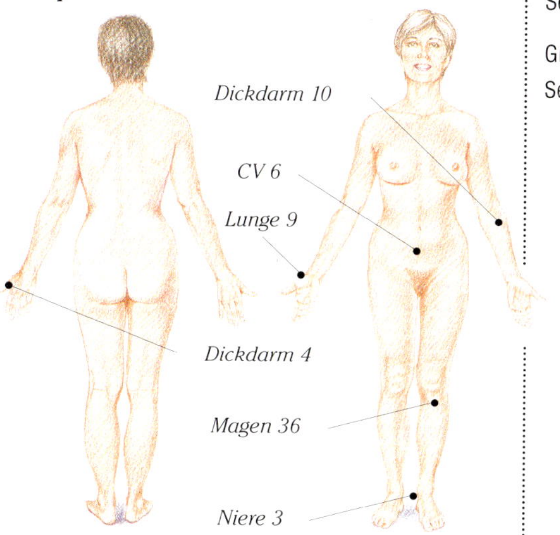

siehe auch

Beschwerden

Grippe
Seite 30

Infektionen
Seite 32

Erschöpfung
Seite 34

Therapien

Diät und Ernährung
Seite 126

Blldererleben
Seite 150

Gruppentherapie
Seite 152

BEWUSSTLOSIGKEIT

Nach dem Grad des Bewußtseins unterscheidet man bestimmte Bewußtseinsstufen, die sich von der Bewußtlosigkeit über Zustände der Bewußtseinstrübung bis hin zu Bewußtseinsklarheit erstrecken. Diese eher medizinische Betrachtung unterscheidet sich von der philosophischen Betrachtung des Bewußtseins.

Konventionelle Therapien

- Krampflösende Medikamente
- Medikamentöse und chirurgische Behandlung bei Kreislaufbeschwerden
- Chirurgische Behandlung von Traumen und Tumoren
- Lebenserhaltende Maßnahmen

Hier geht es um verschiedene Bewußtseinsstufen, vom Schlaf bis zum Wachsein, und um Bewußtlosigkeit, die krankheitsbedingt zeitweilig oder auch dauerhaft sein kann.

Absence: Es handelt sich um eine Bewußtseinspause von 5 – 20 Sekunden, wie sie z. B. bei *Petit-mal*-Anfällen (s. S. 81) auftritt. Die Betroffenen blicken starr und reagieren kurzzeitig nicht. Absence erfordert meist keine Behandlung, aber die zugrunde liegende Krankheitsursache sollte festgestellt und gegebenenfalls behandelt werden.

Ohnmacht: Eine Reihe von Symptomen werden dem Kollaps zugeordnet: Vom Gefühl,

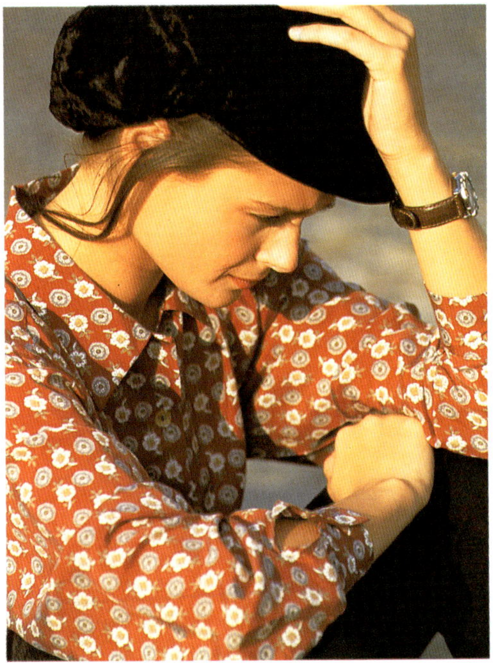

Jede unbeabsichtige Änderung unseres Bewußtseinszustandes wirkt störend auf unser Bewußtsein.

ohnmächtig zu werden, über Schwindelgefühle bis hin zur dauernden Bewußtlosigkeit oder Ohnmacht. Die funktionellen Ursachen für Ohnmacht können chemische Funktionsstörungen, wie Hyperventilation und Unterzuckerung, Kreislaufprobleme, bedingt durch raschen Blutdruckabfall auch aufgrund von Schock, und vom Gehirn ausgehende Krampfanfälle *(Epilepsie)* oder ein Schlaganfall sein.

Trance: Es handelt sich um eine die freie Willensbestimmung aussetzende Bewußtseinslage, die durch Hypnose, Drogen, Tanz oder andere Gegebenheiten hervorgerufen werden kann. Die Hirnstromkurve kann beim Menschen abgeleitet werden. Das Hirn sendet im Wachzustand mit geschlossenen Augen Alphawellen mit einer Frequenz von 8 – 13 pro Sekunde, im Wachzustand dagegen 13 – 30 Wellen pro Sekunden aus. Im Schlaf kommt es entsprechend der Schlaftiefe zu einer zunehmenden Frequenzverlangsamung. So werden in Leichtschlafphasen 4 – 7 und in Tiefschlafphasen 0,5 – 3,5 Wellen pro Sekunde gemessen. Im Kindesalter ist das EEG (Hirnstromkurve) langsamer und unregelmäßiger.

Schlaf: Dieser wird nur der Vollständigkeit halber erwähnt, denn er ist völlig normal und natürlich erwünscht. Schlaf unterscheidet sich von den anderen Stadien der Bewußtseinsverluste dadurch, daß im Schlaf Ansprechbarkeit besteht und nach dem Aufwachen sofort den täglichen Verrichtungen nachgekommen werden kann.

Bewußtlosigkeit: Im allgemeinen wird hierunter eine vollkommene Ausschaltung des Bewußtseins verstanden. Der Bewußtlose ist im Gegensatz zum Schlafenden selbst durch starke Reize nicht weckbar. Der Zustand tritt häufig bei Schädel-Hirn-Verletzungen sowie bei Gefäßschäden im Gehirnbereich auf. Der Zustand beendet sich von selbst, und das Bewußtsein kehrt zurück, sobald die Hirnzellen sich erholt haben. In der Zwischenzeit können lebenserhaltende Maßnahmen notwendig sein.

Koma: Unter Koma versteht man eine länger dauernde, tiefe Bewußtlosigkeit, die auch durch starke äußere Reize nicht unterbrochen werden kann. Das Koma ist immer Zeichen einer ernsthaften Erkrankung oder Schädigung. Lebenserhaltende Maßnahmen müssen meist längere Zeit durchgeführt werden.

Erste Hilfe

Bei Bewußtlosigkeit muß grundsätzlich mit einer Störung der Atmung gerechnet werden. Lassen Sie die bewußtlose Person in liegender Körperposition. Lockern Sie festsitzende Kleidungsstücke. Stellen Sie sicher, daß die Atemwege frei sind, beobachten Sie den Atem. Bringen Sie den Bewußtlosen in die stabile Seitenlage und entfernen Sie Schleim aus seinem Mund. Öffnen Sie die Fenster, damit frische Luft in den Raum kommt. Zeigt der Bewußtlose keinerlei Reaktion und gewinnt das Bewußtsein nicht zurück, sind weiterführende Maßnahmen notwendig. Rufen Sie den Rettungsdienst.

Ergänzende Therapien

Bach-Blütentherapie

Die am besten bekannte Bach-Blütenzubereitung sind die sogenannten Rescue- oder Notfall-Tropfen. Sie können bei plötzlichem Bewußtseinsverlust helfen und in allen Situationen angewendet werden. Viele Menschen haben die Notfall-Tropfen immer in greifbarer Nähe, um sie sofort einnehmen zu können. Sie bestehen aus

- Star of Bethlehem (Schock)
- Rock Rose (Panik)
- Impatiens (Ungeduld und Spannung)
- Cherry Plum (Angst vor Kontrollverlust)
- Clematis (Sammeln des Verstandes und Vorbeugen einer Ohnmacht)

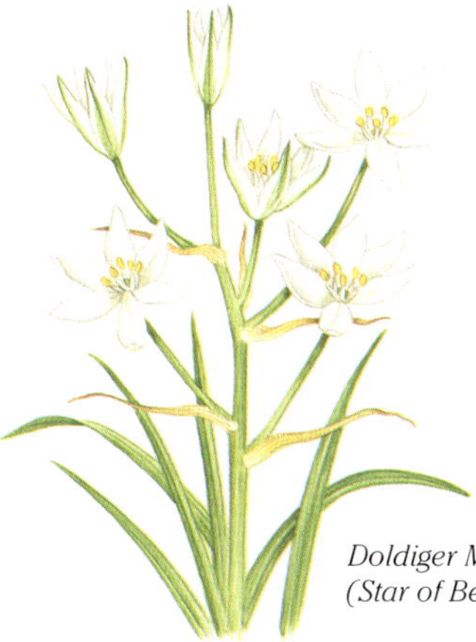

Doldiger Milchstern (Star of Bethlehem)

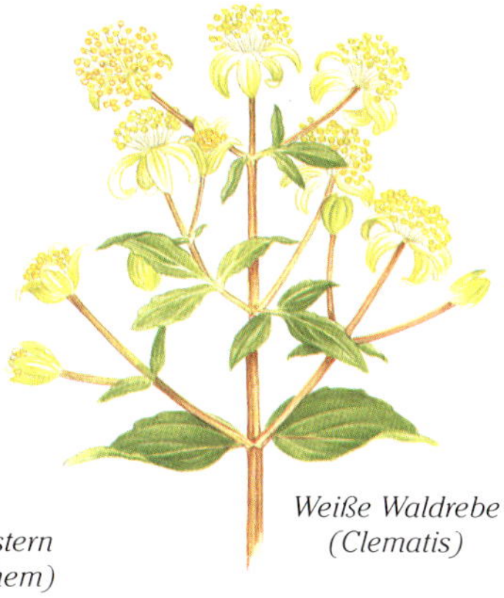

Weiße Waldrebe (Clematis)

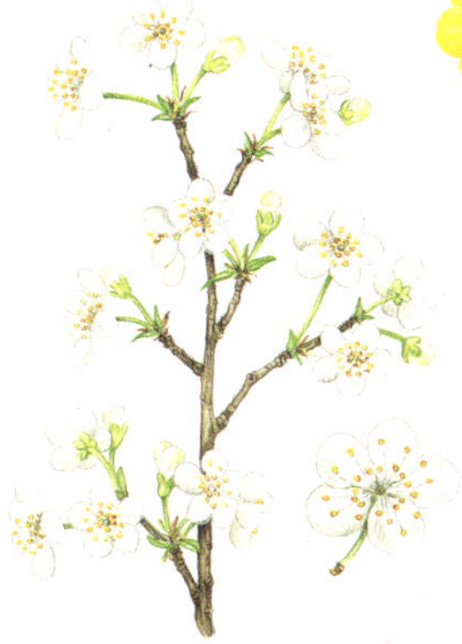

Kirsch-Pflaume (Cherry Plum)

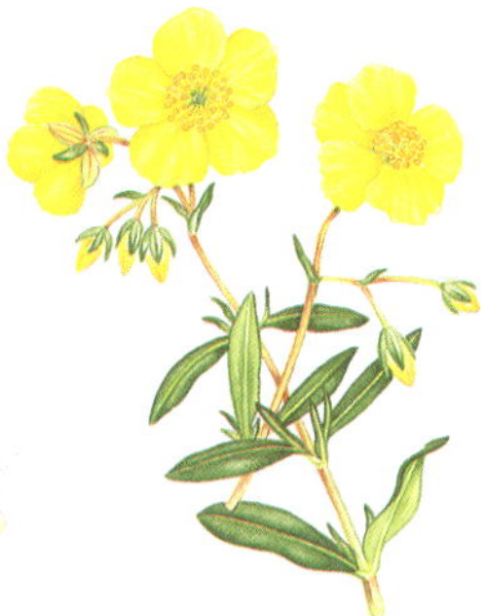

Gelbes Sonnenröschen (Rock Rose)

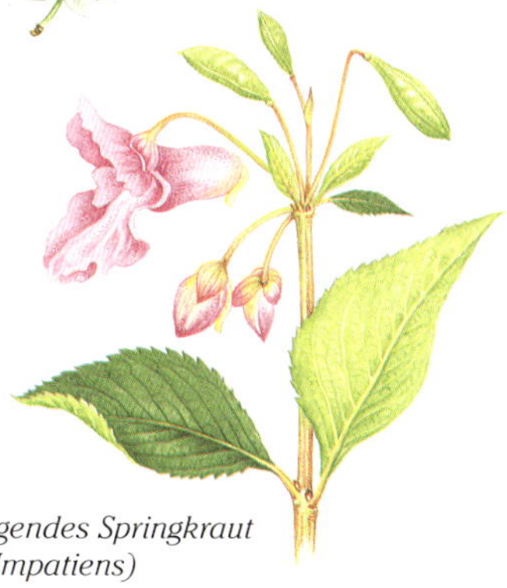

Drüsentragendes Springkraut (Impatiens)

Man erhält die Rescue- oder Notfall-Tropfen in einer Tropfflasche in Apotheken. Träufeln Sie 4 Tropfen in den Mund des Betroffenen. Dies kann alle 10 – 15 Minuten wiederholt werden.

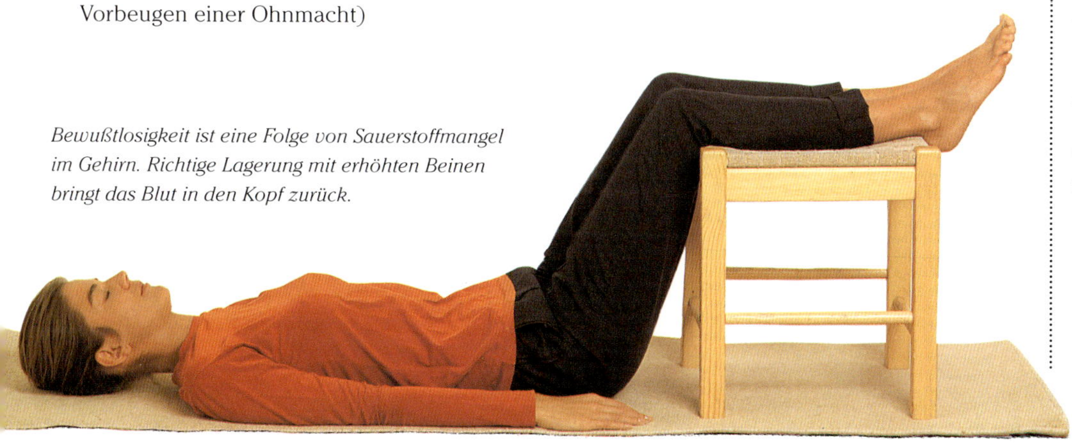

Bewußtlosigkeit ist eine Folge von Sauerstoffmangel im Gehirn. Richtige Lagerung mit erhöhten Beinen bringt das Blut in den Kopf zurück.

siehe auch ☛

Beschwerden

Brustschmerzen Seite 37

Kreislaufbeschwerden Seite 71

Krampfanfälle Seite 81

Angst und Panik Seite 93

Phobien Seite 97

Diabetes Seite 111

Erkrankungen des Immunsystems Seite 117

Therapien

Reflexzonenmassage Seite 140

Reiki Seite 148

Bildererleben Seite 150

SCHLAFSTÖRUNGEN

Im Schlaf regenerieren sich alle unsere Körperfunktionen. Wir laden sozusagen unsere physischen, psychischen und geistigen „Batterien" wieder auf. Der Schlaf ist eine der natürlichsten Körperfunktionen unseres Lebens. Dennoch leiden Millionen Menschen unter Schlafstörungen.

Konventionelle Therapien

- Schlafmittel
- Beruhigungsmittel
- Nicht verschreibungspflichtige Schlafmittel
- Behandlung von Infekten
- Gewichtsreduktion, wenn notwendig

Bei einigen Schlafstörungen können ergänzende Therapien hilfreich sein.

Schlaflosigkeit: Nahezu jeder zweite Bundesbürger leidet, so die Statistik, unter Schlafstörungen. Man unterscheidet drei Formen: *Ein- und Durchschlafstörungen* sowie *verfrühtes Erwachen*. Einschlafstörungen lassen den Schläfer nur schwer in den Schlaf finden. Die mangelnde Schlafbereitschaft wird meist durch seelische Faktoren bedingt – Ärger, ungelöste Probleme, nicht bewältigte Arbeiten und manch anderes bringen den Schläfer um seine verdiente Nachtruhe. Bei der Durchschlafstörung schreckt der Schläfer durch plötzliches Erwachen in der Nacht

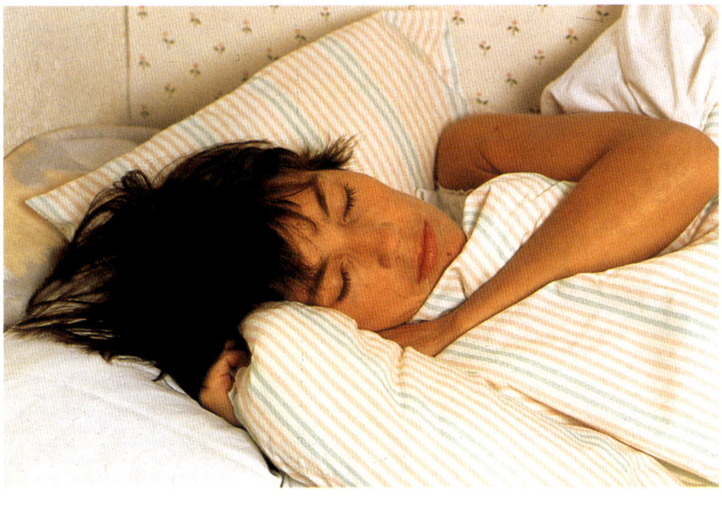

Im Schlaf regenerieren wir Körper und Geist.

auf und findet danach nicht mehr in den Schlaf zurück. Von verfrühtem Erwachen sprechen wir, wenn der Schläfer sehr früh aufwacht, noch müde ist, aber nicht mehr einschlafen kann. Dies kann auch auf eine Depression hinweisen, insbesondere wenn noch andere für Depressionen typische Symptome hinzukommen.

Schlafapnoe: Es handelt sich um einen ungewöhnlichen Zustand, der vorwiegend übergewichtige Personen betrifft. Apnoe bezeichnet Atemstillstand. Nase und Rachen scheinen sich zu verschließen und verhindern für einige Sekunden das Atmen, bevor der Sauerstoffmangel den nächsten Atemzug erzwingt. Für den Betroffenen ist dies unangenehm, auf den Partner wirkt es alarmierend. Diese Form des Atemstillstands scheint mit überflüssiger Fettgewebsbildung im Nackenbereich zusammenzuhängen, doch das Phänomen ist noch nicht vollständig erforscht.

Schnarchen: Was anderen den Schlaf raubt, ist für den Schnarcher meist kein Problem! Der Schnarcher schnarcht in der Regel, wenn er auf dem Rücken liegt oder mit geöffnetem Mund schläft. Hervorgerufen wird es durch Flatterbewegungen des weichen Gaumens. Bei Kindern tritt es häufig bei abnorm großen Rachenmandeln auf, die das Kind mit offenem Mund schlafen lassen.

Ergänzende Therapien

Diät und Ernährung

Die relativ neue Substanz Melatonin ist auch in Deutschland ins Zentrum der Aufmerksamkeit gerückt. In Amerika ist der Stoff seit einiger Zeit auf dem Markt. Es handelt sich dabei um eine körpereigene Substanz, deren Produktionsstätte die Zirbeldrüse *(Glandula pinealis)* ist. Das Wirkungsspektrum von Melatonin ist noch nicht völlig erforscht. Melatonin scheint unter anderem schlaffördernde Wirkung zu besitzen. Möglicherweise unterdrückt die zusätzliche Zufuhr von Melatonin die Eigenproduktion des Stoffes. In den U.S.A. frei verkäuflich, ist Melatonin in Deutschland als Therapeutikum bei Schlafstörungen jedoch nicht zugelassen. Meiden Sie koffeinhaltige Getränke wie Kaffee, schwarzen Tee und bestimmte Limonaden, da das „Genußgift" Koffein aktivierend wirkt. Zur „Schlafhygiene" zählt auch das Vermeiden emotional erregender Video- oder Fernsehfilme. Gestalten Sie den Feierabend harmonisch, und nehmen Sie ein Glas warme Milch mit Honig vor dem Zubettgehen zu sich. Gewichtsreduktion ist bei Schlafapnoesyndrom wichtig. Viele der Betroffenen sind deutlich übergewichtig. Den meisten fällt es schwer, genügend Gewicht abzunehmen, damit sich die Beschwerden bessern. Eine ausgewogene und gesunde Ernährung ist nicht nur erstrebenswert, sondern zahlt sich aus, weil viele gesundheitlichen Beschwerden vermieden werden.

Meditation

Die Fähigkeit, mit Meditation zu innerer Ruhe und Ausgeglichenheit zu kommen, hilft auch bei Schlaflosigkeit. Haben Sie Ihre Meditationsform bereits gefunden, können Sie mit Ihren Schlafstörungen besser umgehen und rasch zu Ihrer verdienten Nachtruhe finden.

Körperliche Bewegung

Ausreichende körperliche Bewegung entspannt die Muskeln und baut seelischen Streß ab, indem sie

- die Sauerstoffversorgung des Gewebes verbessert
- die Muskeln in Übung und die Gelenke geschmeidig hält
- zu einem Gefühl des körperlichen Wohlbefindens führt
- das Körpergewicht zu reduzieren hilft

Suchen Sie sich eine Sportart aus, die Ihnen jeden Tag Spaß macht.

Hydrotherapie

Ein heißes Bad etwa 1 Stunde vor dem Zubettgehen hilft, zu entspannen und die Tagesereignisse zu vergessen. Stellen Sie sich vor, daß alle Gedanken und Sorgen des Tages durch die Poren der Haut ins Wasser und mit diesem abfließen. Sie bleiben innerlich und äußerlich gereinigt zurück.

Aromatherapie

Einige Tropfen Lavendel-, Neroli-, Rosen- oder Majoranöl im Badewasser wirken entspannend. Alternativ können Sie diese Öle, in einer Trägersubstanz vermischt, auch zur Eigenmassage im Bereich des Gesichts, des Genicks und der Schultern verwenden. Schlaffördernd wirken auch einige Tropfen Lavendel- oder Neroliöl, auf das Kopfkissen geträufelt.

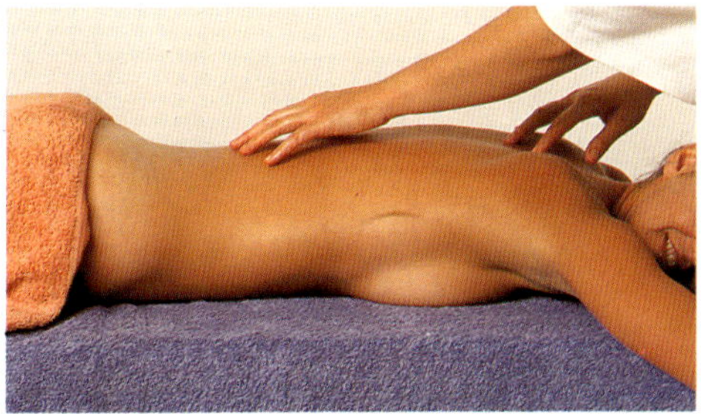

Beginnen Sie mit beiden Händen und wärmen Sie die Kreuzbeinregion auf. Gleiten Sie sanft mit einer Hand entlang der Wirbelsäule den Rücken aufwärts und folgen Sie mit der anderen Hand auf der gegenüberliegenden Seite.

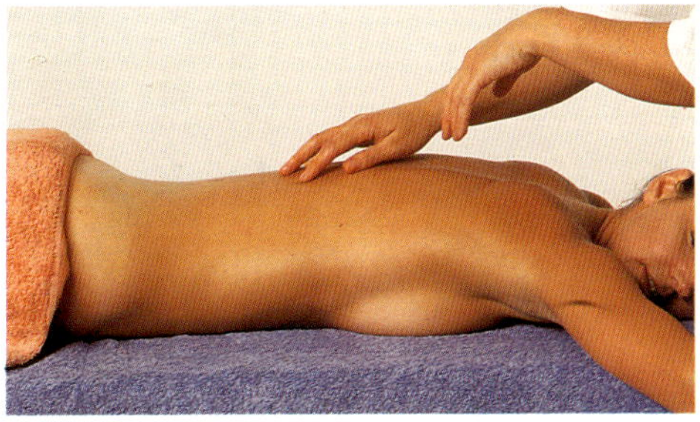

An der Schulter langsam die Hand abheben, während die andere Hand weiter den Rücken hochstreicht.

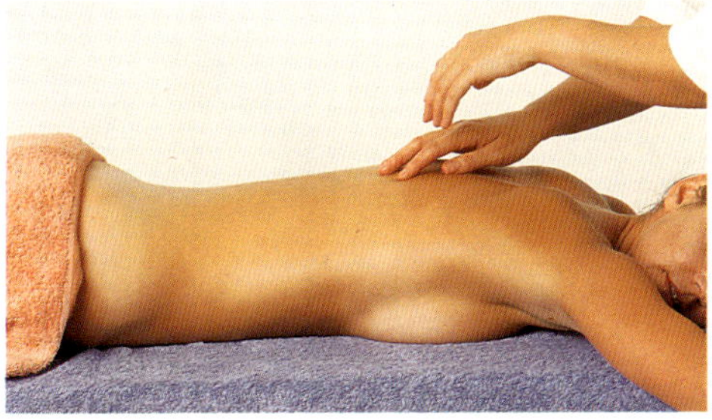

Mit lockeren Handgelenken setzen Sie erneut von unten die Massage fort.

Massage

Die hier gezeigte Massagetechnik, *Katzenstreicheln*, wirkt äußerst beruhigend und fördert das Einschlafen.

Pflanzentherapie

Zitronenmelisse, Kamille, Lindenblüten und/oder Passionsblume helfen ausgezeichnet, wenn sie vor dem Zubettgehen als Kräutertee getrunken werden.

siehe auch ☛

Beschwerden

Angst und Panik
Seite 93

Depressionen
Seite 95

Gewichtsprobleme
Seite 105

Therapien

Yoga
Seite 146

Streßbewältigung
Seite 153

Bach-Blütentherapie
Seite 160

Musiktherapie
Seite 156

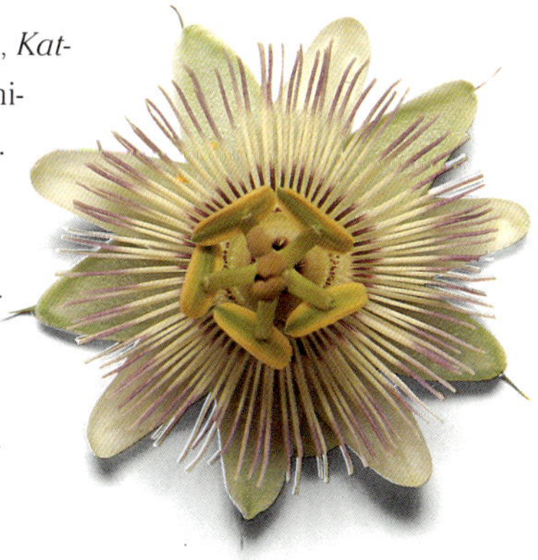

Aus der Passionsblume wird ein guter Schlaftrunk für eine angenehme Nachtruhe.

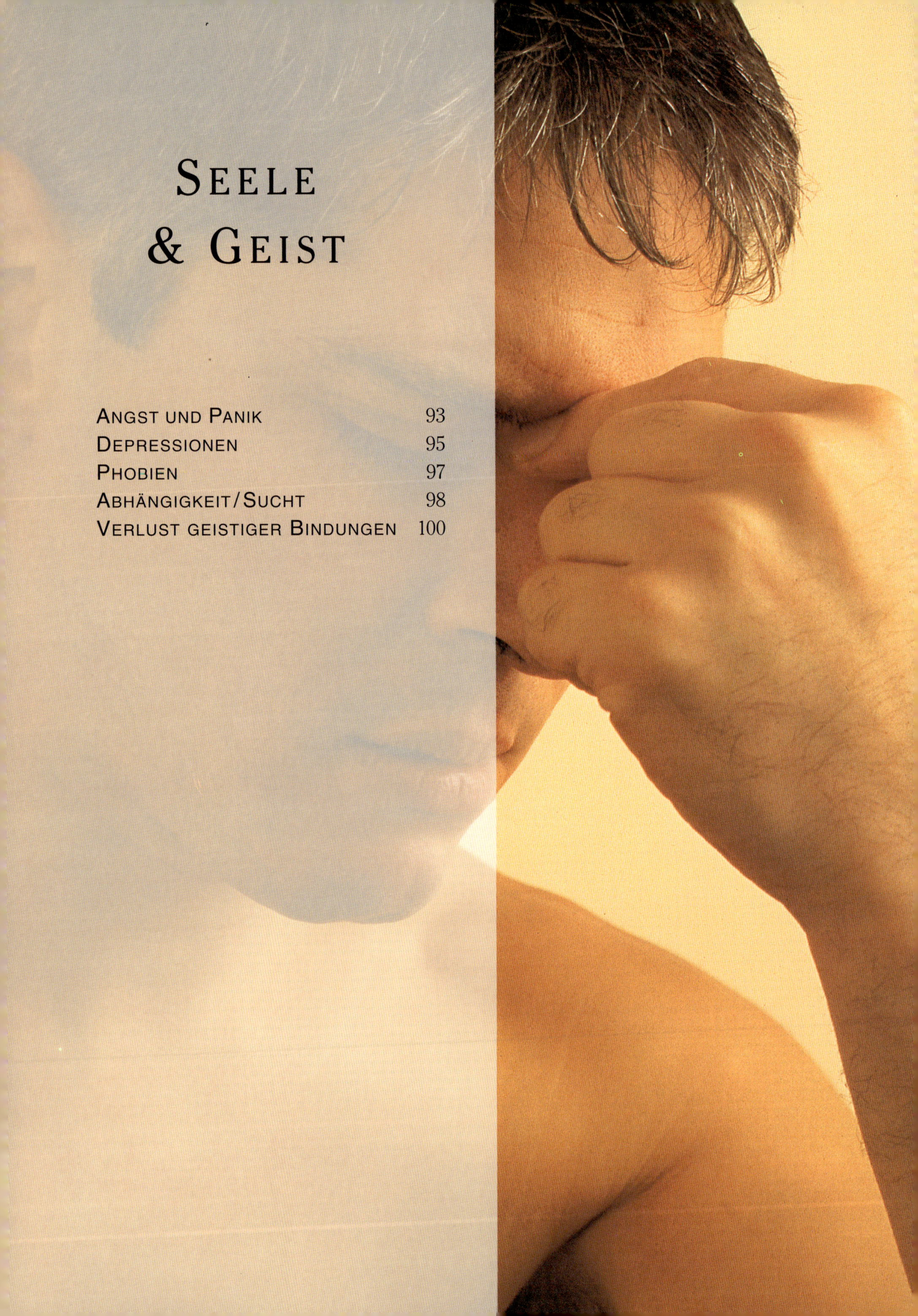

Seele & Geist

ANGST UND PANIK

Angst in all ihren Formen und Ausprägungen scheint ein herausragendes Phänomen und Problem unserer Zeit zu sein. Angstunterdrückende Medikamente sind seit Jahren die „Bestseller" in Apotheken. Angstzustände und deren Ursachen werden jedoch erst seit einigen Jahren umfassend erforscht.

Zwei Thesen scheinen sich bislang auch aus der wissenschaftlichen Beschäftigung mit der Angst herauskristallisiert zu haben.

- Die Ursachen für Angstzustände sind so vielfältig, daß sie hier nicht alle genannt werden können. Jede Angst hat sozusagen ihre individuelle Entwicklung und Geschichte. Sie können selbst am besten beurteilen, ob Sie unter überwältigenden und beklemmenden, also krankhaften Angstzuständen leiden.
- Ängste können auch ohne Psychopharmaka abgebaut werden. Dieses Buch verficht die These, daß selbst in den schwierigsten Situationen Angst keinerlei positive Auswirkungen hat, ganz im Gegenteil. Selbst Prüfungen oder andere schwierige Lebenssituationen können ohne Angst und ohne Einnahme von Medikamenten erfolgreich gemeistert werden.

Folgende Beobachtung scheint jedoch allgemeingültig zu sein: Hinter all den Erscheinungsformen der Angst verbirgt sich eine Furcht, die wir nur bedingt wahrnehmen können oder wahrnehmen wollen. Die Furcht und ihre Ursachen zu erkennen kann uns helfen, diese zu akzeptieren, was uns künftig den Umgang mit der Angst erleichtern kann.

Sehen wir uns einige Ausprägungen und Formen von Angst an, die bei Menschen auftreten können:

Nervosität: Dies ist eine schwache Form von Angst. Sie ist meist begleitet von den uns allen bekannten Gefühlen Schüchternheit, mangelndes Selbstvertrauen, Unsicherheit, Minderwertigkeitsgefühlen und sozialer Unbeholfenheit. Im Verlauf unserer Entwicklung kann dies entweder zu einem dauerhaften Problem werden oder in den Hintergrund treten.

Angst: In einem Zustand der Angst empfinden die Betroffenen dieses Gefühl als so beklemmend und überwältigend, daß ein normaler Alltag kaum möglich ist. Die Angst überschattet und bedrückt permanent alle Empfindungen und täglichen Verrichtungen. Dieser Zustand kann Monate oder auch Jahre anhalten, sich nie krisenhaft zuspitzen, aber auch nie völlig verschwinden. Die Folgen solcher unbeachteten Angst sind unharmonische, emotionale Zustände, die zu Störungen am Arbeitsplatz und in persönlichen Beziehungen führen. Angstzustände sind therapierbar. Die Betroffenen wissen dies oft nicht.

Panik: Panik ist eine besonders heftige Ausprägung von Angst, die plötzlich und völlig unvermittelt auftritt. Dieses Gefühl ist mit dem vergleichbar, das man eingeschlossen in einem brennenden Gebäude empfindet. Die Angst- und Panikgefühle steigern sich oft dann, wenn ein Teil der Kraft bereits verzehrt ist, die der Betroffene bislang zum Unterdrücken der Angstzustände gebraucht hat. Der Betroffene fühlt sich umgeben, gefangen und unfähig, der Situation, wie bisher, zu entkommen. Panikattacken gehen mit körperlichen Symptomen wie Herzrasen, Atembeschwerden, Schweißausbrüchen und Denkstörungen einher. Selbst solch extreme Situationen können bewältigt werden. Meist ist dafür aber Hilfe, am besten von Ärzten und Therapeuten, notwendig.

Konventionelle Therapien

- Psychopharmaka
- Gesprächs- und Psychotherapie
- Umgebungswechsel

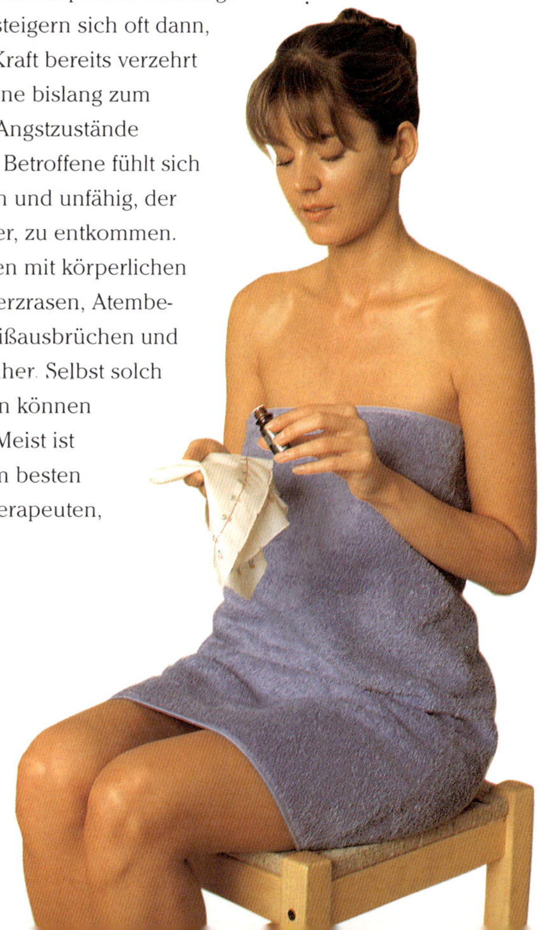

Die Inhalation eines angstlösenden ätherischen Öls aus einem Taschentuch kann die Angstsymptome lindern helfen.

siehe auch

☛

Beschwerden

Erschöpfung
Seite 34

Schlafstörungen
Seite 90

Depressionen
Seite 95

Phobien
Seite 97

Verlust
geistiger Bindungen
Seite 100

Eßstörungen
Seite 103

Therapien

Massage
Seite 132

Atemtherapie
Seite 133

Akupressur
Seite 138

Yoga
Seite 146

Reiki
Seite 148

Bildererleben
Seite 150

Gruppentherapie
Seite 152

Streßbewältigung
Seite 153

Bach-Blütentherapie
Seite 160

Pflanzentherapie
Seite 162

Ergänzende Therapien

Aromatherapie

Geben Sie eine dieser beruhigenden Essenzen in Ihr Badewasser: Ylang-Ylang, Geranie, Rose, Neroli, Melisse, Lavendel, Sandelholz oder Patschuli. Diese Essenzen können, mit einer Trägersubstanz vermischt, auch für entspannende Massagen oder zum Inhalieren von einem Taschentuch oder dem Kopfkissen verwendet werden.

Körperliche Bewegung

Zum Abbau von Angstgefühlen trägt vor allem rasches Gehen, aber auch andere sportliche Aktivitäten, bei. Darüber hinaus erhält Bewegung den Körper gesund.

Welcher Ausgleichssport in welcher Intensität am besten Ihre körperlichen Angstsymptome lindert, gilt es selbst herauszufinden.

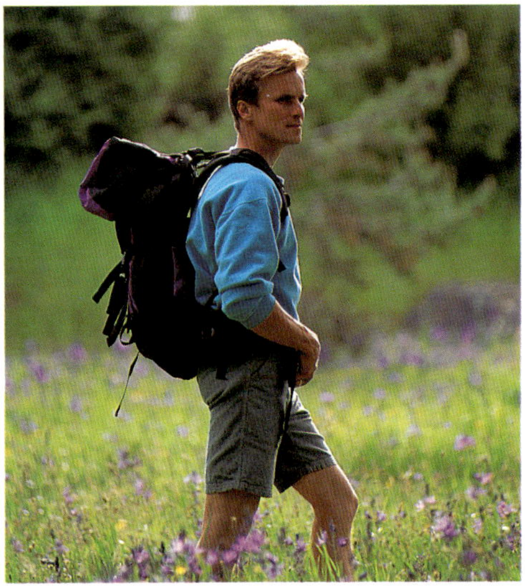

Zügiges, gleichmäßiges Spazierengehen baut Angst ab und verbessert das Allgemeinbefinden.

Diät und Ernährung

- Eine ausgewogene, gesunde Ernährung hilft, Angst zu vermeiden und seelische Ausgeglichenheit und innere Harmonie zu erhalten. Vermeiden Sie Koffein, das Ihr Befinden noch verschlechtern könnte.
- Teeaufgüsse aus gleichen Anteilen Baldrianwurzel, Gänsefingerkraut, Salbei und Schafgarbe harmonisieren das aus dem Gleichgewicht geratene Seelenleben.

Meditation

Zahlreiche Studien haben die positive Wirkung der Meditation für den Erhalt der inneren Ruhe und der geistig-seelischen Ausgeglichenheit erwiesen. Meditation löst Ängste, nervöse Spannungen und hilft bei emotionaler Erschöpfung.

Wichtig ist, daß Sie in Zeiten des Wohlbefindens eine Ihnen gemäße Methode finden und regelmäßig, am besten täglich, praktizieren, damit Sie diese im Fall einer Erkrankung beherrschen.

Biofeedback

Mit Biofeedback können Sie Angstsymptome erfolgreich kontrollieren Diese Technik hat sich über Jahre erfolgreich bewährt. Biofeedback muß von einem erfahrenen Lehrer erlernt werden, bevor Sie es selbst problemlos mit einem Gerät zu Hause durchführen können.

Hydrotherapie

Warme und heiße Entspannungsbäder sind seit Generationen als beruhigend und angstlindernd bekannt. Sie wirken auf verschiedene Arten:

- Sie entkrampfen verspannte Muskeln und verlangsamen Herzrasen.
- Sie versetzen Sie aus der Alltagshektik und dem Streß in eine Oase der Ruhe und Entspannung.
- Sie verschaffen Ihnen ein Wohlgefühl und Ihren Selbstheilungskräften Zeit, um sich zu regenerieren.

Massage

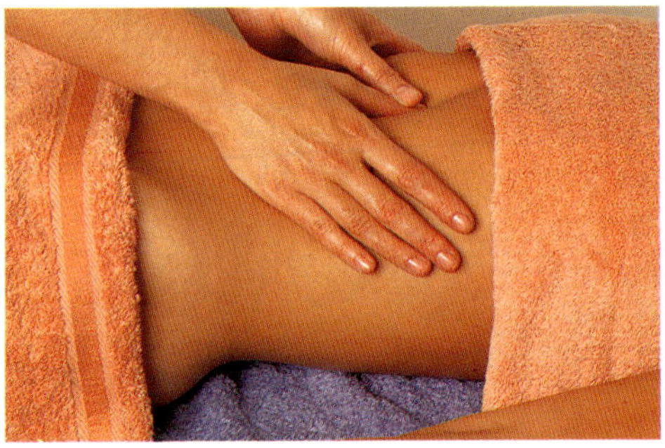

Das Sonnengeflecht (weiche dreieckige Vertiefung unter den Rippen) kann in Zeiten des Stresses empfindlich sein. Massieren Sie sanft kreisend mit übereinandergelegten Daumen diese Stelle. Die Finger ruhen auf dem äußeren Brustkorb.

DEPRESSIONEN

Depressionen sind ein weitverbreitetes Problem in unserer Gesellschaft. Depressive Verstimmungen umfassen allgemeine Müdigkeit und Niedergeschlagenheit sowie schwere, monate- oder jahrelange depressive Störungen. Leichte Depressionen sind sozusagen starke, durch die Tagesereignisse bedingte Stimmungsschwankungen. Von diesen erholt man sich in der Regel nach einer gesunden Mahlzeit oder einer erholsamen Nachtruhe.

Bei anhaltenden und ernsthaften Problemen reichen diese einfachen Mittel jedoch nicht aus. Unbehandelte *Depressionen* verschlimmern sich, und der Betroffene hat das Gefühl, daß ihm alles über den Kopf wächst. Konzentrationsstörungen, Reizbarkeit und mangelndes Urteilsvermögen sind die Folge. Appetitlosigkeit, Verstopfung und Schlaflosigkeit kommen hinzu. Häufig fühlt sich der Betroffene völlig hilf- und hoffnungslos.

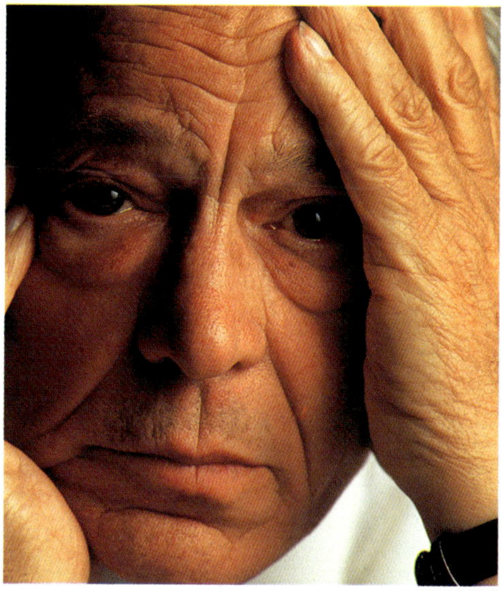

Leichte oder schwere Depressionen können Menschen quälen und bedürfen in jedem Fall einer ganzheitlichen Behandlung.

Depressive Verstimmungen können sich in ihrem Verlauf bessern und dann einen scheinbar zyklischen Verlauf annehmen. Dies kann auch Ausdruck einer zweipoligen Erkrankung mit wiederkehrendem Erscheinungsbild sein. Wie auch immer: Depressive Verstimmungen sind ein Zeichen dafür, daß innere Ausgewogenheit und Harmonie dauerhaft aus dem seelischen Lot gekommen sind. Es gilt, innere Ruhe, seelische Ausgeglichenheit und Selbstvertrauen und somit das seelische Wohlbefinden wieder herzustellen.

Ergänzende Therapien

Diät und Ernährung

Ein optimales Ernährungsprogramm hilft, Depressionen vorzubeugen oder ihren Verlauf zu mildern, da Nahrungsmittel positiv auf Stimmungsschwankungen wirken können. Bei depressiven Menschen wurden Mangel an Magnesium, Phenylalanin, Vitamin B_2, Vitamin B_6, Vitamin B_{12}, Folsäure und Schilddrüsenhormonen festgestellt. Manche Medikamente senken den Vitaminspiegel und sind eventuell Wegbereiter für depressive Verstimmungen. Fragen Sie Ihren Arzt oder Apotheker nach solchen Nebenwirkungen und der Notwendigkeit einer zusätzlichen Vitaminzufuhr.

Aromatherapie

Die folgenden Substanzen wirken in Massageölen oder als Badezusätze stimmungsaufhellend: Jasmin, Muskateller-Salbei, Ylang-Ylang, Bergamotte, Neroli, Rose, Orange, Zitrone und Lavendel.

Konventionelle Therapien

- Antidepressiva
- Gesprächs- und Psychotherapie
- Veränderung des Umfeldes (z. B. Krankenhaus)
- Extreme Maßnahmen wie Schocktherapie

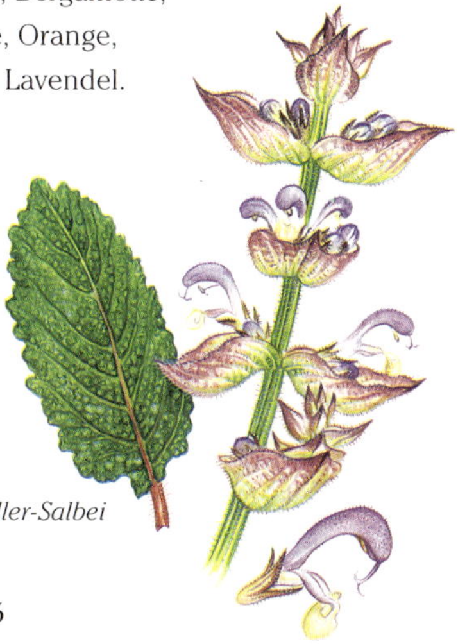

Muskateller-Salbei

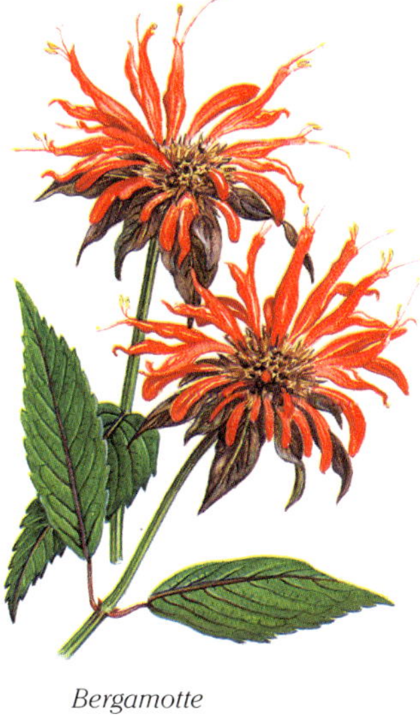

Bergamotte

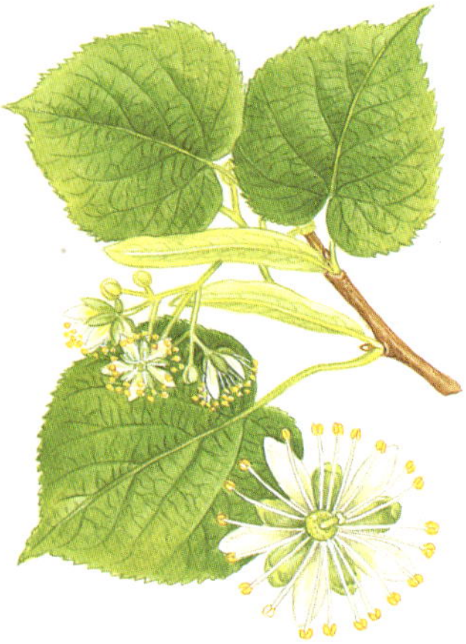

Limonenblüten

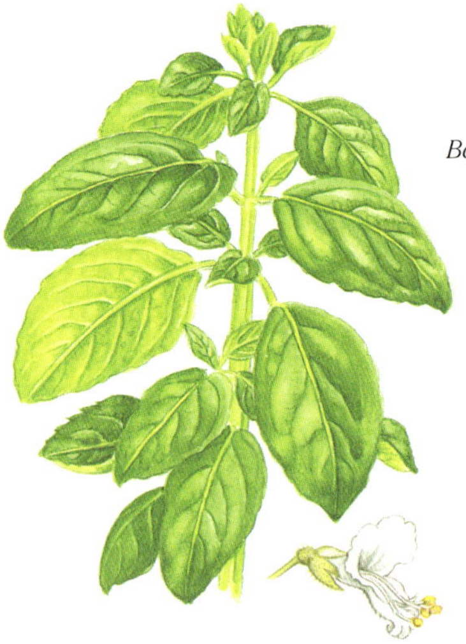

Basilikum

siehe auch

☛

Beschwerden

Therapien

Pflanzentherapie

- Johanniskraut
- Zitronenmelisse
- Borretsch
- Lindenblüten
- Basilikum
- Helmkraut

Bach-Blütentherapie

Diese Heilmittel können unverdünnt oder in Wasser, einzeln oder gemischt eingenommen werden.

- Gorse (Hoffnungslosigkeit)
- Willow (Verbitterung)
- Sweet Chestnut (tiefe Verzweiflung)

Reflexzonenmassage

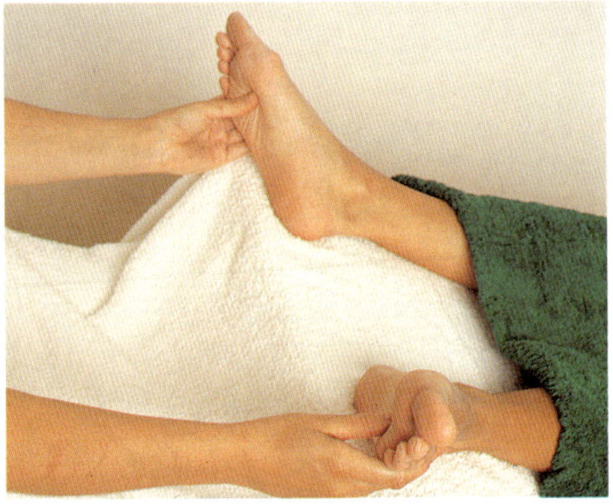

Suchen Sie mit Ihrem Daumen den Solarplexus-Punkt an beiden Füßen, unter und zwischen der zweiten und dritten Zehe. Drücken Sie beim Einatmen diesen Reflexzonenpunkt und lassen ihn beim Ausatmen los.

Biofeedback

Biofeedback hat sich bei der Behandlung von Depressionen als erfolgreich erwiesen. Biofeedback muß von einem erfahrenen Lehrer erlernt werden, bevor Sie es selbst problemlos mit einem Gerät zu Hause durchführen können.

Meditation

Die durch Meditation erreichte tiefe innere Ruhe hilft Ihnen auch bei der Bewältigung von Depressionen. Wichtig ist, daß Sie in Zeiten des Wohlbefindens eine Methode finden und regelmäßig praktizieren, damit Sie diese beherrschen, wenn Sie sich niedergeschlagen fühlen.

Körperliche Bewegung

Es ist erwiesen, daß körperliche Bewegung trübe Gedanken vertreibt. Spazierengehen und Wandern sind die einfachsten Möglichkeiten, sich an frischer Luft zu bewegen. Finden Sie heraus, welche Art der körperlichen Tätigkeit Ihnen am besten liegt, und gehen Sie dieser täglich nach.

Streßbewältigung

Bei der Behandlung einer Depression ist es wichtig, auch die Lebensumstände einzubeziehen. Darunter fallen auch zwischenmenschliche Beziehungen zu Hause und am Arbeitsplatz. Denken Sie daran, es ist immer einfacher, die eigene Lebenssituation zu überdenken und Konflikte zu lösen, wenn man sich wohlfühlt.

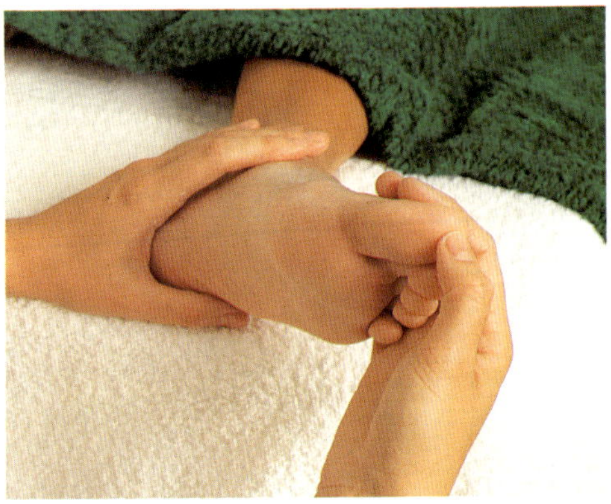

„Laufen" Sie mit Ihrem Daumen über die Zehenspitzen, besonders der Großzehe. Dies entspannt ein müdes oder belastetes Gehirn. Die Zehenspitzen sind bei depressiven Personen oft verhärtet, da sie den überlasteten Kopf repräsentieren.

Phobien

Furcht wird als ein Grundübel für die seelische Befindlichkeit mancher Menschen in unserer schnellebigen, verwirrenden und komplexen Zeit angesehen. Spezielle Ängste, wie Angst vor Schlangen oder Spinnen, Höhenangst oder Angst vor Menschengruppen, sind uns bewußt. Tief in unserem Unterbewußtsein schlummern jedoch auch weniger greifbare Ängste wie Angst vor Krankheit, Versagen oder dem Tod.

Wir tragen sicherlich alle solche Ängste in uns, wobei diese von Mensch zu Mensch unterschiedlich stark ausgeprägt sind. Ein schreckliches Erlebnis mag die schlummernden Ängste an die Oberfläche und somit auch das seelische Gleichgewicht aus dem Lot bringen. Phobien können die Lebensmöglichkeiten des Betroffenen erheblich einschränken.

Sie können auch in Form von Panikattacken auftreten, wenn die zugrundeliegende Angst den Betroffenen geradezu überwältigt.

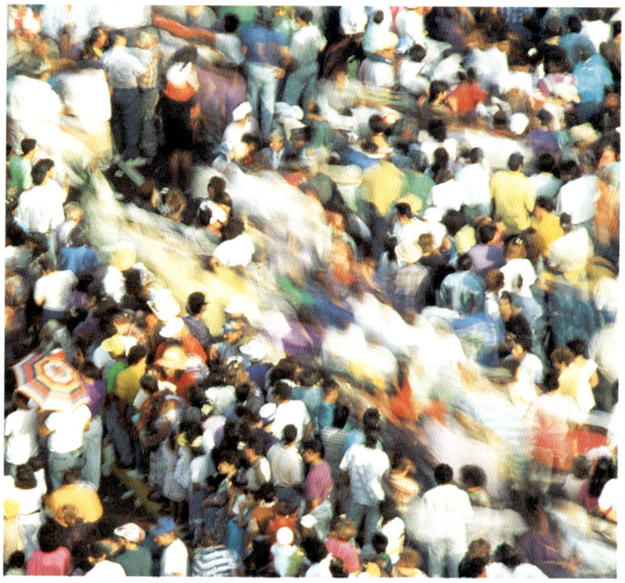

Phobien können in bestimmten Situationen, wie in einer Menschenansammlung, Panikattacken auslösen.

Ergänzende Therapien

Diät und Ernährung

Seit kurzem wird der *Unterzuckerung* als möglichem Auslöser von Phobien vermehrte Aufmerksamkeit geschenkt. Dies kann möglicherweise mit einer Suchdiät festgestellt werden, indem Sie eine Zeitlang keine zucker- oder weißmehlhaltigen Nahrungsmittel zu sich nehmen.

Gruppentherapie

In einer Gruppentherapie wird an Phobien Leidenden die Möglichkeit gegeben, sich mit anderen Betroffenen auszutauschen und gemeinsam mit der Angst fertigzuwerden. Ein wesentlicher verhaltenstherapeutischer Bestandteil ist die *Desensibilisierung*. Der Betroffene wird in Begleitung eines Gruppenmitglieds der phobieauslösenden Situation immer wieder ausgesetzt, bis er in der Lage ist, diese Situation allein zu bewältigen. Dieses Vorgehen ist natürlich kein Allheilmittel, aber vielen Betroffenen hilft es.

Meditation

Für den unter einer Phobie Leidenden ist es wichtig, sein inneres Gleichgewicht zu finden und zu bewahren. Regelmäßige Meditation hilft, Ängste abzubauen und zu einem Gefühl innerer Stärke und Stabilität zu finden.

Bildererleben

Mit dieser Technik lernen Sie, sich mit Hilfe eines Lehrers bildhaft in die angstauslösende Situation hineinzuversetzen und sich diese dann angstfrei vorzustellen. Haben Sie die Technik des Bildererlebens unter erfahrener Anleitung erst erlernt, können Sie diese jederzeit zu Hause praktizieren.

Konventionelle Therapien

- Beruhigungsmittel und Tranquilizer
- Gesprächs- und Psychotherapie

siehe auch ☛

Beschwerden

Schlafstörungen Seite 90

Angst und Panik Seite 93

Verlust geistiger Bindungen Seite 100

Therapien

Yoga Seite 146

Streßbewältigung Seite 153

Bach-Blütentherapie Seite 160

ABHÄNGIGKEIT/SUCHT

Das Thema Sucht ist ein weites Feld. Es umfaßt sowohl den Bereich des Medikamentengebrauchs wie auch des -mißbrauchs. Sucht ist letztlich das Ergebnis einer Entwicklung, an der das Suchtmittel, der Mensch und die Gesellschaft beteiligt sind. Sucht bezeichnet eine physische wie auch psychische Abhängigkeit.

Konventionelle Therapien

- Beruhigungsmittel und Antidepressiva
- Selbsthilfegruppen (Beispiel: Anonyme Alkoholiker)

Der Süchtige hat einen stets steigenden Bedarf nach seinem Suchtmittel. Dabei ist es unerheblich, um welche Abhängigkeit es sich handelt: Essen, Drogen, selbstzerstörerisches Verhalten oder Beziehungen. Leidet der Betroffene unter physischen und psychischen Qualen, wenn ihm sein Suchtmittel vorenthalten wird, spricht man von Entzugssymptomen. Dieses weist auch auf eine körperliche Abhängigkeit von dem Suchtmittel hin.

In unserer materialistisch ausgerichteten Gesellschaft wird uns permanent vermittelt, daß zahlreiche Dinge notwendig sind, um das Leben nicht nur angenehm, sondern überhaupt lebenswert zu machen. Diese Appelle an unser Unterbewußtsein dienen dazu, uns glauben zu machen, daß ausschließlich äußere Einflüsse und Gegebenheiten für unser Leben verantwortlich sind. Im Zentrum einer Abhängigkeit steht die Vorstellung, daß alle menschlichen Sehnsüchte mit materiellen Dingen, gleichwohl ob Drogen, Essen, Konsumgütern oder sonstigem, befriedigt werden können. Es gibt die unterschiedlichsten Dinge, mit denen Menschen versuchen, sich ihre Bedürfnisse zu erfüllen.

- Essen: Dient gewöhnlich dazu, Einsamkeit und Depression zu lindern.
- Medikamente und Alkohol: Dienen dazu, das Leben durch eine rosarote Brille wahrzunehmen.
- Gegenstände: Dienen als Statussymbole und vermitteln ein Gefühl von Macht.
- Menschen: Sie vermitteln uns das Gefühl, trotz aller Schwächen und Unzulänglichkeiten unterstützt und akzeptiert zu werden.

In unserer Kultur wird häufig, um dem Leben einen Sinn zu geben, „Haben" mit „Sein" gleichgesetzt. Zeitweilig hilft die Illusion, daß mit einem bestimmten Suchtmittel das Gefühl der inneren Leere und der Langeweile befriedigt werden kann. Nach kurzer Zeit stellt sich jedoch beides wieder ein und bedingt so einen Teufelskreis der Abhängigkeit.

Tatsächlich tragen wir die Fähigkeit, ein ausgefülltes, sinnvolles und harmonisches Leben zu führen, in uns. Wir besitzen alle die Stärke, die wir für ein selbstbestimmtes Leben brauchen. Glauben Sie an sich und schaffen Sie sich ein Bewußtsein Ihres eigenen Selbst für ein unabhängiges, produktives Leben.

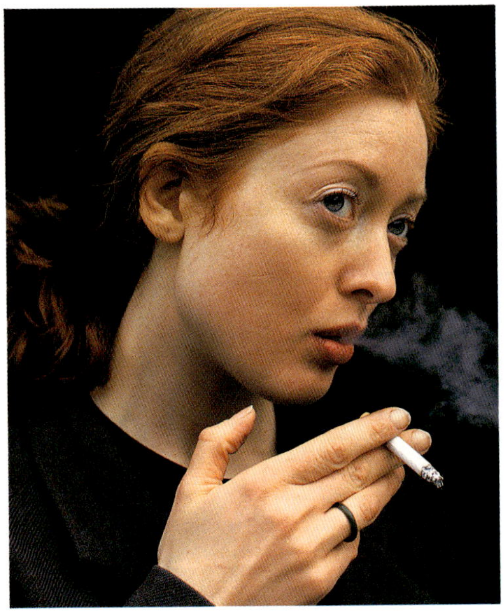

Rauchen ist die am weitesten verbreitete Sucht – und gilt als schwierig zu beenden.

Ergänzende Therapien

Pflanzentherapie

Die folgenden Kräuter unterstützen das Nervensystem bei nervöser Spannung und Müdigkeit, also dann, wenn wir anfällig für Suchtmittel sind:

- Trinken Sie dreimal täglich einen Aufguß aus Hafer, Eisenkraut, Süßholz oder Helmkraut, um das Nervensystem und die erschöpften Nebennierendrüsen zu unterstützen. Vermeiden Sie gleichzeitig Koffein, Alkohol und Tabak.
- Löwenzahn, Klette und Rotklee wirken reinigend, besonders nach überreichlichem Koffein- und Alkoholgenuß.
- Ginseng und Gummitragant geben einem müden Körper und erschöpften Nerven die Energie zurück.

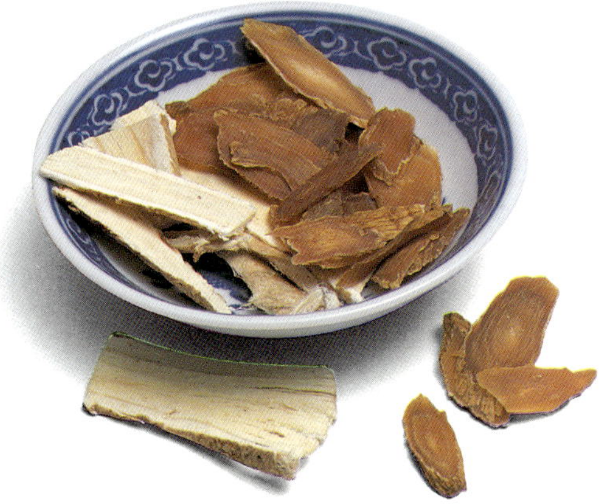

Ginseng und Gummitragant

Streßbewältigung

Es ist hilfreich, die Beziehungen zu unseren Bezugspersonen in der Familie, im Freundeskreis und am Arbeitsplatz genau zu betrachten. Fragen Sie sich selbst, ob Sie sich aufrichtig und gefühlvoll in diesen Beziehung engagieren? Vermittelt Ihnen die Arbeit ein Gefühl von Zufriedenheit und Bestätigung?
Die ehrliche Antwort auf solche Fragen hilft Ihnen, Ihre Beziehungen zu anderen und zu Ihrem Tun zu klären, zu intensivieren und aus beidem Kraft und Selbstvertrauen zu schöpfen.

Gruppentherapie

Viele empfinden den Austausch mit anderen Menschen, die sich in einer ähnlichen Situation befinden, als hilfreich und anregend. Informieren Sie sich über solche Gruppen in Ihrer Nähe bei Ihrer Krankenkasse, der Gemeinde- oder Stadtverwaltung, in Volkshochschulen oder anderen Institutionen. Scheuen Sie sich nicht, den Kontakt zu einer Gruppe aufzunehmen.

Körperliche Bewegung

Bewegung baut sowohl körperliche als auch nervöse Spannungen ab und verschafft Ihnen ein Wohlgefühl. Treiben Sie am besten täglich Ausgleichssport. Dieser trägt neben einer gesunden Ernährung auch zum normalen Körpergewicht bei.

Diät und Ernährung

Eine ausgewogene und gesunde Ernährung stützt die körperliche und seelische Gesundheit und gibt uns die notwendige Energie, um die täglichen Herausforderungen zu bewältigen. Gesunde, tatkräftige und selbstbewußte Menschen verspüren selten ein Gefühl von innerer Leere.

Ein eher sekundäres, aber für viele doch relevantes Thema ist ein normales Körpergewicht. Dieses bedingt auch weit das Selbstbewußtsein und Selbstvertrauen, da es immer der Gesundheit zuträglich ist.

Aromatherapie

Einige Tropfen eines der folgenden Aromaöle ins morgendliche Badewasser bringt die Lebensgeister in Schwung: Basilikum-, Rosmarin-, Muskateller-Salbei- und Pfefferminzöl.

Bach-Blütentherapie

Larch (Lärche) stärkt den Entschluß, seine Sucht aufzugeben.

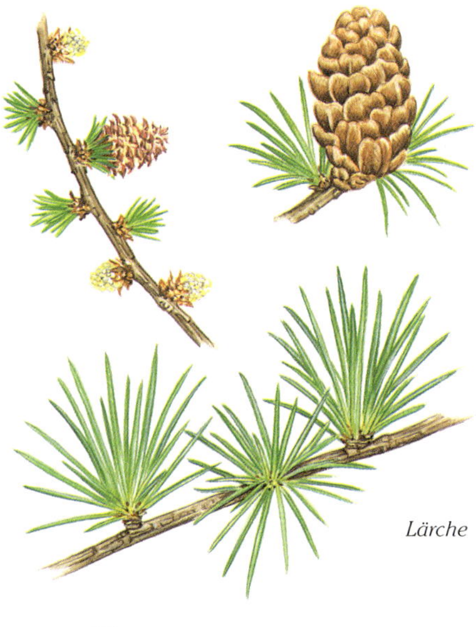

Lärche

siehe auch ☛

Beschwerden

Erschöpfung
Seite 34

Angst und Panik
Seite 93

Depressionen
Seite 95

Phobien
Seite 97

Verlust
geistiger Bindungen
Seite 100

Therapien

Massage
Seite 132

Akupressur
Seite 138

Yoga
Seite 146

Meditation
Seite 149

Bildererleben
Seite 150

VOM VERLUST GEISTIGER BINDUNGEN

Im Mittelpunkt dieses Kapitels stehen keine Beschwerden oder Erkrankungen, sondern geistig-seelische Belange, die im Zusammenhang mit Medizin selten erwähnt werden. Die menschliche Seele, die Gesundheit und das Wohlbefinden hängen jedoch eng zusammen.

Konventionelle Therapien

- Beruhigungsmittel und Antidepressiva
- Gesprächsgruppen
- Gesprächstherapie

Die Begriffe Seele und Spiritualität werden meist mit religiösen Institutionen in Verbindung gebracht. Religiöse Gemeinschaften bieten aber im Grunde nur den Rahmen, innerhalb dessen das spirituelle Leben des einzelnen und der Gemeinschaft stattfindet. Spirituelle Erfahrungen dagegen sind immer einzigartig und völlig individuell. Wenn wir von der Beziehung zwischen Seele und Gesundheit oder Seele und Wohlbefinden sprechen, sprechen wir also über individuelle, persönliche Erfahrungen.

Ein weiser Mensch sagte einmal: „Wir sind nicht körperliche Wesen mit einem Geist, sondern geistige Wesen mit einem Körper." Angenommen, dies stimmt, dann ist unsere Natur nicht materiellen, also körperlichen, sondern geistigen Ursprungs. Das wirkt sich natürlich auf alle Aspekte unseres Daseins aus – physische, geistige, emotionale und soziale. Demzufolge wird unsere physische, geistige und emotionale Gesundheit von unserem Seelenleben, also unserer ureigenen, geistigen Natur, wesentlich beeinflußt.

Der Gottesdienst bietet ein Forum, um mit anderen zusammenzukommen und gemeinsam unsere Spiritualität zu leben.

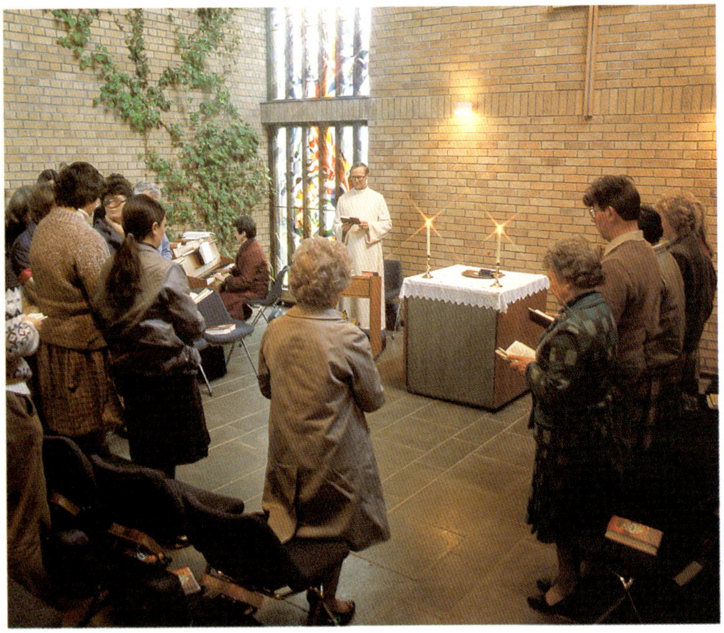

Haben wir erst einmal erkannt, daß wir in unserer Spiritualität einzigartig sind, stellen sich Fragen wie:

- Woraus ist das Universum entstanden? Gibt es ein Wesen, das die Verantwortung für das Universum trägt? Liegt dem Leben ein Plan zugrunde, oder ist alles dem Zufall unterworfen?
- Ist es für den Menschen möglich, eine sinnvolle Verbindung mit den Wesen und Energien um sich herum herzustellen? Gibt es da draußen etwas, an dem ich teilhaben kann, das mir das Gefühl der Geborgenheit gibt: Liebe? (Mit)Teilen? Zusammenarbeit? Güte? Gerechtigkeit? Welchen Beitrag kann ich dazu leisten?
- Worin besteht meine Aufgabe in diesem sinnvollen Ganzen? Welche Bedeutung kommt mir zu?
  Wie kann ich das Verständnis meiner Rolle im Universum vertiefen?
  Auf diese Fragen scheint es keine Antworten zu geben. Warum sollten wir uns die Mühe machen, sie uns zu stellen? Genügt es nicht, jeden Tag aufzustehen, zur Arbeit zu gehen, am Abend fernzusehen und am Wochenende Sport zu treiben? Wohl nicht, denn viele Menschen in unserer Gesellschaft fühlen sich isoliert und entfremdet, ziellos dem Dasein ausgeliefert, wertlos und nutzlos, gefangen in rein materiellen, völlig geistlosen Belangen, frustriert und zornig und desillusioniert. Gefangen in materialistischen Äußerlichkeiten, sind diese Menschen anderen und ihren Motiven gegenüber äußerst mißtrauisch.

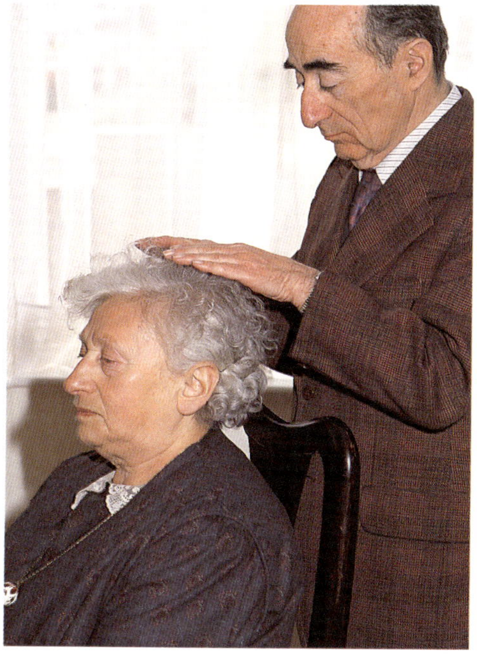

Das Auflegen der Hand unterstützt den Heilungsprozeß.

Wir alle beschäftigen uns, wie all die Generationen vor uns, mit der Frage nach dem Ursprung und dem Sinn alles Seienden, also auch unseres Lebens. Die Form der Auseinandersetzung mit den wesentlichen Fragen unserer Existenz prägt auch die Form, die wir unserem Leben geben. Nicht zuletzt deshalb sprechen wir auch vom „Verlust geistiger Bindungen".

Wie können wir uns diesen Fragen nähern? Auf den ersten Blick scheinen wir im Trüben zu fischen. Wie können wir weiterkommen? Dafür gibt es sicherlich keine vorgefertigten Antworten. Doch mit einer positiven Grundeinstellung eröffnen sich aller Wahrscheinlichkeit nach auch positive Handlungsmöglichkeiten.

- Beginnen Sie bei sich selbst. Machen Sie sich mit dem Gedanken vertraut, daß Sie auf der Erde sind, um positiven Einfluß auf das Universum auszuüben, egal, wie klein dieser sein mag. Machen Sie sich bewußt, daß Sie am glücklichsten sind, wenn Sie diesen Einfluß haben, selbst wenn Sie ihn im Moment nicht genau kennen.
- Machen Sie sich bewußt, daß Sie das Potential für diese Aufgabe haben. Besinnen Sie sich in aller Ruhe Ihrer persönlichen Fähigkeiten und finden Sie heraus, was Sie unternehmen müssen, um das Beste aus sich zu machen. Suchen Sie die Quellen in sich selbst. Dabei geht es sowohl um die Qualität Ihrer persönlichen Beziehungen als auch um die Qualität Ihrer Ernährung. Von Bedeutung ist auch, daß die Art der Bewegung und Entspannung, für die Sie sich entscheiden, tatsächlich zu Ihnen und Ihrem Leben paßt.
  Überlegen Sie, was Sie lesen und sich im Fernsehen ansehen und was Sie für Ihr Seelenheil tun. Bedenken Sie, ob und wie regelmäßig Sie Ihre innere Mitte suchen, um Gemütsruhe und Klarheit zu finden. Notieren Sie sich, welche Angewohnheiten Sie gerne ablegen möchten, und denken Sie darüber nach, wer Ihnen dabei behilflich sein könnte.
- Nun betrachten Sie das Universum und denken Sie an das, was Sie besonders erfreut. Denken Sie an die wunderschöne Natur – Wälder, Seen, Berge und Ozeane – und an die Gärten, Felder und Bauernhöfe, die uns die Nahrungsmittel liefern, von denen wir abhängig sind. Genießen Sie den Gedanken an den Kreislauf der Natur und an ihre stetige Erneuerung.
  Sie sind von Millionen intelligenter Menschen umgeben, die, genauso wie Sie, nichts anderes wollen, als sich und anderen helfen. Ihnen steht als Erbe ein zigtausendjähriges Wissen zur Verfügung, das in Büchern nachzulesen ist und in unserem kollektiven Gedächtnis ruht.
  Die Fortschritte der Technologie können zum Wohle aller Menschen eingesetzt werden.

Dies alles und weitere positive Faktoren, die wir wahrnehmen können, führt uns zu der Frage, ob nicht doch hinter all dem ein großartiger Plan steht, in dem auch Sie und ich unseren Platz haben.

Zusammen mit der weltumspannenden Gemeinschaft, zu der wir gehören, bewegen wir uns in ein neues Jahrtausend. Wo der „Verlust geistiger Bindungen" herrschte, könnten wir somit auch eine „geistige Bindung" in uns selbst und im Einklang mit unserer Umgebung finden.

siehe auch ☛

Beschwerden

Erschöpfung
Seite 34

Angst und Panik
Seite 93

Depressionen
Seite 95

Phobien
Seite 97

Abhängigkeit/Sucht
Seite 98

Eßstörungen
Seite 103

Therapien

Diät und Ernährung
Seite 126

Tanz und rhythmische Gymnastik
Seite 131

Atemtherapie
Seite 133

Meditation
Seite 149

Bildererleben
Seite 150

Gebet
Seite 151

Mal- und Farbtherapie
Seite 154

Musiktherapie
Seite 156

Pflanzen und Gärtnern
Seite 167

Abwehr von Umweltbelastungen
Seite 168

VERDAUUNGS-SYSTEM

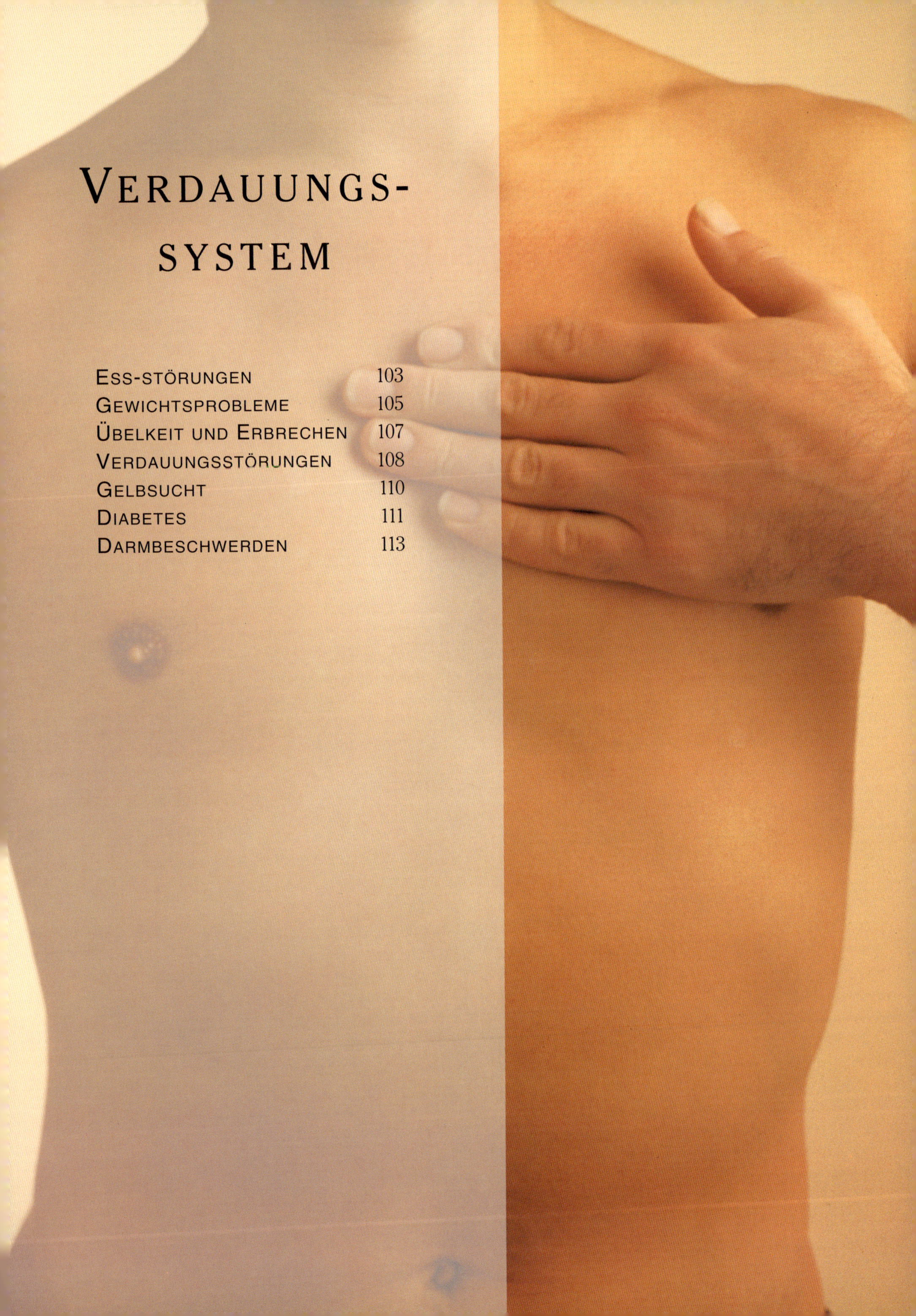

ESS-STÖRUNGEN

Nicht nur die Zusammensetzung der Nahrung, sondern auch das Eßverhalten ist von Mensch zu Mensch unterschiedlich. Letzteres kann krankheitsbedingt gestört sein, was uns von Eßstörungen sprechen läßt. Eßstörungen wirken sich jedoch auf die Gesundheit anders aus als die Stoffwechselstörungen, die im Kapitel *Diät und Ernährung* (Seite 126) besprochen werden.

Im folgenden werden einige Formen gestörten Eßverhaltens, die mit unterschiedlicher Nahrungs- und Flüssigkeitsaufnahme einhergehen, besprochen:

Heißhunger: Es kann ein Zusammenhang mit einer Schilddrüsenüberfunktion, Störungen des Zuckerstoffwechsels und zwanghaftem Essen bestehen.

Appetitlosigkeit: Appetitlosigkeit kann vielfältige Ursachen haben und tritt häufig auf. Bei vielen akuten Erkrankungen mangelt es den Kranken an Appetit. Mangelnder Appetit wird jedoch nur dann zum Problem, wenn er, wie häufig bei Krebserkrankungen oder Depressionen, zu lange anhält und zu einer Unterversorgung mit Nährstoffen, Vitaminen und Mineralien führt.

Magersucht: Eine Sonderform der Magersucht ist die *Anorexia nervosa*, die vor allem bei jungen Mädchen in der Pubertät auftritt. Die Krankheit geht mit dem in unserer Gesellschaft vermittelten weiblichen Körperideal einher, das oft gesundheitsschädigende Folgen hat. Das durch die Magersucht hervorgerufene gestörte Eßverhalten führt zu extremer Abmagerung, die zu schweren gesundheitlichen Schäden, ja sogar Todesgefahr, führen kann.

Bulimie: Bulimie ist eine Form der Magersucht, die jedoch seit einigen Jahren als eigenständiges Krankheitsbild beschrieben wird. Die Symptome sind Heißhungerattacken, verbunden mit der Aufnahme kalorienreicher Nahrungsmittel, und anschließendem willkürlich und regelmäßig hervorgerufenem Erbrechen. Beide Krankheitsbilder sind Ausdruck einer übermäßigen Streßbelastung.

Einseitige Ernährung – Diätsucht: Menschen können sich aus vielfältigen Gründen unterschiedlichen Diäten unterziehen, denen oftmals lebenswichtige Nährstoffe, Vitamine und Mineralien fehlen. Die Gründe für eine Diät können sein:

- Krankheiten können eine spezielle Diät erforderlich machen, beispielsweise die makrobiotische Ernährung bei Krebs. Jedoch auch hier gilt, daß kurzzeitige Diäten entgiftend wirken, längerfristige Diäten jedoch abzulehnen sind.
- Fasten kann kurzfristig den Körper entgiften, führt längerfristig jedoch zu Mangelerscheinungen.
- Unwissenheit – ein weiterer Grund. Hierher gehört z. B. ein argloser, womöglich gar vernachlässigter Teenager, der sich nicht bewußt ist, wie ungesund es ist, hauptsächlich Pommes frites und Cola zu verzehren.

Konventionelle Therapien

- Psychopharmaka und Beruhigungsmittel
- Psychotherapie und Psychiatrie
- Medikamentöse Behandlung der Krankheitsursache

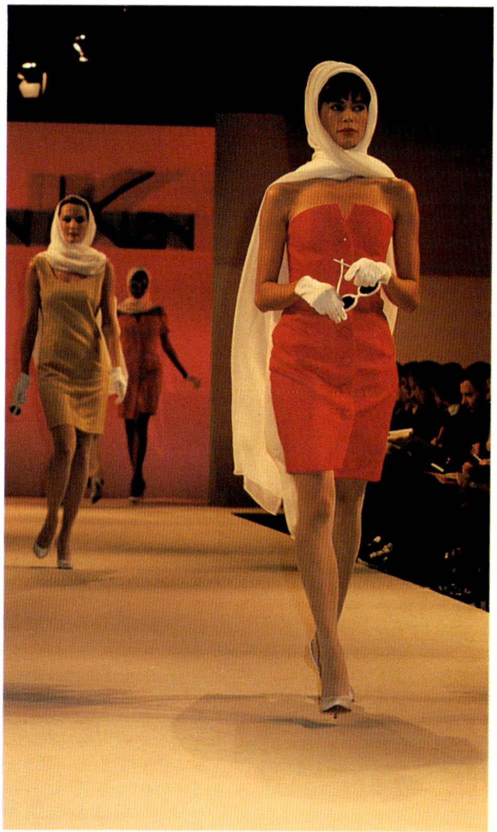

Das von superschlanken Models vermittelte Körperideal kann bei jungen Mädchen und Frauen zu Eßstörungen führen.

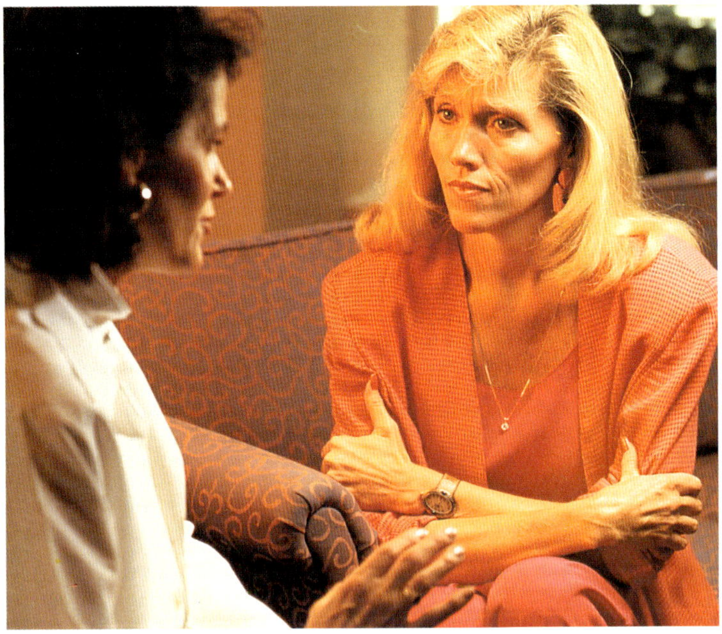

In Gesprächs- und Gruppentherapien werden die Ursachen für Eßstörungen ergründet, die häufig im zwischenmenschlichen Bereich liegen.

siehe auch

☛

Beschwerden

Angst und Panik
Seite 93

Depressionen
Seite 95

Abhängigkeit/Sucht
Seite 98

Gewichtsprobleme
Seite 105

Diabetes
Seite 111

Therapien

Yoga
Seite 146

Bildererleben
Seite 150

Bach-Blütentherapie
Seite 160

Abwehr von Umwelteinflüssen
Seite 168

Ergänzende Therapien

Gruppentherapie

Anorexia nervosa und Bulimie bessern sich gewöhnlich mit Hilfe einer Gruppentherapie, da die Unterstützung durch andere Magersüchtige besonders hilfreich ist.

Streßbewältigung

Beziehungsprobleme zu Hause oder am Arbeitsplatz sind häufig die Ursache für Eßstörungen. Es lohnt sich, zwischenmenschliche Beziehungen zu analysieren, da das Erkennen des Symptoms für künftige positive Veränderungen hilfreich sein kann.

Diät und Ernährung

Bei Eßstörungen ist eine ausgewogene Ernährung unumgänglich. Hier noch der Hinweis auf einige Besonderheiten des Krankheitsbildes:

- Anorexia und Bulimie können zu Magnesiummangel führen, der Schwäche, Übelkeit, Depressionen und andere Beschwerden hervorruft. Eine ausreichende Magnesiumzufuhr verhindert dies.
- Bei Anorexia scheint Zinkmangel vorzuliegen. Eine Ergänzung von 45 mg Zink täglich bewirkt eine Gewichtszunahme.
- Vitamin-B_{12}-Mangel kann sowohl eine Ursache als auch ein Symptom der Anorexia sein.

Körperliche Bewegung

Ausreichend körperliche Bewegung, am besten Ausgleichssport, regt den Appetit an, lindert Depressionen und verhilft zum Idealgewicht. Zügiges Gehen und Schwimmen eignen sich hervorragend.

Meditation

Die Fähigkeit, mit Meditation täglich zu innerer Ruhe und Ausgeglichenheit zu finden, ist bei Eßstörungen äußerst wichtig. Unser Unterbewußtsein hat ein positives Selbstbild von unserem Ich, das Magersüchtigen hilft, ein gesundes Körpergefühl und somit auch Körpergewicht zu bekommen.

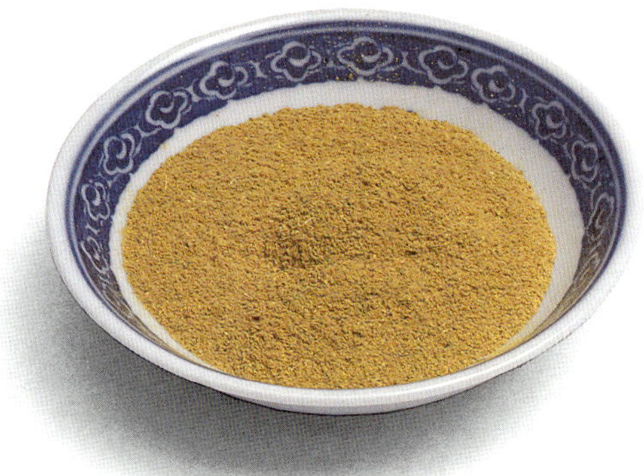

Orangenwurzel

Pflanzentherapie

- Orangenwurzel regt den Appetit an, sollte jedoch nicht während einer Schwangerschaft eingenommen werden.
- Johanniskraut hilft bei Anorexia nervosa.
- Gummitragant steigert den Appetit.
- Mischen Sie gleiche Anteile von Wacholderbeeren, Melisseblättern, Tausendgüldenkraut und Brennesselblättern, und übergießen Sie einen Teelöffel dieser Mischung mit einer halben Tasse heißen Wassers. Trinken Sie pro Tag schluckweise eine halbe bis eine Tasse mit Honig gesüßt.

GEWICHTSPROBLEME

Das Körpergewicht steht in der westlichen Kultur schon lange im Zentrum der Aufmerksamkeit, da Übergewicht sich bei vielen Erkrankungen nachweislich negativ auswirkt. Untergewicht tritt als Krankheitsursache immer mehr bei Personen auf, die ein übersteigertes Körperbewußtsein haben.

In unzähligen Büchern und Artikeln zum Thema Körpergewicht wurden Methoden zur Gewichtskontrolle vorgestellt, die sich jedoch nur geringfügig unterscheiden. Einige einfache Anhaltspunkte geben einen guten Überblick über das komplexe Thema:

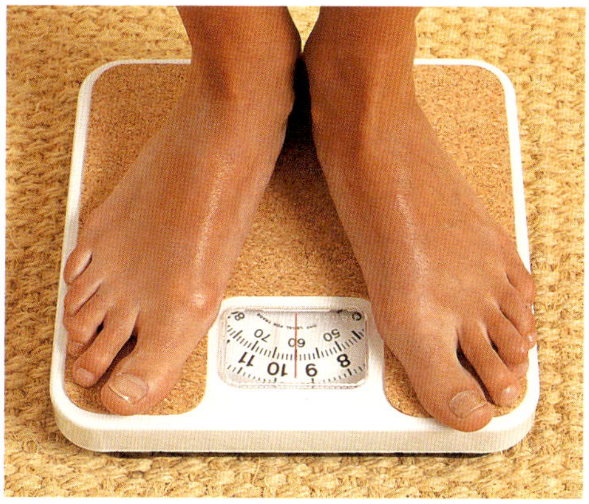

Die Anzeige auf der Waage ist ein wichtiger, aber nicht der einzige Indikator für ein gesundes Körpergewicht.

- Zuviel und darüber hinaus ungesunde Nahrungsmittel führen zu Übergewicht und schließlich zu Fettleibigkeit, in deren Folge Krankheiten wie Diabetes und Bluthochdruck auftreten.

Das Körpergewicht steht in enger Beziehung zu Diabetes. Beide bedingen sich gegenseitig wie in einem Teufelskreis. Übergewichtige entwickeln häufig eine Resistenz gegenüber Insulin. Dies führt zu einer gestörten Glukosetoleranz (ein Hauptmerkmal der Zuckerkrankheit) und einer Verminderung der körpereigenen Wärmeproduktion und somit der Kalorienreduktion. Daraus folgt wiederum eine weitere Gewichtszunahme. Übergewicht ist der stärkste Risikofaktor für Bluthochdruck: 20 bis 30 % der Hochdruckpatienten haben Übergewicht. Umgekehrt führt eine Reduzierung des Gewichtes zu einer Blutdrucksenkung.

- Kalorienzufuhr und körperliche Aktivitäten sind eng miteinander verbunden. Befinden sich beide Faktoren im Gleichgewicht, zeigt die Waage Normalgewicht. Die verschiedenen Sportarten unterscheiden sich bezüglich ihrer Auswirkungen auf das Körpergewicht.
- Unterernährung und ein Übermaß an Sport schädigen auch die Gesundheit, aber nicht in gleichem Maß wie Übergewicht und mangelnde Bewegung. Folge von Unterernährung sind Mangelerscheinungen und das Ausbleiben der Regelblutung. Wie in allen Lebensbereichen ist das richtige Maß, hier das normale Körpergewicht, der Schlüssel zum Wohlbefinden. Ungesund ist es, zu extremem Körpergewicht zu neigen, wobei dies extrem dünn oder extrem dick sein kann. Wichtig ist, darauf soll hier hingewiesen werden, nicht ein von der Gesellschaft vorgegebenes Körperideal anzustreben, sondern das individuelle Wohlfühlgewicht zu erreichen. Dies ist abgesehen vom subjektiven Empfinden schwer zu definieren. Fühlen Sie sich körperlich und seelisch in Ihrer Haut rundum wohl und gesund, haben Sie sicherlich Ihr Wohlfühlgewicht erreicht.

Wichtig ist auch zu wissen, daß gleiche Körpergröße und gleiches Körpergewicht nicht unbedingt auf denselben Gesundheitszustand schließen lassen. Aufgrund ausgewogener Ernährung und ausreichend körperlicher Bewegung kann der eine völlig gesund sein, während die Arterien und Organe des anderen, gleich großen und gleich schweren Menschen aufgrund falscher und mangelhafter Ernährung gesundheitlich angegriffen sein können.

Konventionelle Therapien

- Appetitzügler
- Kalorienarme Ernährung
- Körperliche Bewegung
- Fitneßklinik
- In Ausnahmefällen: Chirurgische Maßnahmen

siehe auch

☛

Beschwerden

Blutdruck
Seite 39

Angst und Panik
Seite 93

Abhängigkeit
Seite 98

Eßstörungen
Seite 103

Diabetes
Seite 111

Therapien

Alexander-Technik
Seite 134

Yoga
Seite 146

Gruppentherapie
Seite 152

Streßbewältigung
Seite 153

Der weniger gesunde Mensch ist leicht an Haltungsschwäche, vorgewölbtem Bauch, blasser, fettiger Haut und womöglich gar Kurzatmigkeit zu erkennen. Die Waage ist ein wichtiges Hilfsmittel bei der Erhaltung von körperlicher Gesundheit und Fitneß, aber nicht das einzige.

Ergänzende Therapien

Akupressur

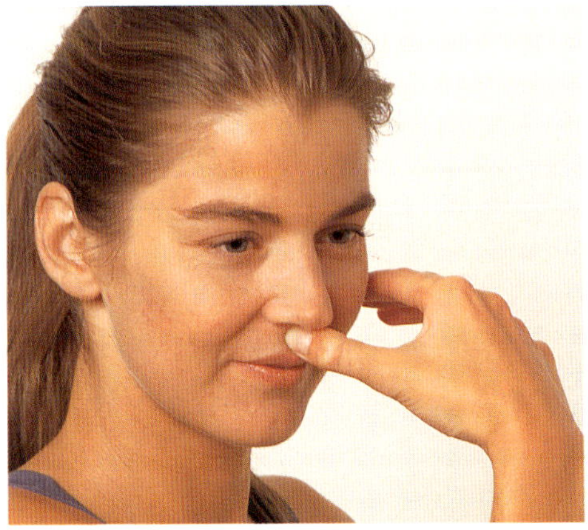

Drücken Sie etwa 7 – 10 Sekunden auf die Falte zwischen Nase und Oberlippe, um während eines gesunden Diätprogrammes die Gewichtsabnahme zu begünstigen.

Diät und Ernährung

Im Zusammenhang mit einem gesunden Gewichtsverlust sollte auf einige Punkte hingewiesen werden.

- Die Gründe für das Übergewicht sollten zunächst von einem Arzt abgeklärt werden.
  Bei den meisten Menschen liegt nur ein Mißverhältnis zwischen Kalorienzufuhr und -verbrauch zugrunde.
- In der Regel hilft eine kalorienreduzierte, ausgewogene Mischkost, um das Normalgewicht wieder zu erreichen.
- Eine Ernährungsberatung sollte durchgeführt werden. Unter Umständen müssen verhaltenstherapeutische Aspekte in einer Therapie des Eßverhaltens berücksichtigt werden.
- Es werden immer mehr körpereigene Stoffe mit einer positiven Wirkung auf das Sättigungsgefühl identifiziert. Vor einer Selbstmedikation wird jedoch gewarnt.

Körperliche Bewegung

- Weniger Kalorien und gleichzeitig mehr intensive Bewegung verringern das Fettgewebe, wohingegen Diäten ohne ausreichende Bewegung sowohl zu Fett- als auch Muskelabbau und damit zu Konditionsverlust führen.
- Forsches Spazierengehen und Radfahren führen zu größerem Gewichtsverlust als Schwimmen.
- Tanzen ist Bewegung und zugleich eine Form der Selbstverwirklichung.
- Erfreuen Sie sich an der Bewegung, streben Sie nicht nach Perfektion.

Meditation

Die Fähigkeit, mit Meditation innere Ruhe und Ausgeglichenheit zu erreichen, hilft nicht nur der Seele, sondern auch dem Körper ins Gleichgewicht zu kommen. Dies wirkt sich auch auf das Gewicht aus. Finden Sie Ihre Form der Meditation und üben Sie regelmäßig.

Bildererleben

Mit Hilfe von Bildererleben können Sie negative Verhaltensmuster ändern, wie auch diejenigen, die zu Übergewicht führen. Lernen Sie diese Technik sorgfältig, damit Sie sie dann gezielt zu Hause selbst anwenden können.

Massage

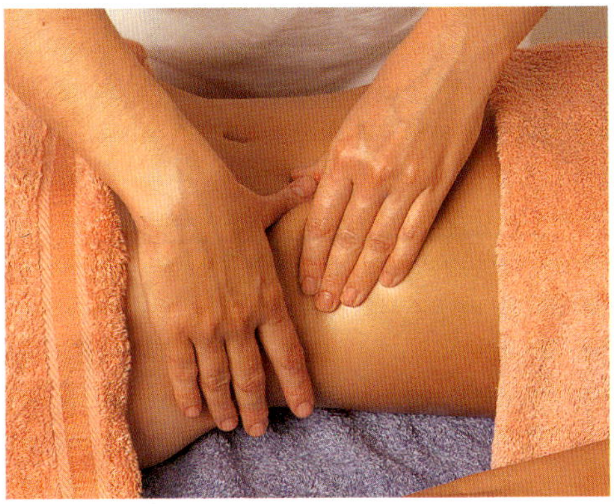

Kneten Sie die Körperpartien wie Gesäß, Oberschenkel, Knie und Bauchseiten. Dies tonisiert die Muskulatur und unterstützt bewegungsbedingten Fettverlust.

Übelkeit und Erbrechen

Obwohl Übelkeit und Erbrechen nicht gemeinsam auftreten müssen, sind sie doch so eng verbunden, daß sie hier gemeinsam behandelt werden. Beide treten bei vielen Erkrankungen als Symptom auf und zeigen an, daß im Körperinneren etwas nicht in Ordnung ist. Das Erbrechen folgt meist, aber nicht immer, auf Übelkeit.

Übelkeit kann mit Hautblässe, Schweißausbrüchen und Speichelabsonderung sowie gelegentlich mit niedrigem Blutdruck und verlangsamtem Pulsschlag auftreten. Erbrechen ist Folge eines Reizes einer oder mehrerer Hirnbezirke, die jene Körperstrukturen kontrollieren, die am Erbrechen beteiligt sind. Somit können verschiedene Ursachen die Brechzentren erregen.

Übelkeit und Erbrechen können vielfältige Ursachen haben:

- Akute Infektionen wie Grippe, Magen-Darm-Grippe und Ohrentzündungen.
- Akute Vorgänge im Bauch wie Blinddarmentzündung, Gallen- oder Nierenstein und Magengeschwüre.
- Herzversagen durch vermehrte Blutfülle in den Organen.
- Stoffwechselprozesse wie Schwangerschaft, Diabetes und Urämie.
- Störung des Nervensystems wie Hirnhautentzündung, Migräne und Innenohrentzündung.
- Zahlreiche Medikamente und Gifte.
- Seelische Störungen wie nervöses Erbrechen und Anorexie/Bulimie.

Ergänzende Therapien

Meditation

Akute Erkrankungen, die häufig Ursache von Übelkeit und Erbrechen sind, belasten den Körper meist zusätzlich. Die Fähigkeit, mit Meditation zu innerer Ruhe und Ausgeglichenheit zu kommen, hilft bei jedweder Krankheit. Haben Sie Ihre Meditationsform bereits gefunden und praktizieren diese täglich, können Sie mit einer Krankheit sofort besser umgehen. Ein großer Lohn für die geringe Mühe.

Reflexzonenmassage

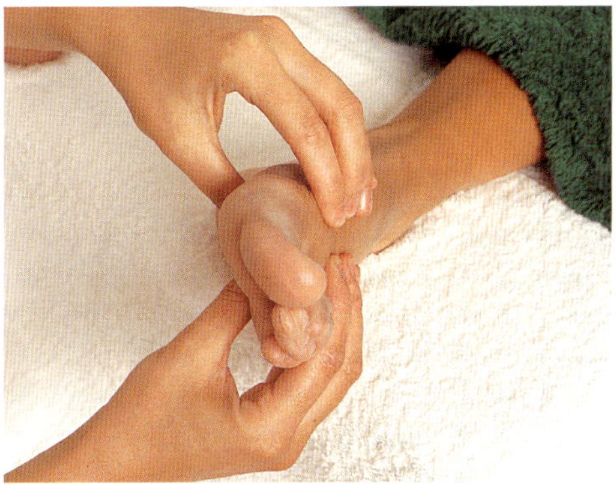

Zur Behandlung von Übelkeit stützen Sie den Fuß mit den Daumen und „laufen" mit den Fingern von der Fußmitte zur Fußspitze, sozusagen vom Knöchel zu den Zehen. Führen Sie anschließend diese Technik bis zu den einzelnen Zehenzwischenräumen durch.

Homöopathie

Diese Kombination erweist sich bei Übelkeit und Erbrechen als wirkungsvoll:

- Cocculus D 4
- Conium D 3
- Ambra D 6
- Petroleum D 8

Pflanzentherapie

- Mutterkraut (Migräne)
- Ingwer (Reisekrankheit)

Akupressur

Ein Akupressurband am Handgelenk hilft bei Reisekrankheit und wiederholt auftretendem Erbrechen.

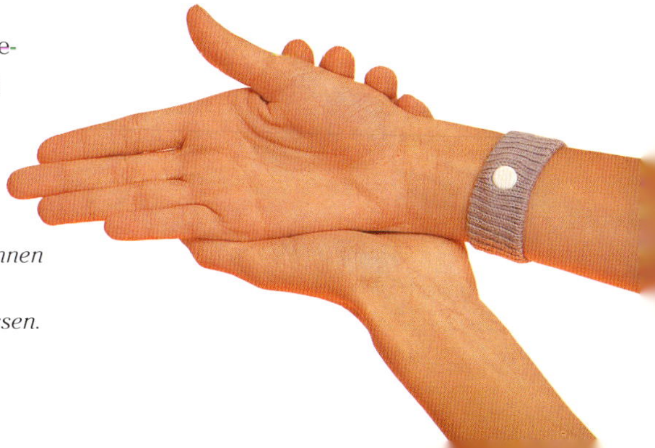

Mit dem Akupressurband können Sie bestimmte Formen der Übelkeit erfolgreich beeinflussen.

Konventionelle Therapien

- Krampflösende und beruhigende Medikamente
- Medizinische Behandlung der Grunderkrankung

siehe auch ☛

Beschwerden

Infektionen
Seite 32

Bauchschmerzen
Seite 55

Angst und Panik
Seite 93

Eßstörungen
Seite 103

Therapien

Diät und Ernährung
Seite 126

Bach-Blütentherapie
Seite 160

VERDAUUNGSSTÖRUNGEN

Glaubt man der Werbung, so leiden viele Menschen in unserer Gesellschaft an Verdauungsstörungen. Als solche bezeichnet man die Schwierigkeit des Körpers, Stoffe, die durch den Mund aufgenommen werden – Essen, Trinken oder Medikamente –, zu verarbeiten. Es ist eine recht ungenaue Bezeichnung für eine funktionale Störung, da sie individuell sehr unterschiedlich erfahren wird.

Konventionelle Therapien

- Magensäure-blocker oder -binder
- Medikamente gegen Krämpfe und/oder Gasbildung
- Spezielle Diäten
- Chirurgische Maßnahmen

Die meisten Menschen erfahren Verdauungsstörungen bzw. Verdauungsbeschwerden wie folgt:

Sodbrennen: Sodbrennen verursacht am unteren Ende des Brustbeines ein brennendes Gefühl, das sich einige Zentimeter tief in den Brustkorb ausbreitet. Es kann von Rückfluß der Magensäure in den Rachen begleitet werden und wird manchmal auch als saure Verdauungsstörung bezeichnet.

Magenschmerzen: Magenschmerzen können als Krampf nach speziellen Speisen im oberen Bauchraum auftreten. Auch übermäßiger Kaffee- oder Teegenuß, aber auch andere Nahrungsmittel können diese Schmerzen verursachen. Bei nüchternem Magen zeigt ein im Oberbauch auftretender Schmerz eher eine Entzündung im Bereich des Magenausganges in den Zwölffingerdarm an. Dort entstehen auch die meisten Geschwüre.

Blähungen: Wer kennt das nicht, das Gefühl, „wie aufgeblasen zu sein". Meist wird es durch übermäßige Gasbildung als Folge unvollständiger Verdauung verursacht. Es kann auch von einem starken Gluckern begleitet werden.

Völlegefühl: Ein Völlegefühl wird häufig nach reichlichem Fleischkonsum (besonders Schweinefleischprodukte) und/oder fettem Essen und/oder billigem Wein beklagt. Nach einiger Zeit können Symptome wie Blähungen, ungewöhnliche Gerüche und Veränderungen des Stuhlganges auftreten.

Diese Symptome erscheinen einzeln oder gemeinsam und können viele Ursachen haben. Womöglich nehmen Sie Nahrungsmittel zu sich, die schwer verdaulich sind, oder es fehlen Ihnen für die Verdauung wichtige Enzyme. Vielleicht essen Sie zu viel oder zu schnell und zu hektisch. Auch zahlreiche anatomische Gründe, wie ein Zwerchfellbruch und Übergewicht (die beiden stehen meist im Zusammenhang), anlagebedingte Verdauungsschwäche oder andere Auslöser können die Ursache sein.

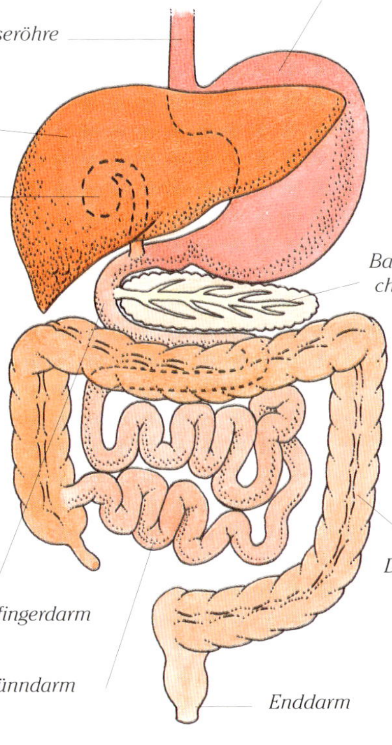

Der im Bauch befindliche Verdauungstrakt

Hier auftretende Probleme werden oft unscharf als „Verdauungsstörungen" bezeichnet. Die Ursachen reichen von hastiger oder unausgewogener Nahrungsaufnahme über streßbedingte Entzündungen bis zum Geschwür.

Ergänzende Therapien

Diät und Ernährung

Eine ausgewogene und gesunde Ernährung ist Voraussetzung für ein gesundes Verdauungssystem und die Behandlung einer Verdauungsstörung. Fette und stark gewürzte Nahrungsmittel fördern die Beschwerden. Eine ausgewogene Ernährung enthält diejenigen Inhaltsstoffe, die ein gesundes Arbeiten des Verdauungstraktes und somit des Menschen ermöglichen. Der Ascorbinsäuregehalt der Magenschleimhaut wird durch Infektion der Schleimhaut mit dem Bakterium *Helicobacter* vermindert. Dieser ist häufig an der Geschwürbildung beteiligt. Hohe Dosen von Vitamin C (1000–3000 mg täglich) können möglicherweise die Aktivität dieses Keimes reduzieren.

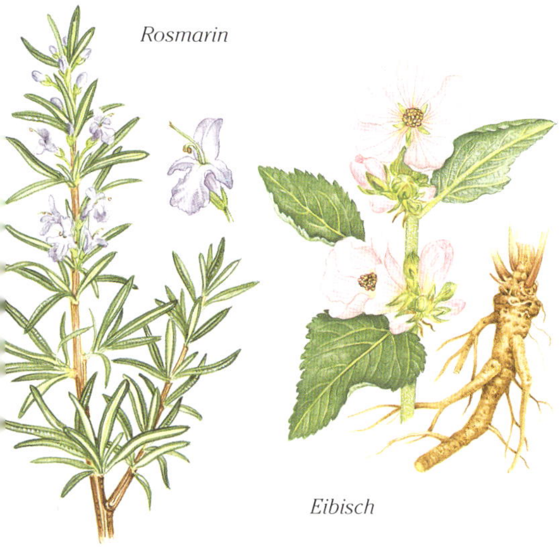

Pflanzentherapie

- Ingwer vermindert saures Aufstoßen und Sodbrennen.
- Ulme beruhigt die Magenschleimhaut und lindert Verdauungsbeschwerden.
- Mädesüß und Eibisch helfen bei Magenschleimhautentzündung und Schmerzen.
- Kamille, Rosmarin und Zitronenmelisse mildern die innere Anspannung, die zu Magenbeschwerden führen kann.
- Kardamon, Pfefferminze und Fenchel wirken verdauungsfördernd, lindern Gasbildung und Blähungen.
- Pfefferminze hilft der Verdauung und beruhigt den Magen.

Streßbewältigung

Streß wirkt sich negativ auf die Magenschleimhaut aus, indem er Entzündungen und Beschwerden verursacht. Deshalb ist es wichtig, die Situationen genau zu betrachten, in denen oft Streß auftritt, wie in zwischenmenschlichen Beziehungen und am Arbeitsplatz. Veränderungen hier bauen innere Spannungen ab, durch Ärger verursachte Beschwerden schwinden.

Meditation

Die Fähigkeit, mit Meditation zu innerer Ruhe und Ausgeglichenheit zu kommen, hilft auch bei Verdauungsstörungen. Haben Sie Ihre Meditationsform bereits gefunden, können Sie mit tiefer Entspannung die Beschwerden wirksam lindern. Praktizieren Sie Ihre Entspannungstechnik täglich, damit Sie bei Unpäßlichkeiten und Schmerzen darauf vertrauen können.

Hydrotherapie

Steht man unter Streß, ist es sehr entspannend, ein warmes oder heißes Bad zu nehmen. Die Muskeln lockern sich schnell, tiefe regelmäßige Atmung stellt sich ein, und die Sorgen, die die Anspannung verursacht haben, scheinen im Dampf zu vergehen. Seit Jahrhunderten empfinden Menschen diese einfache und leicht zugängliche Methode als besonders hilfreich und wohltuend.

Aromatherapie

Warme Bäder wirken mit aromatischen Ölen versetzt besonders ausgleichend, regulierend und wohltuend. Probieren Sie Ylang-Ylang, Geranie, Rose, Nerolie, Melisse, Lavendel, Sandelholz oder Pathouli.

Massage

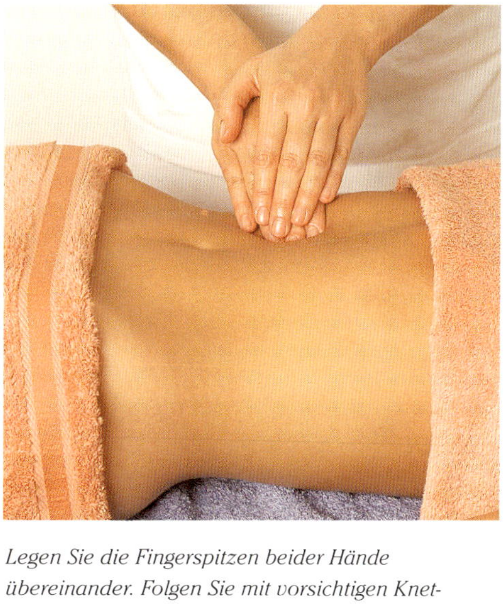

Legen Sie die Fingerspitzen beider Hände übereinander. Folgen Sie mit vorsichtigen Knetbewegungen dem Verlauf des Dickdarmes.

siehe auch ☛

Beschwerden

Brustschmerzen Seite 37

Bauchschmerzen Seite 55

Angst und Panik Seite 93

Depressionen Seite 95

Eßstörungen Seite 103

Erkrankungen des Immunsystems Seite 117

Therapien

Reflexzonenmassage Seite 140

Reiki Seite 148

Bildererleben Seite 150

Homöopathie Seite 165

Abwehr von Umweltbelastungen Seite 168

GELBSUCHT

Bei Gelbsucht kommt es zu der charakteristischen gelblich Verfärbung der Haut und der Lederhaut – dem Weiß der Augen. Sie ist das Symptom einer Störung in den Leber- und Gallenwegen, die normalerweise den gelben Gallenfarbstoff in den Verdauungstrakt ableiten, aus dem er dann den Körper verläßt. In fortgeschrittenem Stadium können ein unangenehmer Atemgeruch, Hautjucken und Braunverfärbung des Urins sowie Entfärbung des Stuhlganges auftreten.

Konventionelle Therapien

- Bettruhe, Flüssigkeit und einfaches Essen
- Palliative Behandlung, z. B. Punktion von Bauchwasser
- Chirurgische Maßnahmen

siehe auch

Beschwerden

Infektionen
Seite 32

Erschöpfung
Seite 34

Bauchschmerzen
Seite 55

Abhängigkeit
Seite 98

Therapien

Akupressur
Seite 138

Reflexzonenmassage
Seite 140

Bildererleben
Seite 150

Gruppentherapie
Seite 152

Homöopathie
Seite 165

Die Gelbsucht kann durch Störungen der Leber oder mit der Leber verbundener Systeme hervorgerufen werden. Eine akute Leberentzündung, wie die Hepatitis, oder ein chronischer Prozeß, wie die Leberzirrhose, oder auch der Verschluß der Gallenwege durch einen Tumor oder einen eingeklemmten Gallenstein können die Ursache sein.

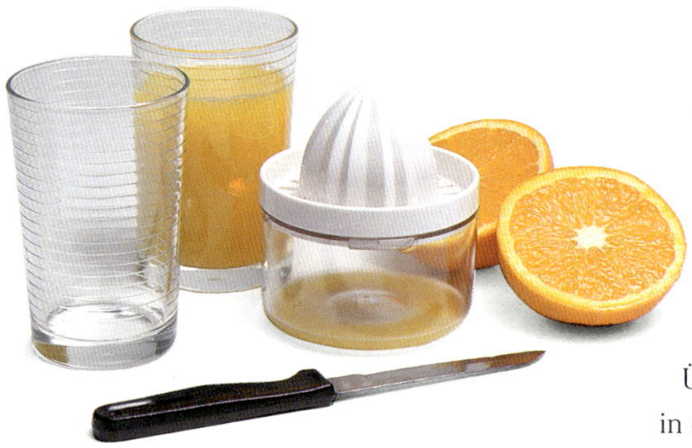

Frische Früchte und ausreichend Flüssigkeit werden bei Gelbsucht empfohlen und können appetitsteigernd wirken.

Ergänzende Therapien

Diät und Ernährung

Eine ausgewogene, gesunde Ernährung ist die Voraussetzung für das Ausheilen von Leberstörungen. Dies ist oft problematisch, da Leberentzündungen häufig mit Appetitlosigkeit einhergehen.

- Bei Leberleiden ist eine hohe Zugabe an Vitaminen und Mineralien wichtig, da der Appetit und somit auch die Nahrungsaufnahme gering sind.
- Aufgrund der Ausscheidungsstörungen bei Leber- und Nierenleiden kann es zur Speicherung von Schadstoffen und manchen Medikamenten in extrem hoher Konzentration im Körper kommen.

Als Regel gilt: Bis die kritische Situation überwunden ist und die Leber ihre Funktion wieder aufgenommen hat, sollte ein Arzt die Medikamenten-, Vitamin- und Mineralientherapie festlegen.

Pflanzentherapie

- Wegwartenblüten (1 Teil), Waldmeister (1 Teil), Löwenzahnwurzel (2 Teile) und Ehrenpreis (2 Teile): Überbrühen Sie 1 Teelöffel dieser Mischung mit einer halben Tasse kochenden Wassers. Trinken Sie 1 Tasse des ungesüßten Tees schluckweise über den Tag verteilt.
- Faulbaumrinde (1 Teil), Hauhechelwurzel (5 Teile), gelbe Enzianwurzel (5 Teile) und Pfefferminzblätter (10 Teile): Überbrühen Sie 1 Teelöffel dieser Mischung in einer halben Tasse kochenden Wassers. Trinken Sie 1–1½ Tassen täglich schluckweise.
- Faulbaumrinde (1 Teil), Waldmeister (2 Teile), Rosmarinblüten (3 Teile) und Schöllkraut (6 Teile): Überbrühen Sie 2 Teelöffel in einer halben Tasse kochenden Wassers und trinken Sie schluckweise je eine halbe Tasse vor dem Frühstück und dem Zubettgehen.

Körperliche Bewegung

Bei Lebererkrankungen ist es ratsam, körperliche Aktivitäten einzuschränken.

Dies führt nach einiger Zeit jedoch zu Problemen, denn längerfristige körperliche Schonung hat Muskelschwäche und Muskelschwund, allgemeine Schwäche, noch weiteren Appetitverlust etc. zur Folge. In dieser Situation empfiehlt es sich, regelmäßig Arme und Beine zu beugen, um die Gelenkbeweglichkeit zu erhalten und den Kreislauf anzuregen.

DIABETES

Nicht alle Diabetesleiden geben sich gleich als solche zu erkennen. Deshalb stellt sich immer wieder die Frage, wie man diese Krankheit rasch selbst erkennt. Jemand fühlt sich nicht recht wohl, und vielleicht gab es bereits Diabetiker in der Familie – alles Gründe, die Sie aufmerksam machen sollten.

Im Frühstadium von Diabetes weisen keine speziellen Symptome auf den Ausbruch dieser Krankheit hin. Es ist nicht ungewöhnlich, daß sich Diabetes zunächst als Begleiterscheinung einer Infektion bemerkbar macht. Es treten dann Heißhunger, starker Durst und gesteigerte Ausscheidung von Harn, begleitet von allgemeiner Schwäche und Gewichtsverlust, auf. Wenn diese Symptome bei Ihnen auftreten, sollten Sie unbedingt einen Arzt aufsuchen, da es auch noch andere Ursachen auszuschließen gilt. Sollten sich Ihre Blutzuckerwerte im Grenzbereich zwischen normal und erhöht befinden, können Sie zu Hause aktiv werden. Jetzt ist es in der Regel noch möglich, die Blutzuckerwerte wieder – womöglich gar dauerhaft – zu stabilisieren. Bei den meisten Patienten – also bei denen, die kein Insulin benötigen – kann Diabetes durch entsprechendes Verhalten längerfristig unterdrückt werden. Völlig anders ist die Situation bei einem bereits über Jahre bestehenden Diabetes. Dann können auch die ersten Anzeichen von Spätschäden wie Sehprobleme, Durchblutungsstörungen, Nervenschädigung und Nierenversagen auftreten. Menschen mit einer Veranlagung zu Diabetes sollten deshalb ihre Lebensweise zur Vermeidung einer Erkrankung entsprechend umstellen.

Ergänzende Therapien

Diät und Ernährung

Das ausgewogene und gesunde Ernährungsprogramm, das im zweiten Teil des Buches, im Therapieteil, vorgestellt wird, kann als Ernährungsplan zur Vermeidung von Diabetes dienen. Ein wichtiger Aspekt bei der Entstehung von Diabetes ist die Neigung zu Übergewicht. Somit ist zur Vermeidung einer Erkrankung besonders wichtig, Übergewicht zu reduzieren und das normale Körpergewicht zu halten.

- Tabakgenuß kann die Entstehung von Diabetes beeinflussen. Obwohl man Rauchen

Konventionelle Therapien

- Fett-, kohlenhydrat- und kalorienarme Diät
- Tabletten
- Insulingabe zur Blutzuckerkontrolle

Sollte es notwendig sein, können selbst Kinder lernen, sich täglich das lebenserhaltende Insulin zu spritzen.

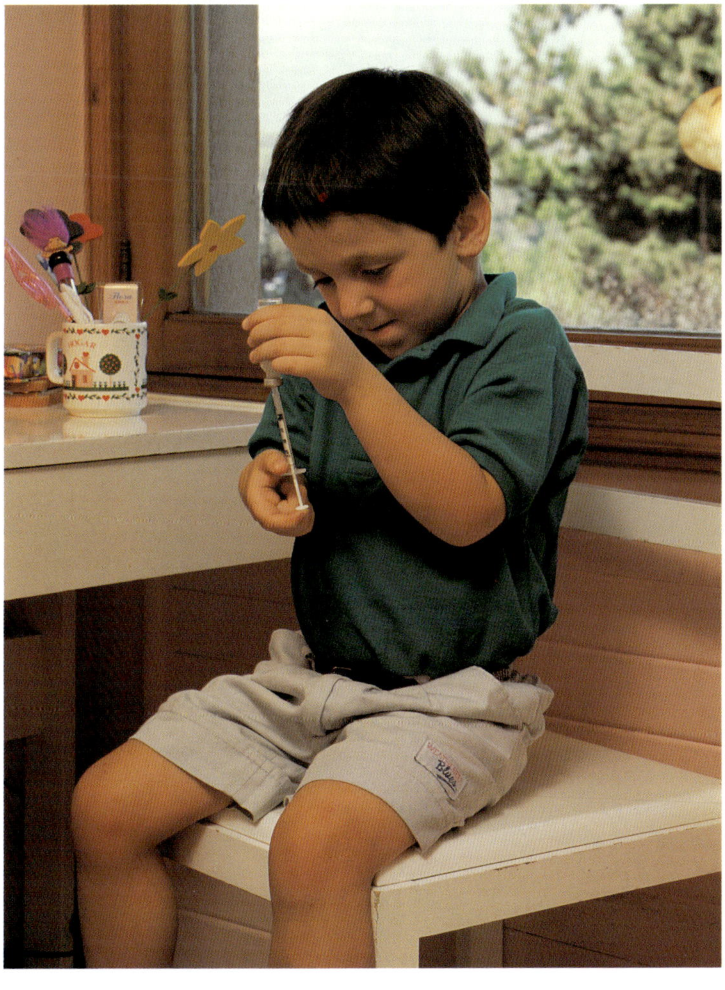

Die Ansichten gehen auseinander: Manche behaupten jedoch, rein vegetarische Ernährung senke das Risiko einer Diabeteserkrankung.

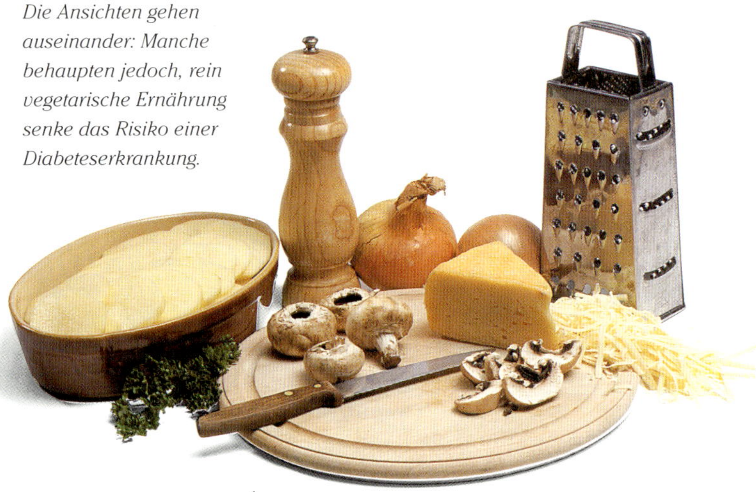

gemeinhin nicht mit der Ernährung in Verbindung bringt, hat es einen Einfluß auf das Stoffwechselgleichgewicht und dieses wiederum auf die Entstehung von Diabetes.

- Bei Diabetikern wurde Magnesiummangel in den Geweben festgestellt, so daß dieser Mangel durch Magnesiumgaben ausgeglichen werden muß.
- Obwohl Alkohol nicht Teil einer Diät sein sollte, ist er für die meisten Diabetiker nicht schädlicher als für Stoffwechselgesunde. Alkoholische Getränke enthalten jedoch viele Kalorien und die meisten auch reichlich Kohlenhydrate.
- Einige Studien belegen, daß rein vegetarische Ernährung das Erkrankungsrisiko verringert.
- Werden Kinder, die eine Veranlagung zu Diabetes haben, mit Kuhmilch statt mit Muttermilch genährt, steigt das Risiko, an Diabetes zu erkranken, um 50 %.

Körperliche Bewegung

Studien haben ergeben, daß körperliche Bewegung hilft, sowohl die Folgen der insulinabhängigen als auch der nicht insulinabhängigen Diabetes zu mildern. Wie auch immer: Regelmäßig betriebener Ausgleichssport trägt maßgeblich dazu bei, daß Sie gesund bleiben.

Streßbewältigung

Streß ist an der Entstehung von Diabetes beteiligt. Deshalb ist es wichtig, die Situationen genau zu betrachten, in denen oft Streß auftritt, wie in zwischenmenschlichen Beziehungen und am Arbeitsplatz. Veränderungen hier bauen innere Spannungen ab, durch Ärger verursachte Beschwerden schwinden.

Pflanzentherapie

- Aloe verringert den Blutzucker.
- Bockshornklee reduziert den Blutzucker und die Urinzuckerausscheidung

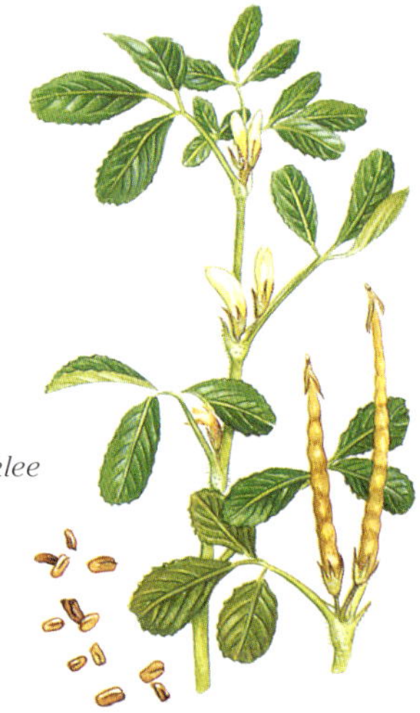

Bockshornklee

Yoga

Bestimmte Yogastellungen und -techniken, wie z. B. die Kobrastellung (siehe Bild), stärken auf natürliche Weise die Körperenergie, die bei Diabetes oft niedrig ist.

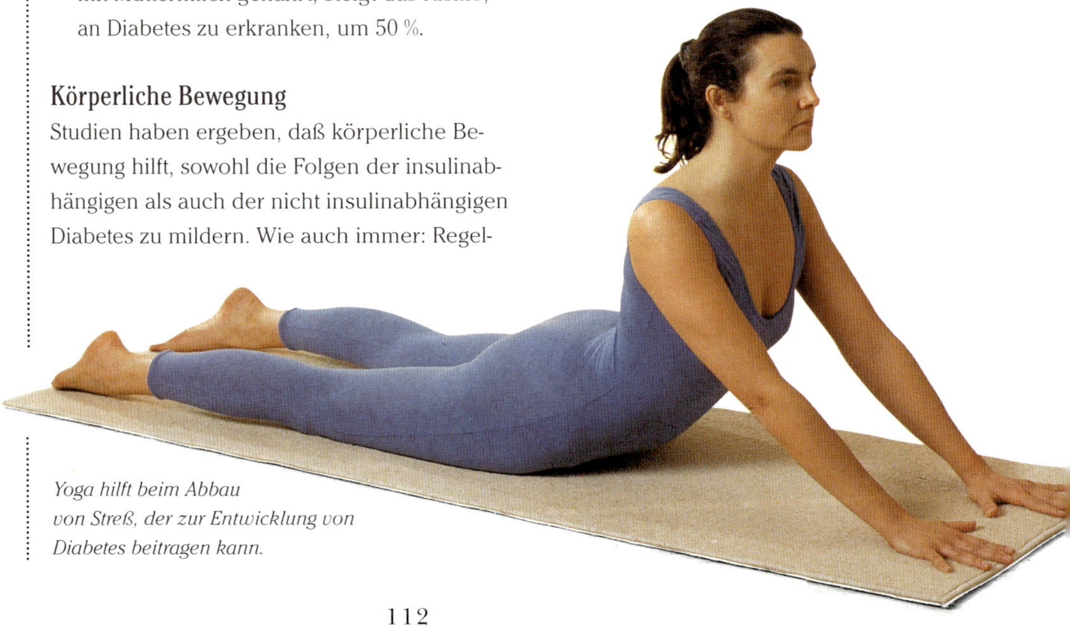

Yoga hilft beim Abbau von Streß, der zur Entwicklung von Diabetes beitragen kann.

siehe auch ☛

Beschwerden

Schwindel
Seite 22

Infektionen
Seite 32

Erschöpfung
Seite 34

Bewußtlosigkeit
Seite 88

Gewichtsstörungen
Seite 105

Darmbeschwerden
Seite 113

Therapien

Meditation
Seite 149

Homöopathie
Seite 165

DARMBESCHWERDEN

Die Darmabschnitte des Verdauungstraktes sind von größerer physiologischer Bedeutung als der Magen. Wir können ohne Magen, aber nicht ohne Darm leben. Die meiste Verdauungsarbeit, das heißt sowohl Zerkleinerung als auch Aufnahme der Nährstoffe, findet im Dünndarm statt.

Unsere Verdauung läuft wie folgt ab: Während des Kauens schon bearbeiten Speichelenzyme die Nahrung. Nach dem Schlucken wird diese im Magen durch Säure und Enzyme zerlegt. Der entstandene saure Speisebrei bewegt sich in den oberen Dünndarm *(Zwölffingerdarm)* und vermischt sich dort mit den basischen Sekreten aus Leber, Bauchspeicheldrüse und Darmdrüsen. Diese Sekrete enthalten kraftvolle Enzyme, die sowohl Eiweiße als auch Kohlenhydrate und Fette in immer kleinere Bruchstücke zerlegen. Schließlich sind die Nährstoffe so klein, daß sie durch die Darmschleimhaut ins Blut und von dort in die Körperzellen gelangen. Wasser diffundiert dabei frei zwischen Darm und Blut und hält die richtige Konsistenz und den Säuregehalt des Darminhalts aufrecht.

An der Verdauung wirken auch die im Darm vorhandenen Darmbakterien maßgeblich mit. Gelangt der Darminhalt auf seinem Weg durch den Verdauungstrakt in den Dickdarm, wird ihm dort so viel Wasser entzogen, daß eine feste Masse entsteht, die dann vom Körper ausgeschieden wird.

Zahlreiche Beschwerden werden durch Störungen des Verdauungssystems hervorgerufen.

Schmerzen: Schmerzen sind meist durch Krämpfe der Darmmuskulatur bedingt. Diese treten infolge von akuten Entzündungen, wie virale Magen-Darm-Grippe, Dünn- oder Dickdarmentzündung sowie beim sogenannten Reizdarm auf. Bei letzterem wird die *Peristaltik* (muskulöse Bewegung des Darmes zum Weitertransport des Darminhaltes) des Darmes durch Gifte, allergische Reaktionen auf Nahrungsmittel oder durch seelische Probleme gestört.

Gasbildung und Blähungen: Die Ursachen sind fehlerhafte und unvollständige Verdauung der Nahrungsmittel und dadurch bedingte starke Gasbildung. Durch die Verdauung entstehen im Darm größere Mengen Gase, die im Alter eher zunehmen. Übermäßige Gasbildung und Darmspasmen können Krämpfe und Blähungen verursachen. Störungen des Verdauungsprozesses sind häufig eine Folge unzureichender Produktion von Verdauungsenzymen, besonders der Bauchspeicheldrüse.

Oft sind sie aber auch Folge einer durch Veranlagung bedingten Verdauungsschwäche oder gar ein Ausdruck von seelischer Unausgeglichenheit oder Nervosität.

Der Abgang von Darmgasen ist normal. Bei übermäßiger Gasbildung gehen jedoch vermehrt Gase ab, was aufgrund des üblen

Konventionelle Therapien

- Ballaststoffreiche Ernährung
- Krampflösende und schmerzlindernde Medikamente
- Entschäumende Medikamente
- Entzündunghemmende Medikamente
- Abführmittel und Quellmittel
- Chirurgische Maßnahmen

Ballaststoffe, Vitamine und Mineralstoffe aus frischem Obst und Gemüse erhalten den Darm gesund.

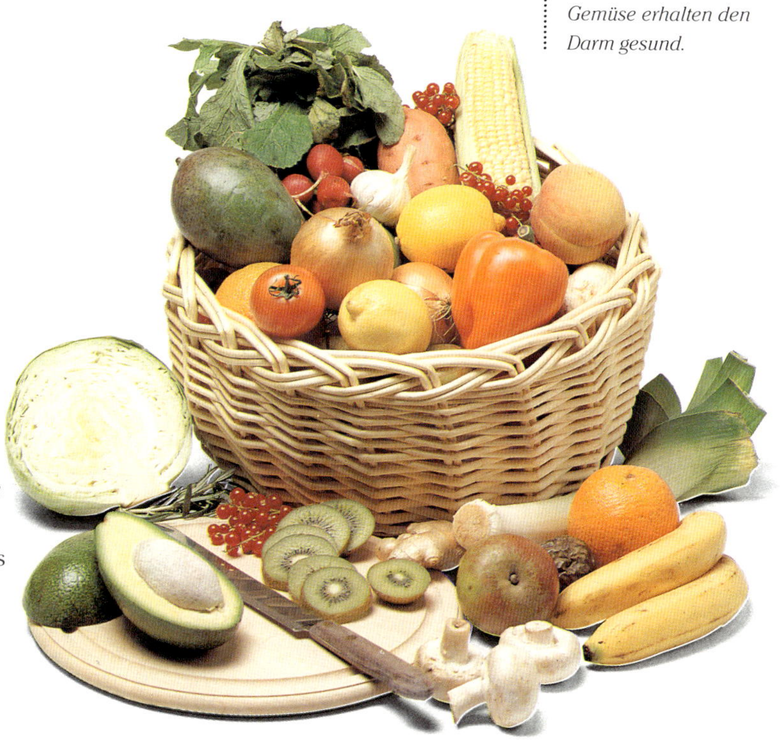

Geruches störend sein kann. Bei gesunder Ernährung und entleertem Enddarm sind Darmgase jedoch fast geruchlos.

Verstopfung: Verstopfung ist ein komplexes Problem mit vielfältigen Ursachen. Träge Peristaltik ist eine der Hauptursachen. Sie tritt häufig auf bei schlechtem Gesundheitszustand, bei inaktiven älteren Menschen und bei einigen Stoffwechselstörungen, wie z. B. Schilddrüsenunterfunktion und Depressionen. Die Unfähigkeit, den Schließmuskel zu entspannen, ist ein weiterer Grund. Diese wird oft durch Angst und Spannung bedingt, deren Ursachen meist in der Kindheit und Jugend liegen.

Eine weitere Ursache ist verhärteter Stuhl. Ballaststoffarme Kost, zu geringe Flüssigkeitsaufnahme und Bewegungsmangel lassen den Stuhl zu lange im Dickdarm verweilen. Dies führt zu verstärktem Wasserentzug, was den Darminhalt verfestigt.

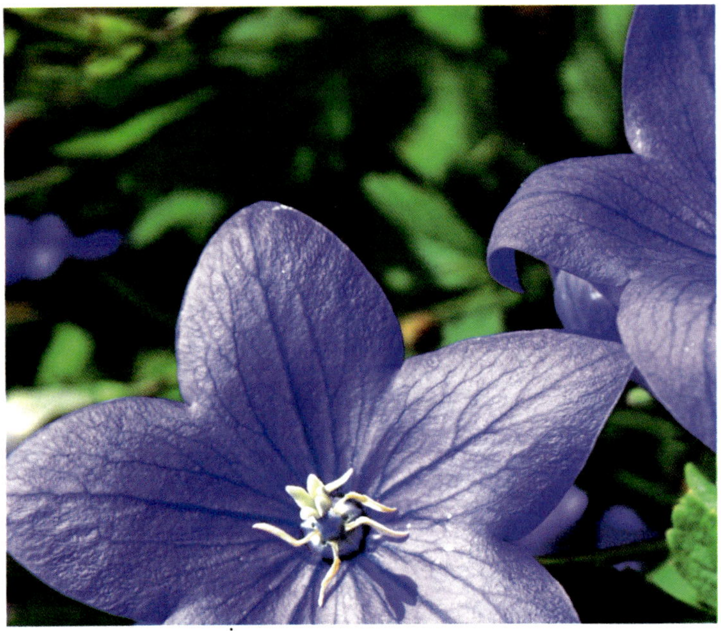

Stellen Sie sich eine ruhige, friedvolle Szene vor. Dies wirkt entspannend auf Seele und Geist und hilft, den gereiztem Darm wieder ins Gleichgewicht zu bringen.

Durchfall: Von Durchfall spricht man, wenn mehrmals täglich breiartiger bis flüssiger Stuhl ausgeschieden wird. Diese Beschwerden können durch vielfältige Ursachen hervorgerufen werden.

Infektionen, wie Darmgrippe, oder auf den Dickdarm beschränkte Krankheiten, wie die Amöbenruhr, durch verdorbene Lebensmittel oder verunreinigtes Trinkwasser hervorgerufene Lebensmittelvergiftungen, Stoffwechselkrankheiten, einschließlich Diabetes und Schilddrüsenüberfunktion, können die Auslöser für langandauernde Durchfälle sein.

Zwei bekannte Syndrome, zu deren charakteristischen Symptomen auch der Durchfall gehört, gilt es zu erwähnen. Zum einen das *Reizdarmsyndrom*, eine chronische, geringfügige Störung, die mit allen in diesem Kapitel beschriebenen Symptomen einhergehen kann. Es kann durch falsche Ernährung, seelische Störungen, Lebensmittelintoleranz, Antibiotikatherapie und vorangegangene Infektionen hervorgerufen werden.
Zum anderen entzündliche Darmerkrankungen, die als Folge von Autoimmunprozessen auftreten können. Dazu gehören die regionale Enteritis *(Morbus Crohn)* und die *Colitis ulcerosa*. Beide sollten ernstgenommen werden, da sie zu Behinderungen und Tod führen können.

Ergänzende Therapien

Bildererleben

Hypnose wirkt meist hervorragend bei Reizdarm. Sollte dies auch bei Ihnen der Fall sein, so können Sie Selbsthypnose und Bildererleben zu Hause kontinuierlich zur Linderung der Beschwerden durchführen.

Diät und Ernährung

Vor allem bei Darmproblemen ist eine gesunde und ausgewogene Ernährung äußerst

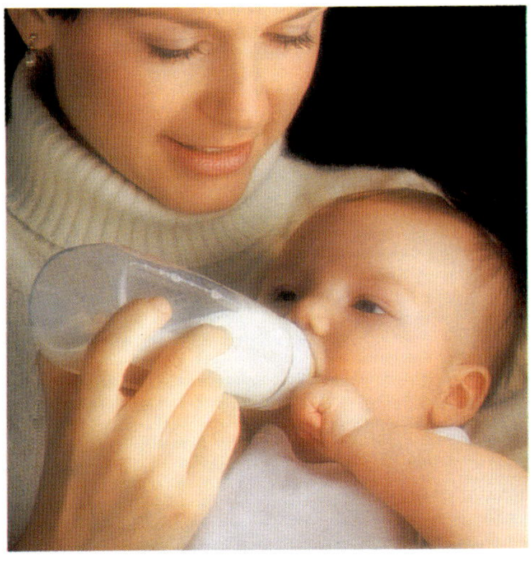

Bei Kindern können Verdauungsprobleme auch durch eine allergische Reaktion auf Kuhmilch bedingt sein.

wichtig. Seit vielen Jahren ist bekannt, daß kleiner, harter Stuhl auf ballaststoffarme Kost zurückzuführen ist.

Eine optimale Ernährung beseitigt nicht nur Darmbeschwerden, sondern bringt auch den Darm wieder auf Trab und den Körper in sein gesundes Gleichgewicht. Hier nun einige Besonderheiten:

- Schleimhaltige Flohsamen helfen, die Darmfunktion zu normalisieren.
- Durchfall und Verstopfung können durch Nahrungsmittelüberempfindlichkeit hervorgerufen werden. Eine Suchdiät kann die Verursacher entlarven.
- Kindliche Verstopfung kann durch seelische Ursachen bedingt sein.
- Banane kann in der Behandlung von Durchfall bei Kindern erfolgreich sein.

Biofeedback

Biofeedback wurde bei chronischer Verstopfung, Stuhlinkontinenz und Reizdarmsyndrom mit großem Erfolg eingesetzt. Zusätzlich können progressive Muskelentspannung und andere Techniken angewendet werden.

Akupressur

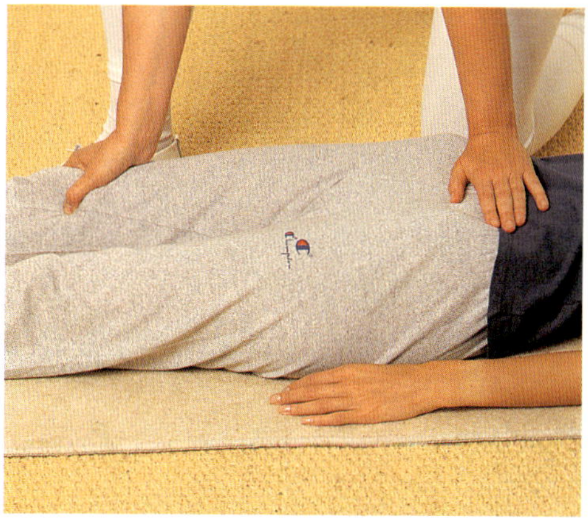

Zur Behandlung von Durchfall legen Sie eine Hand direkt unter den Nabel. Mit der anderen Hand drükken Sie drei Finger unterhalb der Mitte der Kniescheiben auf der Beininnenseite in die Vertiefung hinter dem Schienbein. Verfahren Sie so bei beiden Beinen.

Homöopathie

Folgende Stoffe und hömöopathische Mittel bewähren sich als Maßnahme bei Durchfall: Arsenicum album, Kamille, Mercurius solubilis, Podophyllum und Schwefel.

Reflexzonenmassage

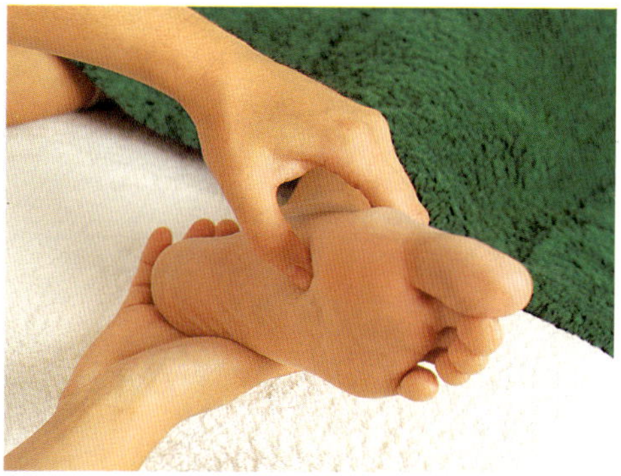

Um Verstopfung zu lösen und die Magengegend sowie Bauchspeicheldrüse zu entspannen und zu harmonisieren, „laufen" Sie mit dem Daumen in drei waagerechten Reihen unter dem Zwerchfellreflexpunkt. Bearbeiten Sie auch die Eingeweide (siehe Seite 56). Kombinieren Sie dies mit entspannenden Bewegungen. Das löst emotionale Blockaden.

Meditation

Alle Therapien von Darmbeschwerden sollten von Meditation begleitet werden. Wählen Sie eine Ihnen gemäße Methode aus und praktizieren Sie diese täglich, damit Sie bei Unpäßlichkeiten und Schmerzen darauf vertrauen können.

Pflanzentherapie

- Pfefferminze reguliert Muskelkrämpfe und Unwohlsein.
- Süßholz, Ingwer, Löwenzahnwurzel, gelber Ampfer und Klette helfen bei Verstopfung.
- Mädesüß ist hilfreich bei Magenverstimmung und Durchfall.
- Kamille und Zitronenmelisse lindern Durchfallbeschwerden.
- Lorbeer, Odermenning und Beinwellwurzel eignen sich gut bei Durchfall von Erwachsenen.

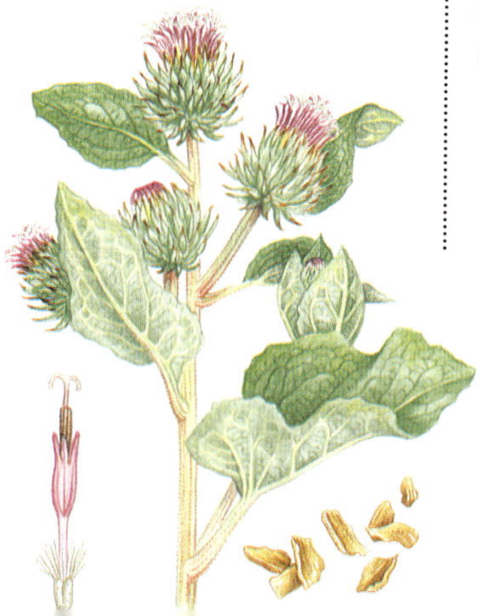

Klette

siehe auch ☛

Beschwerden

Grippe
Seite 30

Infektionen
Seite 32

Bauchschmerzen
Seite 55

Blähungen
Seite 57

Genito-anale Beschwerden
Seite 66

Angst und Panik
Seite 93

Depressionen
Seite 95

Eßstörungen
Seite 103

Erkrankungen des Immunsystems
Seite 117

Therapien

Körperliche Bewegung
Seite 129

Yoga
Seite 146

Hydrotherapie
Seite 166

Abwehr von Umwelteinflüssen
Seite 168

IMMUNSYSTEM

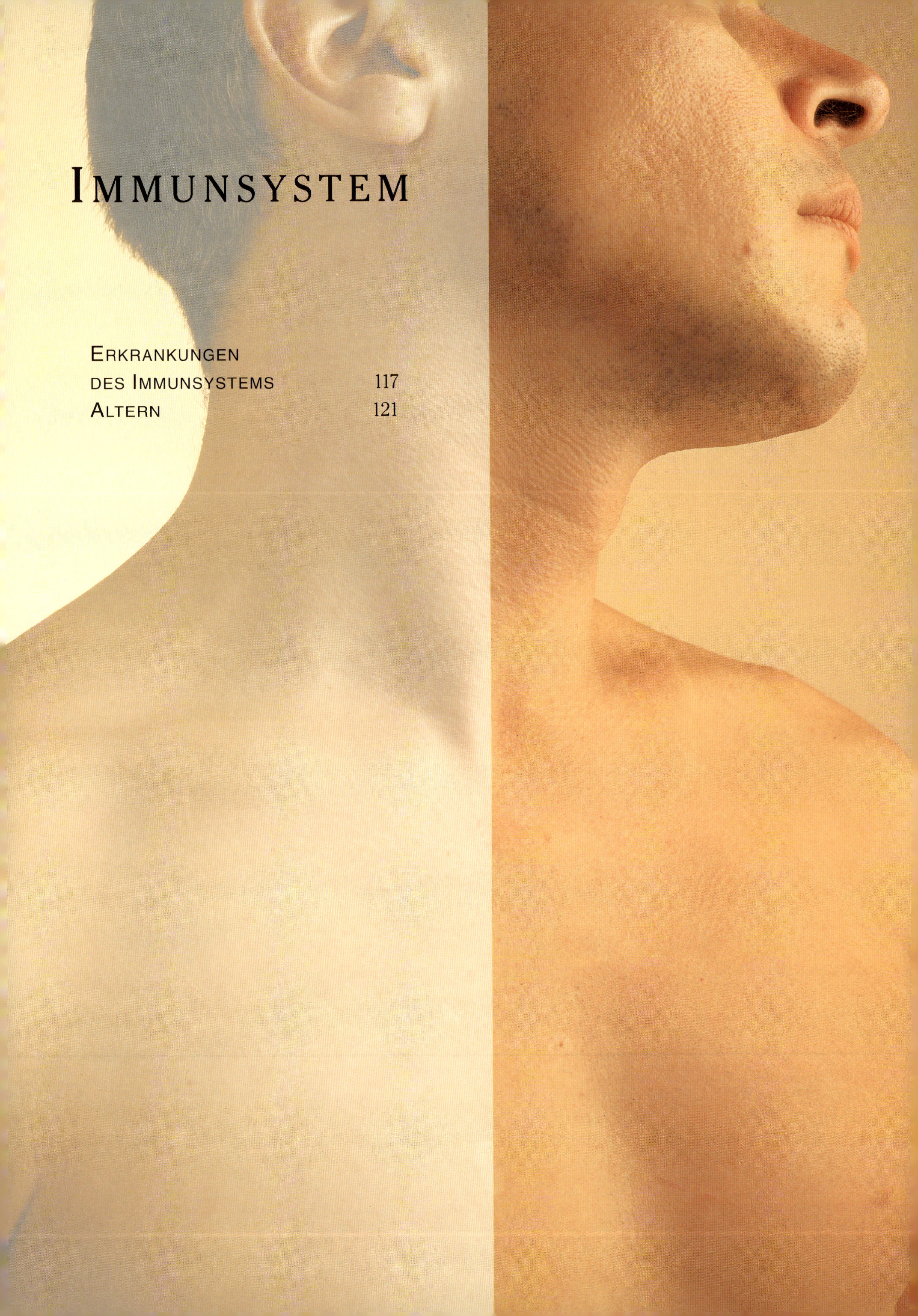

ERKRANKUNGEN DES IMMUNSYSTEMS

Das Immunsystem ist das körpereigene Abwehrsystem. Es ist verantwortlich für das Aufspüren von schädlichen Einflüssen von außen und für die Aktivierung der für die Immunreaktion notwendigen Antikörper und aller immunologisch kompetenten Organe.

Das Immunsystem wurde in den letzten 25 Jahren sehr intensiv erforscht, weil es bei Immunstörungen, wie Aids sowie bei Organtransplantationen eine wichtige Funktion hat. Dabei wurden auch andere Aspekte immunologischer Reaktionen, wie Überempfindlichkeit, untersucht. Es entstand hieraus ein neuer Forschungszweig der klinischen Ökologie bzw. der Umweltmedizin.

Zu den Zellen des Abwehrsystems gehören spezielle weiße *Blutzellen* sowie die mit ihnen verwandten Gewebszellen. Die meisten dieser Zellen werden im Knochenmark, in der Leber und Milz produziert. Man unterscheidet zwischen „Helfer-“ und „Suppressorzellen“. Sie haben die Fähigkeit sich an speziell zu ihnen passende andere Zellen anzulagern, in etwa so wie ein Schlüssel in ein Schloß paßt. Sie produzieren Botenstoffe, die erstaunlich schnell in alle Bereiche des Körpers vordringen.

Wie jedes biologische System muß sich auch das Immunsystem im Gleichgewicht befinden, um optimal arbeiten zu können. Ebenso wie andere Körpersysteme kann auch das Immunsystem geschwächt sein und dann seiner Aufgabe, der Bildung von Antikörpern, nicht nachkommen. Andererseits kann das körpereigene Abwehrsystem auch überaktiv sein und unnötige Abwehrreaktionen, z. B. Entzündungen, hervorrufen. Dies, also die Immunreaktion des Körpers, kann auch krankhaft werden. Solche Krankheiten nennt man Autoimmunerkrankungen.

Folgende Symptome treten infolge von Störungen des Immunsystems auf.

Allergischer Schnupfen: Eine dauernd verstopfte Nase weist auf unverträgliche Dinge in der Atemluft, im Essen oder auf eine anhaltende seelische Mißstimmung hin.

Allergischer (anaphylaktischer) Schock: Hierbei handelt es sich um einen lebensbedrohlichen körperlichen Schock, der durch Medikamentenunverträglichkeit, Insekten- und Schlangengifte sowie Impfstoffe hervorgerufen werden kann. Der Körper reagiert darauf mit Blutdruckabfall, Weichteilschwellungen, Atembeschwerden, Bewußtseinstrübung bis hin zu Koma und Tod. Das klassische Notfallmedikament ist Adrenalin. Es neutralisiert die körpereigene Überreaktion.

Konventionelle Therapien

- Impfungen
- Unterdrückung des Immunsystems bei einer Vielzahl von Krankheiten und bei Organtransplantationen

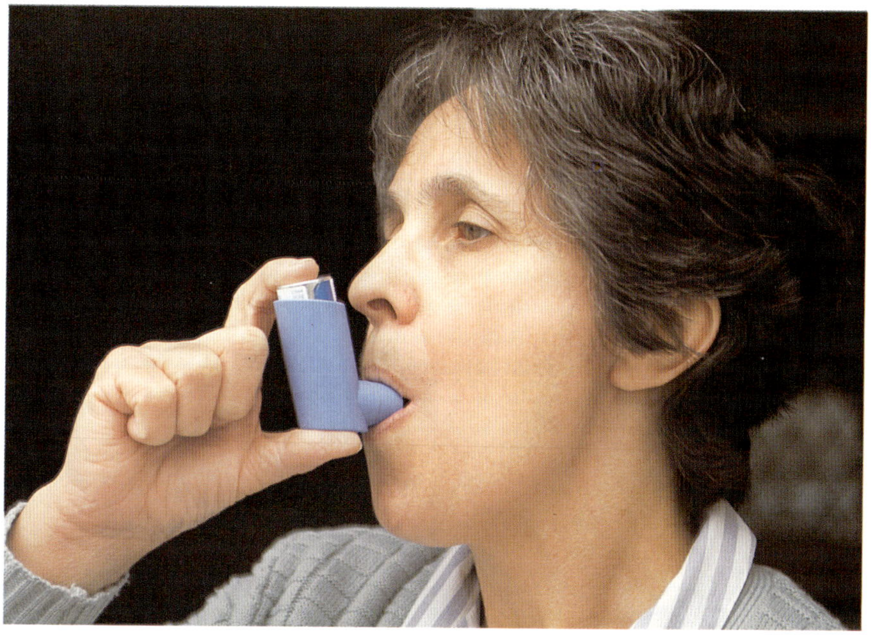

Die Inhalation gängiger Asthmamedikamente erweitert die verengten Luftwege, die ein Keuchen verursachen können.

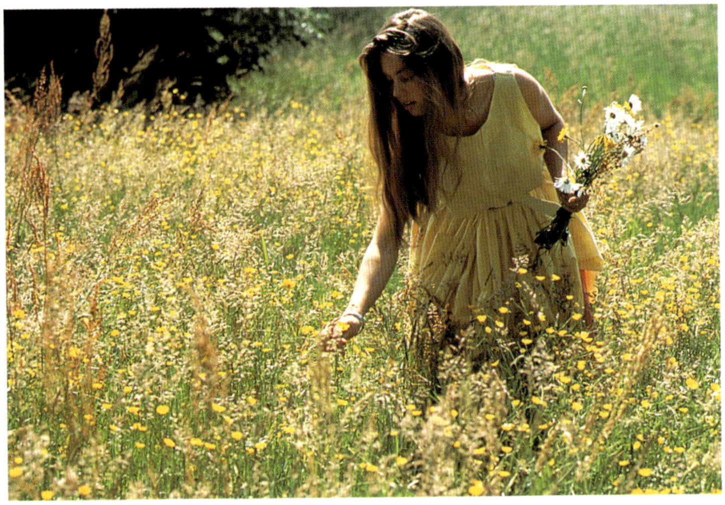

Heuschnupfen tritt auf, wenn die Antikörper der Nasenschleimhaut auf Pollen, also den Blütenstaub, allergisch reagieren.

Asthma: Allgemein bekannter Zustand von Atemnotanfällen, tritt auch als Symptom verschiedener Krankheiten auf.

Autoimmunreaktion: Dies ist eine krankhafte immunologische Reaktion des Organismus auf körpereigenes Gewebe, also auch Organe. Beispiele sind rheumatoide Arthritis, Lupus, Spondylitis.

Nahrungsmittelallergien: Noch vor wenigen Jahrzehnten schlossen Allergologen aus, daß Allergien durch den Genuß bestimmter Nahrungsmittel hervorgerufen werden können, da ihre Testmethoden damals noch zu ungenau waren. Klinische Ökologen führten Untersuchungen im Hinblick auf einen Zusammenhang zwischen Ernährung und Krankheit bei folgenden Krankheiten durch: Neurodermitis, Asthma, Konzentrationsstörungen, Hyperaktivität bei Kindern, rheumatoide Arthritis, Erschöpfung, Verstopfung, Herzrhythmusstörungen, Bettnässen, Hörverlust, Migräne, Multiple Sklerose, Mittelohrentzündung und Magengeschwüre.

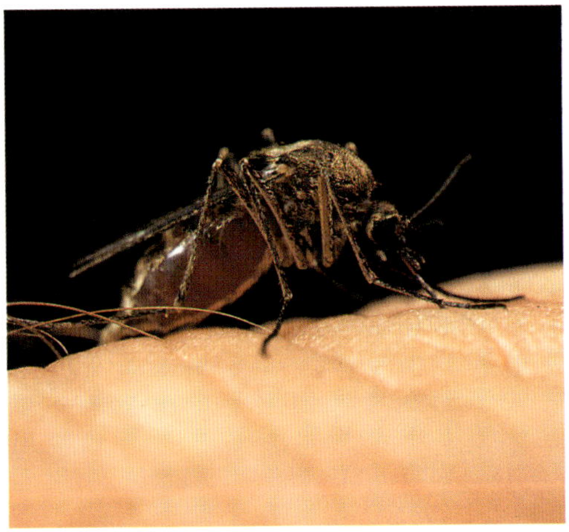

Weibliche Stechmücken spritzen ihren Speichel unter die Haut und können so allergische Reaktionen hervorrufen.

Heuschnupfen: Eine durch Allergene in der Luft verursachte Krankheit, die ständigen Niesreiz, oft auch gerötete Augenbindehaut sowie juckende und tränende Augen hervorruft.

Nesselsucht: Auch als *Urtikaria* bezeichnete akute Krankheitserscheinungen. Sie ähneln der Wirkung, die die Brennessel auf der Haut hinterläßt.

Aids/HIV: Aids ist eine Viruskrankheit, die zu einer schweren Störung oder zum Zusammenbruch der körpereigenen Abwehrkräfte führt. Selbst harmlose Infektionen können sich so zu einer gar tödlichen Erkrankung entwickeln. Das Krankheitsbild kann hier jedoch nicht umfassend abgehandelt werden. Viele der unten angeführten ergänzenden Maßnahmen sind anwendbar.

Insektenbisse und -stiche: Die Stiche mancher Insekten können zu einer anaphylaktischen Reaktion und möglicherweise gar zum Tod führen.

Ergänzende Therapien

Süßdolde

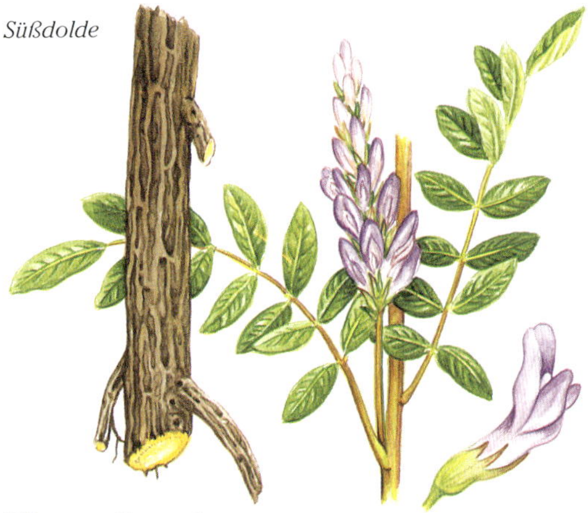

Pflanzentherapie

Gummitragant, Echinacea, Süßholz, Wasserdost, Kamille, Arnika und Mistel wurden bei Immunerkrankungen eingesetzt.

Diät und Ernährung

Das Immunsystem benötigt Nährstoffe, also Vitamine, Mineralstoffe und Spurenelemente, um seine schützende Aufgabe zu erfüllen.

Dabei gilt es Folgendes zu beachten:

- Ältere Menschen nehmen meist zu wenig Nährstoffe zu sich, so daß das Abwehrsystem nicht optimal versorgt wird.

- Eine gesunde, ausgewogene, vitamin- und ballaststoffreiche Ernährung stärkt das Immunsystem.
- Hohe Dosen an Vitamin B lindern auf das Immunsystem einwirkenden ungesunden Streß.
- Eine fettarme Ernährung wirkt sich positiv auf die Abwehrkräfte aus.
- Sowohl Eisenüberschuß als auch -mangel wirken sich nachteilig auf die Abwehrkräfte aus.
- Selengabe steigert die Aktivität der Abwehrzellen, ohne den Selenspiegel im Blut zu beeinflussen.
- Eine großangelegte Studie belegte, daß durch die Zufuhr von Multivitaminen die krankheitsbedingte Arbeitsunfähigkeit um 50 % sinkt.
- Vitamine C, B, E, A, Beta-Karotin, Selen und Zink steigern die Immunleistung.
- Aids-Patienten leiden häufig an einem Folsäuremangel.
- Calcium und Zink lassen manchmal die Nasenschleimhaut bei allergischem Schnupfen abschwellen.
- Intravenöse Magnesiumgabe kann bei anaphylaktischem Schock und Asthma hilfreich.
- Magnesiummangel erwies sich als Risikofaktor für Atembeschwerden und kann Herzrhythmusstörungen und Muskelkrämpfe verursachen.
- Bei 25 % der Patienten mit Neurodermitis besteht ein Zusammenhang zu Nahrungsmittelunverträglichkeiten.
- Konzentrationsstörungen können auch durch künstliche Aromen und Farbstoffe, Schokolade, Koffein, weißen Zucker und Glutamat bedingt sein.
- Dies gilt auch für Hyperaktivität. Die Behandlung beinhaltet das Führen eines Nahrungsmitteltagebuches und damit verbunden das Weglassen eines als Allergieauslöser vermuteten Stoffes.
- Zahlreiche Studien behaupten, daß ein Zusammenhang zwischen rheumatoider Arthritis und Nahrungsmittelallergien besteht.
- Genußmittel, regelmäßig konsumiert, schwächen das Immunsystem. Bei regelmäßigem Alkoholgenuß kommt es zu einem Mangel an Folsäure, Magnesium, Vitamin B_1, B_6, B_{12}, Niacin und Pantothensäure, und Rauchen verursacht einen erhöhten Vitamin-C-Bedarf und einen erhöhten Bedarf an Zink.

Bildererleben

Mit dieser Technik können Sie Allergien, wie z. B. Asthma, positiv beeinflussen. Streß wird gelindert und Überempfindlichkeit verringert.

Akupressur

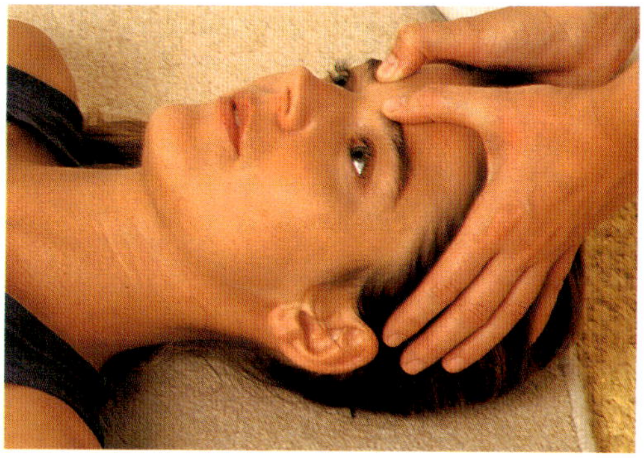

Um die Beschwerden bei Heuschnupfen zu verringern, drücken Sie Gallenblasenpunkt 2 an der Innenseite der Augenbraue, dort, wo die Haare am dicksten sind.

Bienengift-Therapie

Bei vielen Immunstörungen und Autoimmunerkrankungen wurde diese Behandlung eingesetzt. Seit dem Altertum wird sie als unspezifische Reiztherapie gegen Muskelrheumatismus, Gelenkbeschwerden und Neuralgie verwendet. Auch bei Autoimmunerkrankungen wird sie eingesetzt. Die wissenschaftliche Medizin lehnt die Verwendung von Bienengift aufgrund möglicher allergischer Reaktionen und anderen Nebenwirkungen besonders bei Injektionsbehandlungen ab.

Das von der Biene gewonne Gift wird in Form von Salben und Einreibungen verwendet.

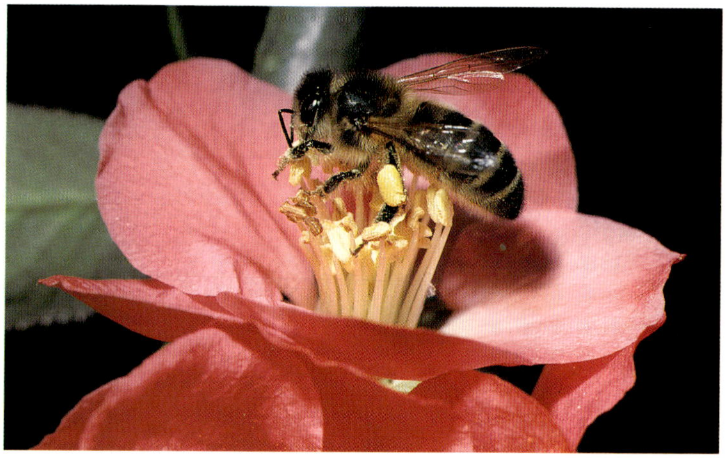

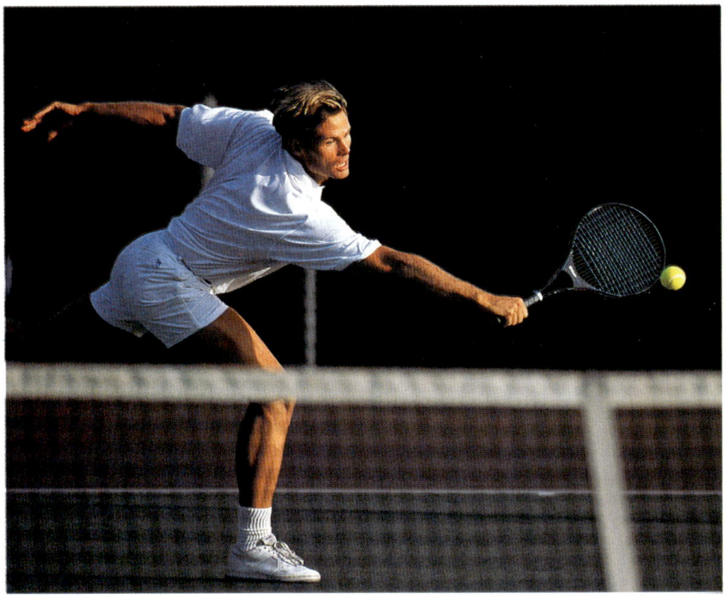

Körperliches Training, das Sie nicht überfordern soll, stabilisiert und kräftigt das Immunsystem.

Körperliche Bewegung

Menschen, die eine Ausdauersportart betreiben, haben mehr Abwehrzellen im Organismus. Tägliche Bewegung dient nicht nur der Gesundheit, sondern fördert auch das Wohlbefinden, beides Faktoren, die für ein gesundes Abwehrsystem wichtig sind. Laufen und Schwimmen, vorausgesetzt, Sie atmen dabei richtig, lindern Allergien der Luftwege.

Atemtherapie

Mit der richtigen Atemtechnik und regelmäßiger Entspannung können Sie das Immunsystem stärken. Gestützt durch Massage und therapeutische Berührung fördern beide, gerade bei Aids-Fällen, das Befinden.

siehe auch ☛

Beschwerden

Lymphknotenschwellung Seite 26

Infektionen Seite 32

Gelenkschmerzen Seite 69

Hauterkrankungen Seite 75

Therapien

Homöopathie Seite 165

Hydrotherapie Seite 166

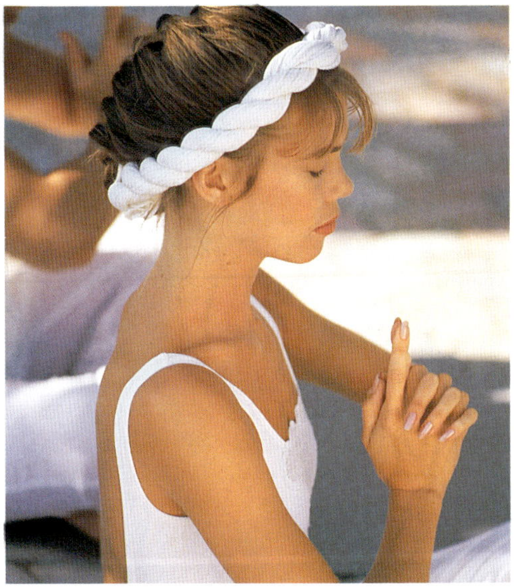

Streßbewältigung

Insbesondere Streß besitzt einen äußerst negativen Einfluß auf das Immunsystem. Prüfen Sie sorgfältig, welche Faktoren in Ihrem Leben unnötig Streß erzeugen. Überdenken Sie sowohl Ihren privaten wie auch beruflichen Bereich, denn in beiden können ungesunde Streßfaktoren gehäuft auftreten und das körpereigene Abwehrsystem schwächen.

Massage

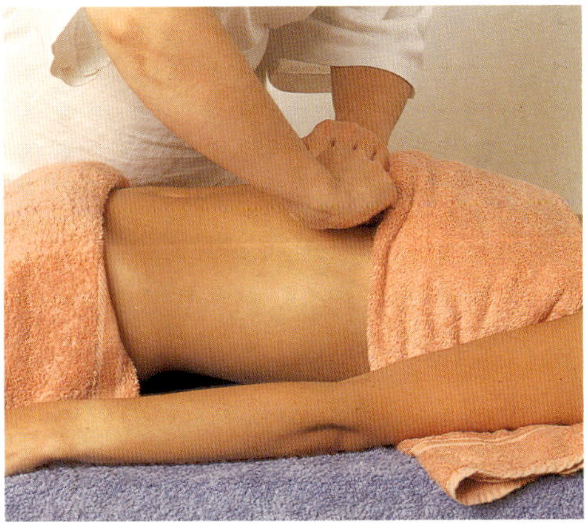

Streichen Sie bei Atemschwierigkeiten mit einer lockeren Faust unterhalb der Brust quer zu den Rippen. Dies lockert die Muskeln zwischen den Rippen, so daß diese sich beim Atmen leichter bewegen können.

Bach-Blütentherapie

- Clematis (Überempfindlichkeit)
- Impatiens (Hautreizung und Heuschnupfen)
- Beech (Nahrungsmittelunverträglichkeit)
- Mimulus (Angst vor Krankheitsausbruch bei Aids/HIV).

Meditation

Die Fähigkeit, mit regelmäßiger Meditation zu innerer Ruhe und Ausgeglichenheit zu kommen, wirkt sich auch förderlich auf das Immunsystem aus.

Der wohltuende Einfluß der Meditation, verknüpft mit ausreichender Bewegung, am besten an frischer Luft, läßt Ihr Abwehrsystem dauerhaft erstarken.

Meditation hilft, Körper und Seele im Gleichgewicht zu halten.

ALTERN

Auch unsere Vorstellung vom Älterwerden änderte sich im Laufe der Zeit. Besonders deutlich wird dies an der Lebenserwartung. In früheren Zeiten war die durchschnittliche Lebensdauer aufgrund der weitaus ungünstigeren Bedingungen relativ gering.

Ein langes Leben bringt jedoch auch vielfältige Probleme mit sich: Womöglich finanzielle Schwierigkeiten, Fehlen von sinnstiftenden Aufgaben und dadurch bedingte Langeweile, altersbedingte Verschleißleiden und möglicherweise lang dauernde Abhängigkeit von anderen Menschen. All dies böte einen deprimierenden Ausblick auf den letzten Lebensabschnitt, gäbe es nicht die Möglichkeit, die Dinge zum Positiven zu wenden.

Innere Einstellung

Mit einer positiven Haltung zum Alter und einer optimistischen Lebenseinstellung verlieren mögliche Probleme ihren Schrecken.

Lebensplanung

- Legen Sie sich frühzeitig Hobbys zu und entwickeln Sie vielfältige Interessen, denen Sie im Alter dann gerne nachkommen. Tun Sie dann all die Dinge, für die Sie nie Zeit gefunden haben!
- Bilden Sie rechtzeitig ein finanzielles Ruhepolster.
- Achten Sie bereits in jungen Jahren auf Ihre Gesundheit und halten Sie sich auch im Ruhestand körperlich und geistig fit.

Ein Organ ist immer so alt wie seine Zellen. Der Alterungsprozeß der Gewebe beginnt also dann, wenn abgestorbene Zellen nicht mehr ausreichend durch funktionstüchtige neue Zellen ersetzt werden. Dies ist hauptsächlich durch die sogenannte Oxidation bedingt, die durch verschiedene Faktoren hervorgerufen werden kann.

- Umweltbedingte Einflüsse spielen dabei eine große Rolle wie die Schadstoffaufnahme durch Nahrungsmittel und Atemluft, Strahlenbelastung und physischer sowie psychischer Streß.
- Krankhafte Prozesse wie Verfettung der Gewebe und Autoimmunerkrankungen, die wiederum auch durch Umweltfaktoren bedingt sein können, tragen maßgeblich zum Alterungsprozeß bei.
- Körpereigene Störungen, z. B. bei Stoffwechselvorgängen, wirken sich negativ auf die Erneuerung der Zellen aus.

Viele der Stoffe, die der Oxidation entgegenwirken, stammen aus körpereigener Produktion. Befindet sich der Stoffwechsel in einem Ausnahmezustand, also unter Streß, sind diese meist nicht in ausreichender Menge vorhanden. Andere kommen aus der Nahrung, wie z. B. Vitamine C und E. Näheres hierzu lesen Sie an anderer Stelle, speziell im Buchabschnitt Therapie, im Kapitel Diät und Ernährung. Optimale Ernährung, tägliche Bewegung und positives Denken sind die besten Voraussetzungen, um den Alterungsprozeß zu verlangsamen. Entspannungstechniken, wie Meditation, Bildererleben, Yoga und Tai-Chi sind besonders dazu geeignet, den Sinn für Harmonie und Wohlbefinden zu fördern.

Vorsorge und positive Einstellung lassen die späteren Jahre zu einer Zeit lohnender Aktivität werden.

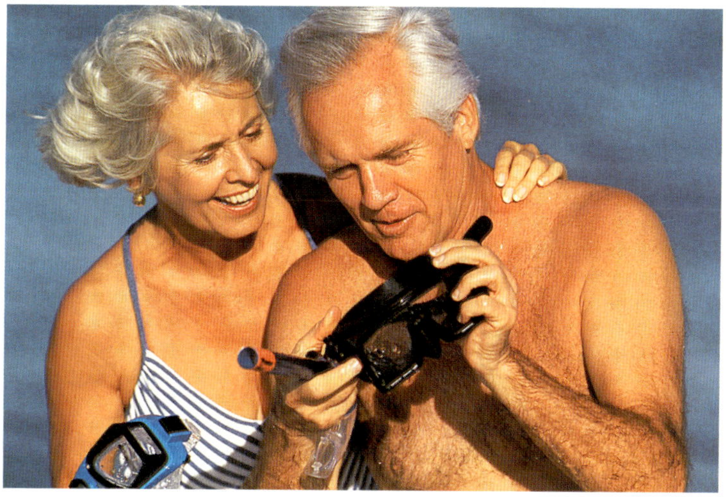

siehe auch ☛

Beschwerden

Alle in diesem Buch besprochenen Beschwerden und Therapien sind auch mit dem Thema Altern verbunden.

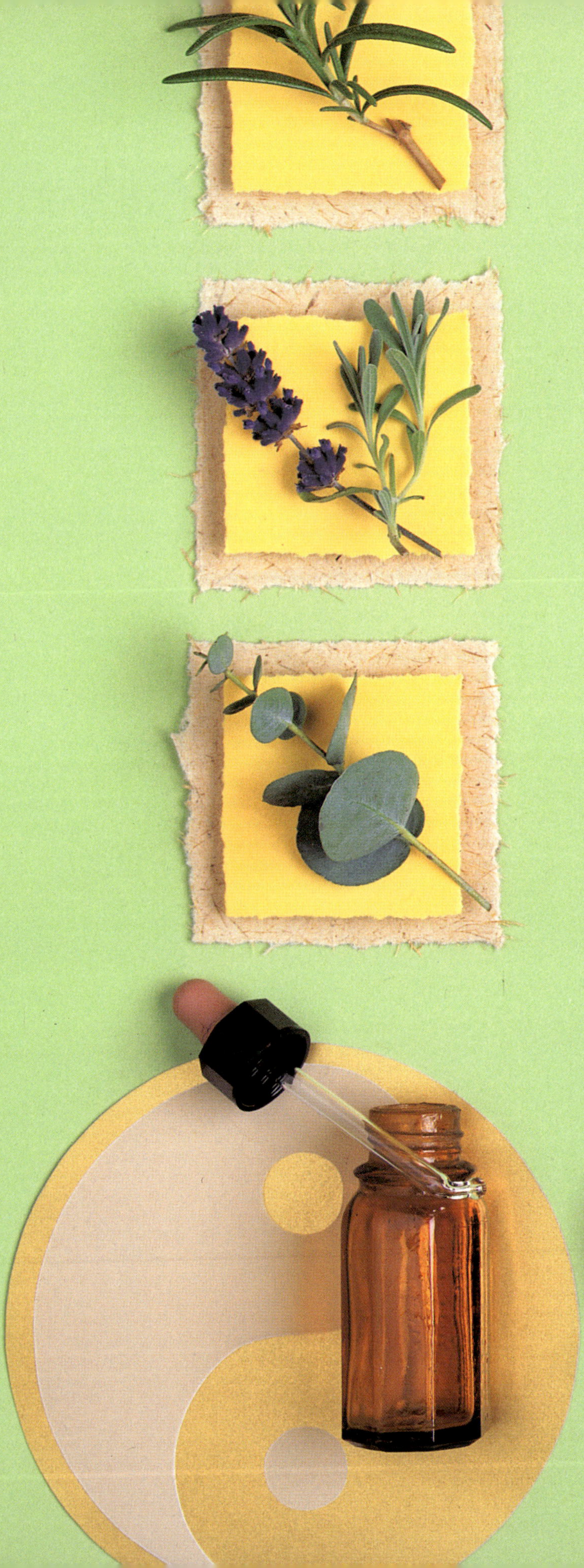

THERAPIEN

Der zweite Teil des Buches informiert detailliert über ergänzende und alternative Heilmethoden und erläutert, wie sie bei speziellen Krankheiten und Beschwerden gezielt eingesetzt werden können. Er gibt Ihnen darüber hinaus Tips für die Gesundheitsvorsorge und zeigt, wie Sie Ihre Gesundheit und Ihr Wohlbefinden nachhaltig verbessern können.

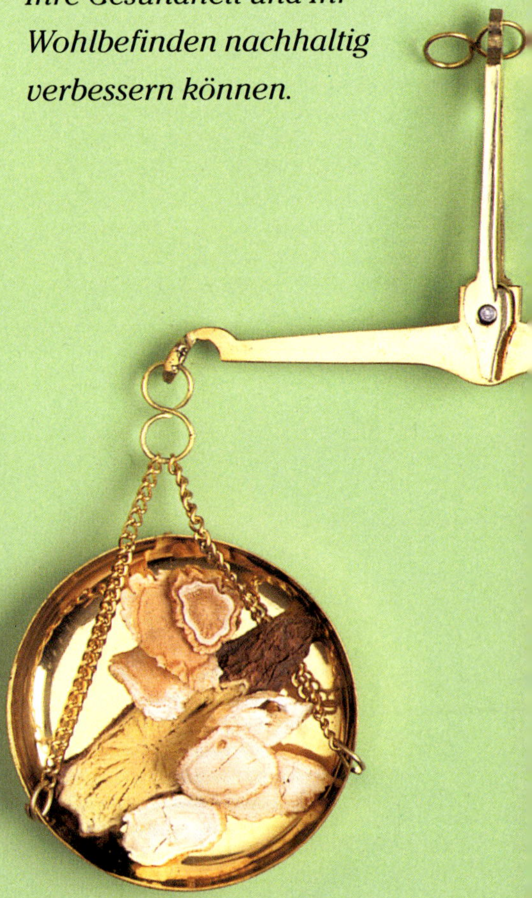

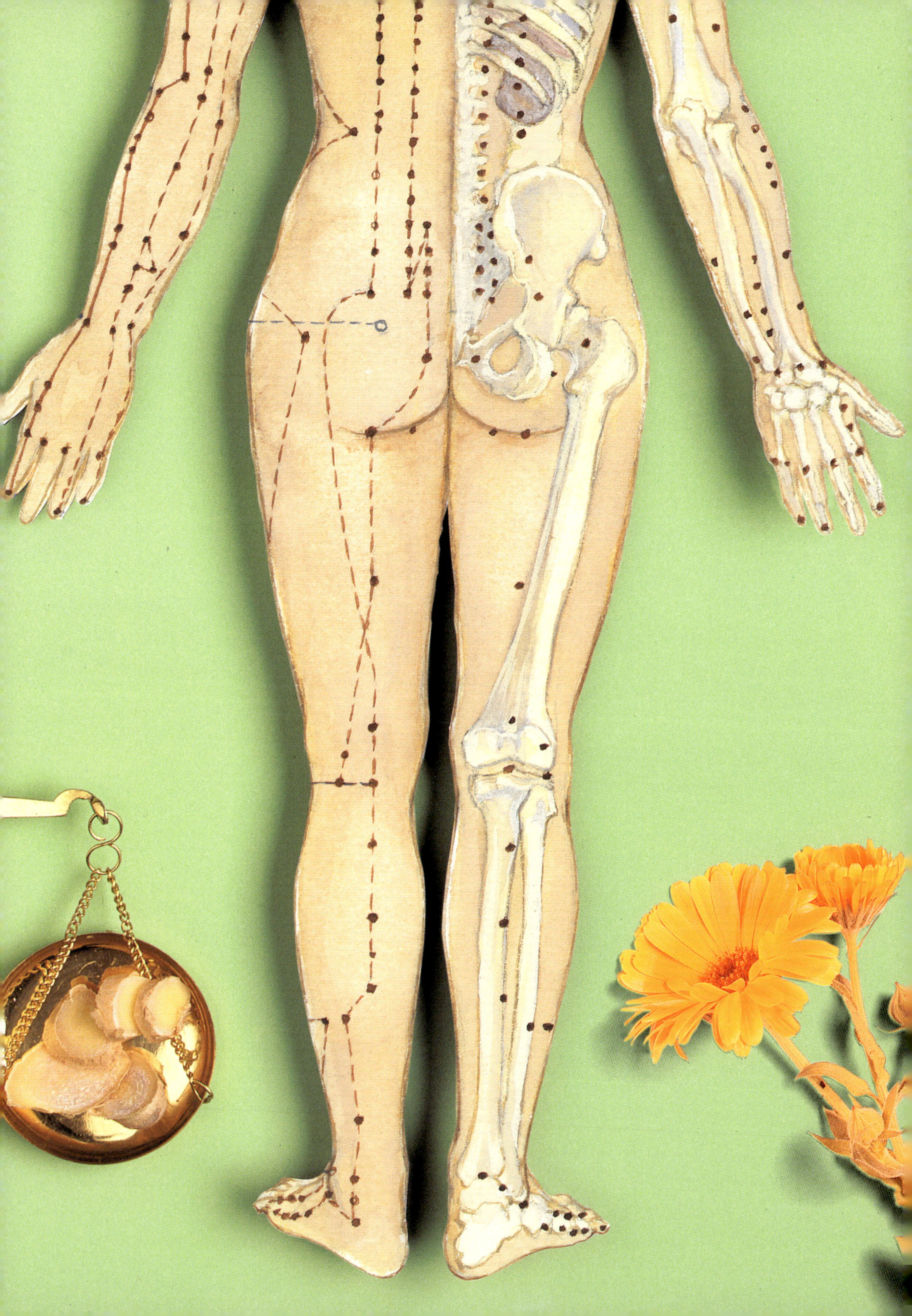

Einleitung

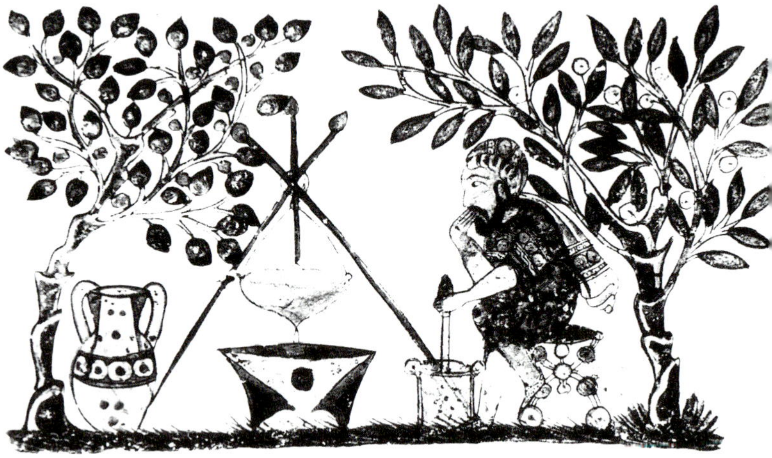

Herstellung einer Naturarznei – aus einem Manuskript des 13. Jahrhunderts nach den Arbeiten des griechischen Arztes Dioskurides.

Obwohl die konventionelle oder auch allopathische Medizin ihren Siegeszug erst vor etwa 120 Jahren antrat, ist sie heute das Zentrum der westlichen Heilverfahren. Ihren Aufschwung verdankt sie der naturwissenschaftlichen Methode, also einem System, das zu beweisen vorgibt, Ursache A sei für Wirkung B verantwortlich. Dieses Denken bezeichnet man auch als linear, da es die Punkte A und B geradlinig verbindet. Mit naturwissenschaftlichen Methoden demonstriert die allopathische Medizin beispielsweise, daß der Erreger, der Lungenentzündung hervorruft, von einem bestimmten Antibiotikum vernichtet werden kann und daß die Krankheitssymptome nach der Behandlung verschwinden. Davon tief beeindruckt, prophezeiten Wissenschaftler und Ärzte, Infektionskrankheiten mit Hilfe der modernen Naturwissenschaft bald „besiegen" zu können. Es ist hier nicht der Ort zu zeigen, wie viele Fragen dabei unbeantwortet blieben. Wir alle aber wissen, daß diese Voraussage nicht in bezug auf alle Erkrankungen eintraf.

Ein vor kaum 80 Jahren erschienener Bericht des amerikanischen Pathologen Simon Flexner bezeichnete die allopathische Medizin als den „Goldstandard" der Gesundheitsfürsorge. Der Report definierte die Inhalte der modernen medizinischen Ausbildung. Seine Wirkung war überwältigend: Die naturwissenschaftliche Methode etablierte sich als herrschende Lehrmeinung, und eine Reihe medizinischer Schulen, die diesen Kriterien nicht entsprachen, mußten schließen.

Mehr und mehr beherrschten Universitäten, Lehrkrankenhäuser und die pharmazeutische

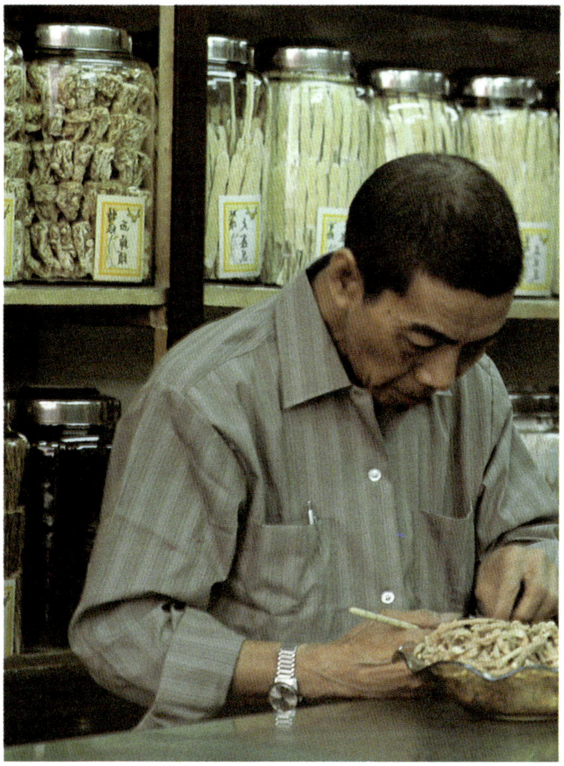

Die chinesische Pflanzenmedizin ist Jahrtausende alt. Einige ihrer Heilmittel werden auch heute noch angewandt, und ihre Wirksamkeit wurde durch moderne Forschungsergebnisse bestätigt.

Industrie die Welt der Medizin. Erst in jüngster Zeit begannen alternative und ergänzende Therapien diese Vormachtstellung der Allophatie zu brechen, und andere therapeutische Strömungen mit längerer Tradition meldeten sich zurück. Traditionelle Heilmethoden beziehen viele Naturgegebenheiten mit ein, die sich die allopathische Medizin nicht zunutze macht. Nahezu jede Kultur dieser Erde hat in den letzten 3000 Jahren solche Methoden entwickelt, die man auch heute noch, zum Teil variiert, antrifft. Zu den bekanntesten gehören:

- Heilmethoden der amerikanischen Ureinwohner
- Jüdische Tradition
- Yoga
- Ayurvedische Medizin
- Traditionelle chinesische Heilkunst

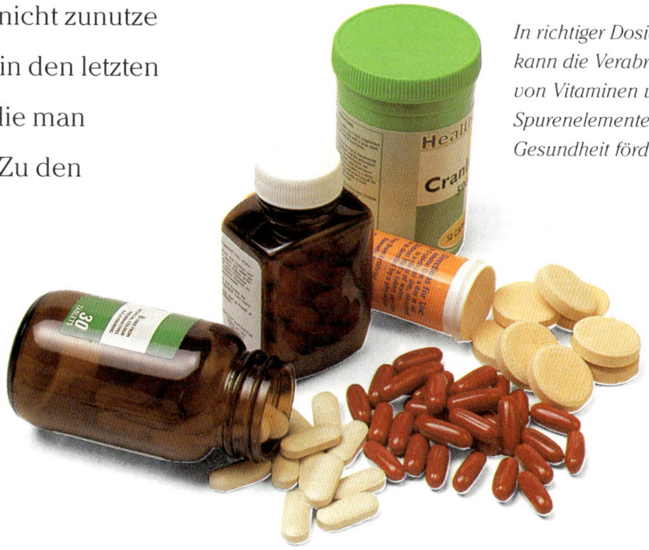

In richtiger Dosierung kann die Verabreichung von Vitaminen und Spurenelementen die Gesundheit fördern.

Diese Beispiele umspannen praktisch die ganze Welt, andere sind lediglich in ihrem ursprünglichen Kulturkreis vertreten. Aufgrund der elektronischen Massenkommunikationsmittel und der Mobilität des Menschen verbreitete sich die westliche wissenschaftliche Medizin über den gesamten Globus; andererseits beeinflussen aber auch die eben genannten Therapierichtungen die westliche Kultur erheblich. Es steht zu hoffen und scheint in greifbare Nähe gerückt, daß künftig die wirkungsvollsten Methoden und Strömungen zum Wohle aller Menschen nebeneinander Anwendung finden werden.

Selbstheilung

Das Wort „heilen" umfaßt sowohl die Kräfte, die der Mensch selbst aktivieren kann, um gesund zu werden, als auch die, die von außen auf ihn einwirken. Heilung kann vielerlei bedeuten. Jeder Mensch verfügt über körpereigene Selbstheilungskräfte. Wenn diese aktiviert und unterstützt werden, setzt die Gesundung ein. Während das Ergebnis der Heilung häufig in irgendeiner Form meßbar ist, kann man den Heilungsprozeß nicht unbedingt messen.

Heilung erfolgt ganz unterschiedlich und mit verschiedenen Therapien. Alle können hier nicht besprochen werden. Folgende sind jedoch für ihre Wirksamkeit bekannt und geben einen Überblick über die Vielzahl der existierenden Therapieformen.

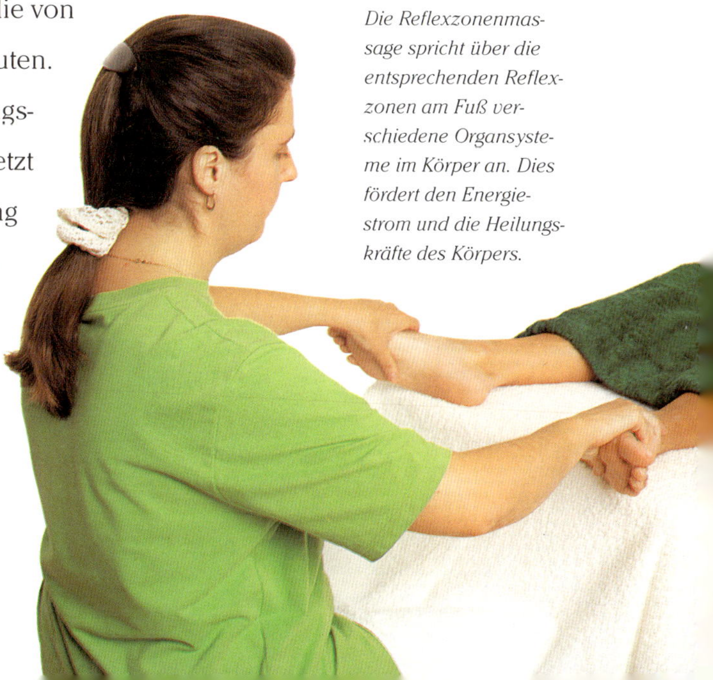

Die Reflexzonenmassage spricht über die entsprechenden Reflexzonen am Fuß verschiedene Organsysteme im Körper an. Dies fördert den Energiestrom und die Heilungskräfte des Körpers.

THERAPIEN – IM BLICKPUNKT DER KÖRPER UND SEINE FUNKTIONEN

Diese Therapien wirken direkt auf die Strukturen des Körpers bzw. auf die in ihm ablaufenden Prozesse ein. Sie stehen in Beziehung zum Verdauungs-, Atmungs- oder Bewegungssystem.

Diät und Ernährung

Unsere Nahrung ist ein Eckstein guter Gesundheit. Deshalb wird bei vielen Beschwerden besonders auf dieses Kapitel verwiesen. Eine Vielzahl von Veröffentlichungen beschäftigt sich teilweise widersprüchlich und kontrovers mit der Thematik. Dieses Buch bemüht sich um größtmögliche Klarheit und Knappheit, damit Sie tatsächlich die derzeit aktuellsten und wichtigsten Hinweise erhalten.
Sie benötigen Antworten auf folgende Kernfragen:

- Aus welchen Bausteinen setzt sich eine gesunde Ernährung zusammen, und wie bekomme ich sie?
- Welche Nahrungsergänzungsmittel brauche ich, und wie bekomme ich diese?
- Welche Themen werden auf dem Gebiet der Ernährung gegenwärtig diskutiert?
- Welche anderen Therapieverfahren sind in bezug auf die gesunde Ernährung von Bedeutung?
- Welche Literatur vermittelt mir wichtige Informationen?

Die gesunde Ernährung

Gesunde Ernährung zeichnet sich durch wenig tierische Fette und einen hohen Anteil an Ballaststoffen aus. Rotes und Büchsenfleisch sollte nur selten verzehrt werden. Für Eier gibt es keine strengen Regeln, denn sie gelten als gesunder Bestandteil der Nahrung. Forschungsergebnisse zeigen, daß Margarine gar nicht so gesund ist – gesund ist eine Mischung aus 450 g Butter und 185–250 ml kaltgepreßtem Salat- oder Färber-Distelöl, die Sie in kleinen Töpfchen festwerden lassen. Die Butter-Öl-Mischung ist wohlschmeckend und streichfähig und enthält nur noch die Hälfte an tierischem Fett. Käse sollten Sie nicht in großen Mengen essen, obwohl er in Maßen durchaus gesund ist. Erwachsene benötigen keine großen Mengen an Milch. Es empfiehlt sich fettreduzierte Milch für Kaffee oder Tee, zum Kochen und gelegentlichen Trinken. Vermeiden Sie kohlensäurehaltige Getränke, da sie zumeist viele Zusatzstoffe enthalten.

Vollkornprodukte sind wegen ihres Reichtums an Ballaststoffen und Nährstoffen besonders wertvoll. Sie kommen in Frühstücksflocken und Müsli (mit minimalem Zusatz von Süß- und Zusatzstoffen) sowie in manchen Brotsorten und Backwaren vor. Viele Bäckereien verkaufen heute Vollkornprodukte in großer Vielfalt. Das ermöglicht auch Allergikern, von Weizen- auf Reis-, Hafer- oder Roggenprodukte auszuweichen. Es ist sogar wieder modern, sein eigenes Brot zu backen!

Zum Süßen verwenden Sie Honig (sehr gesund!), natürlichen Sirup (z. B. Ahornsirup oder Birnendicksaft) sowie kleine Mengen braunen Zuckers statt raffinierten weißen Zuckers oder Süßstoffe. Wichtig ist, daß Ihre Lebensmittel stets frisch sind. Gewöhnen Sie sich an, öfter einkaufen zu gehen. Besonders wichtig ist es, ranziges Fett oder Öl zu meiden. Essen Sie reichlich frisches Obst, verschiedene Salate und viel Gemüse, dieses am besten gedünstet oder nur leicht gekocht. Gute, gesunde Salatöle, wie Sonnenblumen- und Färber-Distelöl, sollten Sie zum Braten nicht verwenden, da die gesunden ungesättigten Fettsäuren durch die Hitze zerstört werden. Statt dessen nehmen Sie lieber haltbare Öle wie Olivenöl und eventuell ein bißchen Butter für den Geschmack.

Zum Würzen werden frische Kräuter immer beliebter. Sie sind sehr gesund und erhöhen die Geschmacksvielfalt der Nahrung enorm. Wenn Sie sich erst einmal an das Garen und Würzen mit schmackhaften Kräutern gewöhnt haben, ist die Zeit der verkochten Gemüse vorbei.

Nahrungsergänzungsmittel

Früher war man der Ansicht, daß man alle Grundnährstoffe mit der normalen, ausgewogenen Ernährung in ausreichendem Maße zu sich nimmt. Doch der Fortschritt hat auch seine Tücken, denn aus einer Vielzahl von Gründen widersprechen moderne wissenschaftliche Erkenntnisse dieser Meinung: So ist es dem Konsumenten

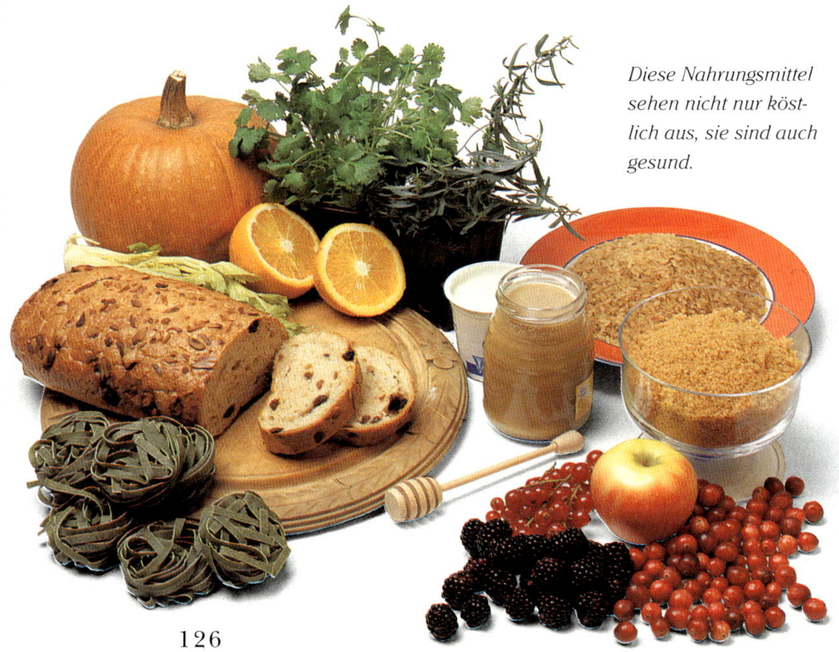

Diese Nahrungsmittel sehen nicht nur köstlich aus, sie sind auch gesund.

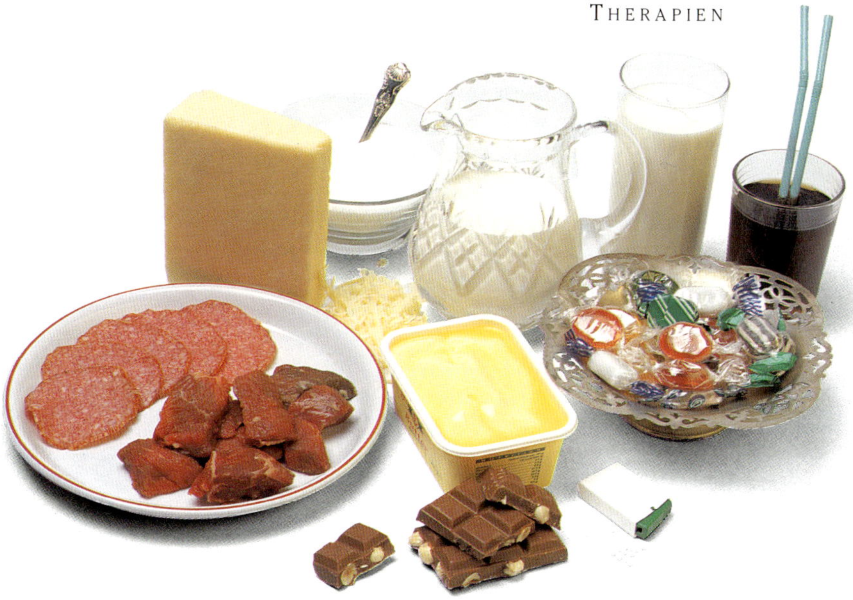

Stark fett- und zuckerhaltige Nahrungsmittel wie diese gefährden Ihre Gesundheit. Schränken sie ihren Konsum ein bzw. ersetzen Sie sie. Ziehen Sie fettarme Milch, Fruchtsäfte, Honig, natürlichen Sirup und eine gesunde Alternative zu Butter und Margarine vor.

kaum möglich, ausreichend Informationen zu erhalten oder sich durchgängig ausgewogen zu ernähren. Oft ist der Erdboden aufgrund intensiver Nutzung für immer höhere Erträge der Landwirtschaft wichtiger Nährstoffe beraubt. Darüber hinaus reichern sich Gifte in der Nahrungskette an. Mineralien und Spurenelemente gelangen in geringeren Mengen in die Pflanzen, und somit in die pflanzliche (Obst, Gemüse) wie auch in die tierische (Pflanzenfresser wie Rinder, Schafe und Schweine) Nahrungskette. Lange Transportwege und/oder unsachgemäße Lagerung der Nahrungsmittel tragen auch dazu bei, daß immer weniger Nährstoffe auf unseren Tellern landen. Des weiteren gehen durch Kochen, durch Büchsennahrung und das chemische Konservieren wichtige Nährstoffe verloren. Auch Lebensmittelzusätze wie Aroma- und Farbstoffe sowie Geschmacksverstärker können den Gehalt an Nährstoffen in unseren Lebensmitteln verringern. Krankheiten (z. B. Durchfall) sowie manche Medikamente (z. B. Abführmittel) und außergewöhnliche Belastungen (z. B. Schwangerschaft, Rekonvaleszenzzeit nach Krankheiten) können zu einem Mangel an Nährstoffen im Körper führen.

Des weiteren sollte man sich über die Folgen von regelmäßigem Konsum von Genußmitteln im klaren sein, denn kontinuierlicher Alkohol- und Koffeingenuß sowie Rauchen sind weitere mögliche Ursachen für einen Nährstoffmangel.

Täglicher Bedarf zum Erhalt einer optimalen Gesundheit

	Empfohlene Tagesdosis (DGE)		Dosierung zur Therapie	
Vitamine				
Vitamin A	4.000 – 5.000	IE	10.000 – 50.000	IE*
Vitamin B_1	1,0 – 1,4	mg	10 – 2.000	mg
Vitamin B_2	1,2 – 1,7	mg	10 – 50	mg
Vitamin B_6	1,6 – 2,0	mg	10 – 200	mg
Vitamin B_{12}	2	µg	10 – 1.000	µg
Vitamin C	60 – 75 mg		50 – 10.000	mg
Vitamin D	200	IE	400 – 1.000	IE
Vitamin E	8 – 12 IE		100 – 1.000	IE
Vitamin K	65 – 80 µg		30 – 100	µg
MIneralstoffe und andere Nährstoffe				
Biotin	30 – 100	µg	300 – 3.000	µg
Cholin	0,5 – 1,5	g	0,5 – 1,5	g
Chrom	50 – 200	µg	200 – 300	µg
Coenzym Q_{10}	30	mg	60 – 120	mg
Eisen	10 – 18 mg		10 – 50	mg
Folsäure	160 – 200	µg	400 – 2.000	µg
Inositol	0,5 – 1,5	g	0,5 – 1,5	g
Jod	150 – 200	µg	100 – 1.000	µg
Kalium	3.000 – 4.000	mg	1.000 – 8.000	mg
Kalzium	800 – 1.200	mg	1.000 – 1.500	mg
Magnesium	280 – 350	mg	300 – 800	mg
Mangan	2 – 5 mg		2 – 50	mg
Molybdän	75 – 250	µg	100 – 1.000	µg
p-Aminobenzoesäure	50 – 100	mg	bis 500	mg
Pangamsäure	5	mg	bis 150	mg
Pantothensäure	4 – 7 mg		50 – 1.000	mg
Selen	55 – 70 µg		200 – 300	µg
Zink	12 – 15 mg		20 – 100	mg

*DGE: Deutsche Gesellschaft für Ernährung IE = internationale Einheiten, mg = Milligramm, µg = Mikrogramm *Schwangere max. 8.000 IE*

Machen Sie einen Gesundheitstag!

Frühstück

- 1/2 Grapefruit oder 1 frische Orange (die ganze Frucht ist besser als nur der Saft), im Sommer alternativ frische Beeren.
- 2 Scheiben Hafer- oder anderen Vollkorntoast, dünn mit verbesserter Butter bestrichen (s. u.).
- Ein Schälchen Müsli kann 1 Scheibe Toast ersetzen. Vermeiden Sie gesüßte und industriell hergestellte Sorten. Gießen Sie Magermilch darüber.
- 1 Tasse frisch gemahlenen Filterkaffee oder schwarzen bzw. Kräutertee mit 1 knappen Teelöffel Honig süßen, ggf. mit Magermilch trinken.

Mittags im Winter

- 1 Suppenteller herzhafte hausgemachte Suppe (Lauch, Kartoffeln, Pilze, Getreide oder gemischten Fisch).
- Etwas Thunfisch- oder Selleriesalat mit kleingeschnittenen Mandeln und fettarmer Mayonnaise. Mit Kräutern verfeinern: Dill, Petersilie, Koriander u. a.
- Als gelegentliche Alternative: Eiersalat mit Kräutern und Brunnenkresse.
- 1 Scheibe Vollkornbrot oder -brötchen mit Mandelbutter – falls gewünscht.
- Frisches Obst zum Nachtisch.

Mittags im Sommer

- Frischer grüner oder Fruchtsalat. Wenn Sie kalte Suppen mögen – sie sind wohlschmeckend und nahrhaft: Gazpacho, Tomatensuppe mit Kräutern und ein wenig Orangensaft abgeschmeckt, kalte Lauch-Kartoffel-Suppe, gekühlte Brühe.
- 1 Scheibe gutes Brot oder ein Salatsandwich.
- Frisches Obst mit Naturjoghurt ist ein richtiges Sommeressen.

Abendessen

- Zucchiniauflauf (nicht mit Käse überbacken) oder Gemüselasagne oder gebackener/gekochter Fisch mit Kräutern.
- Frischer Brokkoli mit Zitrone.
- Kräuterreis oder Petersilienkartoffeln.
- Tomatenhälften gebacken mit Petersilie, Semmelbröseln, Knoblauch mit Olivenöl beträufelt (paßt gut zu Fisch oder Zucchiniquiche).
- Wenn Sie Appetit darauf haben, Fruchtsalat mit Joghurt oder eine Eierspeise als Nachtisch.

Verbesserte Butter

Lassen Sie 450 g Butter bei Zimmertemperatur weich werden. Sie können gesalzene oder ungesalzene Butter verwenden, aber auch eine Mischung daraus. Geben Sie kleine Butterstücke in einen Mixer. Rühren Sie 250 ml kaltgepreßtes Salatöl (z. B. Sonnenblumen- oder Färber-Distelöl) unter. Geben Sie die gut verrührte, weiche Mischung in kleine Behälter. Sie können sie zugedeckt in den Kühlschrank stellen oder einfrieren. Verbesserte Butter hält sich gut. Wenn sie zu weich wird, stellen Sie sie einfach wieder in den Kühlschrank. Der Gehalt an tierischem Fett ist auf die Hälfte reduziert, sie ist schmackhaft, streichfähig und frei von chemischen Zusätzen.

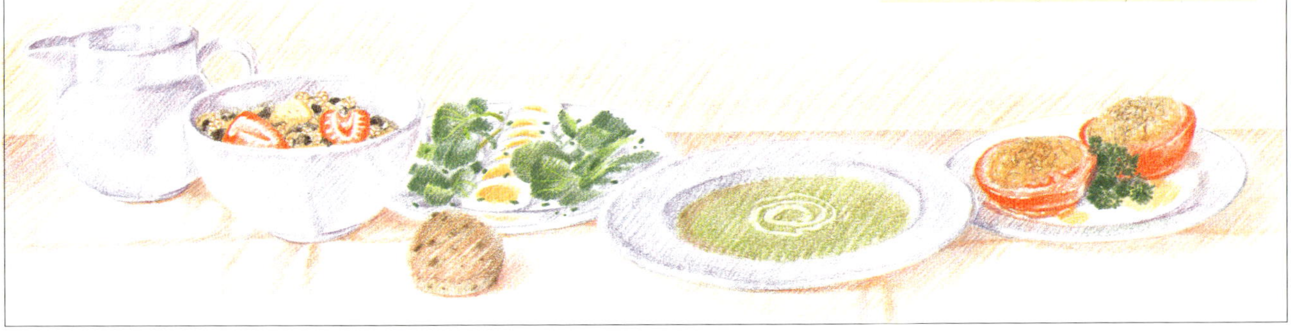

Aufgrund dessen und weil es offenbar mehr Mangelerscheinungen gibt als früher angenommen wurde, weiß man heute, daß zu einer ausgewogenen Ernährung auch Nahrungsergänzungsmittel gehören sollten. Auf diesem Gebiet wird viel geforscht, und die Ergebnisse zeigen, daß die zusätzliche Gabe von Vitaminen, Mineralien, Spurenelementen etc. zur Linderung oder Verhütung von Krankheitserscheinungen führt.

Das Wort *Vitamine* setzt sich aus den Bestandteilen *vita*, also Leben, und *Amine*, essentielle Aminosäuren, zusammen. Hierüber herrscht Einigkeit. Unterschiedliche Auffassungen dagegen bestehen über die zum Erhalt der Gesundheit erforderlichen Mengen. Sie können sich über den täglichen Nährstoffbedarf an der aufgeführten Tabelle orientieren. Die hier enthaltenen Empfehlungen wurden von der Deutschen Gesellschaft für Ernährung (DGE) und der entsprechenden amerikanischen Kommission erarbeitet. Dies sind Richtwerte für den Bedarf eines gesunden, erwachsenen Menschen. Nicht berücksichtigt sind Faktoren, wie kontinuierlicher Alkoholkonsum, Rauchen, Schwangerschaft, Erkrankungen und die Einnahme nährstoffmindernder Medikamente. Fragen Sie Ihren Arzt, Apotheker oder Heilpraktiker nach der für Sie gemäßen Dosierung einzelner Nährstoffe. Diese Personen können aufgrund ihrer Fachkenntnisse am besten darüber befinden, was für Sie das richtige ist.

In den letzten Jahren hat sich das Verständnis von optimaler Gesundheit weiterentwickelt. Sie wird heute als allumfassendes energievolles Wohlbefinden bei allen Aktivitäten angesehen und nicht mehr wie früher nur als Abwesenheit von Krankheit. Um die Dosis der zuzuführenden Nährstoffe anzugeben, ziehen viele Autoren Zahlen aus ihrer klinischen Erfahrung heran. Die hier angegebenen Vitamindosen und Angaben zu sonstigen Stoffen können täglich ohne Risiko zugeführt werden und werden Ihr Lebensgefühl verbessern. Unsere Empfehlungen überschreiten die offiziellen Angaben, sind aber unter keinen Umständen toxisch oder gefährlich. Die Dosen können um 10 – 15 Prozent bedenkenlos geändert werden. Die meisten der angegebenen Substanzen haben antioxidative Eigenschaften, das bedeutet, daß sie der natürlichen Neigung des Körpers entgegenwirken, durch Oxidation toxische oder schädliche Stoffe zu bilden. Ernährungswissenschaftler behaupten, daß Antioxidantien der Entwicklung von Gefäßkrankheiten, Krebs, Arthritits und anderen Krankheiten vorbeugen. Intensive Forschungen erbringen hierzu ständig neue Erkenntnisse.

Aktuell bleibt die Cholesterinproblematik. Immer mehr Menschen wissen um die Unterschiede zwischen HDL- und LDL-Cholesterin und die sie beeinflussenden Faktoren und kennen deren Rolle bei der Entstehung von Arteriosklerose.

Nahrungsmittelüberempfindlichkeit und Suchdiät

Klinische Forschungen haben unser Wissen über Allergien vergrößert. Sie belegen eindeutig, daß manche Menschen überempfindlich oder allergisch auf Nahrungsmittel reagieren und unter verschiedenen Symptomen leiden, für die es keine andere Erklärung gibt. In vielen Fällen treten Allergien und Überempfindlichkeiten maskiert auf, d. h., der Patient nimmt die Ursache nicht wahr. Dann ist es wichtig, den Körper zunächst von allen Allergenen zu reinigen, um später eine spezielle Allergiereaktion aufdecken zu können.

Im Verlauf eines solchen Suchtestes muß der Patient vier Tage fasten und sich, so gut es geht, vor Luft- und Wasserverschmutzung schützen. Er trinkt in dieser Zeit nur abgekochtes Wasser oder Fruchtsäfte, die als unbedenklich gelten. Diese Zeit dient der Entgiftung. Am Ende des ersten Tages treten meist Entzugssymptome auf, die üblicherweise am vierten wieder verschwinden. Danach werden systematisch Testspeisen verabreicht, die jeweils nur einen Inhaltsstoff enthalten. So können zuvor verschleierte allergische Reaktionen fehlerfrei erkannt werden. Der Patient hat danach die Möglichkeit, die entsprechenden Stoffe völlig zu meiden, oder kann herausfinden, in welchen Abständen er sie ohne Beschwerden zu sich nehmen kann.

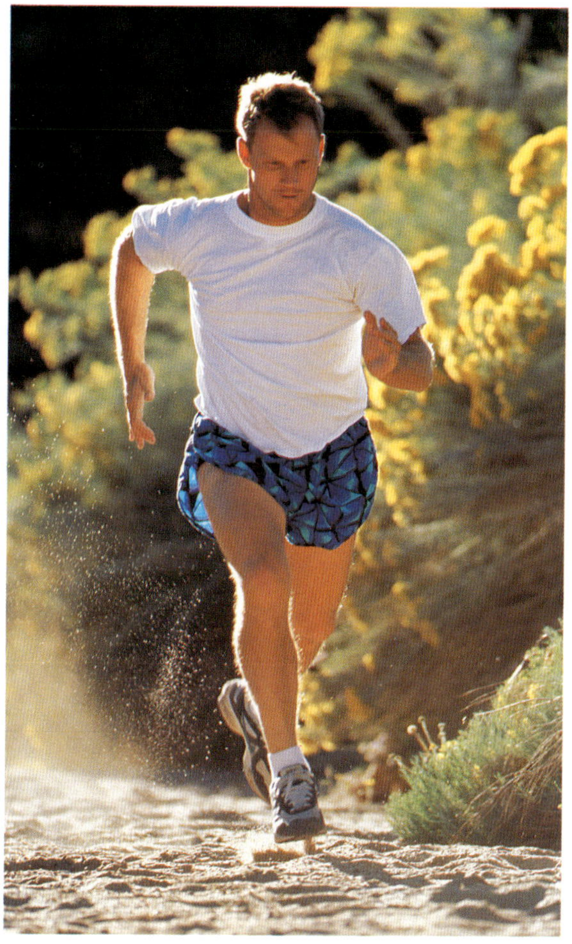

Joggen ist gesund, vorausgesetzt, Sie überlasten die Gelenke nicht und gehen nicht über die Schmerzgrenze hinaus.

Körperliche Bewegung

Körperliche Bewegung ist äußerst günstig, sofern sie in der richtigen Art und Weise erfolgt. Ausdauersportarten sind Sportarten, wie schnelles Laufen über längere Strecken, bei denen sauerstoffabhängig Energie verbraucht wird. Wenn der Sauerstoffvorrat eines Muskels verbraucht ist, wie nach einem Sprint, wird der anaerobe Stoffwechsel aktiviert. Dessen Energie wird durch die Verwandlung von Glukose im Rahmen der Glykolyse erzeugt. Diese Methode der Energieerzeugung ist nur etwa $^1/_{20}$-stel so effektiv wie die aerobe Energieproduktion.

Es gibt drei gute Gründe, sich körperlich zu betätigen.

- Durch kurze, intensive Kraftentfaltung werden die Muskeln und das Herz trainiert.

AUFWÄRM- UND ABKÜHLTRAINING

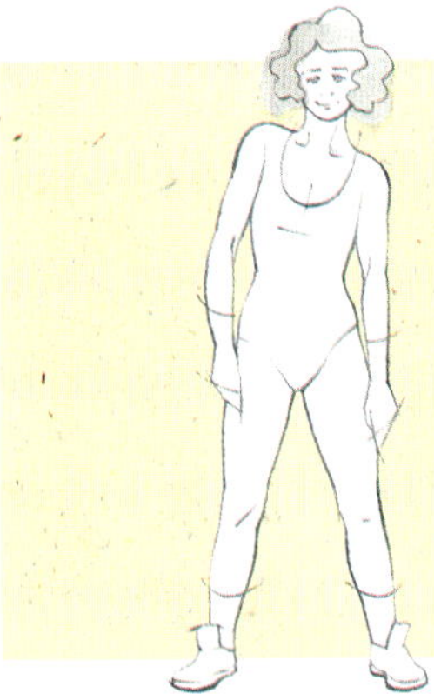

Rechte Schulter hochziehen und gleichzeitig linke fallenlassen. Danach umgekehrt, viermal wiederholen.

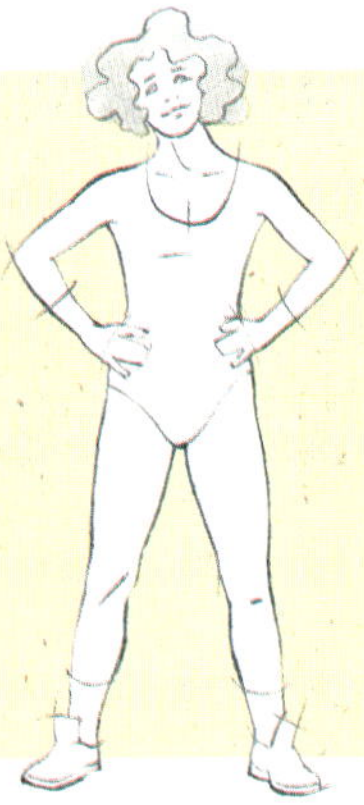

Den Kopf zunächst zur rechten Schulter neigen, danach zur linken. Viermal wiederholen.

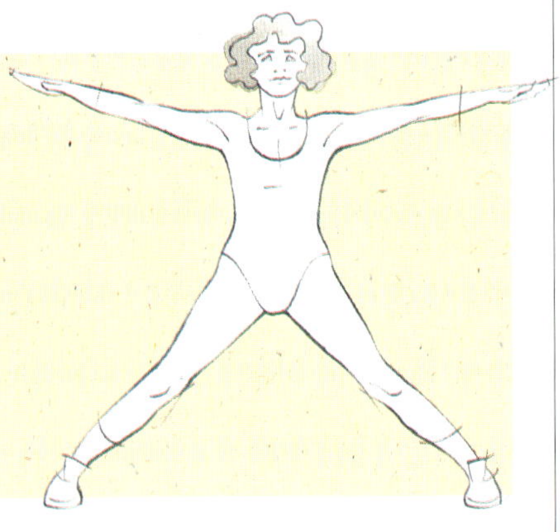

„Hampelmann": Arme und Beine zur Seite grätschen, dabei in die Luft springen.

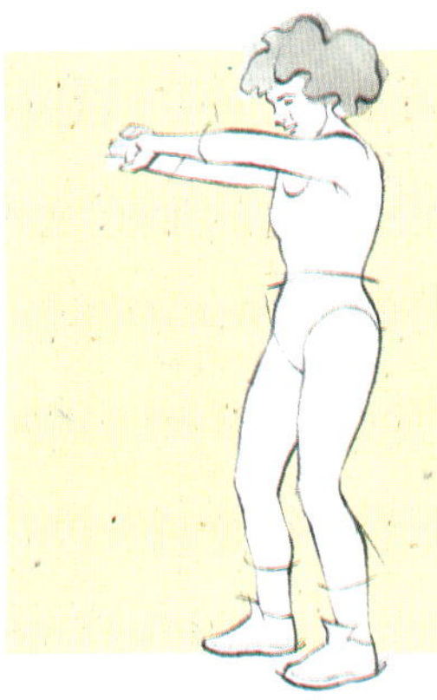

Heben Sie die Hände verschränkt in Brusthöhe. Arme gerundet. Machen Sie 10 Sekunden einen Katzenbuckel, dann locker lassen.

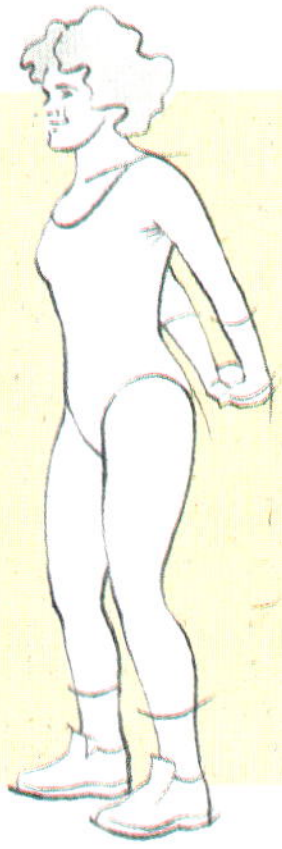

Arme hinter dem Rücken verschränken. Schulterblätter 10 Sekunden zusammendrücken.

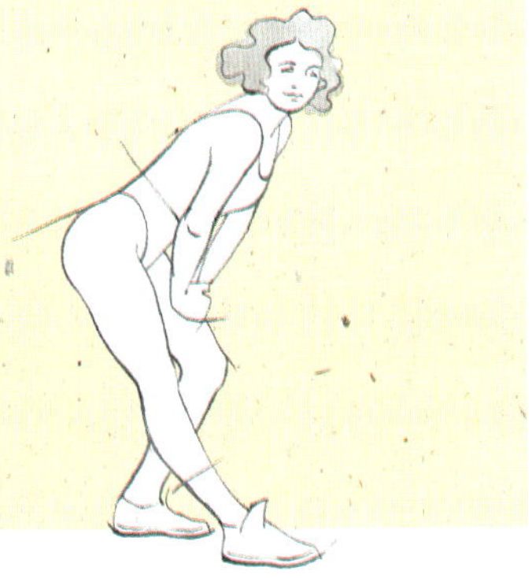

Ein Bein gestreckt, eines gebeugt. Gewicht auf das angewinkelte Bein verlagern und jeweils 15 Sekunden halten.

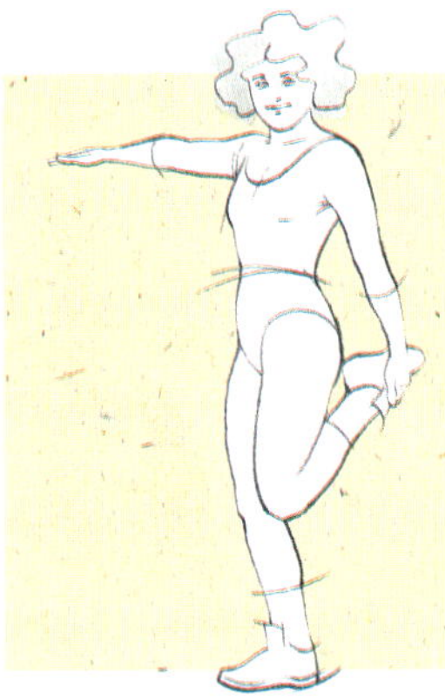

Ein Bein anwinkeln und den Knöchel umfassen. Knie geschlossen, Hüfte nach vorne geschoben. 15 Sekunden mit jedem Bein durchführen

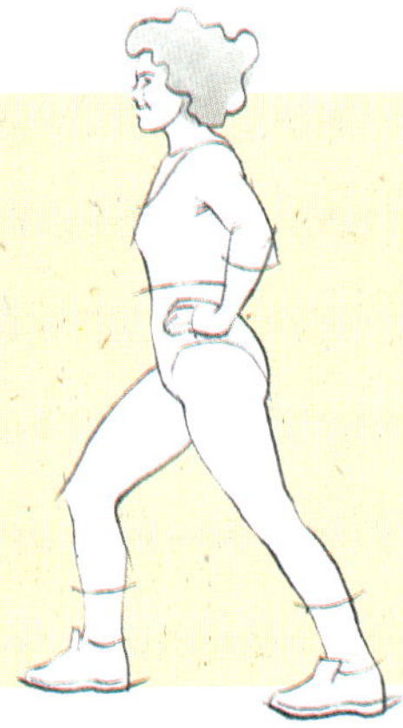

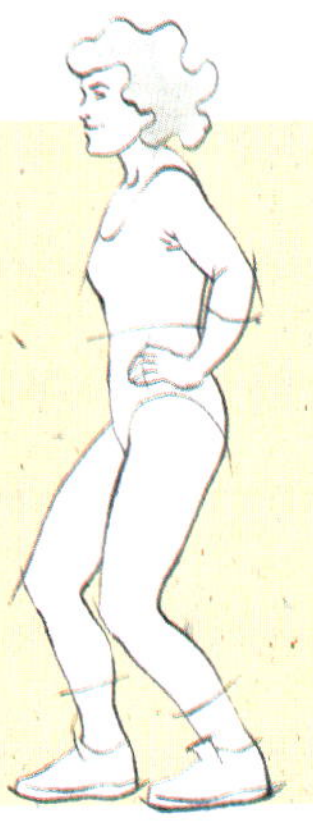

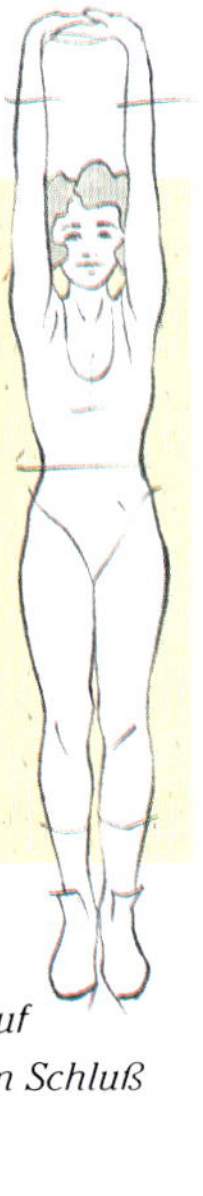

Gewicht auf das vordere Bein verlagern. Zehen und Ferse zeigen geradeaus und bleiben am Boden. Hinteres Bein nach vorne ziehen und Gewicht jetzt auf das hintere Bein verlagern. Beide Positionen jeweils 10 Sekunden halten. Zum Schluß dehnen, indem Sie den ganzen Körper strecken.

Die Muskeln benötigen einen intensiven Reiz, um ihre Leistungen zu verbessern. Dies kann z. B. durch ein täglich zehnminütiges Training auf einem Ruder- oder Skilanglaufgerät geschehen. (Eine preiswerte Ausführung ist meistens völlig ausreichend).
Vorsicht bei Herz- und Kreislauferkrankung! Im Zweifel sollten Sie Ihren Arzt konsultieren. Es gibt sehr unterschiedliche Ansichten über die quantitativen Seiten eines gesunden Bewegungstrainings.

- Die Menge des Körperfetts und in gewissem Maße auch seine Zusammensetzung werden kontrolliert. Diese Wirkung kann durch ein gesundes Ernährungsprogramm noch verstärkt werden. Es scheint Beweise dafür zu geben, daß Bewegung die Produktion des gesunden HDL-Cholesterins anregt, das die Gefäße schützt.
- Training bringt körperliches Wohlbehagen. Es ist dabei unwesentlich, für welche Art der Bewegung Sie sich entscheiden. Folgen Sie Ihren Bedürfnissen und Neigungen. Während der eine gern tanzt, bevorzugt der andere einen zügigen Spaziergang, ein dritter 20 Minuten Holzhacken.

Asiatische Traditionen, wie z. B. die ayurvedische Medizin, betonen die Bedeutung der unterschiedlichen Körpertypen und Temperamente für die Wahl der jeweils geeigneten Sportart. Bestimmte Yogaübungen, wie z. B. der wunderbar belebende „Gruß an die Sonne", sind für jeden geeignet.

Joggen erfreut sich großer Beliebtheit. In vielen Parks wurden sogar eigene Trimmpfade eingerichtet. Wer es mag, wird seine Befriedigung beim Joggen finden. Uneinigkeit besteht jedoch darüber, wie gesund diese Sportart tatsächlich ist. Manche Sportwissenschaftler weisen auf die Nebeneffekte von Langzeitbelastungen auf Gelenke und Bänder hin, speziell beim Laufen auf hartem Boden. Tragen Sie immer geeignetes Schuhwerk, wärmen Sie sich vorher auf und joggen Sie in einem angenehmen Tempo.
Die beste Möglichkeit, die für Sie geeignete Belastungsstufe herauszufinden ist die folgende:

- Hören Sie auf Ihren Körper. Beobachten Sie genau, wie er auf die Belastung reagiert. Sie sind der einzige, der die ersten Anzeichen einer Überforderung erkennen kann. Achten Sie auf Ziehen oder Schmerzen in Rücken oder Brust, auf Atemnot, Schwindelgefühle und einen eventuellen Schwächezustand. Ignorieren Sie solche Warnzeichen unter keinen Umständen.
- Steigern Sie sich allmählich. Werden Sie langsamer oder hören Sie ganz auf, wenn Sie das Gefühl bekommen, daß es zuviel oder zu schnell wird. Entwickeln Sie ein Gespür dafür, wie Sie beim nächsten Training gerade ein kleines bißchen mehr tun können, und steigern Sie Ihre Leistung so allmählich weiter, bis Sie Ihr Ziel erreicht haben. Erzwingen Sie aber nichts.
- Lassen Sie sich untersuchen, wenn Sie begründete Zweifel an Ihrer Leistungsfähigkeit oder Gesundheit haben. Dies können Sie entweder beim Arzt oder in einem seriösen Fitneß-Center tun.

Die verschiedenen Tanzformen bieten neben Freude an der Bewegung wertvolle Therapieansätze in bezug auf Körperkoordination und künstlerischen Selbstausdruck.

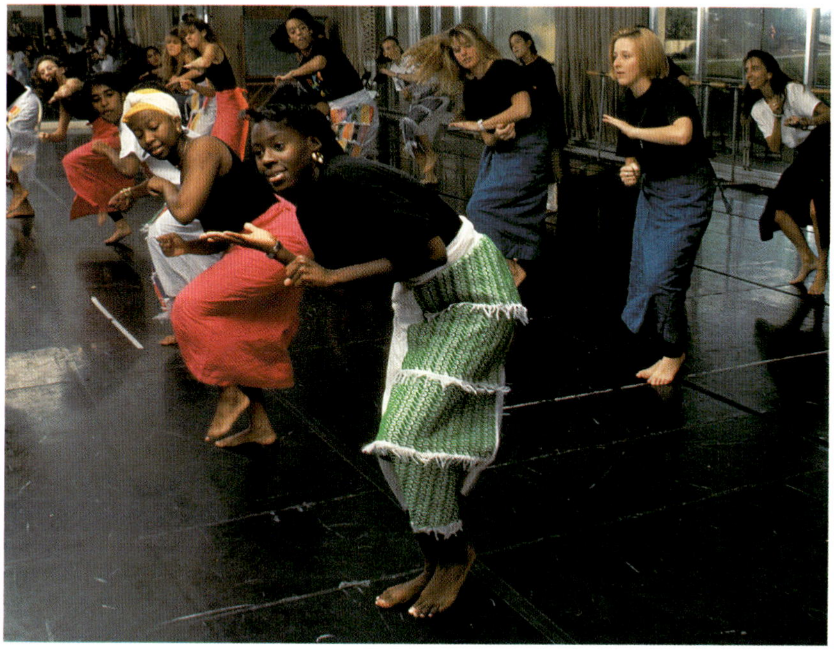

Tanz und rhythmische Gymnastik

Tanz und rhythmische Gymnastik werden häufig in ihrer gesundheitsfördernden Wirkung unterschätzt. Sie sind jedoch wichtiger Bestandteil einiger Therapien, da sie wohltuend auf Körper, Geist, Gefühle und Seele einwirken.

Menschen mit schlankem, kräftigem Körperbau, die zudem über gute Koordinationsfähigkeiten verfügen, sind geborene Tänzer. Als Therapie sind Tanz und rhythmische Gymnastik hilfreich und praktisch. Da der Raum- und Gleichgewichtssinn mit einbezogen werden, ist tänzerische Gymnastik für Menschen, deren Bewegungs- und Koordinationsfähigkeiten aufgrund einer Schädigung des Nervensystems eingeschränkt sind, besonders geeignet.

Darüber hinaus verbessern Tanz und Bewegung die Entwicklung von Gleichgewicht, Koordination, Selbstvertrauen und Körperwahrnehmung. Tanz in seiner höchsten Vollendung als Kunstform bietet sowohl dem Tänzer als auch den Zuschauern eine vollendete spirituelle Erfahrung.

Zunehmend werden Tanz und Bewegung als Therapiemöglichkeit in den verschiedensten Lebensbereichen anerkannt. Mehr und mehr Kurse und Workshops werden von Volkshochschulen oder anderen Veranstaltern angeboten, was wiederum ihren künstlerischen und therapeutischen Wert unterstreicht.

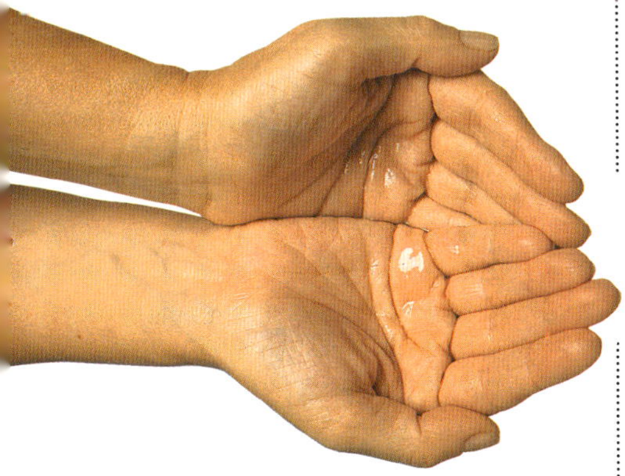

In den Händen angewärmtes Aromaöl erhöht die Wirkung einer Massage.

Massage

Unter dem Begriff Massage versammeln sich viele verschiedene Therapieformen. Das Wort leitet sich vom griechischen Wortstamm *massein*, kneten, ab. Die frühesten Überlieferungen datieren um 3000 vor Chr. und stammen aus China. Bei den Griechen erwähnt Hippokrates als erster den Nutzen der Massage, und diese Tradition wurde durch Dioskurides, Celsus, Galen und über das Mittelalter bis hin in die Neuzeit kontinuierlich weitergereicht.

Die meisten neuzeitlichen Massagetechniken bearbeiten die Weichteile, insbesondere Muskeln, Bänder und Sehnen. Eines der therapeutischen Ziele besteht in der Entspannung sowohl der massierten Körperpartien selbst als auch des gesamten Organismus.

Über das Kneten des Muskelgewebes kommt es zur Entspannung der Muskulatur – besonders im Schulter-, Nacken- und Rückenbereich. In diesen Bereichen lassen sich die Muskeln gegen die Knochen drücken. Man muß lernen, wieviel Druck den gewünschten Effekt erzeugt. Mit ein wenig Erfahrung findet man schnell Verhärtungen und Verkrampfungen heraus. Die Massage dient dazu, mehr Blut und damit auch Wärme in diese Körperregionen fließen zu lassen. In manchen Fällen kann man spüren, wie sich kleine harte Stellen unter den Händen auflösen.

Dabei handelt es sich wahrscheinlich um Ablagerungen von Stoffwechselschlacken im Muskel.

Es gibt nur wenige Bereiche des Körpers, die man sich selbst massieren kann – Schulter, Nacken, Arme, Beine und Füße. Aber sogar hier ist die Selbstbehandlung oft schwierig, da beim Massieren die Muskeln entspannt sein sollten. Gegenseitige Massage ermöglicht es, auch schwer zugängliche Stellen zu bearbeiten, und der Massierte kann sich dabei völlig entspannt hinlegen.

Optimale Entspannung beruht auf einer Kombination physischer, geistiger, emotionaler und seelischer Faktoren und funktioniert am besten bei der Partnermassage.

Voraussetzungen sind ein warmer Platz, sanfte, beruhigende Musik, angenehme Düfte und ein freundlich mitfühlender Masseur.

Grundlegende Massagetechniken

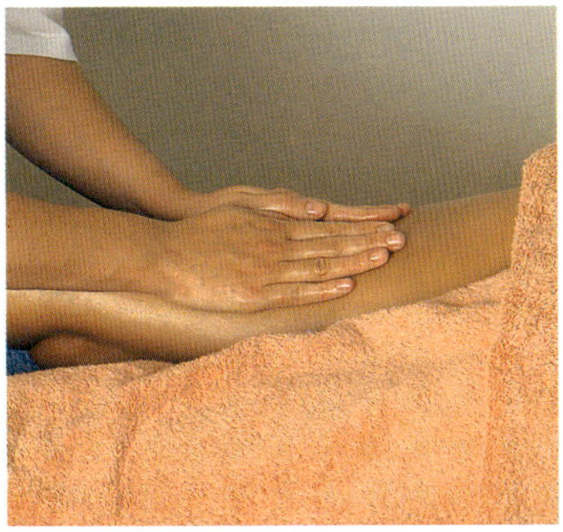

Nach dem Auftragen von Öl beginnt eine Massage als ***Streichmassage*** *(„Effleurage", französisch für „leichte Berührung"), damit sich der Behandelte entspannt und an Ihre Hände gewöhnt. Sie streichen langsam und rhythmisch in Richtung auf das Herz, um Blut- und Lymphfluß anzuregen. Halten Sie die Finger eng beieinander und heben Sie die Fingerspitzen etwas an.*

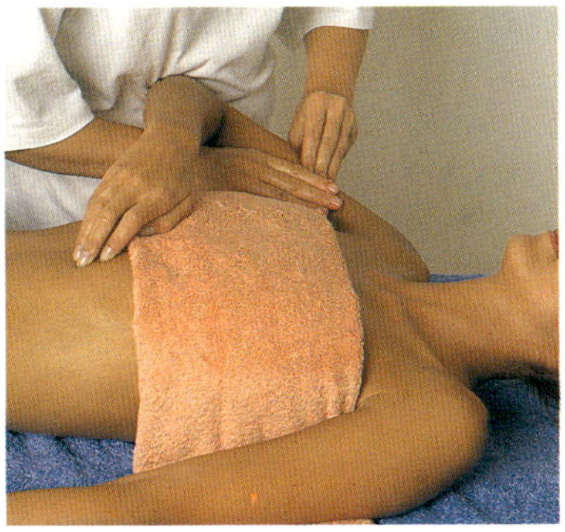

Die ***Knetmassage*** *(Petrissage) wird an verhärteten Muskelpartien und Körperstellen angewendet, an denen die Knochen direkt unter der Haut liegen. Arbeiten Sie mit Daumenballen oder Fingerkuppen in stetigen kleinen Kreisen, die Haut dabei eher fixierend als über sie gleitend. Dies baut Spannung ab und stimuliert den Blutfluß durch tiefer liegende Blutgefäße.*

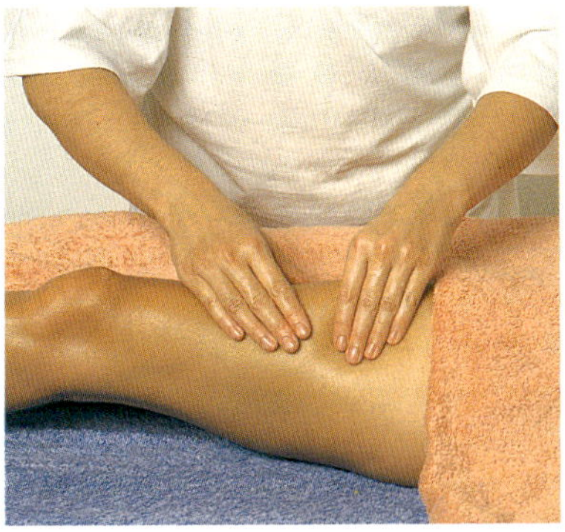

Kneten *wird bei größeren Körperpartien angewendet, bei denen die Knochen nicht unmittelbar unter den Weichteilen liegen. Mit geraden Fingern einer Hand heben Sie das Fleisch an und übergeben es an die andere. Dieser Vorgang wird wiederholt. Es ist ein bißchen wie beim Teigkneten. Besonders das Kneten wird angewendet, um die Funktionen des Körpers anzuregen und das Wohlbefinden zu steigern.*

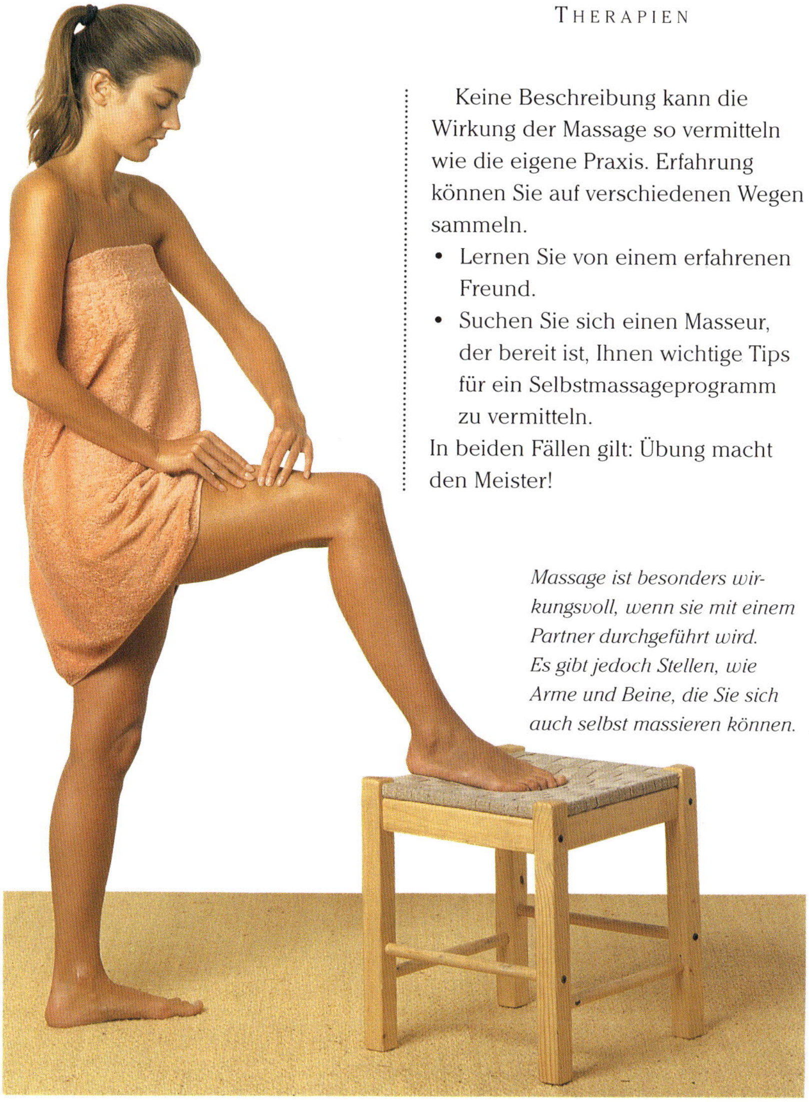

Keine Beschreibung kann die Wirkung der Massage so vermitteln wie die eigene Praxis. Erfahrung können Sie auf verschiedenen Wegen sammeln.

- Lernen Sie von einem erfahrenen Freund.
- Suchen Sie sich einen Masseur, der bereit ist, Ihnen wichtige Tips für ein Selbstmassageprogramm zu vermitteln.

In beiden Fällen gilt: Übung macht den Meister!

Massage ist besonders wirkungsvoll, wenn sie mit einem Partner durchgeführt wird. Es gibt jedoch Stellen, wie Arme und Beine, die Sie sich auch selbst massieren können.

- Nehmen Sie an einem Kurs teil, der Ihnen Informationen und Übungsmöglichkeiten bietet.

Atemtherapie

Gewöhnlich denken wir nicht viel über unsere Atmung nach, da sie automatisch abläuft. Wie wir atmen, kann jedoch einen wesentlichen Einfluß auf unsere Gesundheit haben. In einigen Kulturen wird die Atmung als heilig angesehen, speziell das Einatmen sogar als göttlicher Hauch aufgefaßt.

Der physiologische Prozeß besteht aus dem Zusammenziehen und Entspannen des Zwerchfells und der Zwischenrippenmuskeln. Durch das Zusammenziehen vergrößert sich das Lungenvolumen, und Luft strömt ein. Die Atemluft gelangt in die Lungenbläschen. Dort findet durch eine Membrane die Aufnahme des Sauerstoffes in das Blut statt. Er gelangt in die roten Blutkörperchen, bindet sich dort an das Hämoglobin und erreicht mit dem Blutstrom alle Körpergewebe. Gleichzeitig wird Kohlendioxid abgegeben und mit dem Erschlaffen der Muskeln, beim Ausatmen, mit der Atemluft aus dem

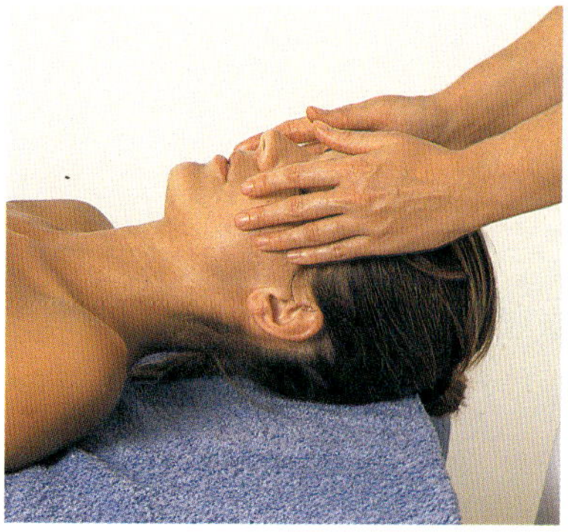

Tapotement *bedeutet „klopfen" und kommt ebenfalls aus dem Französischen. Es wird auf kleine Muskeln, wie die des Gesichts, angewendet. Die Durchblutung wird dadurch gefördert, daß sich die Blutgefäße erst zusammenziehen und dann wieder entspannen. Denken Sie an samtig fallende Regentropfen, während Ihre Fingerspitzen sanft das Gesicht beklopfen, ohne die Augen zu berühren.*

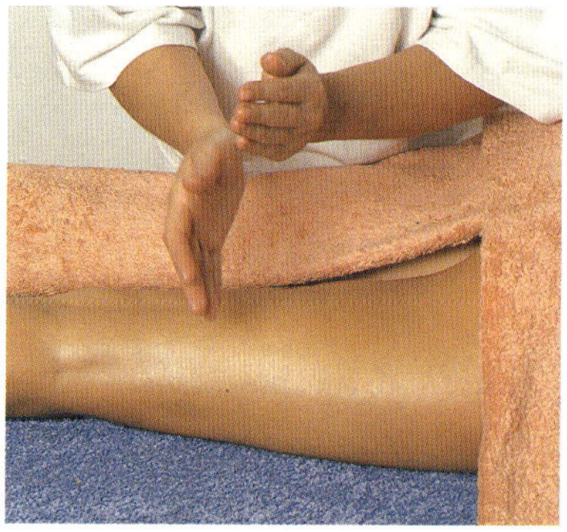

„Hacken" *entfaltet eine ähnliche Wirkung, wird aber auf große Muskeln wie die des Rückens, der Schultern und der Oberschenkel angewendet. Halten Sie Ihre Finger zusammen und benutzen Sie abwechselnd die äußeren Handkanten beider Hände. Die Hände sind dabei leicht entspannt, um keine Schmerzen zu verursachen. Mit lockeren Handgelenken machen Sie schnelle hackende Bewegungen.*

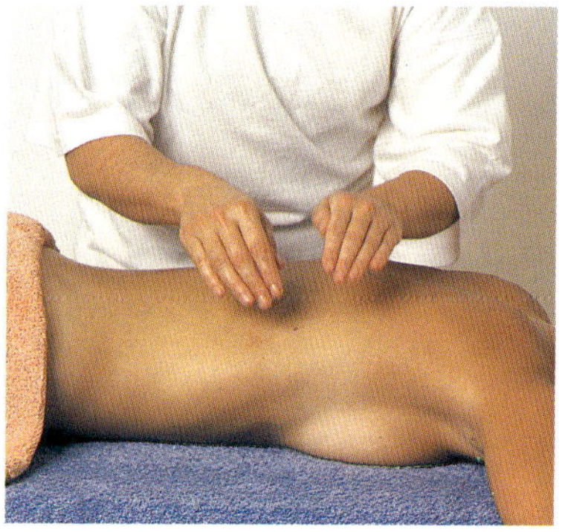

„Saugen": *Bilden Sie mit Ihren Händen kleine Schälchen, indem Sie die Finger und den Daumen einer jeden Hand fest zusammenpressen und gleichzeitig etwas beugen, um ein Minivakuum entstehen zu lassen. Klopfen Sie schnell auf die Seiten des Rumpfes, die Schultern und die Oberschenkel ein. Das Geräusch hört sich wie Huftrappeln an. Diese Technik fördert die Durchblutung der Haut und belebt das Muskelgewebe.*

Körper geleitet. Das Atmen steht in Beziehung zum seelischen Befinden. Bei Angst oder Aufregung atmen wir schneller. Wenn wir ruhig sind, geht der Atem langsam. Der Atem wird durch die Körperhaltung beeinflußt, was man besonders anschaulich bei Sängern sehen kann. Sie haben gelernt, im Sitzen oder Stehen eine ganz besondere Haltung einzunehmen. So können sie mit geringstmöglichem Kraftaufwand so tief wie möglich einatmen und einen sauberen Ton erzeugen.

Yoga z. B. betont die Bedeutung des Atems als entscheidender Verbindung zwischen Körper, Geist, Seele und Gefühlen. Bei der Zwerchfellatmung vergrößert sich die Lungenkapazität, wodurch mehr

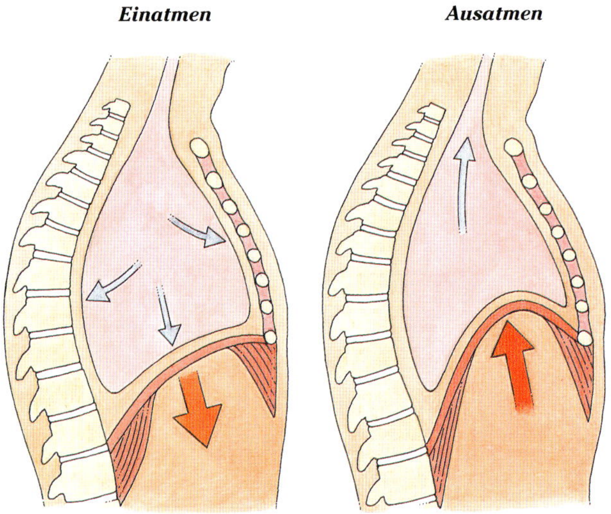

Beim Einatmen zieht sich das Zwerchfell zusammen. Es ist an den unteren Rippen befestigt und ermöglicht den Lungen, sich mit Luft zu füllen. Es entspannt sich beim Ausatmen, wobei Kohlendioxid abgegeben wird.

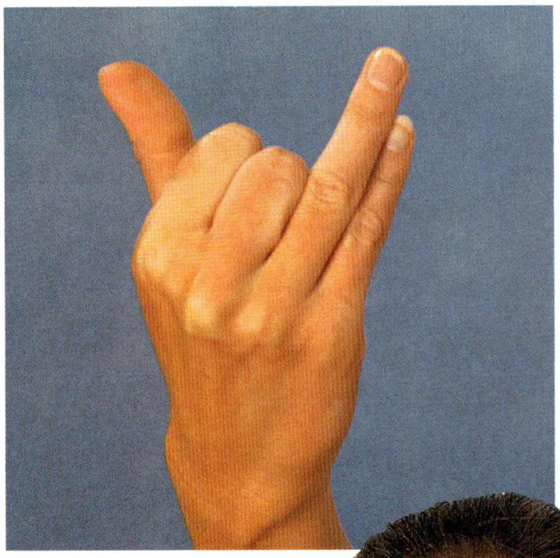

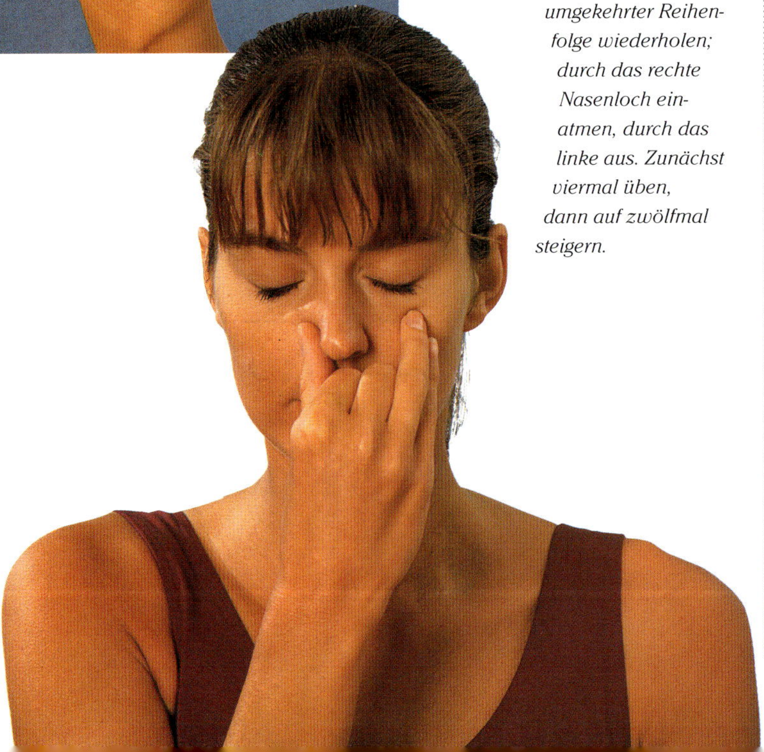

Diese Yogatechnik verbessert die Atmung. Schließen Sie das rechte Nasenloch mit dem rechten Daumen, Zeige- und Mittelfinger angewinkelt. Legen Sie den Ringfinger neben das linke Nasenloch. Einatmen und dabei bis vier zählen. Dann mit dem Ringfinger das linke Nasenloch schließen und die Luft anhalten, dabei bis 16 zählen. Dann den Daumen wegnehmen und ausatmen, dabei bis acht zählen. Danach in umgekehrter Reihenfolge wiederholen; durch das rechte Nasenloch einatmen, durch das linke aus. Zunächst viermal üben, dann auf zwölfmal steigern.

Sauerstoff in den Blutkreislauf gelangt. Dies belebt den Körper, er wird stark und gesund. Darüber hinaus wirkt bewußte Atmung auch beruhigend auf das Nervensystem.

Dies sind nur einige der Gründe, warum es wichtig ist, die richtige Atemtechnik zu erlernen.

Alexander-Technik

Dieses Verfahren ist nach F. Matthias Alexander benannt, der es zu Beginn des 20. Jahrhunderts entwickelte. Es ist eine praktische Methode, die auf Körpermechanik und -gleichgewicht beruht. Die Alexander-Technik wird auf die ganz elementaren Dinge des täglichen Lebens angewendet, wie Bewegung, Atmen, Essen, Sprechen, Heben, Tragen, Lesen und Schreiben. Die Technik muß von einem erfahrenen Lehrer vermittelt werden, meist werden hierzu 30 Sitzungen benötigt.

Anhand von Beispielen aus dem Alltagsleben vermittelt der Lehrer dem Schüler durch Berührung mit der Hand neue Erfahrungen mit der

HALTUNGSKORREKTUR MIT DER ALEXANDER-TECHNIK

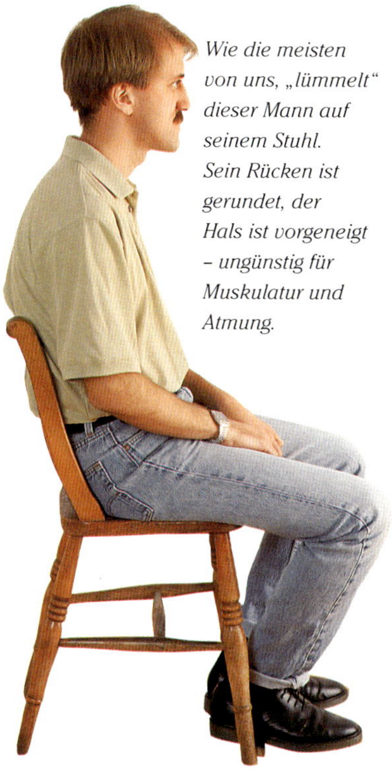

Wie die meisten von uns, „lümmelt" dieser Mann auf seinem Stuhl. Sein Rücken ist gerundet, der Hals ist vorgeneigt – ungünstig für Muskulatur und Atmung.

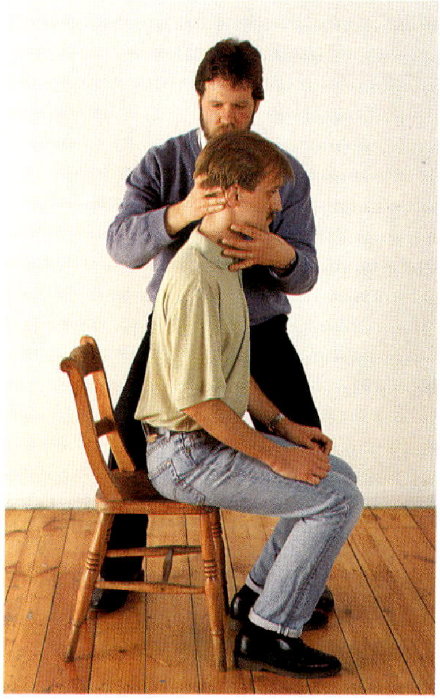

Ein Lehrer erklärt, wie man aufsteht, ohne den Kopf nach hinten zu verlagern und die Schultern hochzuziehen.

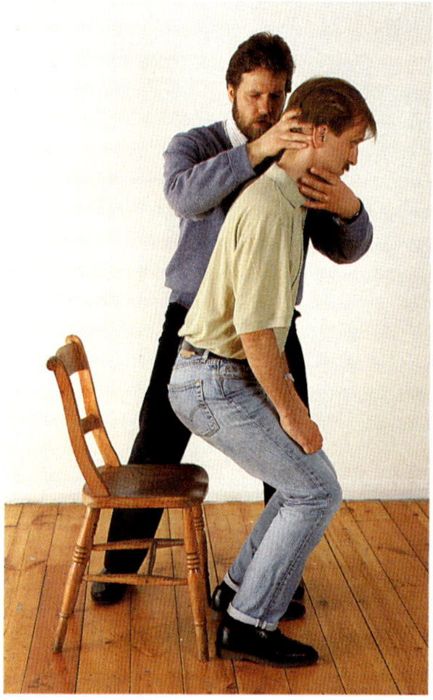

Hilfestellung beim Aufstehen: Der Lehrer richtet Kopf, Hals und Rücken aus.

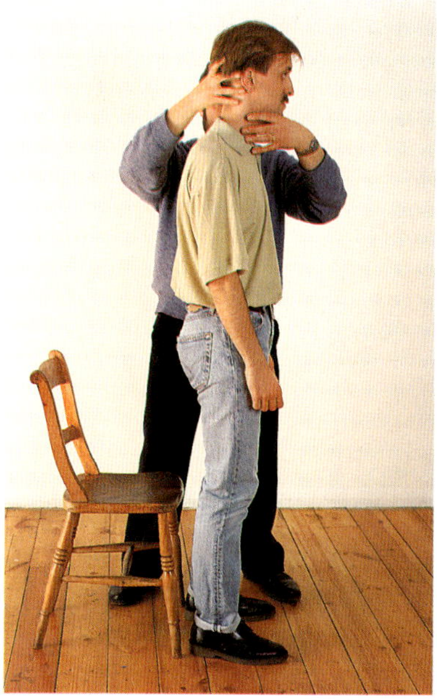

Eine ungezwungen aufrechte Haltung verhilft dem Körper zu einer entspannten Grundposition.

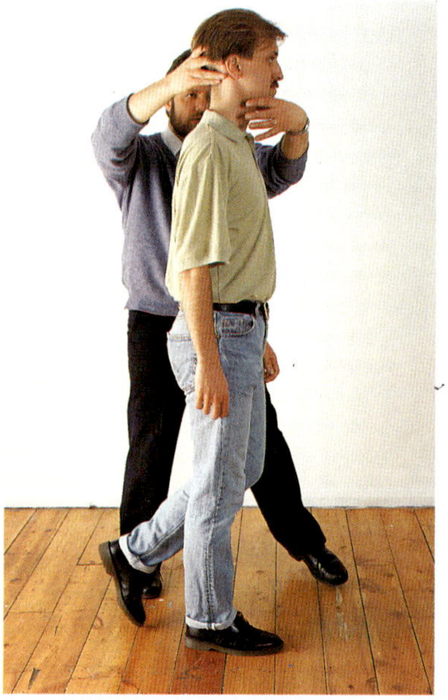

Unter Anleitung und mit Hilfe des Lehrers übt der Schüler den aufrechten Gang in gerader Haltung.

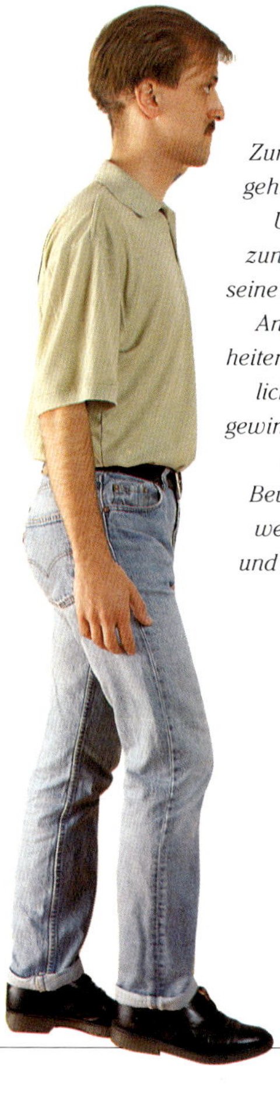

Zum Schluß geht er ohne Unterstützung. Er legt seine früheren Angewohnheiten allmählich ab und gewinnt durch die neue Bewegungsweise Kraft und Haltung.

Körperkoordination. Der Schüler erfährt dadurch, daß er selbst entscheiden kann, wie er sich bewegt. Mittels sprachlicher Kommunikation stellt der Lehrer die Verbindung zwischen der geistigen Entscheidungsfreiheit und der tatsächlichen Durchführung einer Handlung her. Er demonstriert damit in der Praxis, daß es keine Trennung von Geist und Körper gibt. Alexander selbst formulierte es so: „Es überträgt sich alles, das Physische, das Geistige und das Seelische in Muskelspannung".

Die Ergebnisse der Methode bestehen in der Verbesserung der Atmung, im Abbau von Muskelschmerzen und Verspannung, sie wirkt schützend auf die inneren Organe ein und stärkt das Selbstvertrauen, was schließlich zu umfassender Anmut führt. Man erreicht auf diesem Weg eine Stufe der Vollendung und Zufriedenheit, die zuvor unvorstellbar war.

Die Alexander-Technik kann durch Selbstbeobachtung und regelmäßige Anwendung im Selbststudium vertieft werden, bis das neugewonnene Gleichgewicht zur Selbstverständlichkeit geworden ist. Dies bringt Vorteile für das ganze Leben mit sich. Während eines Kurses unter qualifizierter Anleitung entsteht ein Programm, das Sie zu Hause selbständig trainieren können.

Sehschule (Bates-Methode)

Der New Yorker Augenarzt Dr. Bates entwickelte diese Methode Anfang des 20. Jahrhunderts, um den Menschen zu zeigen, wie sie ihre Augen ganz entspannt benutzen können. Er hatte nämlich beobachtet, daß viele seiner Patienten immer noch über Kopfschmerzen und Überlastung der Augen klagten, obwohl sie sich einer herkömmlichen Behandlung unterzogen hatten und auch gut darauf ansprachen.

Sehen ist reine Empfindung. Die Bilder werden dem Gehirn ohne vorherige Filterung durch den Verstand auf direktem Wege übermittelt. Dabei bestimmt der Aufmerksamkeitsgrad gegenüber dem, was wir betrachten, die Richtigkeit unserer Interpretation. Die Aufmerksamkeit muß nach außen gerichtet werden und das Objekt ohne Ablenkungen erfassen. Dieser Vorgang darf nicht verkrampft ablaufen, sondern spielerisch leicht – wie von selbst. Man sollte dabei ganz ruhig bleiben und das Bild einfach erscheinen lassen. Auf diesen Grundgedanken basiert die bekannte Bates-Methode.

Die wichtigste „Technik" besteht darin, öfter mit den Augenlidern zu blinzeln, als es Ihnen vielleicht notwendig erscheint. Dadurch benetzen

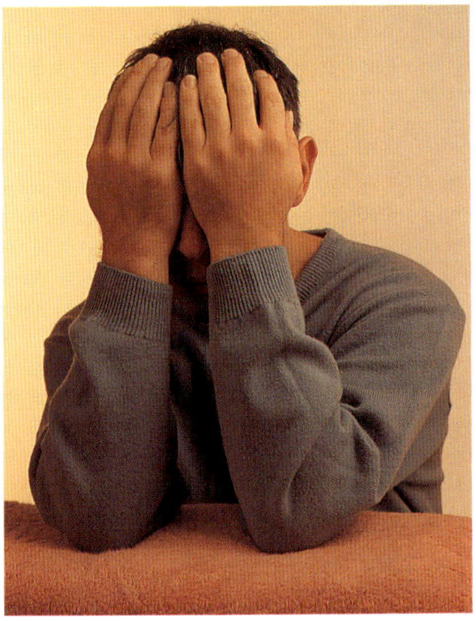

Legen Sie die Handflächen auf die Augen. Wenn man müde wird, fängt man zunächst zu blinzeln an, dann bedeckt man unbewußt die Augen mit den Händen. Machen Sie sich dies zunutze: Stützen Sie die Ellenbogen auf einem Tisch auf und bedecken die Augen mit den gewölbten Handflächen (ohne die Augenlider zu berühren). Denken Sie an etwas Schönes. Verharren Sie so täglich mehrmals etwa 10 Minuten.

Beim Sehvorgang dringen Lichtwellen durch die Öffnung der Regenbogenhaut (Pupille), werden von der Linse gebündelt und treffen dann auf die Netzhaut. Das auf dem Kopf stehende Bild wird von den Netzhautzellen gebildet und über den Sehnerv, der im „blinden Fleck" das Auge verläßt, ins Gehirn geleitet.

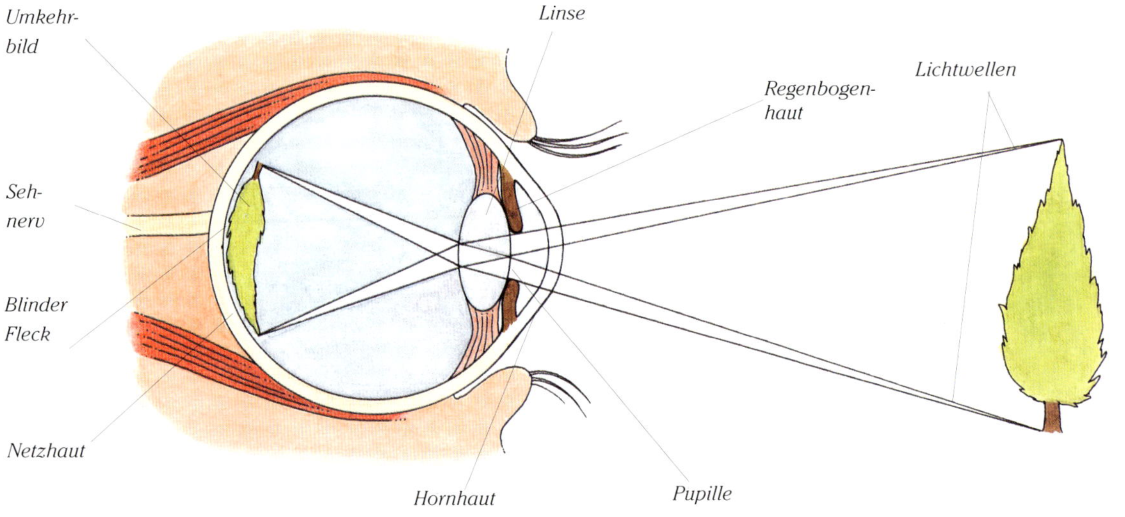

Aufbau des Auges und Sehvorgang

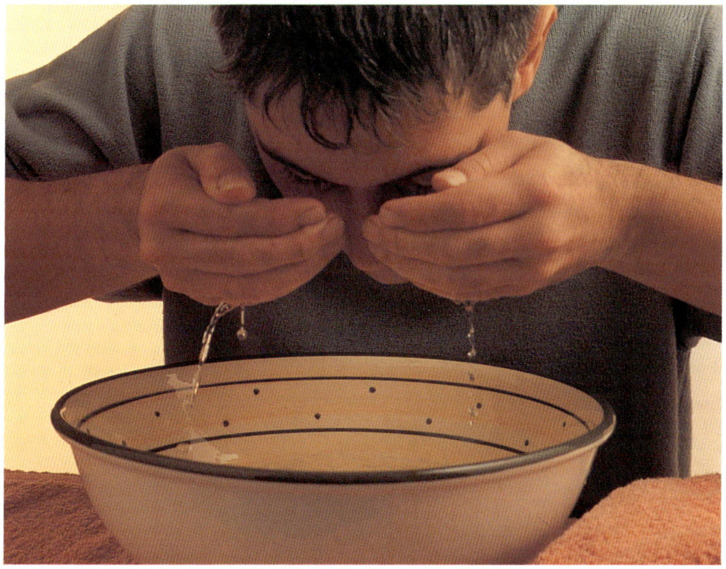

Bespritzen Sie die Augen abwechselnd mit kaltem und warmem Wasser. Nach dem Aufstehen fangen Sie mit warmem Wasser an, beim Schlafengehen nehmen Sie zuerst kaltes Wasser. Dies fördert die Durchblutung um die Augen.

Wechseln Sie den Brennpunkt. Schauen Sie auf einen Gegenstand in Ihrer Nähe und nehmen Sie dann einen etwas weiter entfernten ins Visier. Dies entspannt, wenn Sie lange auf die gleiche Stelle gesehen haben. Selbst beim Autofahren ist dies ohne Gefährdung möglich. Sie werden merken, daß auf diese Weise selbst während einer langen Autofahrt Ihre Augen weniger schnell ermüden.

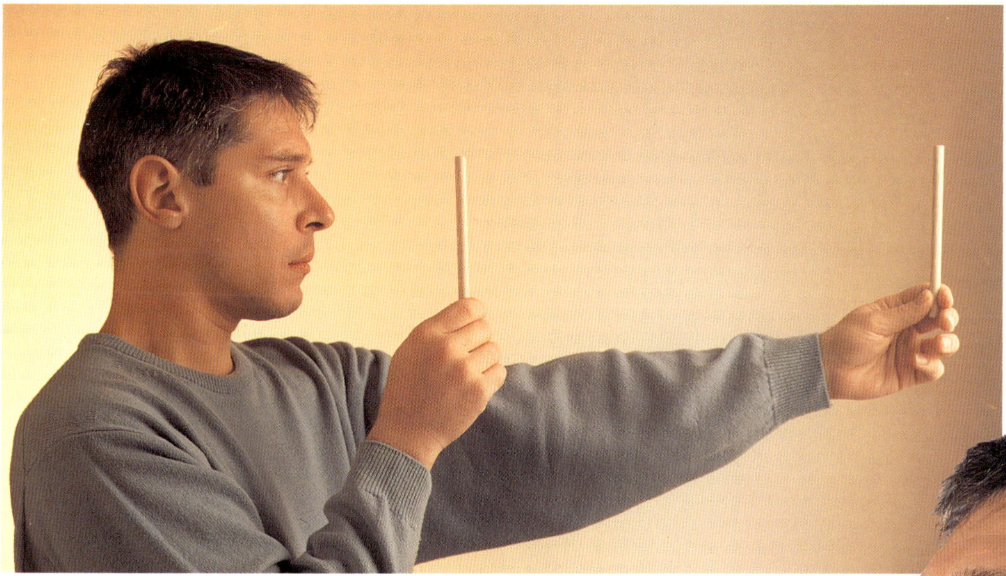

Sie den Augapfel auf natürlichem Wege und „starren" nicht, was die Augen ermüdet.

Andere wichtige Entspannungsmethoden der Bates–Technik, die gleichzeitig die Augenmuskeln stärken, sind das Abdecken der Augen, ihr Bespritzen mit Wasser und das Einstellen wechselnder Brennweiten. Machen Sie diese Übungen täglich – ohne Brille oder Kontaktlinsen. Bates empfiehlt auch ein Sonnentraining. Hierzu setzen Sie mit geschlossenen Augen jede Seite für 2 Minuten der Sonne aus, bis beide Wangen von der Sonne erwärmt sind.

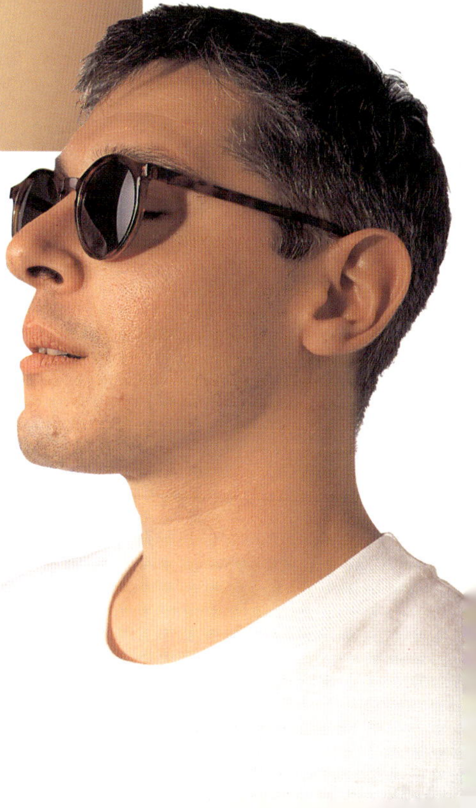

Eine Sonnenbrille schützt, sollte aber nicht zu häufig aufgesetzt werden. Mit den Techniken der Bates-Methode können Sie sich der Sonne sogar bedienen, um die Augen zu entspannen.

Therapien – Im Blickpunkt die Energien von Körper und Geist

In den großen Schulen der traditionellen Heilkunde spielt die Vorstellung einer umfassenden Lebensenergie eine bedeutende Rolle.

Diese wird von der in der westlichen Welt gegenwärtig vorherrschenden Lehrmeinung hingegen weitgehend ignoriert. Die hier vorgestellten sowohl traditionellen als auch relativ modernen Verfahren beziehen sich in unterschiedlicher Weise auf Energieströme, die sich mit mechanischen Abläufen, wie z. B. Nervenleitungen oder Kreislauf, nicht erklären lassen.

Akupressur

Akupressur ist ein Teilaspekt der Akupunktur, die ihrerseits dem großen Lehrgebäude der chinesischen Medizin angehört. Während die Akupressur auch von Laien durchgeführt werden kann, bedarf es bei der Akupunktur eines ausgebildeten Therapeuten.

Akupressur ist leicht zu erlernen und bedient sich mancher Akupunkturpunkte mit vergleichbarem Erfolg wie die Akupunktur selbst. Die meisten der Punkte liegen in Reichweite Ihrer Hand, bei den entfernteren kann Ihnen ein Freund helfen. *Shiatsu* heißt die entsprechende japanische Variante. „Shi" bedeutet *Finger*, „atsu" steht für *Druck erzeugen*. Shiatsu beruht auf den gleichen Annahmen wie die Akupunktur.

Die traditionelle fernöstliche Medizin hat uralte Wurzeln und ein umfassendes Erfahrungswissen, u. a. Akupunktur, gesunde Ernährung, Handauflegen, Massage, Hydrotherapie, Phytotherapie, Luft- und Lichtbehandlung sowie Bewegungsübungen. Schriftliche Überlieferungen zur Akupunktur sind bis zu 4500 Jahren alt. Die erste Veröffentlichung befindet sich in den Büchern des Nei-jing („innere Krankheiten"), deren Zusammenstellung etwa 1500 Jahre in Anspruch nahm.

Akupunktur

Akupunktur basiert auf der Vorstellung von zwei einander ergänzenden Energieflüssen im Körper. Sie heißen Yin und Yang und entstammen dem Fluß der Lebenskraft Chi. Yin und Yang sind Gegenspieler wie Tag und Nacht, männlich und weiblich, heiß und kalt, Leben und Tod, wie alle Gegensätze im Universum. Alles im Leben hat seinen ergänzenden Gegensatz, und Gesundheit resultiert aus der Ausgewogenheit von Yin und Yang, die in uns Menschen, aber auch im gesamten Universum vorkommen. Diese Energieflüsse bewegen sich im Körper auf bestimmten Bahnen oder Kreisen, den sogenannten *Meridianen*. Man kann sie elektronisch oder mit anderen Methoden messen. 26 Hauptmeridiane sind bekannt. Sie repräsentieren verschiedene Körperfunktionen bzw. Organe. Auf den Meridianen liegen mindestens 800 Reizpunkte, an denen durch Einstechen von Akupunkturnadeln der Energiestrom beeinflußt werden kann. Wenn dieser Strom in der richtigen Art verändert wird, läßt sich das Gleichgewicht des Systems und damit der Gesundheit wiederherstellen. Narkose mittels Akupunktur ist besonders bei operativen Eingriffen in der oberen Körperhälfte erfolgreich.

Zu den Beschwerden, die sich durch Akupunktur günstig beeinflussen lassen, gehören u.a. Migräne, Spannungskopfschmerzen, Geschwüre und Verdauungsbeschwerden, Rükkenschmerzen, Arthritis, Fibromyalgie, Neuritis, Rheuma, Dermatitis,

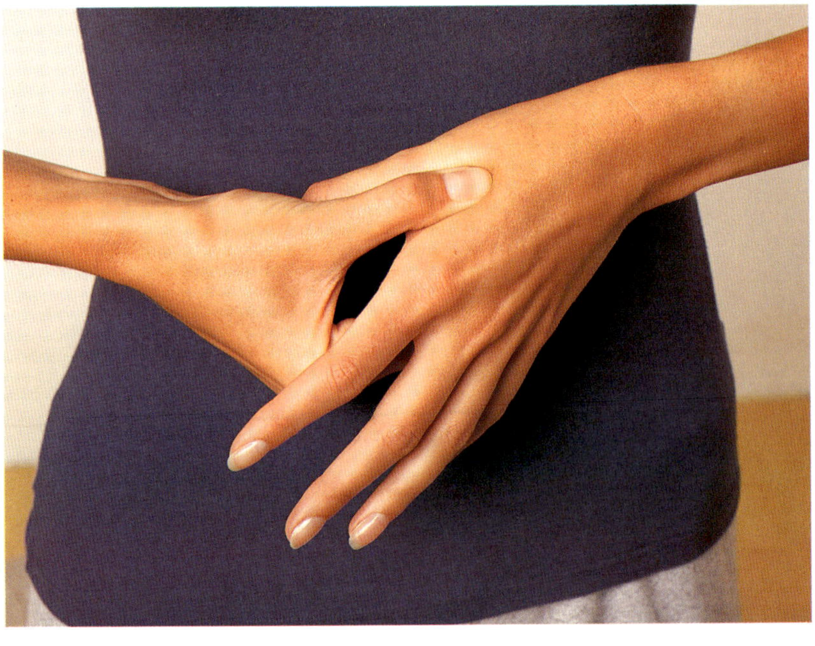

Dickdarmpunkt 4 in der Hautfalte zwischen Daumen und Zeigefinger ist einer der am besten zugänglichen und bedeutendsten Akupunkturpunkte. Behandeln Sie Kopfschmerzen mit kreisendem, kräftigem Daumendruck – allerdings nicht während der Schwangerschaft.

AKUPRESSURPUNKTE

Akupressur regt den Fluß der Lebensenergie Chi an, die auf den Meridianen durch den Körper zirkuliert und die Organe miteinander verbindet. Druck auf bestimmte Reizpunkte wirkt bei der Behandlung von Beschwerden wie Akupunktur und stellt das heilende Gleichgewicht in den entsprechenden Organen wieder her. Die angezeichneten Punkte sind die, denen Sie im ersten Teil des Buches, der sich mit den Krankheiten und Beschwerden beschäftigt, begegnen. Weitere Punkte lernen Sie kennen, wenn Sie Ihr Wissen mit Hilfe eines Lehrers weiter vertiefen.

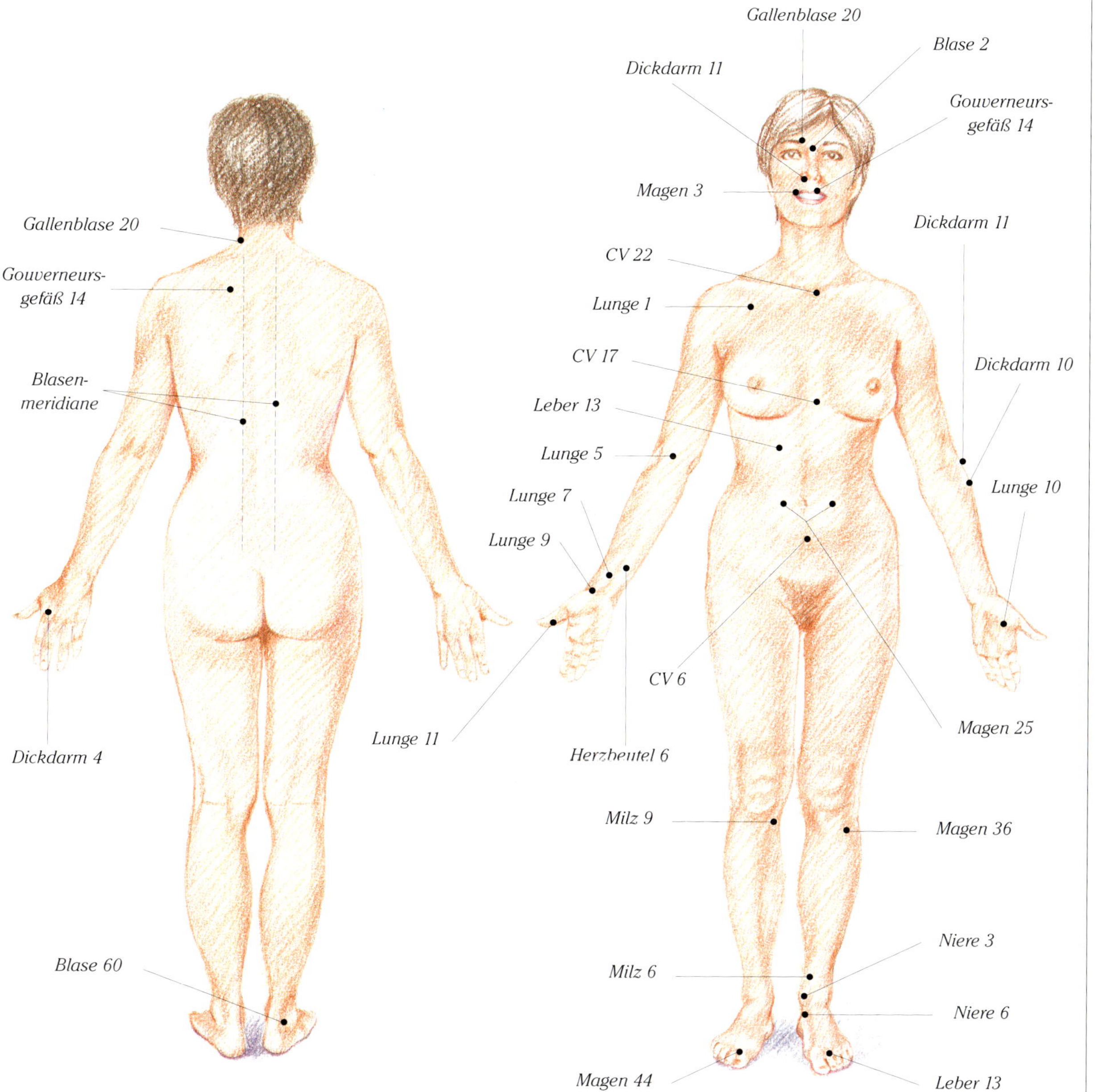

GRUNDLEGENDE AKUPRESSURTECHNIKEN

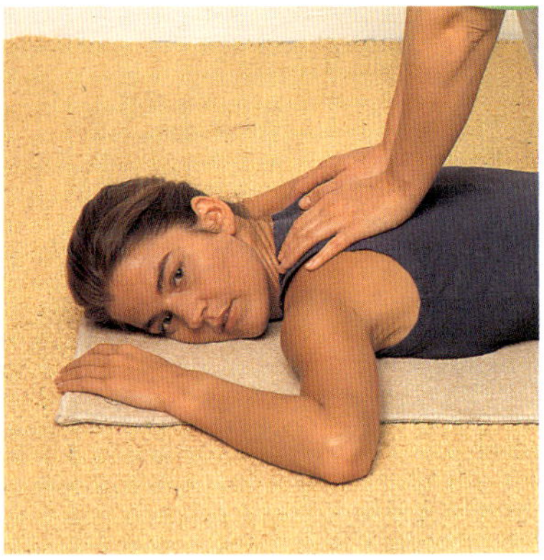

Richtige Haltung
Bevor Sie auf irgendeinen Punkt Druck ausüben, krabbeln Sie wie ein Baby, um in die Mitte Ihres Hara zu gelangen, den mächtigen Sammelpunkt der Körperenergie, der sich 2 Fingerbreit unterhalb des Nabels befindet. Zu Beginn der Behandlung konzentrieren Sie Ihr Körpergewicht über den Behandelten. Rücken, Hände und Handgelenke sind entspannt. Legen Sie die Hände auf die Schultern auf.

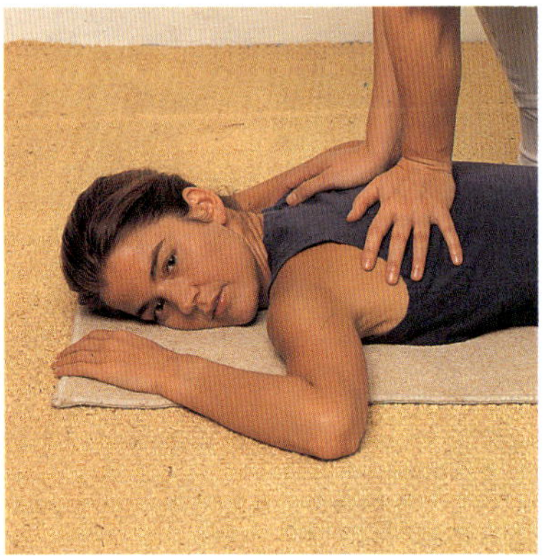

Freisetzen der Muskelspannung
Ausschließlich mit Hilfe der Schwerkraft und Ihres Körpergewichts (ohne zusätzliche Kraftanwendung) „laufen" Ihre Hände die Wirbelsäule hinab. Es sollte sich anfühlen, als ob eine schwere Katze langsam den Rücken herunterläuft und dabei die Muskelanspannung abbaut. Um Ihre Arme senkrecht und Ihr Körpergewicht konzentriert zu halten, müssen Sie mit den Beinen seitlich am Körper des Partners mitgehen.

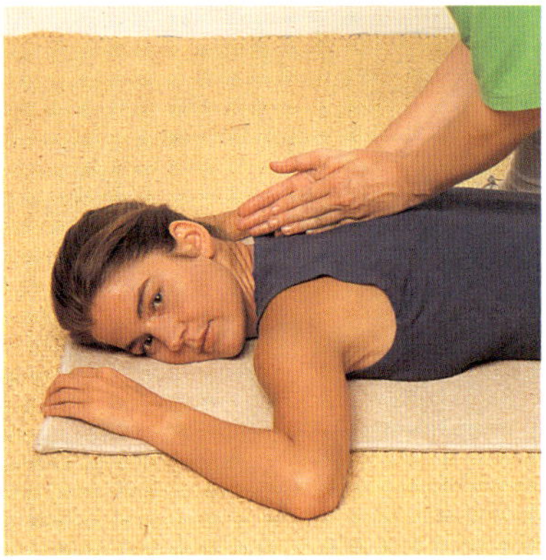

Den Meridian vorbereiten
Ihr Körper verbleibt in der Mitte ausgerichtet, ohne Druck auf die Hände. Mit diesen fahren Sie in Scherenbewegungen die Blasenmeridiane auf beiden Seiten der Wirbelsäule entlang. Ihre Hände halten 5 cm Abstand und bewegen sich neben der Wirbelsäule langsam vor und zurück auf die Hüften zu. Damit bereiten Sie den Meridian auf die anschließende Reizung vor.

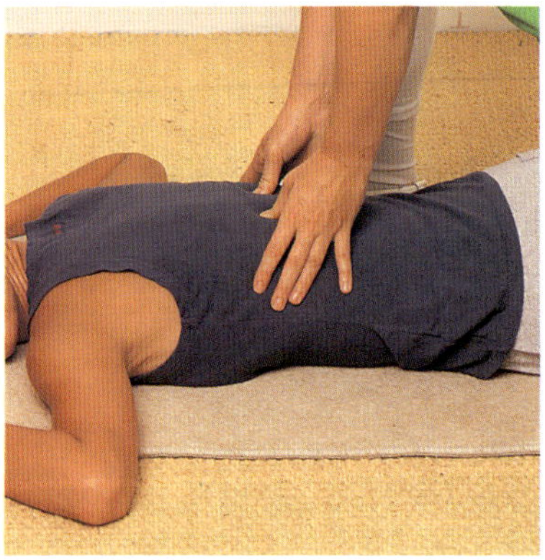

Reizung der Druckpunkte
Legen Sie Ihre Daumen oben an die vorbereite Energielinie. Mit Hilfe Ihres Körpergewichts lassen Sie Ihre Daumen in zwei Punkte auf jeder Seite der Wirbelsäule eindringen. Verstärken Sie den Druck, während Sie und der Behandelte ausatmen. Beim Einatmen und natürlich, wenn sich der Behandelte unbehaglich fühlt, nehmen Sie den Druck zurück. Gleiten Sie den Blasenmeridian hinab, um den nächsten Punkt zu bearbeiten. Dies setzen Sie bis zum Steißbein fort.

Ekzeme, Psoriasis und andere Hautkrankheiten, Bluthochdruck, Angst, Nervosität, Depressionen, Asthma und Bronchitis.

Reflexzonenmassage

Reflexzonenmassage ist ein uraltes Therapieverfahren, das dazu dient, das Gleichgewicht wiederherzustellen, wenn der Körper aufgrund schädlicher Lebensweise aus der Balance gekommen ist. Die Herkunft der Reflexzonenmassage liegt im dunkeln – möglicherweise kommt sie aber aus China. Die Methode wurde in den letzten Jahren wiederentdeckt und wird heute sowohl in Amerika als auch in Europa gelehrt. Für die Füße hatten Dr. William Fitzgerald und Eunice Bingham eine Karte der Reflexzonen erarbeitet.

Ihr liegt die Vorstellung zugrunde, daß jedes Organ in Form einer korrespondierenden Reflexzone auf der Körperoberfläche vertreten ist. Die empfindlichsten und am leichtesten zugänglichen Bezirke sind Füße, Hände und äußeres Ohr.

Die Füße sind die in der Praxis am häufigsten benutzten Bezirke, denn zahlreiche Regionen der Füße stehen auf besondere Art in reflektorischer Beziehung zu bestimmten Körperteilen und Organen. Bei entsprechender Behandlung, durch Massage oder einfach durch Druck, kann der Organismus positiv beeinflußt werden. Die Vorteile der Reflexzonenmassage bestehen in ihrer leichten Erlernbarkeit und dem Umstand, daß sie auch von Laien durchgeführt werden kann, wenn sie sich mit der Technik vertraut gemacht haben. Es gibt zahlreiche Bücher über Reflexzonenmassage. Wie bei allen Verfahren, die auf der Geschicklichkeit und Sensibilität der Hände beruhen, lernt man jedoch unter der Anleitung eines erfahrenen Lehrers am meisten. An Familienmitgliedern oder Freunden können Sie üben, und sie werden bestimmt gut auf die beruhigende Wirkung der Methode ansprechen.

FUSSREFLEXZONENPUNKTE

Reflexzonenmassage basiert auf dem Prinzip, daß die Energiezonen durch Berührung der Füße stimuliert werden können. Jede Partie des Körpers entspricht dabei einer Reflexzone an den Füßen. Verschiedene Techniken der Massage dieser Zonen bauen Spannung ab, beseitigen Unreinheiten und regen Körper und Geist zur Harmonisierung an, um auf diesem Wege Heilung zu bewirken. Den in der Zeichnung angegebenen Punkten begegnen Sie im ersten Teil des Buches, in „Beschwerden" wieder. Weitere lernen Sie kennen, wenn Sie sich näher mit Reflexzonenmassage beschäftigen. Mit Ausnahme der extra markierten sind die Punkte an beiden Füßen identisch. Einige wurden der Übersicht wegen nur auf einem Fuß dargestellt.

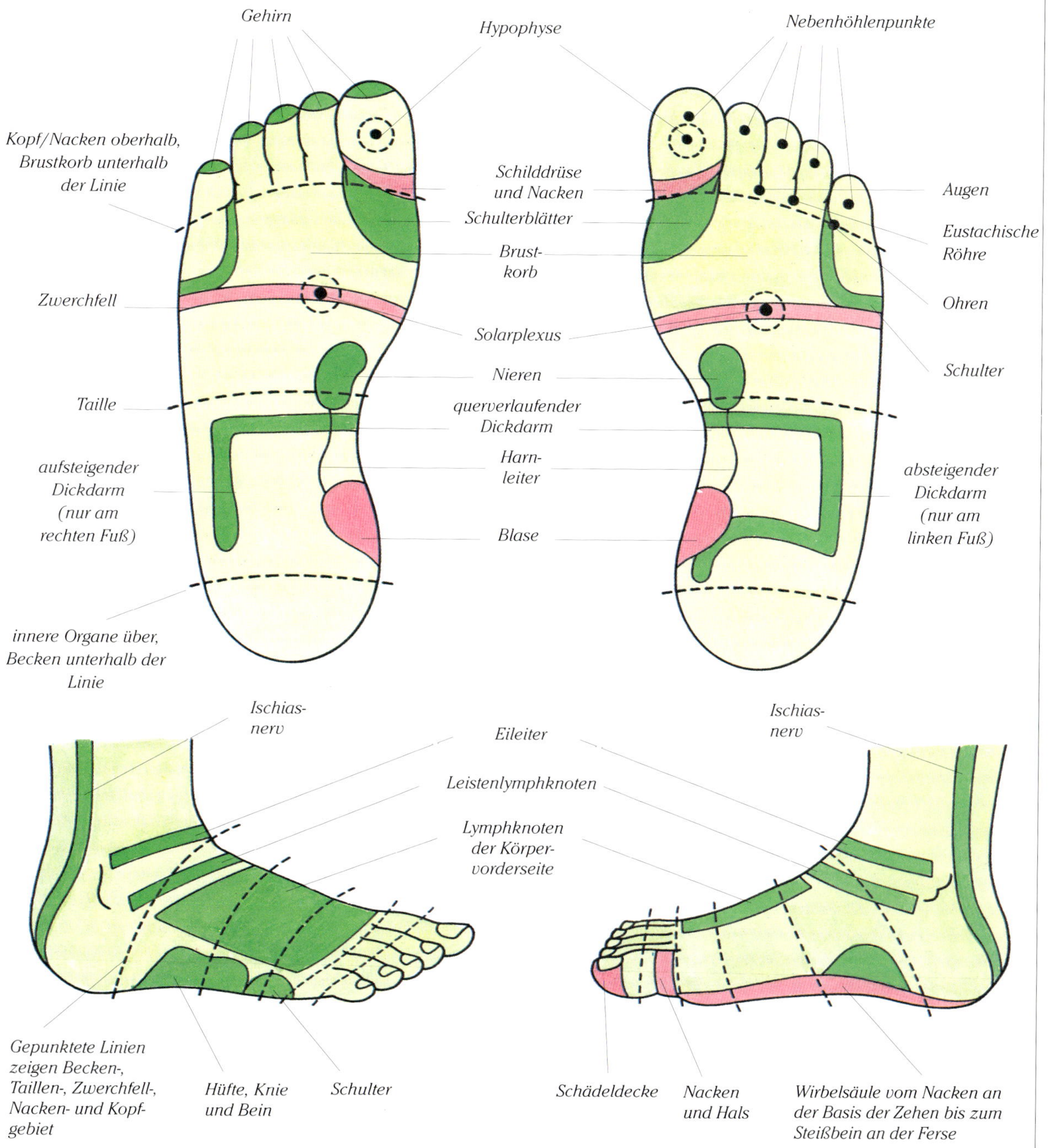

GRUNDLEGENDE TECHNIKEN DER FUSSREFLEXZONENMASSAGE

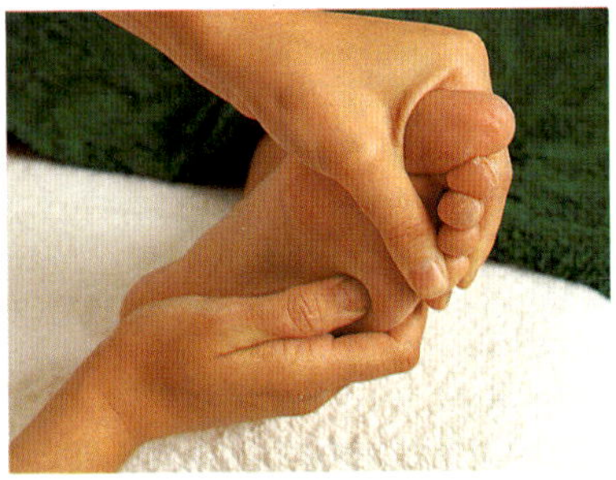

Druck ausüben
Den Daumen leicht beugen, um ein Überstrecken beim Drücken zu vermeiden. Hier wird der Schulterblattpunkt bearbeitet. Die freie Hand dient der Unterstützung, die andere verweilt mit sanftem konstantem Druck.

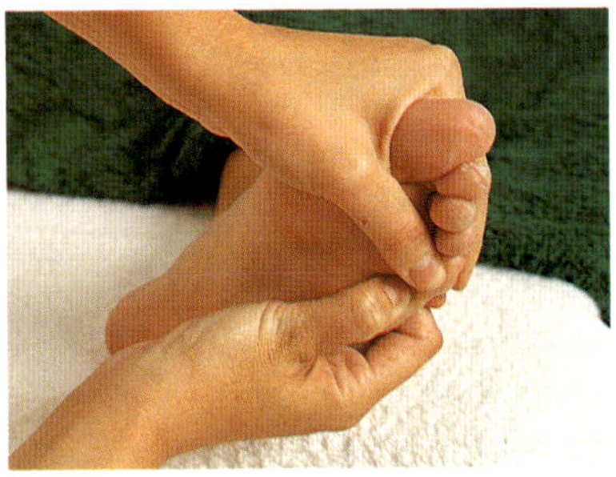

Daumen „laufen"
Beugen Sie das dem Nagel am nächsten liegende Gelenk. Das unterste soll dabei entspannt gerade bleiben. Jedesmal, wenn der Daumen sich biegt, „läuft" er mit kleinen gleitenden Schritten vorwärts. Dabei hilft Talkumpuder auf der Haut.

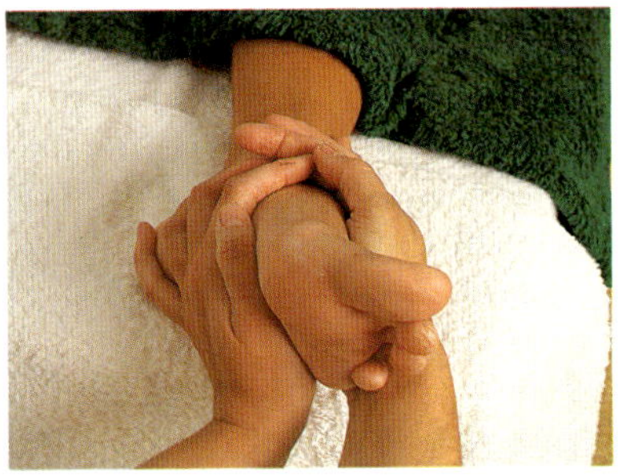

Streicheln
Unterstützen Sie die Wirkung der Behandlung durch entspannendes Streicheln. Eine Hand unterstützt den Fuß, die andere liegt auf dem Fußrücken und streicht langsam von den Zehen in Richtung Knöchel. Vorgang wiederholen.

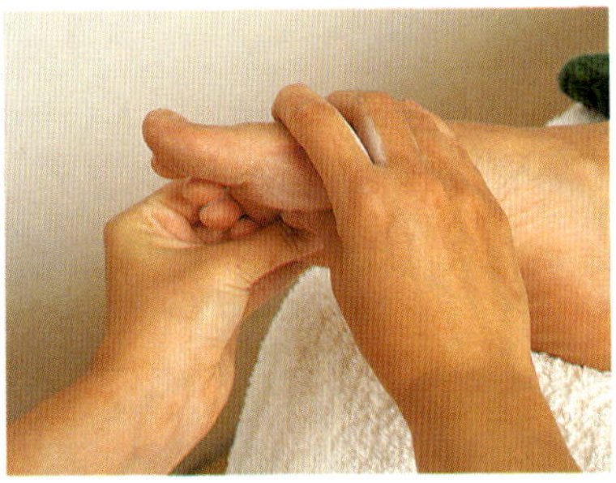

Knirschen
Dies ist eine öffnende Technik, die den Fuß von Spannungen befreit. Tragen Sie vorher Talcumpuder auf. Drehen Sie beide Hände in entgegengesetzter Richtung, unterhalb der Zehen beginnend und zum Knöchel hinarbeitend.

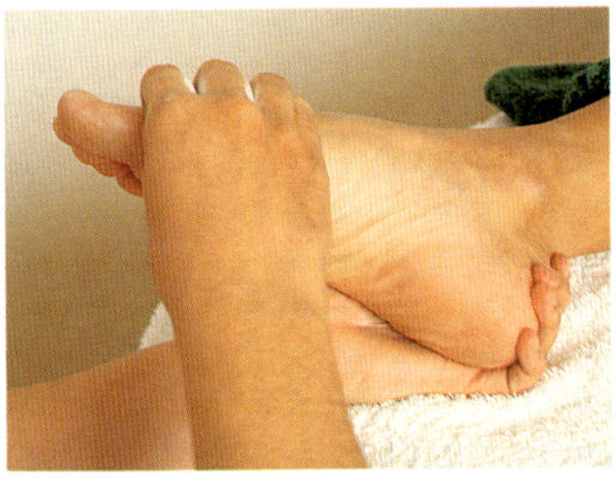

Knöchelkreisen I
Um zu Beginn der Reflexzonenbehandlung Spannung vom Knöchel abzubauen, umfassen Sie leicht die Ferse mit einer Hand und führen Sie mit der anderen kreisende Bewegungen aus. Halten Sie den vorderen Teil des Fußes sanft in Höhe des Brustbereichs.

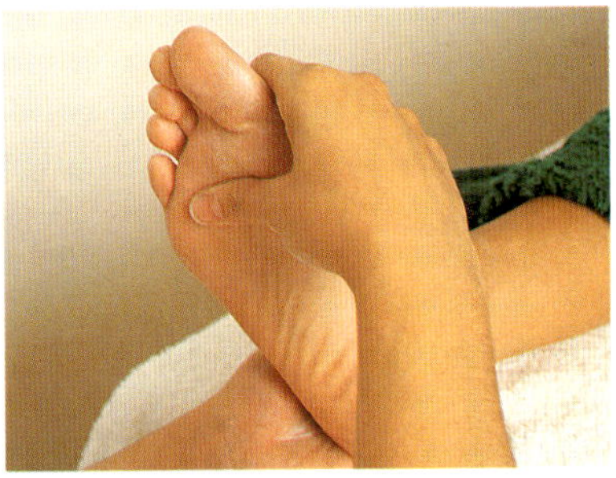

Knöchelkreisen II
Drehen Sie den Knöchel langsam in beiden Richtungen. Eventuell müssen Sie dabei kleinere Bewegungen, unterschiedliche Geschwindigkeiten oder andere Richtungen ausführen, wenn der Behandelte mitmachen möchte.

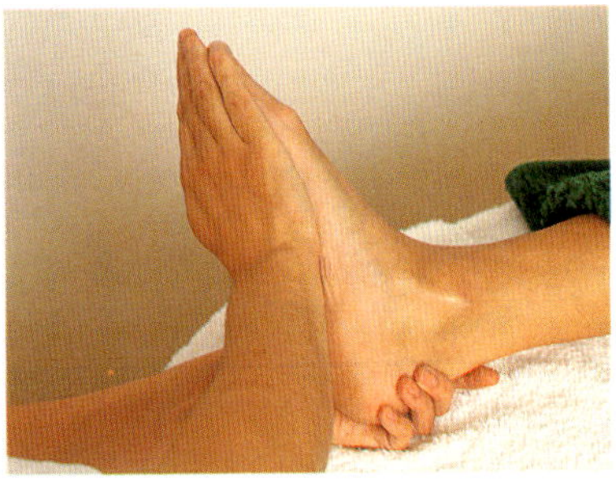

Drücken
Dies hilft Fuß, Bein und Lendenwirbelsäule. Umfassen Sie mit einer Hand die Ferse, während Sie mit der anderen am Ballen nach oben drücken. Gleichzeitig Ferse leicht und ohne Zwang anziehen.

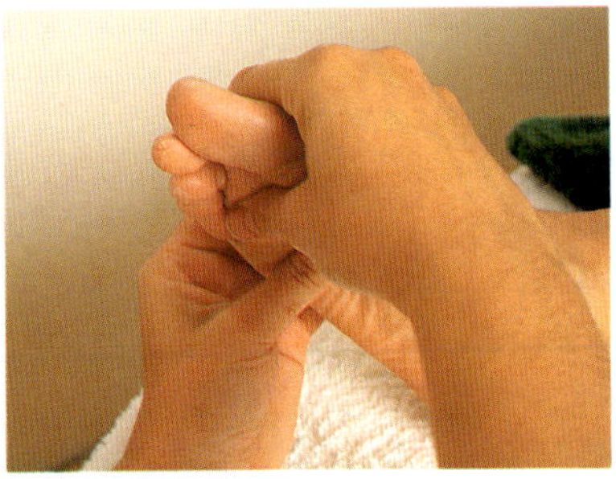

Sonnengeflecht drehen
Ein Daumen hält am Sonnengeflecht-Punkt (Höhe Zwerchfell zwischen 2. und 3. Zehe) fest, während der darüberliegende Teil des Fußes leicht, rhythmisch, entspannend, kreisförmig bewegt wird.

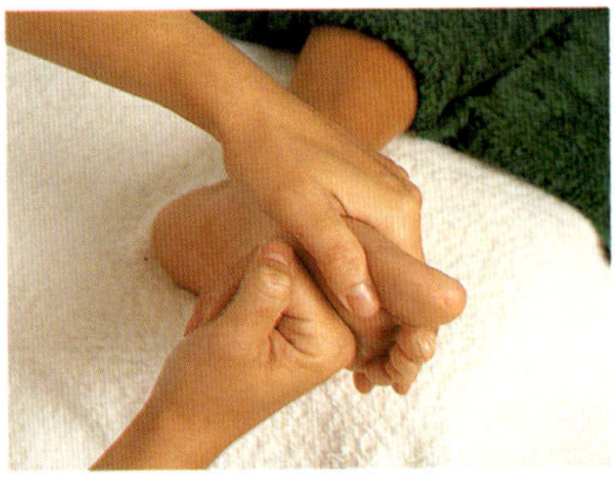

Kreisendes Liebkosen
Sie machen eine Faust mit einer Hand und drücken mit der Rückseite der Finger (nicht mit den Knöcheln) in den Fußballen. Die Faust dabei langsam fest kreisen. Benutzen Sie den Handballen bei Nervosität.

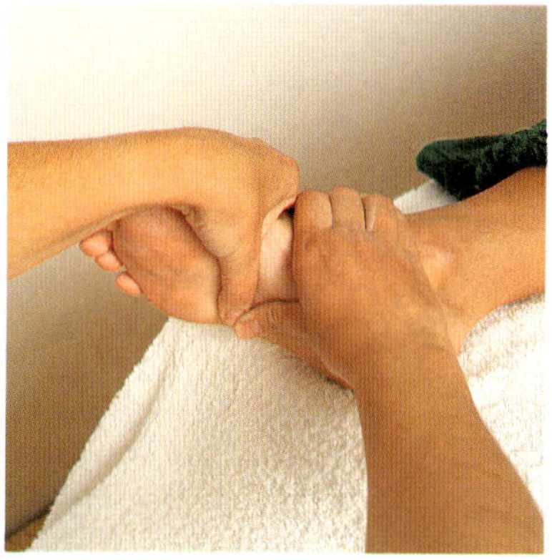

Knirschen und Drehen der Wirbelsäule
Um den spinalen Reflex nach dem „Daumenlaufen" zu erleichtern, legen Sie beide Hände auf die Fußoberseite. Auf der Unterseite liegen die Daumen aneinander. Führen Sie die den Zehen nächstliegende Hand hin und her.

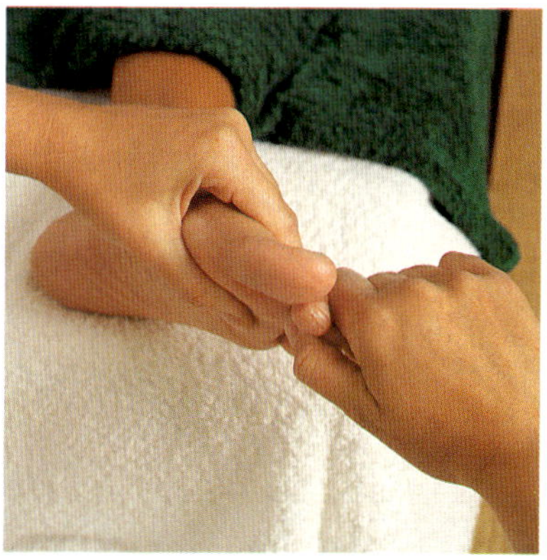

Zehen ziehen
Halten Sie mit der einen Hand den Fuß. Entspannen Sie den Nacken, indem Sie mit dem Daumen unterhalb und der Seite des Zeigefingers oberhalb jeder Zehe diese einzeln sanft an sich ziehen.

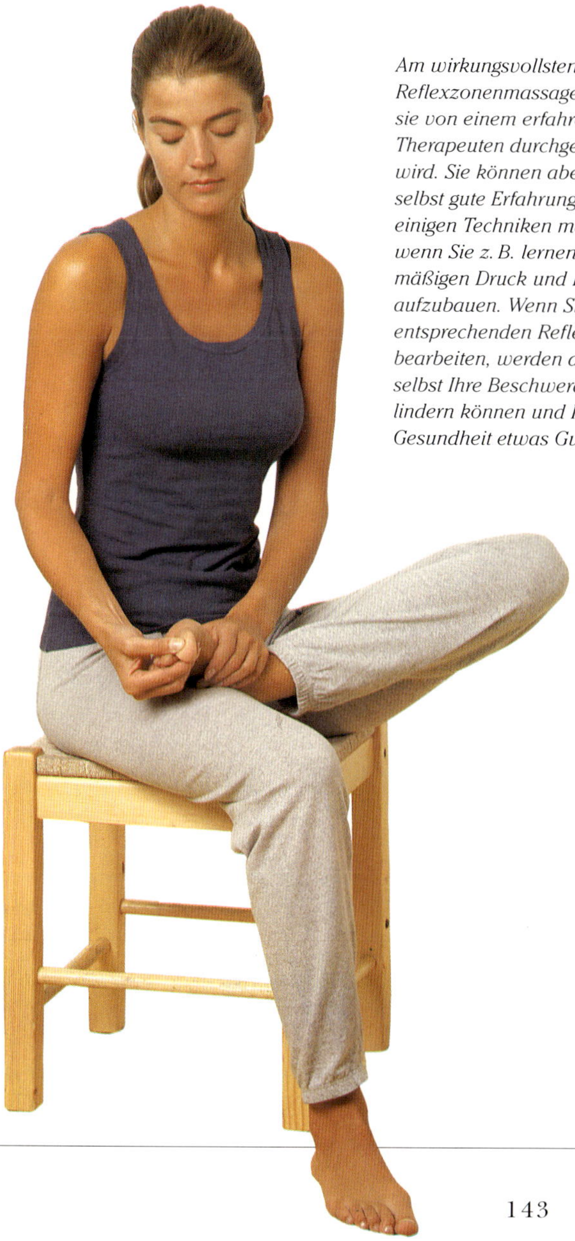

Am wirkungsvollsten ist die Reflexzonenmassage, wenn sie von einem erfahrenen Therapeuten durchgeführt wird. Sie können aber auch selbst gute Erfahrungen mit einigen Techniken machen, wenn Sie z. B. lernen, gleichmäßigen Druck und Rhythmus aufzubauen. Wenn Sie die entsprechenden Reflexpunkte bearbeiten, werden auch Sie selbst Ihre Beschwerden lindern können und Ihrer Gesundheit etwas Gutes tun.

Reflexzonenmassage eignet sich gut für die häusliche Anwendung. Man kann leicht eine angenehme und bequeme Atmosphäre schaffen, die beiden Beteiligten wohltut. Es ist wichtig, daß es dem Behandelten wirklich bequem ist und daß er sich entspannt. Eine Liege mit leicht erhöhtem Fußteil ist ideal. Andernfalls eignet sich auch ein Sessel.

Der Behandelte sollte bequeme, lockere Kleidung tragen und die Beine bis zu den Knien frei haben. Die gerade nicht behandelte Körperseite kann in ein flauschiges Handtuch gewickelt werden. Der Behandler sollte auf einem Hocker oder Stuhl sitzen und die Füße seines Gegenübers bequem erreichen können. Manche Reflexologen ziehen es vor, weder Talkumpuder noch Lotionen zu verwenden. Andere benützen bei trockener oder rauher Haut ein wenig davon. Sanfte Musik hilft bei der Gestaltung einer angenehmen Atmosphäre. Sie vermittelt dem Behandelten das Gefühl, daß eine Unterhaltung nicht notwendig ist, was sich positiv auf seine tiefere Entspannung auswirkt.

Wie man die Füße im einzelnen berührt, drückt und manipuliert, können Sie entweder aus einem Buch, durch eine private Demonstration oder in einem Kurs erlernen. Hat man die Grundtechnik erst einmal gesehen und verstanden, sind kleine Variationen zum Wohle des Behandelten immer möglich. Zu Beginn einer Behandlung empfiehlt sich eine feinfühlige, fließende Erkundung von Fuß und Unterschenkel. Dies vermittelt Ihrem Partner das Gefühl, willkommen und angenommen zu sein. Es stellt sowohl eine körperliche als auch eine geistige Verbindung her.

Lassen Sie keinen Streß aufkommen. Bleiben Sie ruhig, vermeiden Sie jeglichen Zeitdruck. Nach Abschluß der Behandlung soll sich der Behandelte warm, gemütlich und friedlich fühlen.

Reflexzonenmassage ist eine wunderbare Gemeinschaftserfahrung für

Paare, Freunde, Kinder, ältere Menschen – ja für alle, die unsere besondere Zuwendung genießen.

Eine erstaunliche Abwandlung der Fußreflexzonenbehandlung stellt die Methode des englischen Reflexzonentherapeuten Robert St. John dar. Das Reflexsystem der Füße bezieht sich dabei nicht auf die einzelnen Körperregionen, sondern auf die Phasen der Schwangerschaft. So, wie die Reflexzonenmassage den Streß in den einzelnen Organen abbaut, baut die *metamorphische Therapie* (ursprünglich pränatale Therapie genannt) die während der Schwangerschaften aufgebauten Stressoren ab. Die Therapie ist einfach, muß aber konzentriert ausgeübt werden. Sie besteht aus einer Manipulation der spinalen Reflexzonen der Füße, beginnend an der Großzehe über das Fußgewölbe bis zur Ferse. St. Johns Vorstellung war dabei, daß die einzelnen Entwicklungsstufen des Bewußtseins während der Schwangerschaft durch Schockereignisse, seelische Traumata, Krankheit oder Medikamente blockiert werden können, wodurch das heranwachsende Kind gewissermaßen in der Entwicklung „steckenbleibt".

Tai Chi

Tai Chi wird häufig als „Meditation in Bewegung" bezeichnet. Zwar sind seine Ursprünge unbekannt, aber die Wurzeln sind in der chinesischen Kriegerausbildung zu suchen.
Im Westen wurde Tai Chi aufgrund seiner gesundheitlichen, bewegungstherapeutischen und spirituellen Aspekte bekannt. Seine moderne Anwendung entwickelte sich im China des 19. Jahrhunderts. Von seinen fünf bekanntesten Stilen – *Chen, Yang, Wu, Sun* und *Hao* – wird heutzutage zumeist der Yang-Stil gelehrt. Chinesische Tai-Chi-Experten haben in den 50er Jahren eine Reihe von „Formen", Bewegungsabfolgen, festgelegt, deren Popularität seither immer mehr zunimmt. Eine Form setzt sich aus Stellungen zusammen, die so durchgeführt werden können, daß sie einen Bewegungsablauf ergeben. An der Bewegung nimmt so der gesamte Körper teil und nicht nur die einzelne Muskelgruppe.

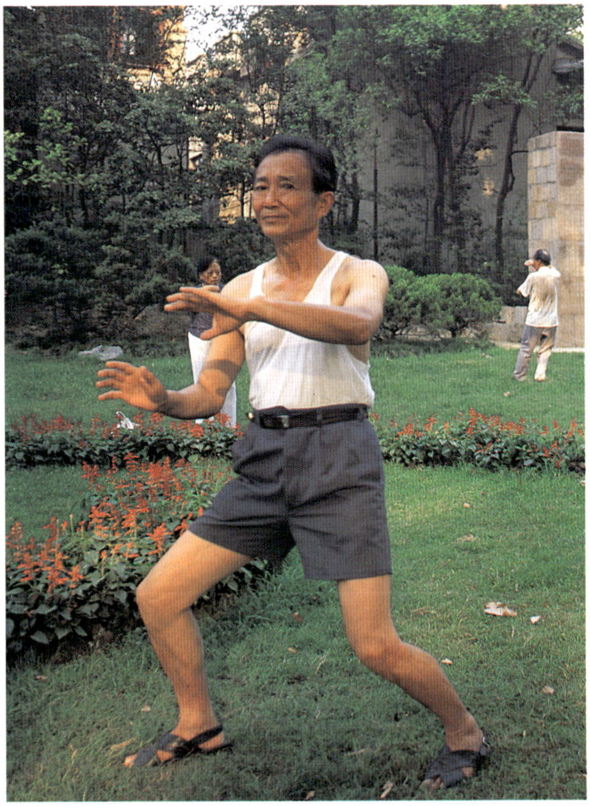

Die Chinesen praktizieren die Tai-Chi-Übungen traditionellerweise im Freien.

Die Idee, auf der Tai Chi basiert, ist die der inneren Energie, dem Chi. In dieser Theorie fließt Chi durch unsichtbare Kanäle in alle Körperteile. Es sind dies dieselben Kanäle oder Meridiane wie bei der Akupunktur bzw. in der gesamten chinesischen Medizin. Die Energie des Chi hilft allen Organen und Körperflüssigkeiten, richtig zu arbeiten. Wenn einer der Kanäle blockiert ist, verhindert dies den Fluß. Ist ein Kanal zu weit geöffnet, fließt Chi zu reichlich. Intelligente, vorwiegend mit dem Kopf arbeitende Menschen haben einen Energie- und Aktivitätsüberschuß in der oberen Körperhälfte. Die Eigenschaft gilt als feurig und erregt. Die untere Körperhälfte ist demgegenüber ruhiger, still wie ein Teich. Tai Chi zielt darauf, das Feuer in die untere Körperhälfte zu bringen und andererseits das Wasser nach oben, bis ein ausgewogenes Gleichgewicht entsteht. Erreicht wird dies zunächst durch Erlernen der richtigen Ausrichtung der einzelnen Körperteile. Es folgt das Erlernen verschiedener Variationen, die jeweils in unterschiedlichen Situationen angewandt werden können. Eine andere Vorstellung, die dem Tai Chi zugrunde liegt, ist die, daß das Denken (Yi) die Energie (Chi) steuert. Demzufolge sollten wir bei allem, was wir tun, stets aufmerksam sein.
Die speziellen Vorteile des Tai Chi sind die folgenden:

- Es verbessert die Verbindung vom Kopf zum Hals und zur Wirbelsäule und vermindert die Spannung der Muskulatur.
- Es verbessert den Energiekreislauf.
- Es harmonisiert den Tonus der einzelnen Muskelgruppen und lehrt den richtigen Gebrauch der Gelenke.
- Es lehrt generell Körperentspannung und Energieverteilung, was sich auch günstig auf die Verdauung auswirkt.
- Es hilft beim Streßabbau.

Der Erfolg der Methode hängt davon ab, daß Sie sie richtig lernen und regelmäßig in den Tagesablauf einbauen können. Aus Büchern können Sie sich eine Menge Wissen aneignen, aber der Unterricht durch einen ausgebildeten Lehrer lohnt sich, da bereits geringfügige Abweichungen bedenklich sein können.

GRUNDLEGENDE TAI-CHI-SEQUENZ – „KNIE STREIFEN UND SCHIEBEN“

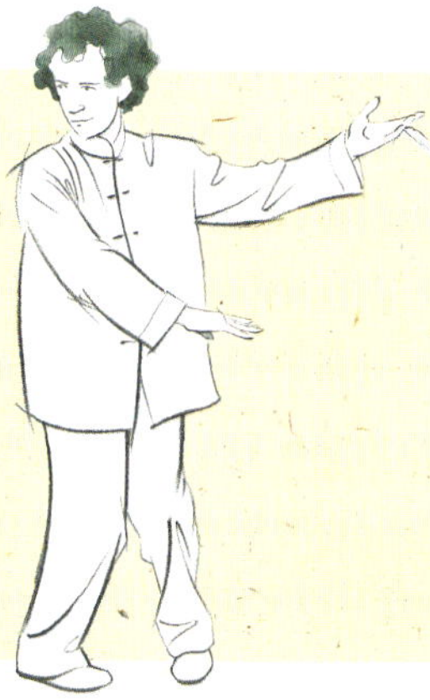

Linken Fuß einwärts drehen. Rechte Hand senken, linke heben, Handflächen nach unten. Über die rechte Schulter schauen.

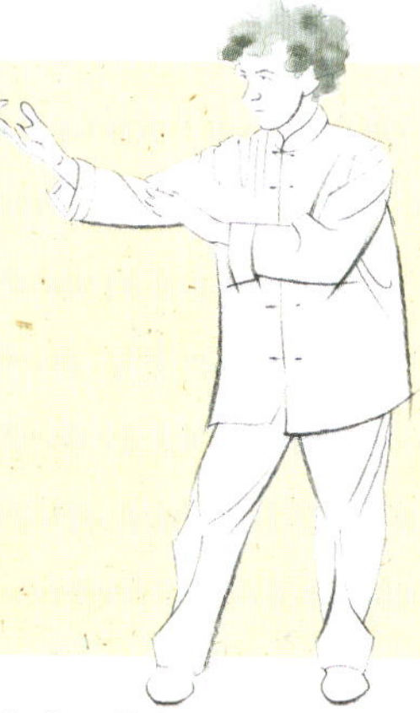

Rechten Fuß nach außen drehen. Rechte Handfläche erst senken, dann anheben. Die linke Hand kreisförmig über die Brust nach unten ziehen.

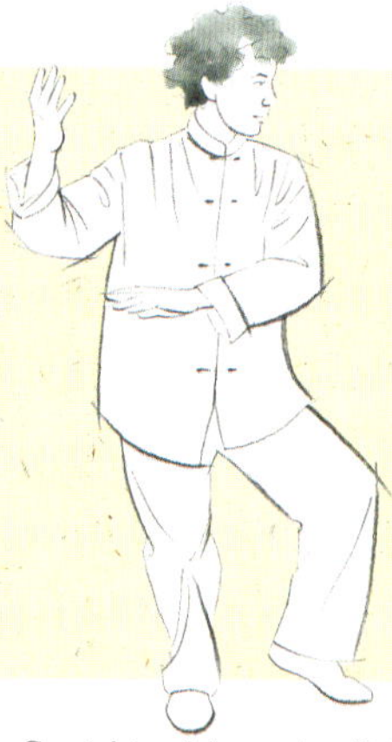

Gewicht auf das rechte Bein verlagern. Nach Osten drehen, linke Ferse heben, rechte Hand auf Ohrhöhe anheben.

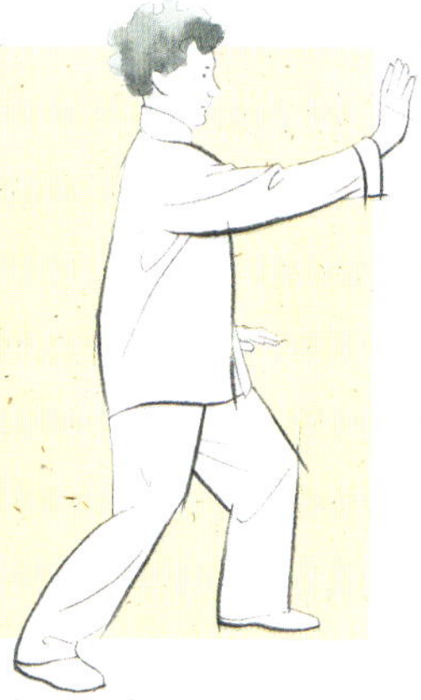

Schritt nach Osten, dabei den Körper drehen. Linke Handfläche oberhalb des linken Knies, rechte Hand nach vorne schieben.

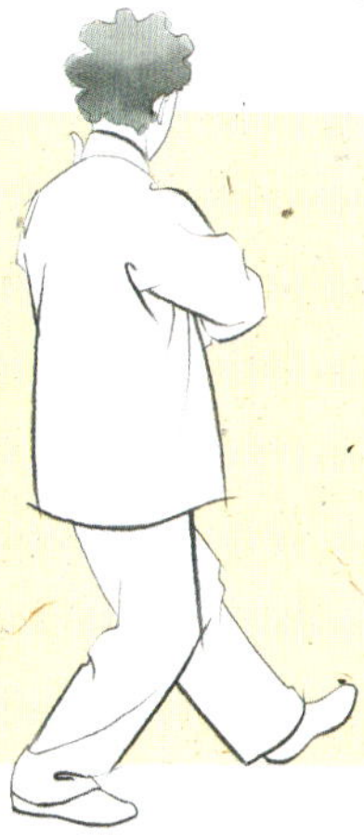

Zehen des linken Fußes anheben, Taille nach links drehen. Linke Handfläche anheben, Finger der rechten Hand zeigen zum linken Ellenbogen.

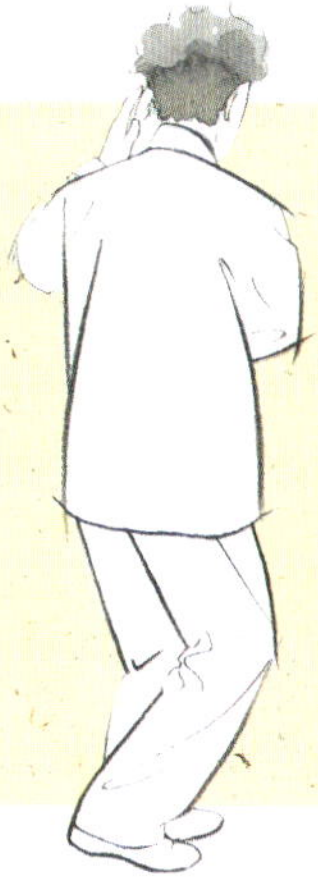

Schritt mit dem rechtem Fuß, Ferse heben; rechte Hand „streift“ die Taille, linke Handfläche schiebt sich nach vorne.

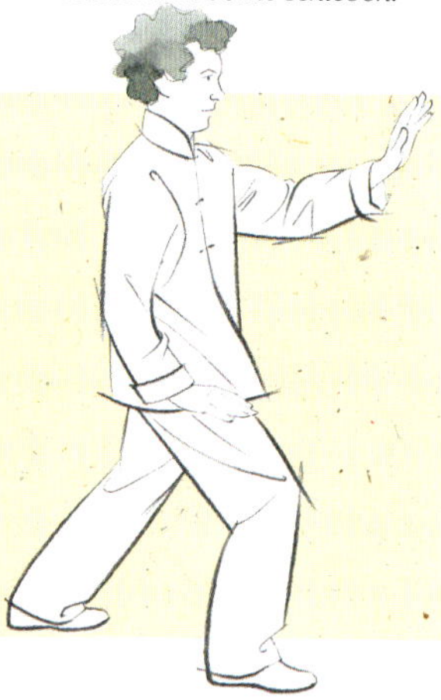

Einen Schritt nach Osten mit dem rechten Fuß; das „Streifen“ über die Taille beenden und mit der Handfläche schieben.

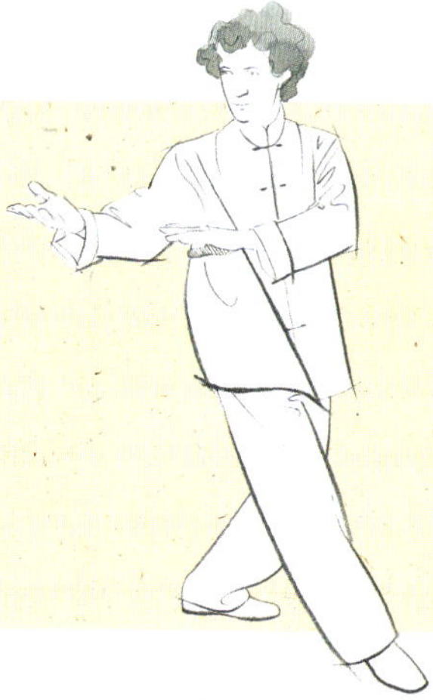

Gewicht auf den linken Fuß zurückverlagern, rechten Fuß nach außen drehen, die Zehen dabei leicht anheben.

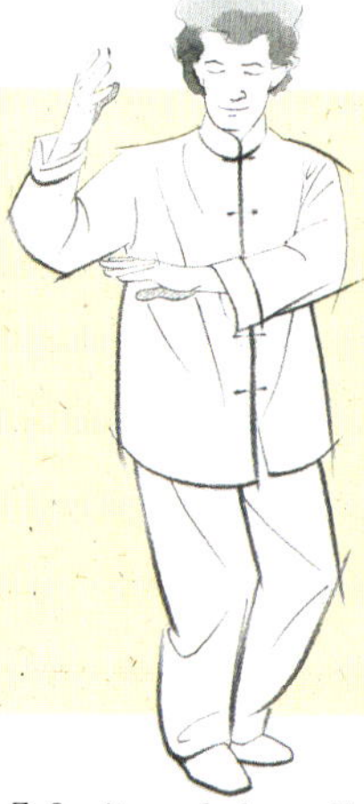

Linken Fuß mit angehobener Ferse an den rechten heranziehen, Ferse gehoben. Das „Streifen“ und Schieben wiederholen.

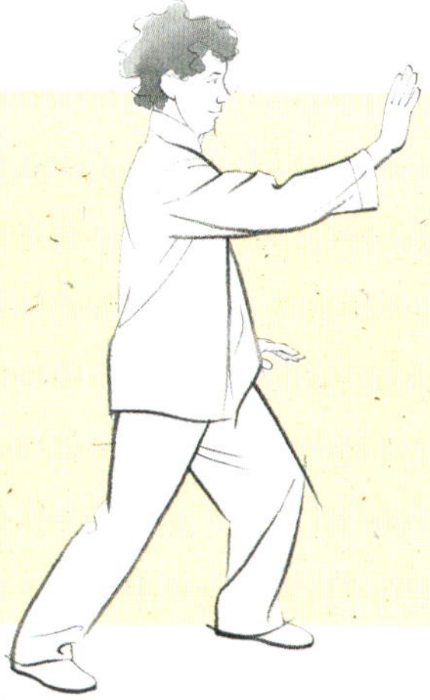

Gewicht erneut nach links verlagern, rechten Fuß mit leicht erhobenen Zehen nach außen drehen.

Yoga

Yoga ist eine aus Indien stammende Lebensphilosophie, die alle Aspekte des Lebens umfaßt, Körper, Geist und Seele. Ziel des Yoga ist es, die Seele von der Materie zu befreien, um sie in einen Zustand reinen Bewußtseins zu führen.

Das Alter des Yoga wird auf 2000 Jahre geschätzt, Jahre der Entwicklung und der Vervollkommnung. Das Yoga gelangte vor etwa 100 Jahren mit den aus Indien zurückkehrenden Soldaten und Verwaltungsbeamten in den Westen. In zahlreichen älteren Schriften werden die Prinzipien des Yoga beschrieben. Die umfangreichste und wichtigste Schrift, die *Bhagavadgita*, in ihrer vorliegenden Fassung um 800 n. Chr. bezeugt, stellt detailliert die 5 verschiedenen Formen und Stufen des Yoga dar.

Jnana-Yoga: Yoga der Erkenntnis
Bhakti-Yoga: Yoga des Herzens und Gefühls
Raja-Yoga: Yoga der Erleuchtung („König des Yoga")
Karma-Yoga: Yoga der sozialen Verantwortung
Hatha-Yoga: Yoga des Körpers (in seiner Grundform)

Europäer kommen häufig über das Hatha-Yoga mit der Philosophie des Yoga in Berührung. Das Hatha-Yoga wird von vielen Menschen irrtümlicherweise mit der allumfassenden Lebensphilosophie des Yoga gleichgesetzt. Es entwickelte sich jedoch erst um 1500 n. Chr. als letzte der fünf genannten Formen.

In einem Hatha-Yoga-Kurs erwartet Sie meist folgendes:

- Körperliche Übungen – stehend, kniend oder liegend ausgeführt
- Vermittlung von Entspannungstechniken
- Erlernen von Atmungstechniken *(Pranayama)*
- Meditationsübungen
- Kurze Vorträge über verschiedene Aspekte des Yoga: Philosophie, richtige Körperhaltung, Ernährung oder die Einheit von Körper, Geist und Seele.

Yoga ist eine der besten Hilfen gegen Ängste, nervöse Spannungen, Leistungsschwäche, Schlaflosigkeit, Krankheiten und andere körperliche oder seelische Störungen.

Grundstellungen des Yoga

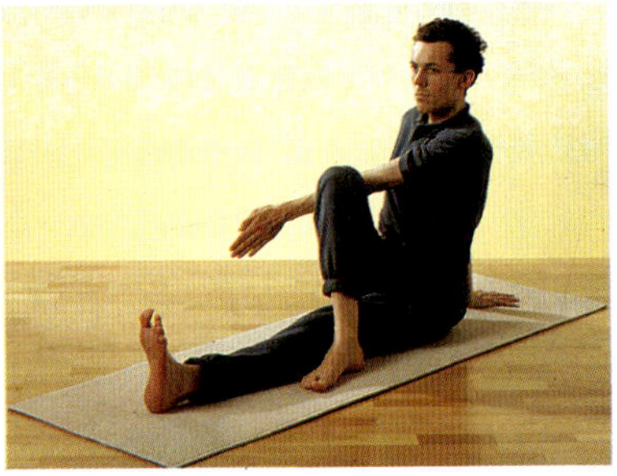

Wirbelsäulendrehung
Setzen Sie sich aufrecht, beide Beine nach vorn, die Füße gebeugt, und die Zehen nach oben. Beugen Sie das rechte Bein und stellen es in gerader Linie links neben das linke Knie. Bringen Sie den linken Arm an die Außenseite des rechten Knies.

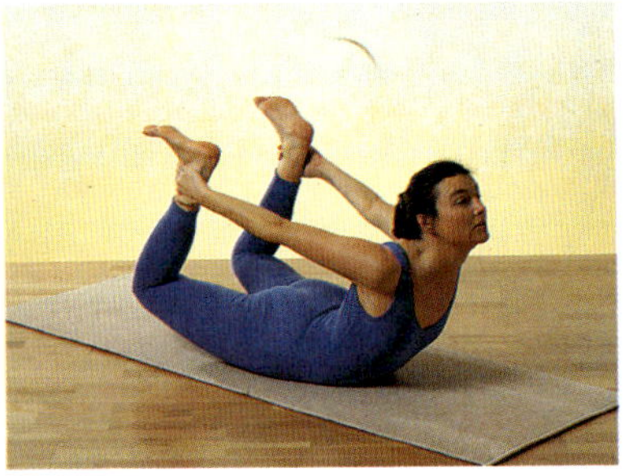

Bogen
Legen Sie sich flach auf den Bauch auf den Boden. Atmen Sie ein. Beim Ausatmen heben Sie den Kopf, die Schultern und die Brust an. Bleiben Sie während des Ausatmens in dieser Stellung, kehren Sie langsam zur entspannten Bauchlage zurück.

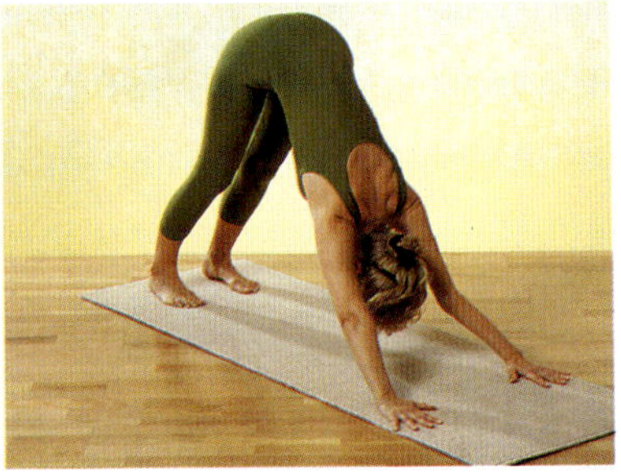

Hund
Stellen Sie sich auf alle Viere. Die Knie stehen auseinander, und die Hände zeigen nach vorn. Heben und senken Sie den Rücken während des Ein- und Ausatmens. Strecken Sie die Beine beim Ausatmen und heben das Gesäß weit nach oben.

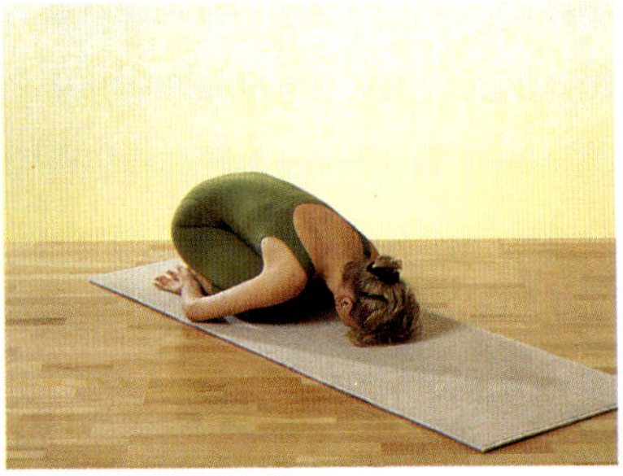

Katze
Setzen Sie sich auf die Fersen, und legen Sie die Hände mit den Handflächen nach oben neben die Füße. Ihre Stirn berührt den Boden. Halten Sie die Stellung, um Verspannungen zu lösen, für 2 – 3 Minuten. Richten Sie sich dann langsam auf.

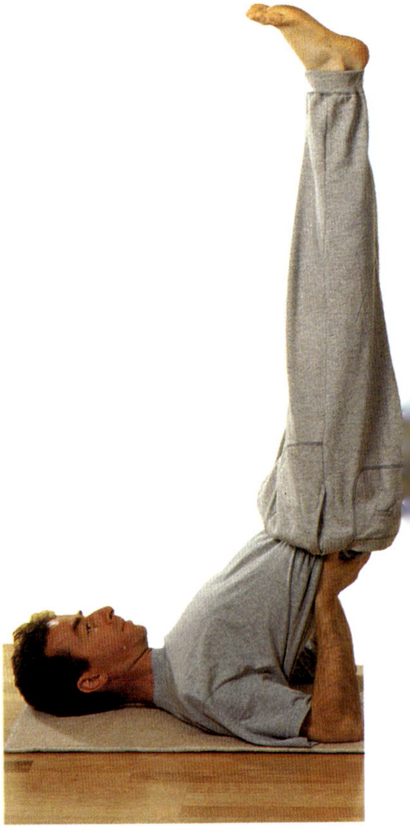

Halber Schulterstand
Legen Sie sich flach auf den Rücken auf den Boden, und heben Sie die geschlossenen Beine beim Einatmen an. Recken Sie die Beine empor, und stützen Sie den Rücken mit den Händen ab. Halten Sie die Stellung und atmen Sie langsam.

BELEBENDE YOGA-ÜBUNG „GRUSS AN DIE SONNE“

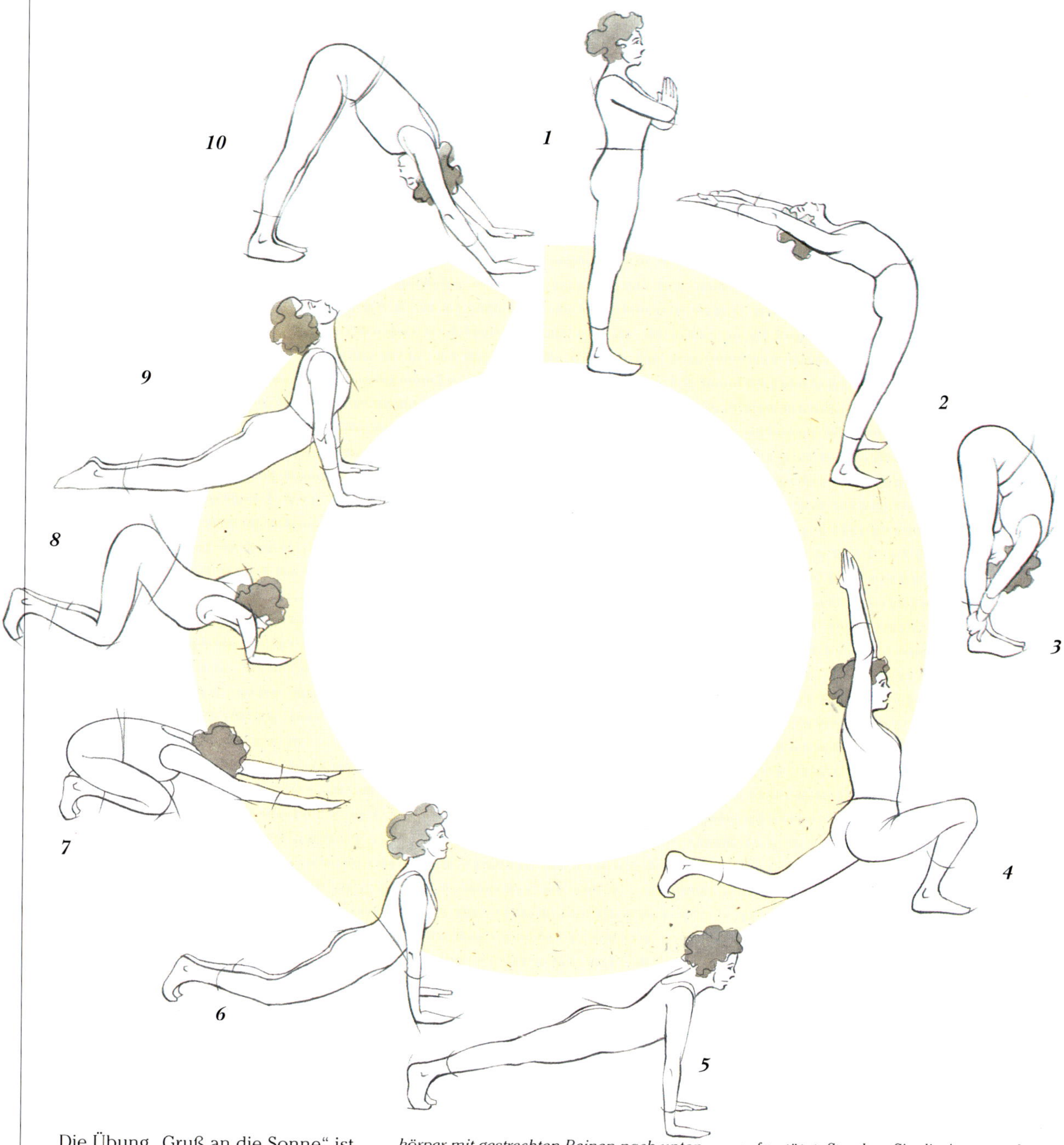

Die Übung „Gruß an die Sonne“ ist am Morgen hervorragend zur Steigerung von Energie und Vitalität sowie zur Verbesserung der Körperhaltung und Beweglichkeit geeignet.

1. Stehen Sie aufrecht, Knie und Füße zusammen. Handflächen aneinandergelegt, die Finger zeigen nach oben.
2. Atmen Sie ein. Machen Sie einen Schritt nach rechts. Heben Sie die Arme mit den Handflächen nach oben über den Kopf und beugen Sie sich nach hinten.
3. Atmen Sie aus und beugen Sie den Oberkörper mit gestreckten Beinen nach unten.
4. Atmen Sie ein. Beugen Sie die Knie und führen das linke Bein nach hinten. Das Knie aufsetzen. Die Arme heben, Handflächen aneinander.
5. Halten Sie den Atem an. Strecken Sie beide Beine nach hinten und stützen Sie den Körper auf. Arme gestreckt, Handflächen nach unten.
6. Senken Sie die Knie, die Zehen bleiben aufgestützt. Blicken Sie geradeaus. So ruhig wie möglich verharren.
7. Atmen Sie aus und setzen Sie sich zurück auf die Fersen, die Zehen bleiben aufgestützt. Strecken Sie die Arme nach vorne.
8. Atmen Sie ein und bewegen Sie sich wie eine Schlange nach vorne. Das Kinn gleitet nahe am Boden. Die Ellenbogen sind gebeugt.
9. Weiter einatmen, Arme strecken und Hüften nach vorne schieben. Drücken Sie die Wirbelsäule durch und blicken Sie nach oben.
10. Atmen Sie aus, heben Sie das Gesäß, und drücken Sie die Zehen und Fersen flach auf den Boden. Die Beine sind gestreckt.

Innere Ruhe, Ausgeglichenheit und Selbstvertrauen sind der Lohn der geringen Mühe, regelmäßig Yoga zu üben. Neben dem wohltuenden Einfluß, den die Yoga-Übungen auf den menschlichen Organismus haben, verfolgt Yoga auch das Ziel, eine Einheit von Körper, Geist und Seele herzustellen und das Bewußtsein zu schulen. Der Yogalehrer ist ein Führer zum körperlichen Wohlbefinden und zur Bewußtwerdung des Menschen, denn Yoga, ein Begriff der altindischen Hochsprache Sanskrit, bedeutet „die Vereinigung von Körper und Geist".

Reiki

Reiki ist die japanische Bezeichnung für universale Lebenskraft und wurde als Heilmethode Ende des 19. Jahrhunderts von Dr. Mikao Usui wiederentdeckt. Was ist Reiki (man spricht es Reeki)? Reiki ist eine Methode, die mit Hilfe unserer Hände, die Lebenskraft an die Stellen fließen läßt, wo sie gebraucht wird. Dies geschieht im Alltag häufig reflexartig, indem wir die Hände auf die schmerzende Stelle legen. Mit Hilfe von Reiki können so die eigenen und die Selbstheilungskräfte anderer aktiviert werden,

Körperliche Nähe und Berührung lindern Schmerzen auf unterschiedliche Art. Ein Geistheiler versucht Kräfte über die auf oder über dem Kopf gehaltenen Hände zu übertragen.

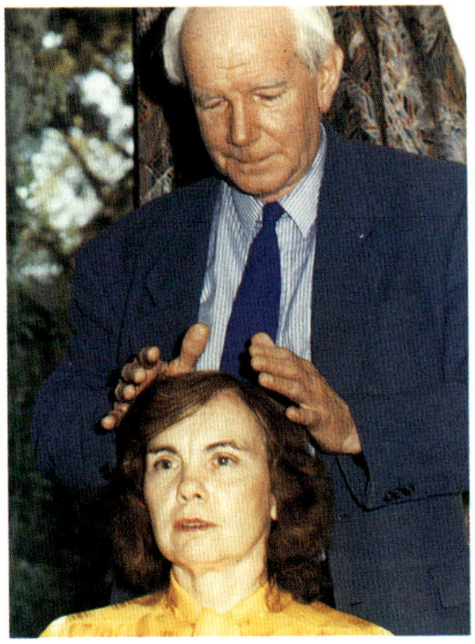

Mit Hilfe der Muskelspannung testet ein Kinesiologe einen Patienten auf eine Nahrungsmittelallergie.

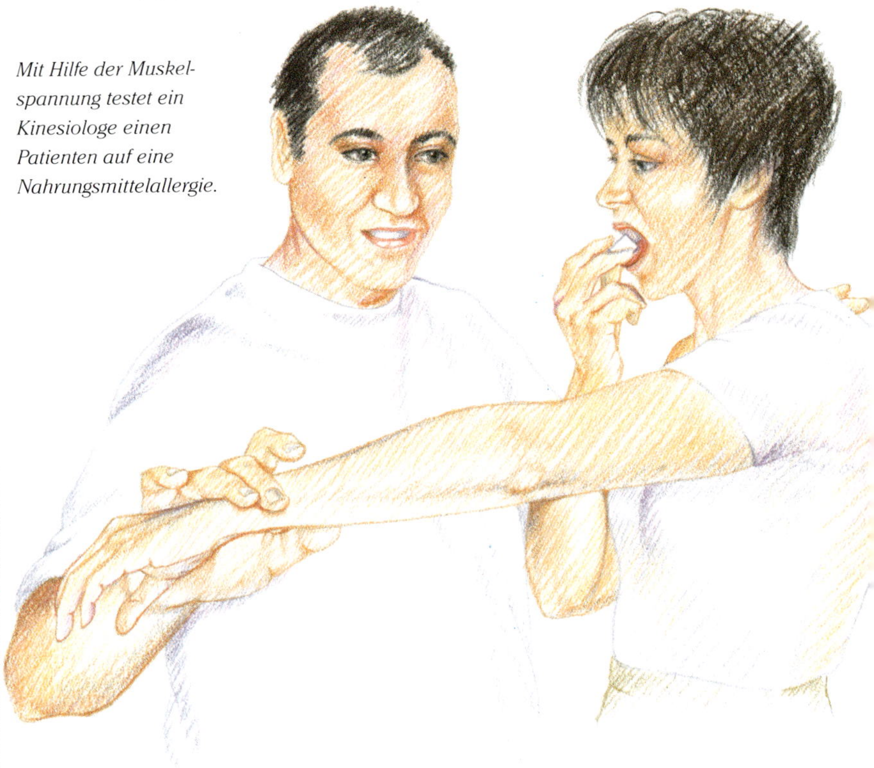

wobei die Heilung ganzheitlich vonstatten geht, da der emotionale, physische und spirituelle Bereich des menschlichen Organismus umfaßt wird. Durch liebevolle Aufmerksamkeit und durch Handauflegen werden die Selbstheilungskräfte angeregt und gestärkt. Die ist der eigentliche Kern von Reiki: Das hingebungsvoll Tröstende, das Gefühl, bedingungslos geliebt zu werden. Mit diesen schlichten, jedem in die Hände gelegten Mitteln können die Lebensgeister eines Menschen geweckt, Verspannung gelöst und Schmerzen gelindert werden.

Angewandte Kinesiologie

Als angewandte Kinesiologie wird eine Heilmethode bezeichnet, die auf Muskelspannung basiert. Die Erfahrung hat gezeigt, daß bestimmte Muskelgruppen mit entsprechenden inneren Organen in reflektorischer Beziehung stehen und deshalb Störungen dieser Organe anzeigen können. Letzteres geschieht durch Prüfung der Muskelspannung bzw. -kraft vor allem in den Armen. Die Spannung in den Muskeln ermöglicht es dem Therapeuten, Rückschlüsse auf den Zustand des entsprechenden inneren Systems zu ziehen. Wird ein Teil eines Nahrungsmittels oder einer als gesundheitsfördernd geltenden Substanz dem Patienten auf die Zunge gelegt, so gewinnt ein zuvor schwacher Muskel an Spannung, also an Kraft. Ein versierter Therapeut beherrscht diese Methode, aber auch begabte Laien können sie erfolgreich praktizieren. Mit dieser Methode kann festgestellt werden, ob eine in einem Nahrungs- oder Arzneimittel enthaltene Substanz für den Organismus zuträglich oder schädlich ist, also womöglich gar eine allergische Reaktion hervorruft. Auch für dauerhafte seelische Mißstimmungen oder Erkrankungen hat sich die angewandte Kinesiologie bewährt. Die zu verabreichenden Kräuter oder Heilmittel können hiermit zunächst ausgetestet werden. Wenn Sie die Methode selbst anwenden möchten, müssen Sie diese erst von einem qualifizierten und erfahrenen Lehrer erlernen, damit Sie die feinen Unterschiede in der Muskelspannung sowohl erkennen als auch adäquat deuten können. Diese Technik können Sie nicht alleine anwenden, da man dafür sowohl einen „Patienten" als auch einen „Therapeuten" benötigt.

THERAPIEN – IM BLICKPUNKT DIE GEFÜHLE, DIE SEELE UND DER GEIST

Diese Therapieformen zielen alle auf die (scheinbar) nicht stofflich gebundenen Funktionen unseres Seins – auf den Geist und die Seele. Im Zentrum steht die Einheit von Körper und Geist zu einem gesunden, vitalen, harmonischen Ganzen. Wie unseren Körper, so können wir auch unseren Geist entspannen und steuern.

Wählen Sie die für Sie gemäße Form der meditativen Sammlung und seelischen Regeneration, und praktizieren Sie diese täglich. Innere Ruhe, Ausgeglichenheit und seelische Kraft werden sich bereits nach kurzer Zeit einstellen.

Meditation

Meditation ist im Grunde so alt wie die Menschheit. Sie ist eine in vielen Religionen und Kulturen praktizierte Besinnung und Sammlung des Menschen mit dem Ziel, sich von der Betriebsamkeit der Außenwelt ab- und der Innerlichkeit des Seins und der Wirklichkeit alles Seienden zuzuwenden. Über indische Traditionen gelangten im 20. Jahrhundert unterschiedliche Meditationsformen wieder ins Bewußtsein der westlichen Kultur und ins Augenmerk wissenschaftlicher Forschung.
Der namhafte indische Lehrer Swami Rama sagte über Meditation: „Meditation ist der Zustand des In-sich-selbst-Ruhens." Da bekanntermaßen alles Große und Edle einfacher Art ist, enthält diese einfache Aussage die Wahrheit über Meditation. Die Erfahrung des In-Sich-Ruhens beinhaltet die Erfahrung des eigenen Selbst, das außerhalb des gegenständlichen Bewußtseins liegt. Das eigene Selbst zu erkennen ist der Dreh- und Angelpunkt des menschlichen Daseins. Es ist wichtig, unser wahres Sein von dem Schein, den wir abgeben, zu trennen. In der Verwechslung oder gar Gleichsetzung von Sein und Schein liegen die Wurzeln für die Grundübel unserer Zeit: Unzufriedenheit, Unrast und seelische wie auch körperliche Erkrankungen. Es gilt deshalb, einen zuverlässigen Weg zu unserem inneren Zentrum, zu innerer Ruhe und Harmonie zu finden.

Es mag zwar paradox klingen, doch Meditation ist nicht vom Alltagsleben zu trennen. Wir sind nur in der Lage, das Wunder des Lebens zu begreifen, wenn wir unseren Alltag „meditativ" durchdringen. Wenn wir ganz in unserem Dasein aufgehen, also unsere Gedanken und unser gesamtes Tun in jedem Augenblick wach und gegenwärtig ist, stehen wir im Einklang mit uns selbst und somit auch mit dem geistigen Universum, dem wir alle angehören. In der inneren Harmonie liegt die umfassende Harmonie des Lebens, die es uns ermöglicht, in zufriedenen, produktiven Beziehungen zu unserer Arbeit und unseren Mitmenschen zu stehen.

Wir Menschen sind nicht rein körperlicher, sondern auch geistiger Natur. Beide Bereiche unseres Wesens sind so eng miteinander verwoben wie die Weidenruten eines Korbes. Wir müssen also die Verbindungen, die Brücken, zwischen dem einen, dem stofflichen, und dem anderen, dem geistigen Bereich nicht schaffen, sondern uns dieser im Grunde nur bewußt werden. Dies kann durch Meditation geschehen. Meditation ist sozusagen die Instandhaltung und Pflege dieser für unser Leben so wichtigen Brücken, da sie uns ermöglicht, Körper und Geist sowohl zu harmonisieren als auch zu steuern. Kräftigen und harmonisieren wir unsere Seele und unseren Körper, harmonisieren und intensivieren wir auch die Beziehungen zu unseren Mitmenschen. Innen und Außen stehen in einer kontinuierlichen Wechselbeziehung, denn der Mensch ist keine Insel; er ist sowohl mit seiner Umwelt wie auch mit seinen Mitmenschen und dem Universum in ständigem Kontakt.

In zahlreichen medizinischen Studien wurde der positive Einfluß der Meditation auf die Abläufe des Körpers nachgewiesen. Meditation wirkt wohltuend und heilsam auf den Blutdruck, Pulsschlag und Herzrhythmus, das Verdauungs- und Nervensystem, die Muskelfunktionen und zahlreiche andere Körperprozesse.

Nun stellt sich die Frage, wie man „meditiert" und welche Erfahrungen man damit machen kann. Der zweite Teil ist schnell beantwortet. Da Meditation eine individuelle Erfahrung ist, erlebt jeder Mensch sie anders. Man sagt auch, daß es so

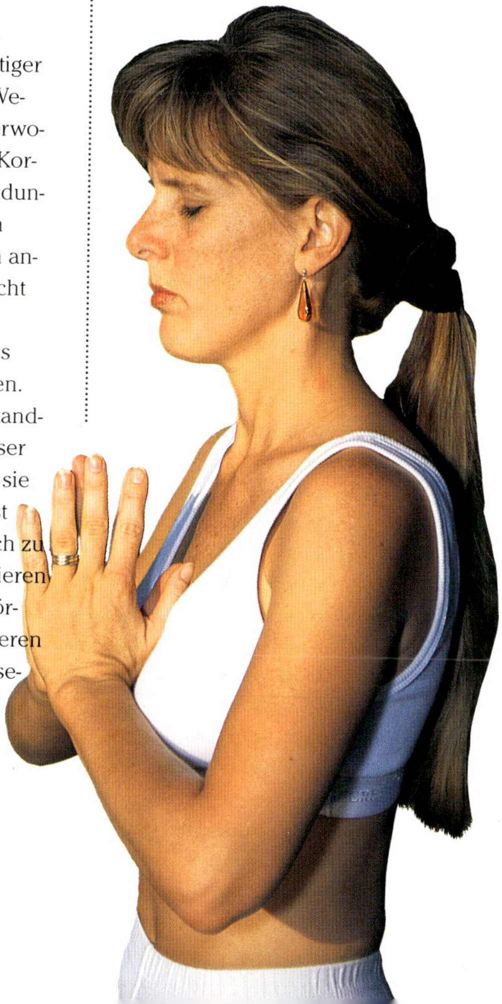

Meditation ist der Weg zu unserem inneren Ruhezentrum, zu unserem wahrhaftigen Sein. Meditation stellt die Einheit zwischen Körper, Geist und Seele her.

viele unterschiedliche Formen der Meditation wie meditierende Menschen gibt. Welche Form der Meditation Sie auch wählen mögen, im Zentrum der Meditationsübungen steht, seelische und körperliche Hindernisse zu überwinden und vollkommene innere Ruhe und Sammlung zu finden. Geschult werden Achtsamkeit und Bewußtsein, die alles Tun und auch Lassen begleiten sollen.

Auch unbewußte Meditation bringt Entspannung. Ob Sie sich einem Tagtraum hingeben, sich von Musik verführen oder einfach nur die Seele gedankenfrei baumeln lassen, all dies verschafft Ihnen innere Ruhe. Doch wenden wir uns der gezielten Meditation zu.

Zu den Techniken aller Meditationsformen zählen in der Regel Sitzhaltung, Körper-, Atem- und Konzentrationsübungen. Letztere bestehen aus einem Wort, einer Silbe oder einer Meditationsformel oder sind auf einen Gegenstand gerichtet. Was gilt es also zu beachten?

- Nehmen Sie sich Zeit. Versuchen Sie, morgens früher aufzustehen, so daß Sie den Tag gleich entspannt angehen können. Am besten meditieren Sie immer zur gleichen Zeit.
- Ziehen Sie sich in einen ruhigen Raum zurück, in dem Sie ungestört sind.
- Setzen Sie sich auf einen gemütlichen Stuhl, oder besser noch im Schneidersitz, auch Lotussitz genannt, auf einem Kissen aufrecht auf den Boden.
- Tragen Sie lose sitzende, bequeme Kleidung.

Durch das Sitzen im Schneidersitz wird Ihr Gewicht zentriert, und dadurch erreichen Sie bereits eine positive innere Einstellung. Schließen Sie die Augen und atmen Sie gleichmäßig. Die Atmung bringt Körper und Geist ins Gleichgewicht. Die verkrampften Muskeln entspannen sich. Lassen Sie Ihre Gedanken „fliegen". Wollen unliebsame Gedanken nicht weichen, setzen Sie sie in Ihrer Vorstellung auf eine Wolke und pusten diese weg, oder beachten Sie sie einfach nicht. Da Gedanken der Energie bedürfen, können sie ohne Ihre Aufmerksamkeit, also die Energie, mit der Sie diese erzeugen, nicht existieren. Da das Denken in der Natur des Bewußtseins liegt, können Sie es nicht abschalten. Lassen Sie die Gedanken frei fließen oder erzeugen Sie bewußt die Gedanken, die Ihnen für Ihr Leben förderlich scheinen. Es gibt verschiedene Kurse und zahlreiche Bücher, mit deren Hilfe Sie die unterschiedlichen Meditationsformen entdecken können. Probieren Sie es doch einfach aus. Es ist völlig gleichgültig, womit Sie beginnen. Sie werden Ihre Methode finden. Letztlich gibt es keine richtige oder falsche Art zu meditieren.

Bildererleben

„Ein Bild sagt mehr als tausend Worte", so ein chinesisches Sprichwort. Die Sprache der Bilder ist eine Form der menschlichen Kommunikation und, insofern es keine kulturell bedingten Unterschiede gibt, universell.

Das Bildererleben ist sozusagen eine „Sprache", die wir alle beherrschen. Es ist auch die „Sprache" unseres Unterbewußtseins sowie unserer Träume und erinnert an eine der ältesten Schriften der Menschheit, die altägyptischen Hieroglyphen. Sicherlich ist es kein Zufall, daß die Ägypter recht früh die Traumdeutung beherrschten.

Heutzutage, in unserer vom Verstand und der abstrakten Logik beherrschten Zeit, fällt es vielen Menschen jedoch schwer, diese „Sprache" zu verstehen oder gar zu „sprechen".

Das Bewußtsein spricht zu uns in Worten, das Unterbewußtsein in Bildern. Wir haben gelernt, auf Worte zu hören. Werden wir uns der Bildersprache bewußt, können wir lernen, unsere Träume zu verstehen und das Bildererleben gezielt für unser körperliches und geistiges Wohlbefinden einzusetzen.

Da das Unterbewußtsein zahlreiche körperliche und seelische Prozesse steuert, können wir durch gezielt angewandtes Bildererleben mit diesem nicht nur in Kontakt treten, sondern auch lenkend und leitend in viele Prozesse unseres Seins eingreifen. Bewußtes, zielgerichtet eingesetztes Bildererleben gibt Ihnen die Möglichkeit, mit zahlreichen Problemen fertig zu werden.

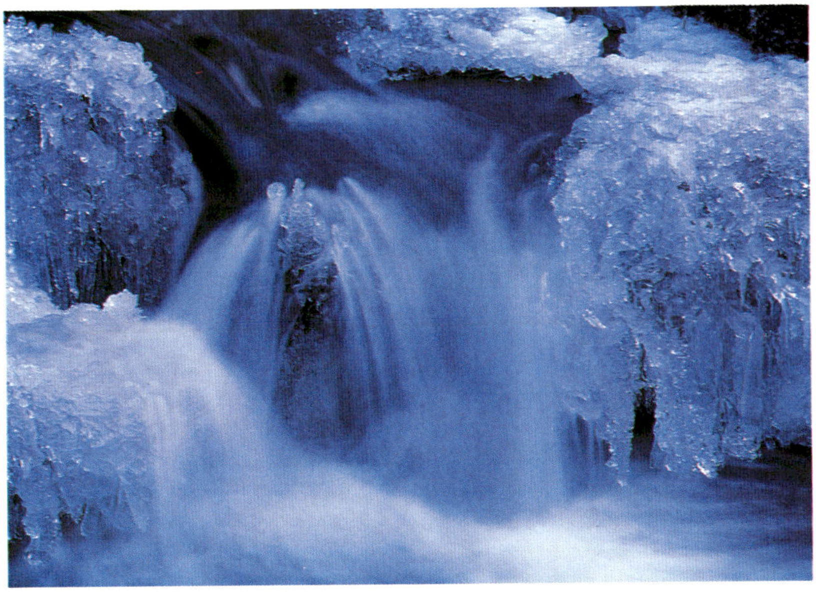

Der Zugang zu unserer persönlichen Bilderwelt – der Sprache unseres Unterbewußtseins – hilft uns, Alltagsprobleme zu lösen und unsere Gesundheit zu fördern.

Hypnose und gelenktes Bildererleben

Hypnose und gelenktes Bildererleben sind zwar ähnliche Methoden, weisen jedoch einige Unterschiede auf. Die Hypnose wird, außer bei der Selbsthypnose, durch eine Person, den Hypnotiseur, hervorgerufen. Sie ähnelt mehr einem teilweise Wachsein als einem Schlafzustand. In der Hypnose wird der Hypnotisierte von außen geleitet, während das gelenkte Bildererleben der eigenen Phantasie entspringt und durch individuelle Vorstellungen und Wünsche gesteuert wird. Öffnet man sich der Technik des Bildererlebens, hat man einen Weg gefunden, mit seinem Unterbewußtsein in Kontakt zu treten. Mit Hilfe der Technik der Bildersprache können Sie selbst auf viele Bereiche Ihres Lebens gezielt Einfluß nehmen.

Einige praktische Anwendungsmöglichkeiten für gelenktes Bildererleben:

- Es dient der Entspannung.
- Es erhöht die Belastbarkeit in akut schwierigen Situationen.
- Es lindert Schmerzen.
- Es vermittelt Einsichten in Gemütsprägungen und Verhaltensweisen.
- Es verändert unliebsame Verhaltensmuster in die gewünschte Alternative – wie schlank sein, nicht rauchen.
- Es stärkt das Selbstbewußtsein.
- Es zeigt die persönliche Tragweite von Krankheiten auf.
- Es dient als gedankliche, bildhafte Vorbereitung für eine schwierige Begegnung/Situation.
- Es bestärkt positive Veränderungen.
- Es befördert körperliche Heilungsprozesse.

Bildererleben, also die bildhaften Vorstellungen von positiven Zuständen, gleichgültig ob seelischer oder körperlicher Natur, kann sowohl dem geistigen Wachstum als auch der körperlichen Gesundheit dienlich sein.

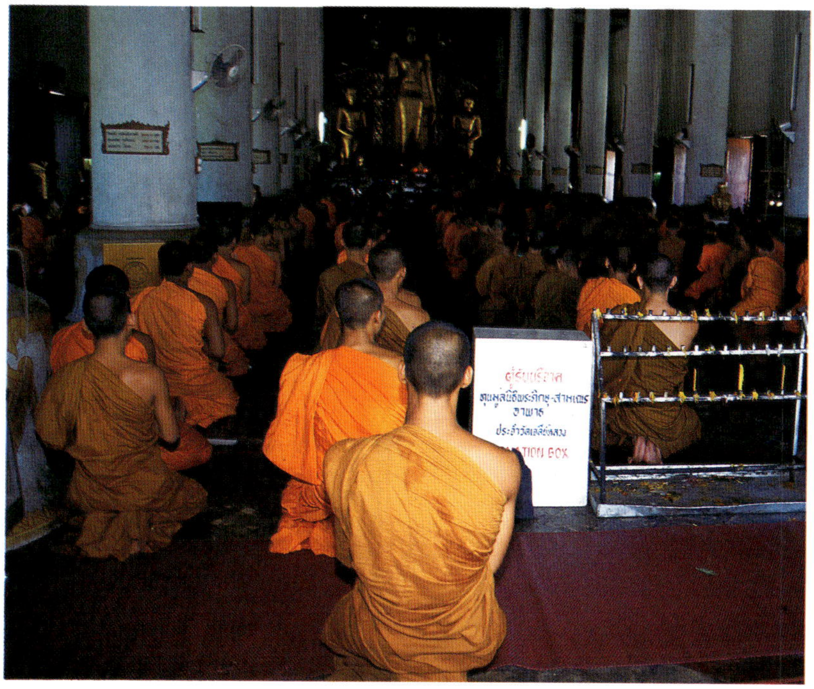

Buddhistische Mönche beim Beten in Thailand. Sowohl festgelegte als auch individuelle Gebete gaben den Menschen zu allen Zeiten auf der ganzen Erde die Möglichkeit, mit dem von ihnen anerkannten Schöpfer in Verbindung zu treten. Aus dem Gebet schöpfen Menschen Kraft, um ihren Alltag und ihr Schicksal zu meistern.

Einmal erlernt, kann Bildererleben jederzeit überall durchgeführt werden. Sie haben somit immer ein Hilfsmittel zur Hand, um sich in schwierigen Situationen sofort selbst auf eine Phantasiereise zum inneren Ruhepol zu begeben und entspannt und gestärkt wieder ins Hier und Jetzt zurückzukehren. Bildererleben wird auch in der Meditation und in anderen Entspannungstechniken sowie im positiven Denken eingesetzt.

Sie können diese Technik entweder in einem Kurs, von einer damit erfahrenen Person oder auch aus einem Buch lernen. Erkundigen Sie sich doch in Ihrer Umgebung, wer mit Bildererleben bereits Erfahrungen gesammelt hat und diese gerne mit Ihnen teilt.

Gebet

Das Gebet ist Ausdruck des Glaubens und der Frömmigkeit und kommt in allen Religionen vor. Im Gebet wird meist eine als Gottheit vorgestellte Person angeredet. Dieser Gottheit wird von den Gläubigen eine schöpferische Kraft zugeschrieben, die das Universum und alles darin Seiende geschaffen hat. Menschen, die an die Existenz einer übermenschlichen, gottgleichen Kraft glauben, gehen davon aus, daß sie mit dieser kommunikativ, in Form eines Gebets, in Verbindung treten können.

Die früheste Form des Gebets ist der unmittelbare Gebet-Ruf, der meist durch Gefahr und Not bedingt war. Das Gebet hat heute verschiedene Formen:

Das spontane Gebet, in dem Menschen ihre individuellen Bitten und Wünsche äußern, und das gebundene Gebet, mit feststehenden Gebetstexten. Gebete werden entweder einzeln oder in der Gemeinschaft der Gläubigen gesprochen.

Neben den Gläubigen – gleich welcher Religion sie angehören – gibt es auch Menschen, die das

Universum als Ergebnis von Zufällen ansehen, denen keine bewußt schöpferische oder ordnende Kraft zugrunde liegt.

Viele Menschen erkennen jedoch einen Gott als eine allem Seienden übergeordnete, allmächtige Kraft an. Die meisten Gläubigen treten im Gebet regelmäßig mit ihrem Gott in Kontakt.

Zu den äußeren Formen des Gebetes gehört eine bestimmte Körperhaltung, die in der christlichen Kultur im Niederknien und Falten der Hände besteht. Darüber hinaus gibt es in einigen Religionen für die Verrichtung des Gebets auch bestimmte Gebetszeiten, wie im Islam. Gebetsorte sind vor allem die Gotteshäuser – Kirche, Moschee oder Tempel – und die privaten Räume der Gläubigen.

Beten wurde definiert als bewußte Beziehung zu einem Gott oder zu einer schöpferischen und organisatorischen Kraft des Universums, die der Gläubige anerkennt. Die unterschiedlichen Gebetsformen haben meist folgende Inhalte:

- Fürbitten, in denen etwas erbeten wird.
- Bekenntnisse, in denen etwas bekannt wird.
- Danksagungen, in denen Gott gedankt wird.
- Lobpreisungen, in denen Gott gelobt wird.
- Stilles Zwiegespräch, in dem der Gläubige mit seinem Gott eine persönliche Zwiesprache hält.

Warum wird das Gebet in einem Buch über ergänzende und alternative Heilmethoden so ausführlich besprochen? Dem Gebet wohnen ähnliche Kräfte wie der Meditation inne. Betende Menschen werden innerlich ruhig, entspannt und schöpfen Kraft und Zuversicht, die sie zur Bewältigung alltäglicher Probleme, größerer Sorgen und letztlich ihres Schicksales brauchen. Darüber hinaus kann auch das Gebet die Selbstheilungskräfte des menschlichen Organismus aktivieren und so zur körperlichen Gesundung des Menschen beitragen.

Gruppentherapie

Viele der in diesem Buch vorgestellten Therapien können zu Hause selbst angewandt werden. Bei manchen Therapien kann der Erfolg durch die therapeutische Arbeit in einer Gruppe noch gesteigert werden.

Insbesondere bei der psychotherapeutischen Methode versuchen mehrere Personen gemeinsam, in der Therapie ihre Probleme zu beheben. Die Gruppenmitglieder treffen sich entweder in der Praxis des Therapeuten, der Wohnung eines Mitgliedes oder an einem anderen, für alle bequem zu erreichenden Ort.

Eine Gruppentherapie bietet viele Vorteile. In einer Gruppe finden sich immer mehrere Personen (am besten fünf bis sechs und höchsten acht bis zehn) mit ähnlich gearteten Schwierigkeiten unter Leitung eines tiefen- oder verhaltenspsychologisch geschulten Therapeuten zusammen. Dieser nimmt in der Gruppe keine autoritäre Rolle ein, sondern hat eher eine begleitende und ausgleichende Funktion.

Da die Probleme der Gruppenmitglieder häufig sehr ähnlich sind, können sich die Mitglieder dabei helfen, diese zu erkennen und mit gemeinsamer Unterstützung eine bewußte Veränderung herbeizuführen. Eine spontane, möglichst ungehemmte Aussprache soll die Mitglieder dazu bringen, die eigenen Problem in Worte zu fassen.

Andere Therapien und Techniken, wie Atemtherapie, bewußtes Bildererleben und Yoga, werden nur in Gruppen gelehrt. Nachdem die Methode erlernt wurde, kann die Therapie oder Technik auch in einer kleinen selbstorganisierten Gruppe oder auch alleine zu Hause durchgeführt werden.

Wann wo welche Gruppentherapien angeboten werden, können Sie von Ihrem Arzt oder Therapeuten, den Volkshochschulen, alternativen Gesundheitszentren, den Krankenkassen oder sonstigen Gesundheitseinrichtungen erfragen. Der Bioladen in Ihrer Nähe ist häufig auch eine gute Informationsquelle. Verfügen Sie über einen

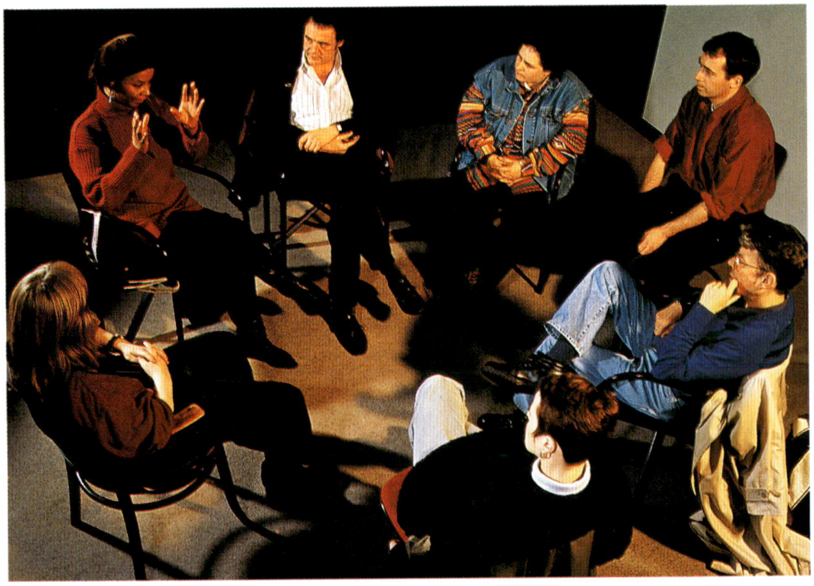

In einer Gruppe finden Menschen mit ähnlich gearteten Problemen gegenseitige Unterstützung. Gleichgültig, ob sie über persönliche Probleme sprechen oder ergänzende Therapieverfahren erlernen, diskutieren oder üben. Später können Sie zu Hause oder in selbstorganisierten Gruppen fortfahren.

Computer mit Internet-Anschluß, können Sie online Informationen erhalten.

Streßbewältigung

Streß gehört zu den am häufigsten diskutierten Themen in der westlichen Welt. Dies ist auch richtig. Denn zahlreiche Einzelphänomene, die für einen Zustand erhöhter Aktivität im Körper verantwortlich sind, treten in unserer Gesellschaft auf. Setzt der menschliche Organismus, um sein Wohlbefinden zu erhalten, seine Kräfte zur Bewältigung eines oder mehrerer dieser Phänomene ein, wird dies als Streß bezeichnet.

Von Streß kann man unmöglich sprechen, ohne Professor Hans Selye zu erwähnen, der die moderne Streßforschung maßgeblich geprägt hat. Professor Selye geht davon aus, daß bei Streß drei aufeinanderfolgende Phasen unterschieden werden müssen: die Alarmreaktions-, die Widerstands- und die Erschöpfungsphase. In der Phase der Erschöpfung kann der menschliche Organismus einem fortwirkenden Streßfaktor nicht mehr standhalten.

Dies kann im Zusammenwirken mit anderen, meist schon existenten Risikofaktoren zur Ausbildung organischer Krankheiten wie Bluthochdruck, Magen-Darm-Geschwüre Arteriosklerose oder Herzinfarkt und somit auch zum Tode führen.

Es gibt zahlreiche unterschiedliche Streßfaktoren, die auf unser Leben einwirken. Von denjenigen, die den größten Streß hervorrufen, gehören die meisten in den Bereich der zwischenmenschlichen Beziehungen. Eine der größten, aber auch lohnendsten Herausforderungen unseres Lebens ist das Zusammenleben, also der Umgang mit anderen Menschen. Werden anstehende zwischenmenschliche Probleme – gleichgültig, ob in der Familie, im Freundes- und Bekanntenkreis oder am Arbeitsplatz – nicht gelöst, können diese sich zu permanenten Streßfaktoren entwickeln.

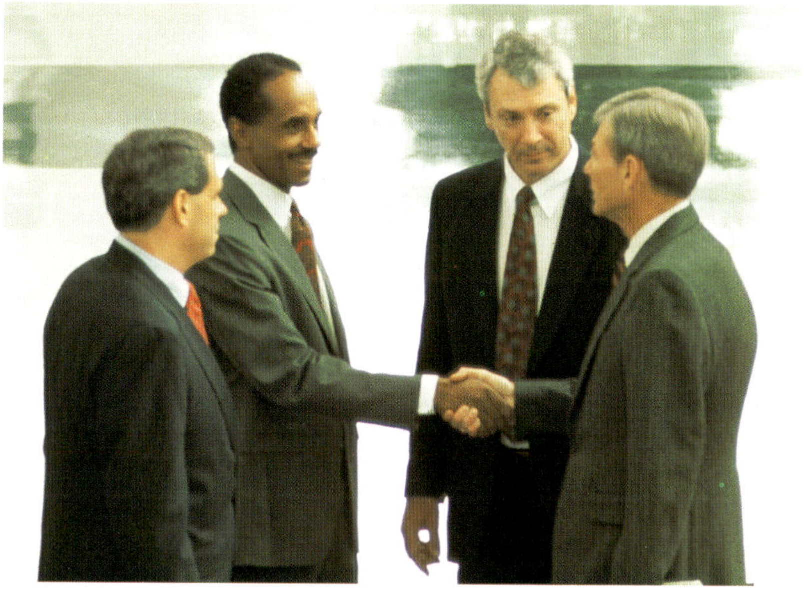

Zwischenmenschliche Beziehungen am Arbeitsplatz sind eine Quelle für Streß. Die erste Begegnung mit anderen Menschen stellt für den Körper eine Herausforderung dar, gleichgültig, ob der Anlaß erfreulich ist oder auch nicht.

Streß kann in verschiedenen Lebensbereichen und in unterschiedlicher Intensität auftreten. Darüber hinaus scheint er auch von der Persönlichkeit des Menschen abhängig zu sein, denn ängstliche Menschen sind für Streß anfälliger als die weniger Ängstlichen.

- In Schule und Ausbildung:
  Streß tritt hier meist als Folge zu hoher Anforderungen, verbunden mit dem Gefühl mangelnder Unterstützung, selten bei Unterforderung auf. Zu ehrgeizige Eltern können den Streß für Kinder und Jugendliche noch verstärken.
- Im Beruf:
  Streßrelevant sind vor allem solche Berufe, die eine extreme körperliche Belastung mit sich bringen oder aufgrund komplexer, vielfältiger Aufgaben mit einem individuell als belastend empfundenen Maß an Verantwortung einhergehen. Verstärkt wird dieser Streß, wenn die Arbeiten zusätzlich unter Zeitdruck durchgeführt werden müssen.
- Im Privatleben:
  Belastende, nicht gelöste zwischenmenschliche Konflikte, ob mit dem Lebenspartner, den Kindern, Freunden, Bekannten, Nachbarn oder anderen Personen wirken sich belastend aus. Scheidung, Tod eines Angehörigen, Umzug, Krankheit und Arbeitslosigkeit werden von den meisten Menschen auch als Streß erfahren.

Bereits seit langem werden die Folgen von Streß auf die Gesundheit diskutiert. Es wird davon ausgegangen, daß Streß das Immunsystem beeinträchtigt und somit Infektionskrankheiten begünstigt. Auch Bluthochdruck und Herz-Kreislauf-Erkrankungen werden von Streß bedingt. Dies scheint insbesondere bei Menschen der Fall zu sein, die sich durch Ehrgeiz, Leistungsstreben, Hast, Ungeduld und ähnliches auszeichnen oder bei denen häufig negative Gefühle wie Angst, Ärger und Depressionen auftreten.

An der Entstehung von Allergien, Atemwegserkrankungen, Kopfschmerzen und Magen-Darm-Erkrankungen ist besonders anhaltender oder chronischer Streß beteiligt. Die Art und Weise, wie Streß bewältigt wird, ist von Mensch zu Mensch verschieden. Alle in diesem Buch vorgestellten und besprochenen Therapien können auch zur Verminderung von Streß eingesetzt werden. Menschen, die diese Therapien, vor allem die Entspannungsverfahren, beherrschen und regelmäßig praktizieren, tauschen Ängste, nervöse Spannungen, Erschöpfung, Krankheiten, Unzufriedenheit und Unrast gegen Ausgeglichenheit, innere Ruhe, Selbstvertrauen und Vitalität ein. Streß muß nicht wie ein Fluch auf Ihnen lasten, denn Sie können Streß vorbeugen oder ihm entgegenwirken.

Lassen Sie Ihrer Neugierde freien Lauf und folgen Sie ihr in das Reich der unterschiedlichen Entspannungstechniken. Ob Yoga, Meditation, Tai Chi, Massage oder Biofeedback oder gar eine Kombination zweier oder mehrerer Methoden das Richtige für Sie ist, werden Sie selbst herausfinden. Letzten Endes müssen Sie nach eingehender Beschäftigung mit den verschiedenen Therapiemöglichkeiten selbst entscheiden, welche für Sie am besten ist.

Sprechen Sie mit anderen Menschen über Ihre Erfahrungen. Dies trägt bereits zur Verbesserung Ihrer zwischenmenschlichen Beziehung bei.

Kunst- und Farbtherapie

Seit dem Altertum werden Kunst, Licht und Farbe dazu benutzt, um den Betrachter zu beeinflussen. Ägyptische und griechische Heiligtümer prunkten mit Farben, die sorgfältig nach ihrer Wirkung ausgesucht waren. Der Einfluß, den Farben auf unser körperliches und seelisches Wohlbefinden ausüben, wurde weltweit untersucht.

Untersuchungen ergaben, daß wir Farben nicht nur über die Augen, sondern auch über die Haut, in den Träumen und während der Meditation wahrnehmen. Die Farben, die uns umgeben, wirken auf unsere Gemütshaltung, also auch auf unsere Stimmung. Farbtherapeuten machen sich dies zunutze, indem sie nach therapeutischen Gesichtspunkten die Farben von Stoffen, Tapeten, den Wänden und auch des Lichts auswählen. Farbe wird auch gezielt in der Meditation und beim Bildererleben eingesetzt. Sie wirkt belebend, klärend oder beruhigend.

Farbe ist ein Element der *Auratherapie*. Der Therapeut kann die Farbe der Aura seines Patienten sehen und diesen dann entsprechend beraten und behandeln.

In der *Kunsttherapie*, auch Maltherapie genannt, lernen sowohl Kinder wie auch Erwachsene, auf der Ebene der nonverbalen Kommunikation ihre Probleme, Bedürfnisse und Wünsche kreativ gestalterisch auszudrücken.

Der Therapeut veranlaßt den Patienten, aus seinem Erleben, wie seinen Träumen oder Meditationen, Bilder zu schaffen, oder gibt ihm unter therapeutischen Gesichtspunkten Themen vor. So eingesetzt, kann Kunst ein Schlüssel zum Tor der Seele sein. Die durch den Gestaltungsprozeß oft unbewußt kommunizierten Gefühle und Gedanken ermöglichen nicht nur die Analyse von Problemen, sondern weitaus wichtiger ist, daß der Patient im künstlerischen Prozeß Lösungsversuche durchspielt. Darüber hinaus verhilft Kunsttherapie dem Menschen bei der Entfaltung seiner Fähigkeiten.

In den folgenden Situationen wurde Kunsttherapie bereits erfolgreich eingesetzt:

Endstadium einer Krankheit, Krebs, Kindesmißbrauch und -mißhandlung, Selbstmordversuch (besonders bei Jugendlichen), Risikoschwangerschaften und Trennungstraumata.

Seit einiger Zeit wird auch der positive Effekt des natürlichen Lichtspektrums auf den Menschen, vor allem den Bewohnern der nördlichen Hemisphäre, erforscht. In der Psychiatrie wird der Einsatz von Licht bei Depressionen ausgetestet, da eine höhere Selbstmordrate in nördlichen Gebieten aufgefallen war.

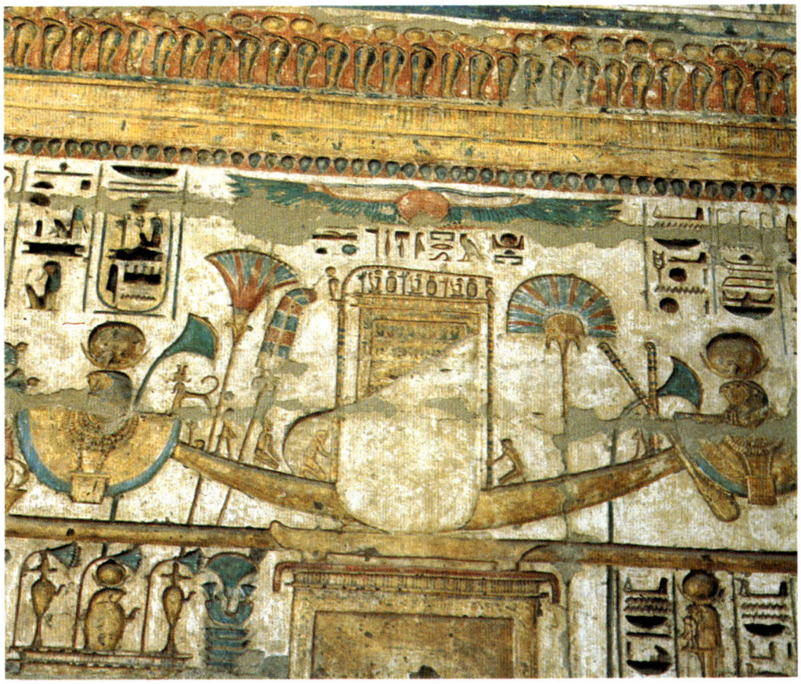

Bereits im Altertum wurden Farben therapeutisch eingesetzt. Historiker sind der Ansicht, daß die Ägypter gezielt Farben für die Dekoration ihrer Tempel, Gräber und Heiligtümer ausgewählt haben. Diesen Farben wurden psychische, spirituelle und womöglich gar physische Wirkung auf den Betrachter zugesprochen.

FARBTHERAPIE

Farbtherapeuten verbinden das Farbspektrum – rot, orange, gelb, grün, blau, indigo und violett – mit einem Energiefeld oder einer „Aura" des Menschen. Fühlt ein Mensch sich unwohl, kann eines oder können mehrere Energiefelder aus dem Gleichgewicht geraten sein. Farbtherapeuten setzen nun gezielt Farben ein, um das energetische Gleichgewicht und somit das Wohlbefinden des Menschen wieder herzustellen. Farbe kann auf unterschiedliche Art und Weise angewandt werden: Durch Kleidung, durch Vorstellung während der Meditation oder durch den Verzehr von entsprechend farbiger Nahrungsmitteln.

Violett *steht mit der Schädeldecke in engem Zusammenhang, regt die Hypophyse an und stimuliert das Großhirn und Nervensystem. Spirituell beruhigend und entzündungshemmend, erleichtern seine inspirierenden Qualitäten Meditation und Vorstellungen, vermindern Nasennebenhöhlenentzündung und Kopfschmerzen. Es kann bei anderen Erkrankungen wie Multipler Sklerose, helfen. Violett sollte bei Geisteskrankheiten und bei Alkohol- oder Drogenproblemen gemieden werden.*

Blau *entspricht der Schilddrüse, dem Hals und den unteren Schädelteilen. Entzündungshemmend beruhigt es die Nerven, fördert seelische Ausgeglichenheit, lindert Sonnenbrand, Wunden, Hals- und Nackenschmerzen und Probleme mit der Stimme. Zu viel Blau kann sich negativ bei Kältegefühl oder Schilddrüsenkrankheiten auswirken.*

Indigo *regt die Vorstellungskraft und das Einfühlungsvermögen an. Es beruhigt die Nerven, hilft bei Schlaflosigkeit und Migräne. Es sollte nicht bei Geisteskrankheiten, Eßstörungen oder während der Einnahme verschreibungspflichtiger Beruhigungsmittel eingesetzt werden.*

Gelb *steht für die Bereiche der Nebenniere, des Solarplexus sowie des Verdauungs- und Kreislaufsystems. Viel Gelb in den Räumen mindert das Gefühl der Erschöpfung, fördert Verdauung, entspannt Muskeln und bekämpft Nervosität. Zu vermeiden bei Hyperaktivität, Magenschmerzen oder Neigung zu aggressivem Verhalten.*

Grün *steht in Verbindung mit Thymus, Herz, Lunge und Immunsystem. Es harmonisiert, lindert Atembeschwerden und mindert Ängstlichkeit. Es sollte nicht bei Autoimmunkrankheiten, wenn eine konventionelle Diagnose angezeigt ist, angewandt werden.*

Rot *korrespondiert mit der unteren Körperhälfte vom Ende der Wirbelsäule über die Hüften bis zu den Füßen einschließlich der Geschlechtsorgane. Wenden Sie es zur Steigerung der körperlichen Widerstandsfähigkeit, Linderung von Kreuzschmerzen und Verbesserung des Kreislaufs an. Meiden Sie es bei Bluthochdruck, Herzproblemen oder dem Wunsch nach Entspannung.*

Orange *spendet Energie und schützt den mittleren Körperabschnitt einschließlich der Nieren, des Bauchs und der Kreuzregion. Gesteigerte Vitalität und die Linderung von Harnwegs- oder Menstruationsbeschwerden werden durch die Farbe Orange bedingt. Sie regt den Appetit an. Vermeiden Sie Orange, wenn Sie sich gereizt fühlen und sich entspannen wollen sowie bei Verdauungsbeschwerden.*

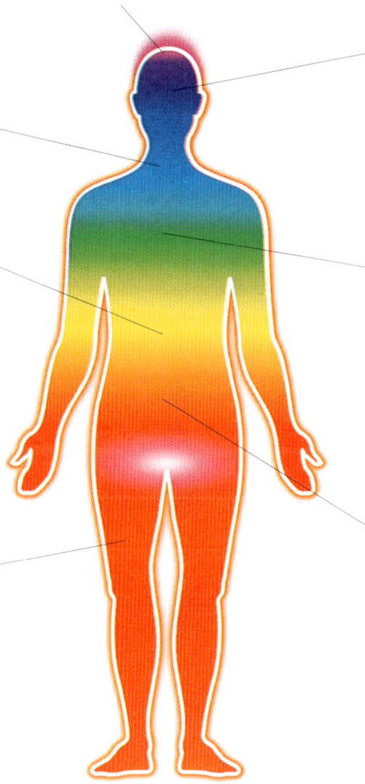

Konzentrieren Sie sich während der Meditation auf ***lila*** *Blumen oder Halbedelsteine. Verwenden Sie Lavendelöl, essen Sie Rotkohl, Trauben und Feigen.*

Tragen Sie ***rote*** *Kleidung, essen Sie Tomaten, Erdbeeren und Kirschen. Verwenden Sie Myrrhe- und Patschuliöl.*

Tragen Sie orange Kleidung, essen Sie Clementinen, Karotten und Ginseng und stellen Sie sich häufig ***Orange*** *vor.*

Konzentrieren Sie sich während der Meditation auf ***Gelb****, benutzen Sie Zitronellgras- und Zitronenöl, essen Sie Bananen, Mais, Eier und gelbe Gewürze wie Gelbwurz.*

Tragen Sie ***indigofarbene*** *und dunkelblaue Kleidung. Konzentrieren Sie sich während der Meditation auf einen gleichfarbigen Halbedelstein und essen Sie Auberginen, rote Beete und Pflaumen.*

Konzentrieren Sie sich während der Meditation auf den ***blauen*** *Himmel oder das Meer. Verwenden Sie Lavendelöl, essen sie Blaubeeren, Pflaumen oder Trauben.*

Begrünen Sie Ihr Zuhause mit Pflanzen. Verbringen Sie viel Zeit im Garten, essen Sie Avocados, Spinat, Blattsalat und verwenden Sie Pinien- und Bergamotteöl.

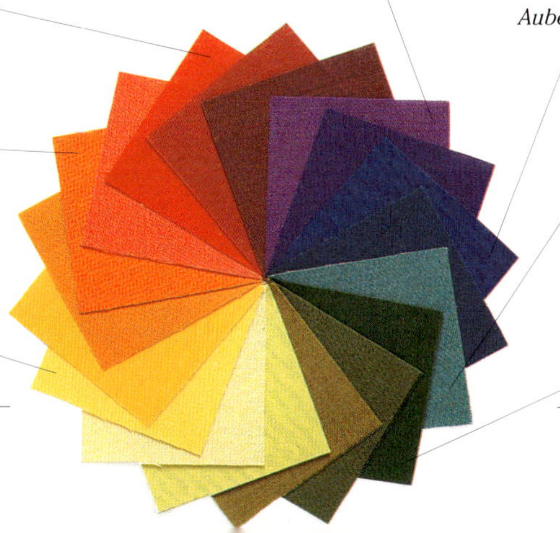

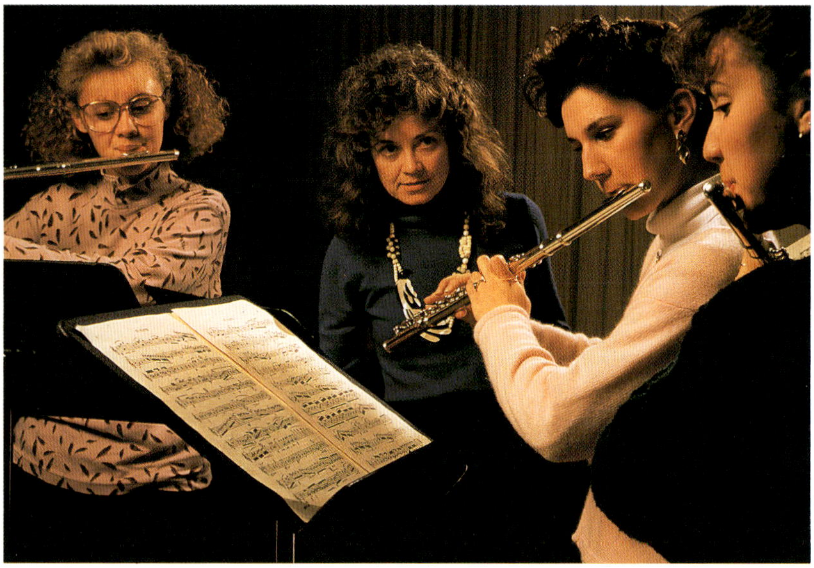

Musik dringt in die tiefsten Schichten unseres Seins, ob wir nun zuhören oder selbst musizieren.

Musiktherapie

Musik berührt unser Inneres wie kaum ein anderer Sinneseindruck. Die heilbringenden Kräfte der Musik, die bei den sogenannten Naturvölkern sehr geschätzt werden, wurden bereits in Berichten des Alten Testaments und in der griechischen Antike belegt. Auch in der heutigen Zeit gewinnt die Musik als Therapie zunehmend an Bedeutung. Für viele Menschen ist Musik gar ein unverzichtbarer Bestandteil des Alltags.

Musik ist mobil, wie all die lauten Autoradios und Jogger mit Walkman belegen. Musik ist überall dort, wo Menschen leben, arbeiten und spielen. Viele fühlen sich von den schnellen Rhythmen der Rockmusik angezogen, andere beschäftigen sich mit klassischer Musik, vom einfachen mittelalterlichen Liedgut bis hin zur atonalen Musik des 20. Jahrhunderts. Die Verbreitung der Volksmusik verschiedener Kulturkreise unserer Erde mit moderner Technologie ist eine sehr interessante Entwicklung. All das bestätigt den starken Einfluß der Musik auf nahezu jeden. Verschiedene Teile des Körpers reagieren auf unterschiedliche Laute und Tonlagen. Wichtiger jedoch ist, daß bestimmte Klänge und Rhythmen in der menschlichen Seele widerhallen. Dadurch haben wir täglich die Möglichkeit, herauszufinden, welche Musik uns am meisten erfrischt. Die Verbreitung von Musikkassetten und CDs ermöglicht uns den Zugang zu den schönsten Klängen dieser Erde, sei es zu Hause, im Auto oder beim Joggen.

Wer darüber hinaus mit der eigenen Stimme oder einem Instrument Musik erzeugen kann, erschließt sich eine zusätzliche Dimension. Und viele von uns musizieren nur deshalb nicht selbst, weil es ihnen an Selbstvertrauen fehlt.

Somit ist Musik wirklich eine Therapie für Millionen, gleichgültig, ob wir sie nur hören oder selbst machen. Sie entfaltet ihre volle Kraft, wenn sie Teil des geistigen Lebens wird. Dann werden Töne in uns laut, die von der Unendlichkeit und von unserer Rolle in diesem All zeugen. Zu jeder bedeutenden religiösen Tradition gehört auch eine Musik, die die Spiritualität und Sehnsucht der Menschen ausdrückt.

Biofeedback

Mit Hilfe des Biofeedbacks können die Signale des Körpers sichtbar gemacht werden. Dabei wird deutlich, daß organischen Veränderungen psychische und emotionale Faktoren zugrunde liegen, die von uns gesteuert werden können.

Diesen Prozeß nennt man auch Selbstregulation. Wenn wir die Selbstkontrolle eines jeden inneren Vorganges erst einmal erlernt haben, können wir ein Leben lang darauf zurückgreifen.

Das Biofeedback ist nunmehr nahezu einhundert Jahre alt. Aber erst die Pionierarbeiten von Dr. Elmer Green in den 60er Jahren haben andere Forscher angeregt, diese

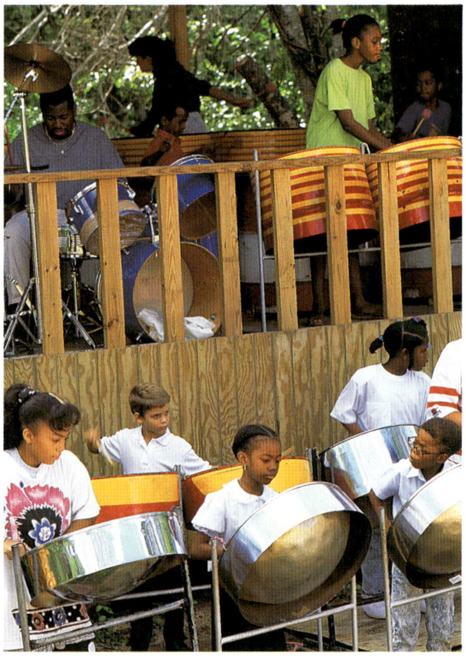

Gemeinsam Musizieren macht Spaß und ist therapeutisch wertvoll.

Technologie weiterzuentwickeln und auf Erkrankungen des menschlichen Organismus anzuwenden. Auch in der Entwicklung der *Psychoneuro-Immunologie* spielt sie eine große Rolle. Dieser Forschungszweig widmet sich den Vorgängen, die ablaufen, wenn der Körper Gedanken und Gefühle in chemische und neurologische Signale umsetzt.

Die Verwendung der einfachen Hilfsmittel des Biofeedbacks ermöglicht, sofortige Informationen über eine Reihe von Körpervorgängen zu erhalten. Sie dient dazu, diese Funktionen unter Kontrolle zu bekommen und somit den betreffenden Prozeß zu verändern.

Ein Beispiel: Ein Bluthochdruckpatient bekommt eine kleine Manschette an den Finger, die den peripheren Blutfluß (ein Faktor, der bei hohem Blutdruck verändert ist) mißt. Die Manschette ist mit einer Meßeinrichtung verbunden, die der Patient ständig beobachten kann. Er wird angehalten, richtig zu atmen und alle Muskeln zu entspannen. Diese Methode ist geeignet, den peripheren Blutfluß zu normalisieren. Anhand des Meßgerätes kann die Wirkung beobachtet werden, und der Kreis hat sich geschlossen.

Alles, was jetzt noch zu tun bleibt, ist, das Biofeedback nach Anleitung zu Hause anzuwenden. Das Ziel besteht darin, die Nadel des Meßgerätes in die richtige Richtung zu bringen und damit gleichzeitig den Blutdruck zu senken. So wird eine eindeutige Verbindung zwischen Körperentspannung und Senkung des Blutdruckes hergestellt. Diese Methode dient jedoch nicht nur zur Normalisierung des gefährlich erhöhten Blutdrucks. Sie zeigt dem Patienten auch, wie sein Körper funktioniert und wie er viele seiner Funktionen selbst steuern kann.

Es gibt zahlreiche Anwendungsmöglichkeiten für das Biofeedback, z. B. die Harninkontinenz oder auch das Anti-Mobbing-Training.

Die Wiedergabe der registrierten physiologischen Vorgänge erfolgt nach unterschiedlichen Methoden, wobei je nach therapeutischem Ziel diese (z. B. Hautwiderstand, Muskelspannung) gefördert oder unterdrückt werden.

Feedback unter Zuhilfenahme von Hautleitung und Atmung: Abgesehen vom peripheren Blutfluß, kann man damit zunächst Informationen erhalten und schließlich gar Veränderungen unwillkürlicher Körperfunktionen bewirken. Dies betrifft Herz und Kreislauf, Atmung, Verdauung und hormonelle Abläufe. Auf diese Weise können wir Kopfschmerzen, Blutdruck, Herzschlag und -rhythmus, Magengeschwüre, Reizdarm, Schmerzen, Ärger, Angst und Panik lindern, steuern und beheben.

Neuromuskuläres Feedback: Es baut muskuläre Verspannungen ab und hilft, erschlaffte Muskeln zu vitalisieren.

Hirnstromwellen-Biofeedback: Diese Methode hilft, Gehirnfunktionen zu normalisieren, Kreativität zu entwickeln, Aufmerksamkeit und Konzentrationsfähigkeit zu erhöhen und Suchterkrankungen erfolgreich zu behandeln.

Wenn man bedenkt, daß diese Störungen sonst auf konventionellem Weg mit teuren und teilweise gesundheitsschädlichen Medikamenten und chirurgischen Eingriffen behandelt werden, hat diese Methode zugegebenermaßen viel für sich. Dies ist auf dem Hintergrund der aktuellen Diskussion über Nebenwirkungen von Medikamenten im allgemeinen und der Kosten des Gesundheitswesen im besonderen von großer Bedeutung.

Obwohl immer noch eine gewisse Zurückhaltung gegenüber dem Biofeedback besteht, wird es im Vergleich zu anderen ergänzenden Therapieformen von der Wissenschaft immer mehr akzeptiert. Dies beruht vermutlich auf der Tatsache, daß ein Meßgerät eingesetzt wird, das Veränderungen sichtbar macht, die ihrerseits nachweisbar und meßbar sind.

Dieser Mann ist durch eine Manschette an seinem Finger mit einem Biofeedback-Meßgerät verbunden. Dies ermöglicht ihm, Veränderungen des Blutdruckes zu beobachten und das Blutdruckgeschehen positiv zu beeinflussen.

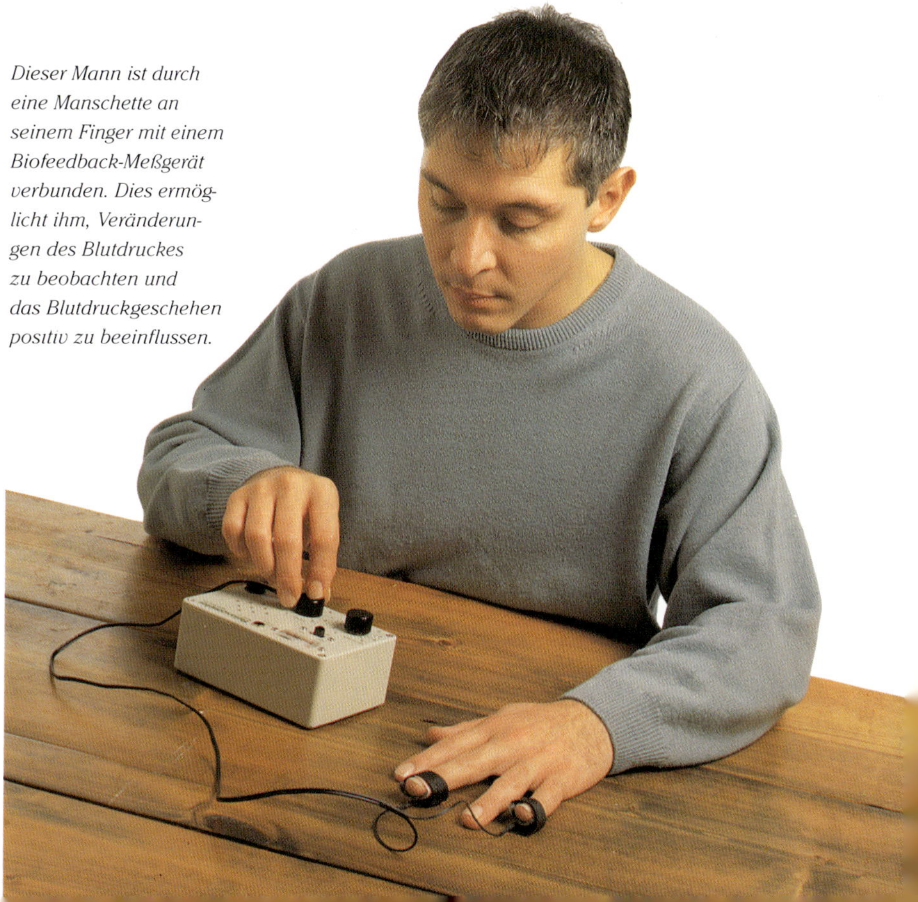

THERAPIEN – IM BLICKPUNKT UNSERE UMWELT

Die Gemeinsamkeit dieser unterschiedlichen Therapien ist ihre enge Beziehung zu der uns umgebenden Natur. Hier werden ätherische Öle, Blumenessenzen, Heilkräuter, Pflanzenextrakte, Wasser und der Anbau von Pflanzen und Blumen vorgestellt. Des weiteren wird auf die Wechselwirkungen zwischen dem Mensch und seiner Umwelt eingegangen.

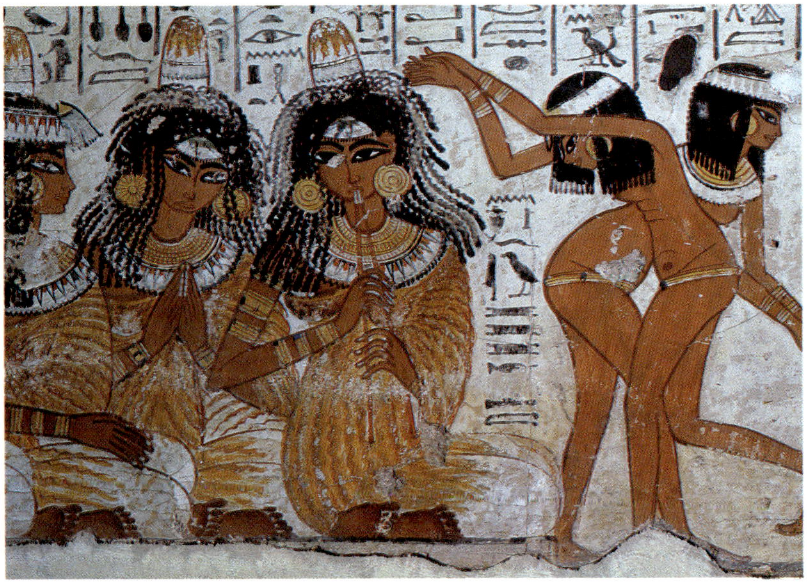

Tänzer, wie die auf diesem ägyptischen Fresko von 1425 v. Chr. abgebildeten, haben sicher Pflanzendüfte und -extrakte gekannt. Pflanzliche Essenzen waren hoch geschätzt, sie wurden in der Medizin, Kosmetik und in rituellen Handlungen verwendet.

Aromatherapie

Der Umgang mit ätherischen Ölen ist so alt wie die Menschheit selbst.
Die ältesten Überlieferungen von der Verwendung von Aromapflanzen stammen aus der Zeit um 2000 v. Chr. Auch in der Bibel finden sich Hinweise über die Verwendung bestimmter Pflanzenöle. Die alten Ägypter beherrschten bereits die Kunst, Aromaöle für medizinische und kosme-

VERDÜNNUNG VON ÄTHERISCHEN ÖLEN

Ätherische Öle sind sehr stark konzentriert und sollten, bevor Sie diese beispielsweise als Massageöl anwenden, in einem Trägeröl pflanzlicher Herkunft verdünnt werden. Kalt gepreßte Pflanzenöle eignen sich am besten als Trägersubstanz. Diese können aus Pfirsich- und Aprikosen-, Trauben- und Sonnenblumenkernen, aus Mandeln und Färberdistel gewonnen werden. Wegen des starken Eigengeruchs sollten Sie Oliven- oder Weizenkeimöl mit einem anderen leichteren Öl verdünnen. Kokosnußöl, wahrscheinlich das leichteste Öl, ist besonders gut für milde, ätherische Aromaöle auf Blumenbasis geeignet. Bedenken Sie, daß sowohl das Öl als auch die Essenzen mit der Zeit oxidieren. Wenn Sie Aromaöl auf Vorrat herstellen, müssen Sie es in einer stark getönten, luftdichten Glasflasche an einem kühlen, dunklen Ort aufbewahren. Der Kühlschrank eignet sich hervorragend dafür. Der Zusatz von etwas Weizenkeimöl verlangsamt zwar den Oxidationsprozeß, verhindert ihn jedoch nicht. Sie sollten also nicht zuviel Öl anrühren, sonst müssen Sie es wegschütten.

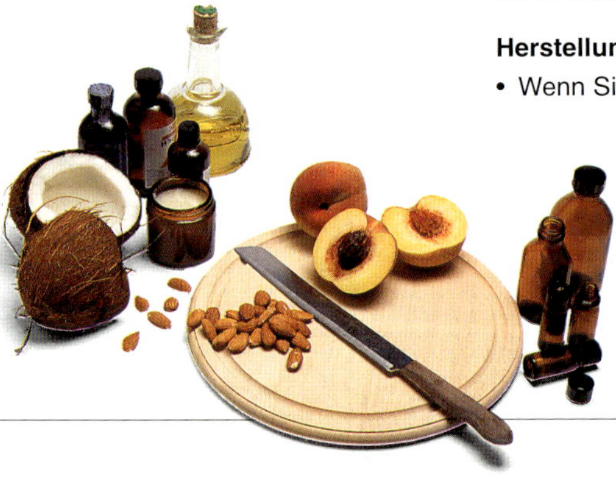

Herstellung einer Ölmischung

- Wenn Sie ätherische Öle als Badezusatz nutzen wollen, geben Sie einfach 5 Tropfen ins Wasser.
- Wenn Sie das Öl für die Massage einsetzen wollen, geben Sie 20 Tropfen ätherisches Öl in 50 ml Trägeröl.
- Wenn Sie das Öl als Hautöl für das Gesicht anwenden wollen, mischen Sie 10 Tropfen mit 50 ml Trägeröl.
- Für Kinderöle verringern Sie die Menge ätherischen Öls auf 5–10 Tropfen.
- Wenn Sie die ätherischen Öle verdampfen wollen, geben Sie 5 Tropfen in eine mit Wasser gefüllte Duftlampe.

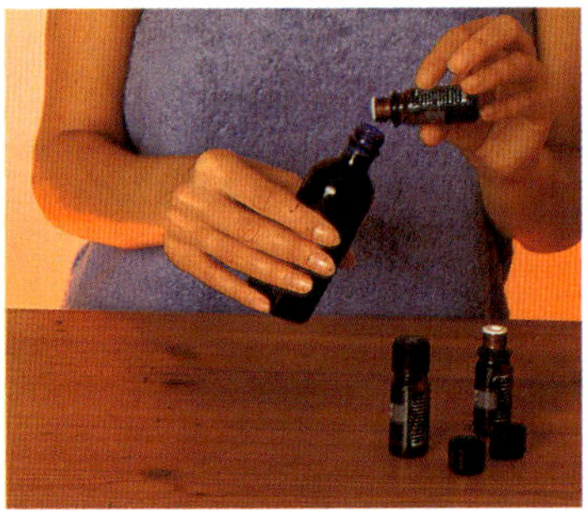

Aromaöle müssen mit einem Trägeröl verdünnt werden, bevor sie auf die Haut gegeben werden.

ÄTHERISCHE ÖLE FÜR DIE AROMATHERAPIE

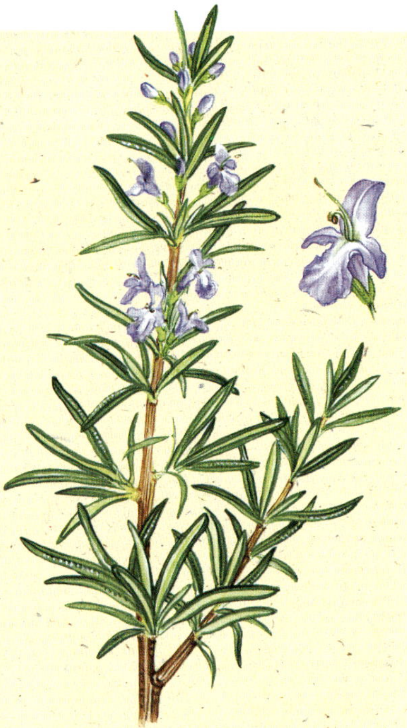

- **Basilikum**
Ohrenschmerzen
- **Benzoe**
Husten, Halsschmerzen
- **Bergamotte**
Herpesbläschen, Depressionen, Beschwerden der Wechseljahre, Hauterkrankungen
- **Neroli**
Schlaflosigkeit, Angst und Panik, Depressionen, Hauterkrankungen, Impotenz
- **Ysop**
Ohrenschmerzen
- **Eukalyptus**
Kopfschmerzen, Erkältung, Atembeschwerden, Herpesbläschen, Husten, Heuschnupfen
- **Fenchel**
Zahnfleischstärkung, Darmbeschwerden
- **Geranium**
Durchfall, Ekzeme, Ringelflechte, Akne, Depressionen, Angst und Panik
- **Grapefruit**
Erkältung und Grippe
- **Honig**
Übelkeit
- **Ingwer**
Halsschmerzen, trockener Husten, Übelkeit am Morgen
- **Jasmin**
Depressionen, Beschwerden der Wechseljahre
- **Kamille**
Ohrenschmerzen, Zahnfleischstärkung, trockener Husten, Ekzeme, Schlaflosigkeit, Menstruationsbeschwerden, Weichteilbeschwerden
- **Meerkiefer**
Heuschnupfen, Sinuskopfschmerzen, Inkontinenz
- **Lavendel**
Kopfschmerzen, Ohrenschmerzen, Kurzatmigkeit, Sodbrennen, Ekzeme, Fußpilz, Ringelflechte, Bisse und Stiche, Schlaflosigkeit, Angst und Panik, Depressionen, Kreislaufbeschwerden, Herpesbläschen
- **Majoran**
Kopfschmerzen, Arthritis, Menstruationsbeschwerden, Kreislaufbeschwerden, Schlaflosigkeit
- **Melisse**
Kopfschmerzen, Angst und Panik, Menstruationsbeschwerden
- **Muskateller-Salbei**
Angstzustände, Schlaflosigkeit
- **Myrrhe**
Zahnfleischstärkung, Fußpilz
- **Cajuput**
Ohrentzündungen
- **Nelkenblätter**
Zahnschmerzen, Übelkeit und Erbrechen
- **Orange**
Depressionen
- **Patschuli**
Angst und Panik
- **Petit Grain**
Bewußtlosigkeit
- **Pfefferminze**
Kopfschmerzen, Zahnschmerzen, Erkältung und Grippe, Übelkeit und Erbrechen, Durchfall, Bewußtlosigkeit
- **Rose**
Kopfschmerzen, Ohrenschmerzen, Schlaflosigkeit, Angst und Panik, Depressionen, Ekzeme, Sonnenbrand, Menstruationsbeschwerden
- **Rosmarin**
Kopfschmerzen, Kopfläuse, Arthritis, Darmbeschwerden, Kreislaufbeschwerden
- **Salbei**
Zahnfleischstärkung, Zahnschmerzen, Kurzatmigkeit
- **Sandelholz**
Halsschmerzen, Angst und Panik, Blasenentzündung, Impotenz
- **Pfeffer, schwarz**
Kopf- und Zahnschmerzen, Kreislaufbeschwerden
- **Teebaum**
Halsschmerzen, Erkältungsbeschwerden, Fußpilz, Ringelflechte, Herpesbläschen, Kopfläuse, Bisse und Stiche, Hauterkrankungen
- **Thymian**
Husten, Halsschmerzen, Sinuskopfschmerzen
- **Wacholder**
Zahnschmerzen, Durchfall, Akne, Kreislaufbeschwerden
- **Weihrauch**
Kurzatmigkeit
- **Weizenkeime**
Sonnenbrand
- **Ylang-Ylang**
Angst und Panik, Depressionen
- **Ysop**
Ohrenschmerzen
- **Zeder**
trockener Husten
- **Zimt**
Erkältung
- **Zitrone**
Akne, Fußpilz, Depressionen, Blasenentzündung, Grippe, Nasenbluten, Halsschmerzen
- **Zypresse**
Akne, Krampfadern, Darm- und Harnwegsprobleme

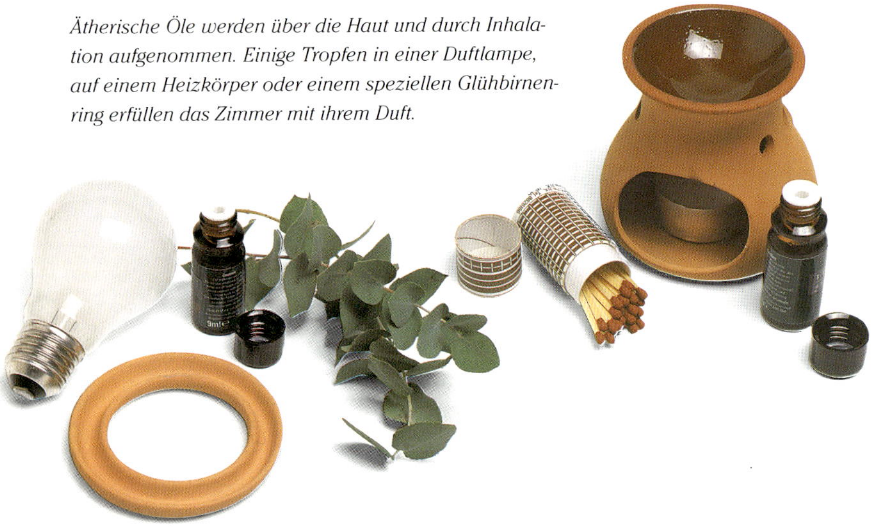

Ätherische Öle werden über die Haut und durch Inhalation aufgenommen. Einige Tropfen in einer Duftlampe, auf einem Heizkörper oder einem speziellen Glühbirnenring erfüllen das Zimmer mit ihrem Duft.

tische Zwecke einzusetzen. Auch in den alten Kulturen im Nahen und Fernen Osten, in Griechenland, Arabien, China und Indien waren Aromaöle hoch geschätzt. Die Destillation ätherischer Öle wurde wahrscheinlich im 10. Jahrhundert n. Chr. durch den arabischen Arzt Ibn Sina, in Europa meist Avicenna genannt, entdeckt. In den letzten Jahrhunderten befanden sich die meisten Produktionsstätten ätherischer Öle im südfranzösischen Ort Grasse. Französische Chemiker haben in diesem Bereich umfangreiche Forschungen angestellt. Einer von ihnen, René-Maurice Gattefossé, hat herausragende Heilungsergebnisse bei verwundeten Soldaten des 1. Weltkrieges erzielt. Seiner intensiven Forschungsarbeit ist es zu verdanken, daß die Aromatherapie als Heilverfahren entwickelt wurde.

Seine Ergebnisse belegen, wie ätherische Öle durch die Haut in die Blut- und Lymphbahnen gelangen und so die inneren Organe erreichen. Über die Haut wirken die Essenzen als Massage- oder Badeöle. Noch unmittelbarer wirken sie über den Geruchssinn durch Einatmen, als Inhalation, auf das Gehirn. Dort beeinflussen Sie Intuition, Emotion und Kreativität. Seltener werden ätherische Öle auf einem Zuckerstück eingenommen und innerlich angewandt. Die Gewinnung der Essenzen ist schwierig und aufwendig. Dies gilt sowohl für den zeitlichen als auch den finanziellen Aufwand, da eine umfangreiche Laborausstattung benötigt wird. Große Mengen an pflanzlichem Rohstoff werden zur Destillation kleinster Mengen an Öl benötigt. Man braucht z. B. 350 kg Rosenblütenblätter zur Gewinnung von etwa 30 g Öl.

Aromatherapie, wie sie üblicherweise durchgeführt wird, ist eine Kombination aus Massage, Pflanzentherapie, Hydrotherapie, Reflexzonenbehandlung und Bach-Blütentherapie unter Verwendung von ätherischen Ölen. Es werden mindestens 40 Öle häufig verwendet. Sie sind vor allem in Bioläden, Reformhäusern, Drogerien und anderen Geschäften mit alternativen Produkten erhältlich. Jedes Öl besitzt mehrere Heilwirkungen und hat antiseptische, wärmende, kühlende, adstringierende, stimulierende, besänftigende, entspannende, beruhigende, entstauende, krampflösende Eigenschaften.

Lassen Sie sich von einem mit der Anwendung von Aromaölen erfahrenen Therapeuten anleiten, wenn Sie sich intensiv mit der Aromatherapie beschäftigen wollen. Vorsicht ist bei der Behandlung von kranken Menschen oder schwangeren Frauen geboten, da viele Öle leicht toxisch sind und dann nicht angewandt werden dürfen. Beraten Sie sich in diesem Fall mit einem erfahrenen Arzt oder Therapeuten.

Bach-Blütentherapie

Die einfache und natürliche Heilmethode, die seinen Namen trägt, wurde von dem bekannten Arzt und Bakteriologen Edward Bach, der 20 Jahre in London praktizierte, entdeckt.

Bach war tief beeindruckt von den Gedanken und Arbeiten Samuel Christian Hahnemanns, des Begründers der Homöopathie (siehe S. 165). Deshalb wandte er sich 1919 der Homöopathie zu. 1930 gab er seine florierende Arztpraxis in London auf, ging nach Wales und vertiefte sich dort in das Studium der Pflanzenwelt. Durch eine Mischung aus Intuition und Experiment gelangte er zu der Überzeugung, daß viele Pflanzen zwar zu Heilzwecken verwendet werden, jedoch nur einige wenige echte Heilkräfte besitzen, d. h. auf feinen energetischen Schwingungsebenen direkt auf das körperliche und geistige Energiesystem des Menschen positiv einwirken. Diese galt es herauszufinden. Bach wußte, daß es ganz gewöhnliche, ungiftige Pflanzen sein müßten. Er entwickelte die seiner Meinung nach ideale Methode zur Gewinnung von Essenzen aus einer Pflanze: Die perfekt geformten Blütenblätter werden auf die Oberfläche frischen Wassers gelegt und so lange in die Sonne gestellt, bis die Essenz der Blüten auf das Wasser übergegangen ist. Nach mehrmonatiger Arbeit engte er die Zahl der Pflanzen auf 38 ein. Er gliederte sie in Gruppen, entsprechend den Gemütssymtpomen, die sie therapieren sollten.

Angst: Rock Rose, Mimulus, Aspen, Red Chestnut und Cherry Plum

Einsamkeit: Water Violet, Impatiens und Heather

Überempfänglichkeit für Ideen und Einflüße: Agrimony, Centaury, Walnut und Holly

Niedergeschlagenheit und Verzweiflung: Larch, Pine, Elm, Sweet Chestnut, Star of Bethlehem, Willow, Oak und Crab Apple

Unsicherheit: Cerato, Scleranthus, Gentian, Gorse, Hornbeam und Wild Oat

BACH-BLÜTENTHERAPIE

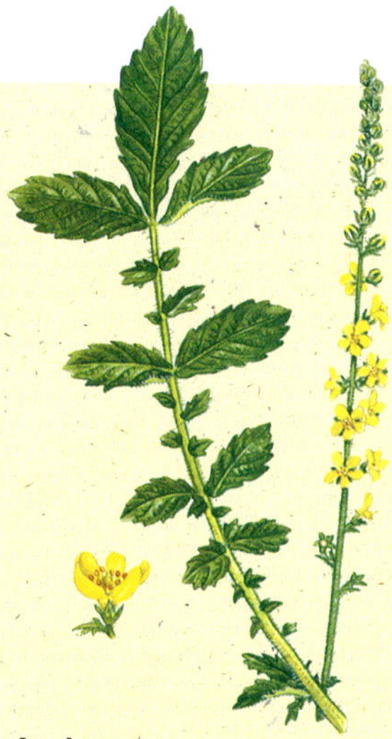

- **Agrimony**
Ermutigt alle, die ihre Sorgen hinter einer Fassade von Fröhlichkeit verbergen, ihre Ängste auszusprechen.
- **Aspen**
Lindert unbegründete, unbestimmte Ängstlichkeit oder Furcht.
- **Beech**
Verleiht denen Toleranz, die überkritisch sind.
- **Centaury**
Verhilft Entschlußlosen zu der Fähigkeit, zu entdecken und durchzusetzen, was sie wirklich wollen.
- **Cerato**
Verleiht denen Selbstvertrauen, die an ihrer eigenen Urteilsfähigkeit zweifeln.
- **Cherry Plum**
Verleiht Sicherheit, wenn man sich dem Zusammenbrechen nahe fühlt.
- **Chestnut Bud**
Läßt die, die immer die gleichen Fehler machen, daraus lernen.
- **Chicory**
Verleiht besitzergreifenden Personen, die Fähigkeit loszulassen.
- **Clematis**
Hilft gegen Gedankenverlorenheit und Unaufmerksamkeit.
- **Crab Apple**
Die „Reinigungsblüte" verhilft denen, die sich innerlich oder äußerlich beschmutzt und unrein fühlen, zu neuen Perspektiven.
- **Elm**
Verhilft zu Selbstvertrauen, wenn die Aufgabe zu groß erscheint.
- **Gentian**
Gibt Skeptikern und pessimistischen Zweiflern neuen Lebensmut.
- **Gorse**
Gibt Verzweifelten neue Hoffnung.
- **Heather**
Entwickelt Verständnisbereitschaft bei denen, die allzu selbstbewußt sind.
- **Holly**
Lindert Eifersucht, Mißtrauen und Neid.
- **Honeysuckle**
Hilft allen, die der Vergangenheit nachtrauern, wieder gern in der Gegenwart zu leben.
- **Hornbeam**
Als „Montagmorgengefühl" bekannt: Der Energie-Wecker.
- **Impatiens**
Ungeduld, leicht reizbare Reaktionen. Mentaler Streß und Spannung.
- **Larch**
Stärkt das Selbstbewußtsein und mindert die Angst vor Fehlschlägen.
- **Mimulus**
Hilft bei Furcht vor konkreten Dingen, diese Ängste anzugehen.
- **Mustard**
Flößt denen Optimismus ein, die verzweifelt sind.
- **Oak**
Stellt Kraft und Ausdauer wieder her, wenn man den Schwierigkeiten eigentlich nicht länger gewachsen ist.
- **Olive**
Stellt Frieden und Ausgeglichenheit nach harten Zeiten wieder her.
- **Pine**
Hilft allen, die unter Schuldkomplexen leiden, zur Aussöhnung mit sich selbst.
- **Red Chestnut**
Läßt alle, die überbesorgt sind, die Dinge wieder im richtigen Maß sehen.
- **Rock Rose**
Ermutigt Furchtsame und von Panik Befallene.
- **Rock Water**
Verhilft denen, die zu streng mit sich sind, zu Nachgiebigkeit.
- **Scleranthus**
Hilft bei Unsicherheit und Entschlußlosigkeit.
- **Star of Bethlehem**
Hilft bei gerade erlittenem körperlichem oder seelischen Schock.
- **Sweet Chestnut**
Gibt Hoffnung, wenn man keinen Ausweg mehr sieht.
- **Vervain**
Stellt die innere Balance bei denen wieder her, die allzu radikal reagieren.
- **Vine**
Gibt „kleinen Tyrannen" die Fähigkeit, mehr Verständnis für andere aufzubringen.
- **Walnut**
Schützt alle, die sich in Wandlungsprozessen befinden.
- **Water Violet**
Hilft Introvertierten, die innere Reserve aufzugeben und sich anderen aufzuschließen.
- **White Chestnut**
Erneuert den inneren Frieden und vertreibt unerwünschte Gedanken.
- **Wild Oat**
Stärkt die Entschlußkraft und klärt Verwirrungen.
- **Wild Rose**
Gibt neuen Mut und vertreibt Teilnahmslosigkeit.
- **Willow**
Verhilft zu neuen, positiven Plänen bei allen, die verbittert sind.
- **Rescue**
Diese Kombination von Cherry Plum, Clematis, Impatiens, Rock Rose, Star of Bethlehem tröstet und beruhigt in Zeiten von Not und Streß.

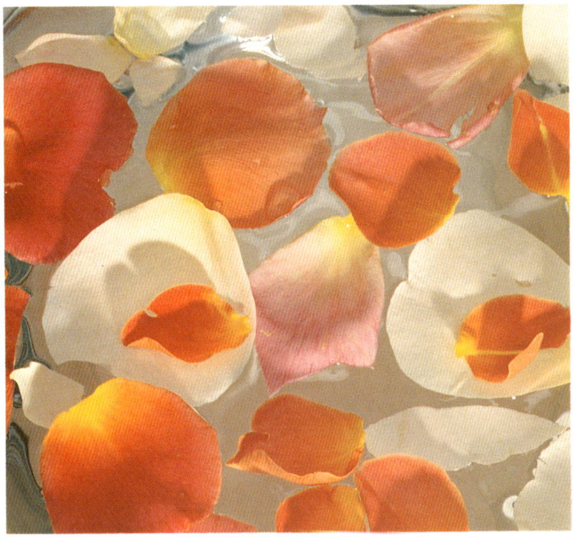

Die Bach-Blütenkonzentrate werden gewonnen, indem man die Blütenblätter auf Quellwasser legt und in die Sonne stellt.

Kein akutes Interesse an der Gegenwart: Clematis, Honeysuckle, Wild Rose, Olive, White Chestnut, Mustard und Chestnut Bud
Überbesorgtheit für das Wohlergehen anderer: Chicory, Vervain, Vine, Beech und Rock Water

Edward Bach hat alles, was er für sein Blütensystem für wichtig hielt, in seinem Werk *The Twelve Healers and other Remedies* festgehalten. Jeder, der sich mit dem Bach-Blütensystem beschäftigt, kann sich anhand des ins Deutsche übersetzten Buches von Edward Bach *Blumen, die durch die Seele heilen* oder anderer Ratgeberbücher zum Thema Bach-Blütentherapie orientieren. Die Bach-Blütenkonzentrate sind einzeln oder als komplettes Set erhältlich. Die Notfall-Tropfen, auch Rescue genannt, werden aus 5 Blüten hergestellt und bereits fertig gemixt angeboten. Sie sind als Erste Hilfe in kleinen oder größeren seelischen Notsituationen, jedoch nicht zum Dauergebrauch gedacht. Rescue sorgt dafür, daß das energetische System des Körpers rasch wieder ins Lot kommt und hat keinerlei Nebenwirkungen.

Bach beabsichtigte, daß die Bach-Blütenessenzen von jedermann sicher angewendet werden können. Statt dem von Bach zur Konservierung verwendeten Weinbrand können auch Weingeist oder anderer Alkohol verwendet werden. Für eine Blütenkombination, die nur kurze Zeit eingenommen wird, ist die Alkoholkonservierung nicht unbedingt notwendig. Dies ist insbesondere für Menschen wichtig, die auf Alkohol empfindlich reagieren. Damit Sie die Bach-Blütenkonzentrate erfolgreich bei sich und bei anderen anwenden können, sollten Sie sich zunächst darin schulen, disharmonische seelische Zustände oder negative Gefühlskonzepte zu erkennen. Diese und die im Grunde einfache Anwendung der Bach-Blütenkonzentrate können Sie in einschlägigen Ratgeberbüchern nachlesen.

Der Kräutergarten ist seit Jahrhunderten eine Quelle für aromatische Pflanzendüfte und Heilpflanzen. Hier wachsen Eau-de-Cologne-Minze, Minze, Lavendel, Rosmarin, Beinwell, Salbei und Geranie.

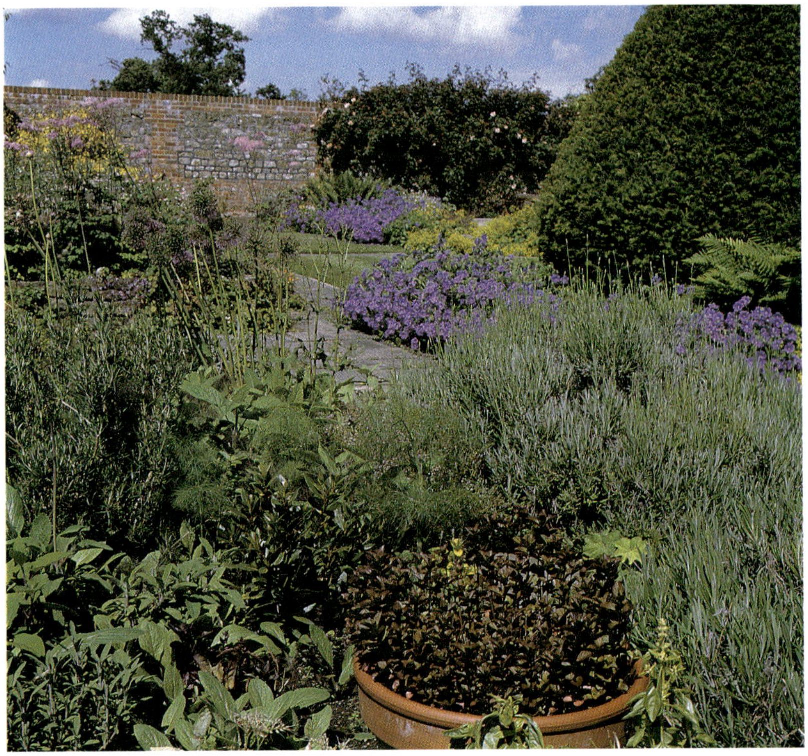

Pflanzentherapie

Die Pflanzen- oder Kräutertherapie ist so alt wie die Menschheit selbst und wird auch heute noch rund um den Erdball eingesetzt. In vielen Kulturen hat die Pflanzen- und Kräuterheilkunde ein hohes Ansehen, und oft sind Kräuter die einzig zugänglichen Heilmittel. Viele „moderne" Arzneimittel werden oder wurden ursprünglich aus Pflanzen gewonnen. In der modernen technisierten Industriegesellschaft gerieten die pflanzlichen Arzneimittel in Vergessenheit. Doch die Zeiten haben sich geändert. Forscher reisen in die entlegensten Gebiete der Erde und suchen nach heilkräftigen Pflanzen, die sich verwenden und vermarkten lassen.

Auch heute profitieren Menschen vom jahrhundertealten Kräuterwissen.

Die pflanzlichen Arzneimittel haben in der Medizin wieder ihren Platz erlangt, den sie in der Küche als kulinarische Bereicherung zeitlos innehatten. Für dieses Buch ist ausschließlich die medizinische Anwendung der Heilkräuter relevant.

Heilpflanzen oder aus ihnen gewonnene Produkte stehen für fast alle in diesem Buch beschriebenen Beschwerden oder Erkrankungen zur Verfügung. Aus Platzgründen können nur einige Aspekte ihrer vielfältigen Anwendungsmöglichkeiten aufgezeigt werden. Weiterführende Informationen finden Sie in den Literaturhinweisen am Ende des Buches.

Kräuter sind für Mensch und Tier heilkräftige Pflanzen. Viele können Sie im Garten oder auf der Fensterbank selbst ziehen, sei es als Würzkräuter für die Küche oder als Heilpflanzen für Kräuterarzneien. Die nicht heimischen Gewächse sind entweder in Ihrer Nähe oder über einen Kräuterversand erhältlich. Die Anwendung von Kräutern setzt jedoch genaue Kenntnis voraus, und man sollte niemals eine Pflanze verwenden, deren Wirkung man nicht kennt.

Kräuter können durch Trocknen konserviert werden. Ernten Sie die Pflanzen morgens, und legen Sie diese in einer dünnen Lage aus oder hängen sie als kleine Sträuße gebunden zum Trockenen an einen luftigen Ort auf. Zur Aufbewahrung dienen luftdichte, dunkle Gläser oder Dosen, in denen sich die Kräuter bis zu einem Jahr lagern lassen. Dann können Sie wieder frische Kräuter ernten. Manche Kräuter lassen sich sogar einfrieren.

Kosmetische oder medizinische Kräuterpräparate werden auf unterschiedliche Art und Weise hergestellt. Salben und alkoholische Auszüge sind die haltbarsten Zubereitungen. Folgende Darreichungsformen werden in der Pflanzentherapie am häufigsten eingesetzt.

Aufguß: Für einen Aufguß wird die zerkleinerte Arzneipflanze mit kochendem Wasser übergossen und

HERSTELLUNG VON PLANZLICHEN HEILMITTELN

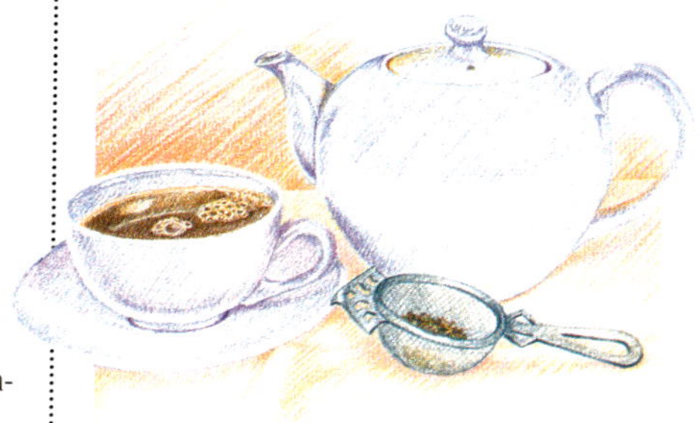

*Der **Aufguß** ist eine Art Tee. Die zerkleinerten, getrockneten Heilkräuter ziehen in kochendem Wasser. Meist werden Blüten und Blätter verwendet. Geben Sie 2 Teelöffel Kräuter oder Kräutermischung pro Person in eine vorgewärmte Teekanne und übergießen diese mit 2 Tassen kochenden Wassers. 10 Minuten unter gelegentlichem Umrühren ziehen lassen. In eine Tasse abseihen, bei Bedarf mit etwas Honig süßen. Der Aufguß kann heiß, kalt oder eisgekühlt getrunken werden.*

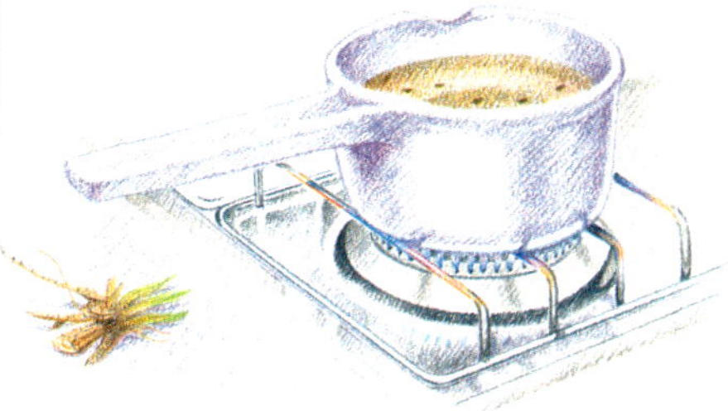

***Abkochungen** werden in der Regel von härteren Holz-, Rinden- und Wurzelteilen durchgeführt. Erst durch das Kochen oder Köcheln lösen sich die Inhaltsstoffe. Geben Sie 30 g der zerkleinerten Kräuterpflanze mit 500 ml kaltem Wasser in einen Topf. Vermeiden Sie Aluminiumtöpfe, da diese toxische Stoffe abgeben können. Alles zum Kochen bringen, dann 10 Minuten köcheln lassen. Abkühlen und abseihen. Um den vollen Saft zu erhalten, die festen Bestandteile gut ausdrücken.*

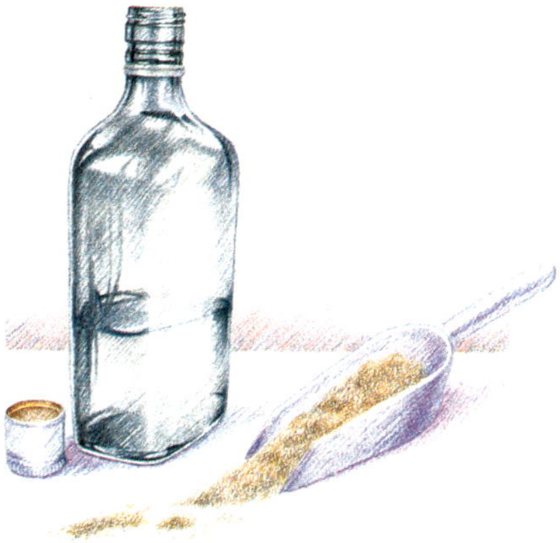

*Als **Tinktur** sind Essenzen etwa 2 Jahre haltbar. In Alkohol werden die Wirkstoffe herausgelöst. Gekaufte Tinkturen sind meist stärker und länger haltbar. Für selbstgemachte Tinkturen werden in einem verschließbaren Gefäß pulverisierte Kräuter in 50%igem Alkohol versetzt. 14 Tage an einem dunklen Ort ziehen lassen, täglich schütteln, dann abseihen und abfüllen. Die Dosierung einer Tinktur beträgt maximal 20 Tropfen in einem Glas Wasser oder einer Tasse Tee.*

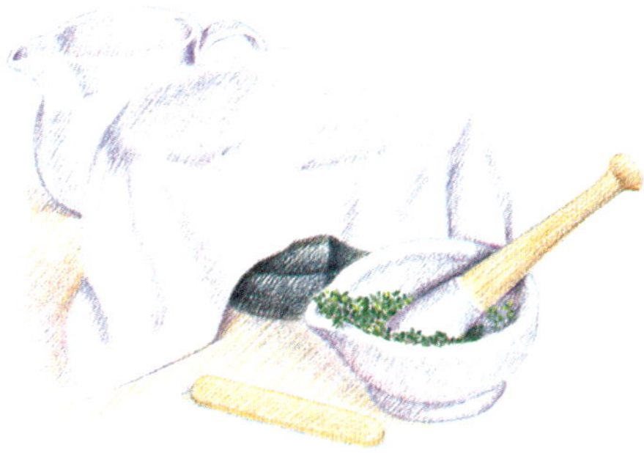

*Ein **Wickel** mit Kräutern wird äußerlich angewandt. Die pulverisierten Kräuter werden in einen warmen Brei aus Mehl und Wasser oder Brot und Milch gegeben. Den Brei messerrückendick auf ein feuchtes Leinentuch streichen und mit der bestrichenen Seite auf die Haut auflegen. Die Kräuter können auch mit etwas warmem Wasser gemischt messerrückendick zwischen zwei Gazetücher gestrichen und so heiß wie möglich aufgelegt werden. Eine Wärmflasche hält den Wickel warm.*

PFLANZLICHE HEILMITTEL

- **Aloe vera**
Husten
- **Arnika**
Schmerzen, Immunschwäche
- **Augentrost**
Augenprobleme
- **Baldrian**
Rückenschmerzen
- **Basilikum**
Depressionen
- **Beifuß**
Menstruationsbeschwerden
- **Beinwell**
Hauterkrankungen
- **Belladonna**
Bauchschmerzen
- **Bockshornklee**
Diabetes
- **Calendula**
Augenprobleme, Magen-Darm-Beschwerden
- **Cayennepfeffer**
Gelenkschmerzen
- **Dill**
Mundgeruch, Verdauungsstörungen
- **Echinacea**
Kopfschmerzen, Ohren- und Halsschmerzen, Infektionen, Störungen des Immunsystems
- **Fenchel**
Sinusitis, Bronchitis
- **Ginseng**
Erschöpfung
- **Gum guggula**
erhöhter Cholesterinspiegel
- **Gummitragant**
Erschöpfung, Immunschwäche
- **Gurke**
Augenprobleme
- **Holunderblüten**
Augenprobleme, Erkältung, Hauterkrankungen
- **Huflattich**
Husten, Durchfall
- **Ingwer**
Schmerzen, Verdauungsstörungen
- **Johanniskraut**
Rückenschmerzen, Schmerzen, Depressionen, Magersucht
- **Kamille**
Augenprobleme, Darmbeschwerden, Schlaflosigkeit
- **Kardamon**
Verdauungsstörungen
- **Katzenminze**
Kopfschmerzen
- **Knoblauch**
Kopfschmerzen, Durchfall, Infektionen, erhöhter Cholesterinspiegel
- **Kümmel**
Mundgeruch
- **Lavendel**
Kopfschmerzen, Schwindel, Krämpfe
- **Limonenblüte**
Schlaflosigkeit, Depressionen
- **Lindenblüten**
Schlaflosigkeit, Depressionen
- **Löwenzahn**
Augenprobleme, Verdauungsstörungen, Menstruationsbeschwerden
- **Mädesüß**
Fieber, Durchfall, Schmerzen
- **Mäusedorn, stechender**
Genito-anale Beschwerden
- **Meerträubel**
Kurzatmigkeit
- **Mutterkraut**
Gelenkschmerzen, Migräne
- **Nelke**
Zahnschmerzen
- **Nessel**
Menstruationsbeschwerden, appetitanregend
- **Orangenwurzel**
Kopfschmerzen, Verdauungsstörungen, Appetitverlust
- **Passionsblume**
Schlaflosigkeit
- **Petersilie**
Menstruationsbeschwerden
- **Pfefferminze**
Schwindel, Erkältung, Übelkeit, Durchfall, Magen-Darm-Beschwerden
- **Rauke**
Kopfschmerzen, Schwindel
- **Reinfarn**
Ohren- und Halsschmerzen
- **Ringelblume**
Augenprobleme, Halsschmerzen, Menstruationsbeschwerden
- **Rosmarin**
Verdauungsstörungen, Gelbsucht
- **Roter Salbei**
Halsschmerzen
- **Salbei**
Schwindel
- **Sandelholz**
Fieber, Harnwegsbeschwerden
- **Schafgarbe**
Kopfschmerzen, Erkältungen
- **Storchschnabel**
Genito-anale Beschwerden
- **Süßholz**
Bronchitis, Abhängigkeit
- **Tausendgüldenkraut**
appetitanregend
- **Thymian**
Husten, Kurzatmigkeit
- **Ulme**
Ohren- und Halsschmerzen, Gelenkschmerzen, Verdauungsstörungen
- **Vogelmiere**
Augenprobleme, Hauterkrankungen
- **Wacholderbeeren**
appetitanregend
- **Weide**
Ohren- und Halsschmerzen
- **Weißdorn**
Schwindelgefühl, Bluthochdruck
- **Ysop**
Husten
- **Zimt**
Bauchschmerzen
- **Zitronenmelisse**
Bauchschmerzen, Schlaflosigkeit

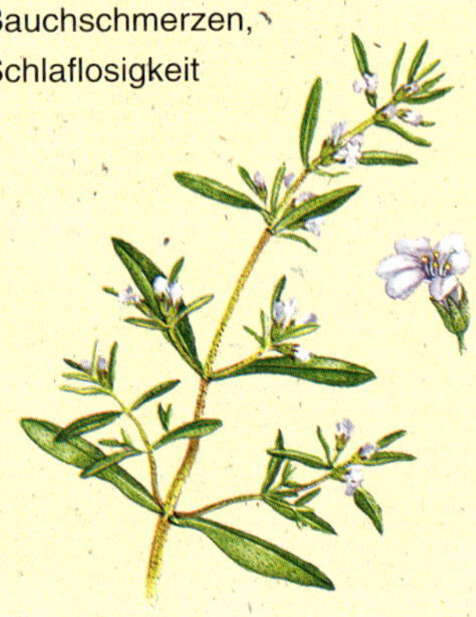

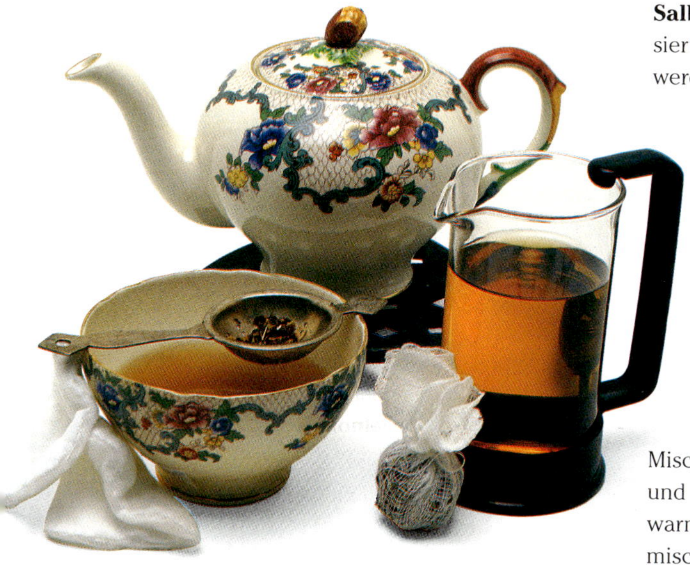

Damit Sie den Tee nicht mehr abseihen müssen, können Sie Ihre eigenen Kräuterteebeutel aus Gazetüchern herstellen.

etwa 10 Minuten ziehen gelassen. Anschließend in eine Tasse oder ein Glas abseihen. Süßen Sie das Getränk mit etwas Honig.

Abkochung: Für eine Abkochung werden wie beim Aufguß Pflanzenteile überbrüht, hier jedoch die härteren Holz-, Rinden- und Wurzelteile.

Entsaften: Ganze frische Pflanzen und Teile von frischen Pflanzen werden zerkleinert. Der Saft, der die wasserlöslichen Inhaltsstoffe enthält, wird ausgedrückt. Diese Methode eignet sich am besten zur Gewinnung der Vitamine und Mineralien aus Pflanzen.

Pulverisieren: Pflanzen werden mit Mörser und Stößel zu Pulver zerstoßen, über das Essen gestreut, mit Flüssigkeit oder in Kapselform eingenommen.

Sirup: Die Pflanzenextrakte werden mit Honig oder braunem Zucker in kaltes Wasser gegeben, aufgekocht und gefiltert. Den Sirup mögen besonders Kinder gerne.

Tinktur: Pulverisierte Pflanzenteile werden mit 50%igem Alkohol versetzt. Unter täglichem Schütteln mehrere Tage an einem dunklen Ort ziehen lassen. Danach abseihen und abfüllen.

Salbe: Pulverisierte Pflanzenteile werden in heiße Vaseline gegeben.

Wickel: Zerkleinerte Pflanzenteile werden mit heißem, feuchtem Mehl, Maismehl oder einer Mischung aus Brot und Milch zu einem warmen Brei vermischt. Der Brei wird messerrückendick auf ein feuchtes Leinentuch gestrichen und mit der bestrichenen Seite auf die Haut aufgelegt. Eine Wärmflasche hält den Wickel warm.

Kalte Kompresse: Ein Stück Stoff wird in einen kühlen Aufguß eingetaucht, ausgewrungen und auf die Haut gelegt.

Pflanzenbad: Siehe *Hydrotherapie*, Seite 166.

Homöopathie

Die Homöopathie ist ein Heilverfahren, das von Samuel Hahnemann um 1796 begründet und seit 1807 so genannt wurde. Durch Textstudium und Beobachtung entdeckte er die Ähnlichkeitsregel – *Ähnliches wird durch Ähnliches geheilt.* In der Praxis bedeutet dies, daß gegen die durch einen bestimmten Stoff hervorgerufene Erkrankung dieser oder ein ähnlicher Stoff zur Steigerung der Abwehrkräfte und somit zur Linderung der Erkrankung verabreicht wird. Darüber hinaus stellte Hahnemann fest, daß Verdünnung die Wirkung eines Heilmittels verstärkt und eine spezielle Art, eine Lösung zu schütteln, deren Wirkung steigert.

Die Homöopathie wird weiter erforscht. Dabei hat sich herausgestellt, daß nicht nur Menschen, sondern auch Tiere mit homöopathischen Arzneimitteln geheilt werden können. Die Bezeichnung Homöopath, also homöopathischer Arzt, wird nur approbierten Ärzten nach Absolvierung einer zusätzlichen Ausbildung und praktischer Erfahrung unter Anleitung eines anerkannten homöopathischen Arztes verliehen. Der Homöopath ist genauso umfassend gebildet wie sein allopathischer Kollege, kann jedoch aufgrund seiner Zusatzqualifikation auch homöopathisch therapieren. Für fast alle Beschwerden und Erkrankungen stehen heute homöopathische Mittel zur Verfügung. Diese sind nicht verschreibungspflichtig. Lassen Sie sich von Ihrem Arzt oder Apotheker entsprechend Ihren Beschwerden beraten.

Die Herstellung homöopathischer Arzneimittel ist äußerst aufwendig. Die notwendigen Rohstoffe liefert die

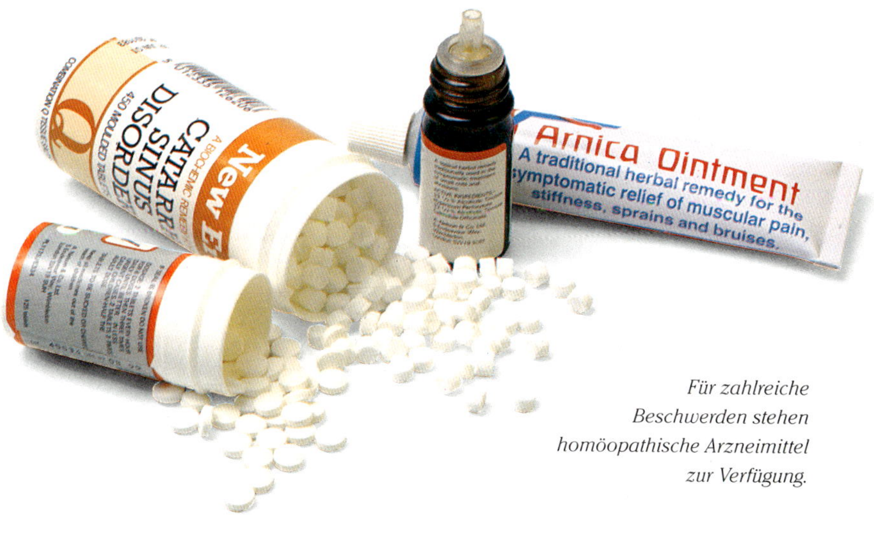

Für zahlreiche Beschwerden stehen homöopathische Arzneimittel zur Verfügung.

Natur: ganze Pflanzen oder Pflanzenteile wie Wurzeln, Blätter, Blüten und Rinden, tierische Substanzen sowie Mineralien und auch einige in der Chemie hergestellten Stoffe. Nach Extraktion und Filterung werden Tinkturen hergestellt. Diesen werden Mineralien zugesetzt. Danach finden Verdünnungen statt, wobei bei jedem Schritt die Durchmischung des Mittels durch Schüttelschläge begleitet wird. Homöopathische Mittel gibt es als Tabletten, Globuli, Salben, Tropfen und Zäpfchen.

Viele Menschen, obgleich weitaus weniger als die Anhänger der allopathischen Medizin, vertrauen auf die Homöopathie. Immer mehr Menschen gehen dazu über, ihre Beschwerden selbst mit homöopathischen Arzneimitteln zu behandeln. Bei vielen Beschwerden wie Kopfschmerzen, Bauchkrämpfen, Husten oder Schlaflosigkeit ist dies auch ohne weiteres möglich. Bei schwerwiegenden oder dauerhaften Beschwerden sollte man auf jeden Fall einen homöopathischen Arzt konsultieren, der eine fachliche Diagnose stellt und die Krankheit entsprechend therapiert. Da die Homöopathie eine umfassende alternative Therapieform ist, können die meisten in diesem Buch dargestellten Beschwerden und Krankheiten mit ihrer Hilfe behandelt werden.

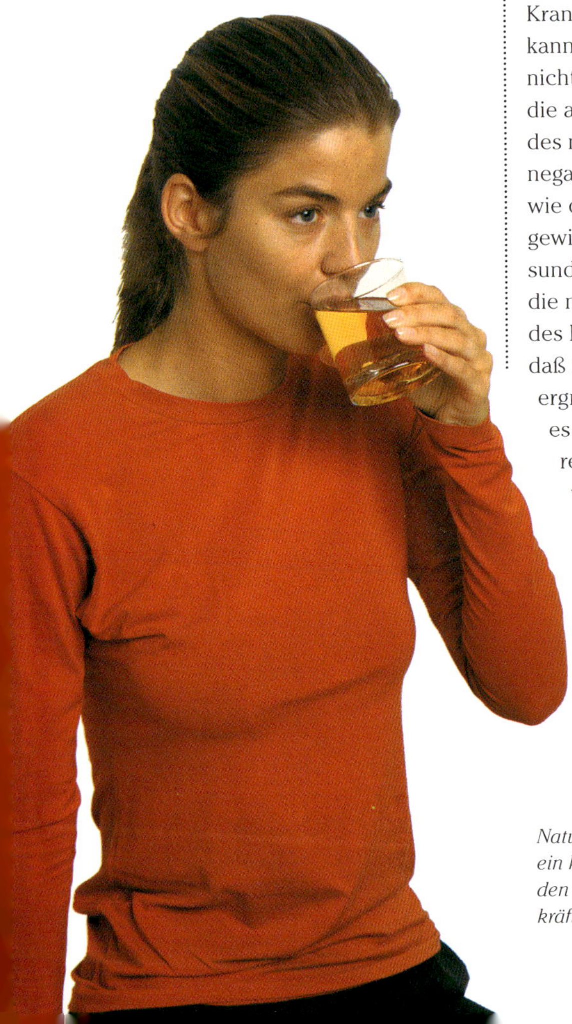

Naturheilkunde

Die Medizin war über Jahrtausende naturheilkundlich orientiert, dennoch entzieht sich die Naturheilkunde heute eindeutiger Definition. Es gibt zahlreiche Überlappungen mit anderen alternativen Heilverfahren und der erst im 19. Jahrhundert entstandenen Schulmedizin.

Das Prinzip der Naturheilkunde beruht auf der Annahme, daß der Körper über ihm innewohnende Kräfte zur Selbstheilung verfügt. Eine Krankheit, so die Naturheilkundler, kann ohne die Mittel des Organismus nicht geheilt werden. Dazu kommen die allgemeine Widerstandskraft des menschlichen Körpers gegen die negativen Einflüsse der Umwelt sowie die Kraft des seelischen Gleichgewichts, um einen Organismus gesunden zu lassen. Dennoch reichen die natürlichen Selbstheilungskräfte des Menschen nicht immer aus, so daß zusätzliche Therapiemaßnahmen ergriffen werden müssen. Handelt es sich dabei um natürliche Verfahren, spricht man von Naturheilverfahren. Naturheilkundliche Ärzte behandeln sowohl akute als auch chronische Erkrankungen mittels Ernährung, Pflanzen- und Kräutertherapie, Homöopathie, Bewegungstherapie und Hydrotherapie und anderen natürlichen Therapieformen.

Naturheilkundliche Behandlung kann ein kurzes Saftfasten einschließen, das den Körper reinigt und die Selbstheilungskräfte fördert.

Hydrotherapie

Schon bei den ältesten Kulturen waren die Heilkräfte des Wassers bekannt, manchmal wurden ihnen sogar Wunderkräfte nachgesagt. Ob in den römischen oder den türkischen Dampfbädern, ob in der antiken oder modernen Sauna, ob in Thermal- oder sonstigen Mineralbädern, die Hydrotherapie hat ihren zeitlosen, gesundheitsfördernden Wert eindeutig bewiesen. Es gibt viele Möglichkeiten, Wasseranwendungen durchzuführen.

Äußerlich: Wasser kann als Bad, Dusche oder Wickel angewandt werden.

Bäder: Ein warmes Bad reinigt den Körper, kann bei zahlreichen Beschwerden heilend wirken und hat sowohl kräftigende wie auch beruhigende Wirkung auf das vegetative System. Kalte Vollbäder wirken darüber hinaus äußerst erfrischend. Warmen Vollbädern können verschiedene Substanzen wie Salze, Mineralien oder Kräuter zugesetzt werden. Bäder mittlerer Temperatur (32–35° Celsius) können länger als warme oder kalte angewendet werden und reduzieren erfolgreich Verspannungen. Whirlpools und Sprudelbäder werden ganz gezielt eingesetzt. Sitzbäder in einer Sitzbadewanne dienen der Behandlung von Bauch- und Beckenerkrankungen sowie der Harn- und Geschlechtsorgane, indem die Durchblutung dieser Körperbezirke speziell gefördert wird.

Duschen: Hier ist die direkte Bestrahlung eines Körperteils oder des ganzen Körpers mit einem oder mehreren Wasserstrahlen gemeint. Wir alle kennen die morgendliche Dusche für die Körperpflege. Die Wirkung entspricht der eines Bades.

Wickel und Kompressen: Diese können, ganz nach Wunsch, heiß oder kalt sein. Eispackungen wirken schnell und direkt. Sie werden erfolgreich bei der Behandlung von Verletzungen eingesetzt, indem Schwellungen reduziert und Einblutungen in die Gewebe verhindert werden können.

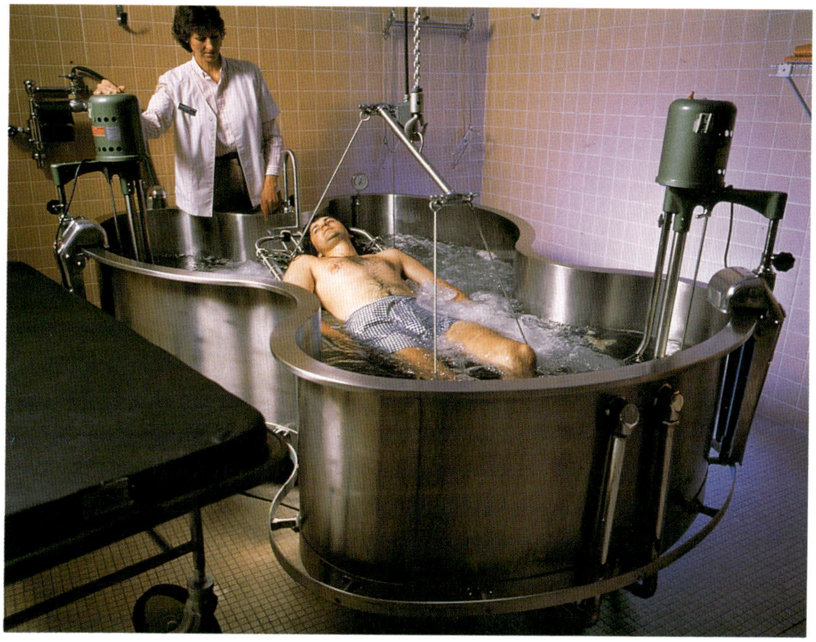

Hydrotherapie im Sprudelbad aus Luftdruckdüsen wirkt stimulierend wie eine Massage und wird in einigen Krankenhäusern angewandt.

Innerlich: Wasser kann auch für Einläufe und Darmspülungen genutzt werden, um so Schlackenstoffe und Gifte aus dem Darm zu entfernen. Als Dampf zur Inhalation reinigt es die Luftwege.

Pflanzen und Gärtnern

Säen, Pflanzen und Ernten verbindet uns mit dem natürlichen Jahreslauf und so mit dem Werden und Vergehen alles Seienden. Sie wundern sich womöglich, warum dies in einem Buch über ergänzende Therapien erwähnt wird. Der Grund ist, daß Gärtnern im eigenen Garten nicht nur therapeutische Funktion hat, sondern sogar körpereigene, selbstheilende Kräfte freisetzen kann. Millionen Menschen wissen aufgrund unserer arbeitsteiligen Gesellschaft heute nicht mehr, woher die Nahrungsmittel auf unseren Eßtischen stammen, wer diese gepflanzt und geerntet hat oder unter welchen Bedingungen sie angebaut wurden. Die durch die Industrialisierung bedingten Veränderungen in unserem Leben führten auch dazu, daß kleine Familienbauernhöfe häufig großen Produktionsgenossenschaften weichen mußten. Die negativen Auswirkungen dieser Entwicklung – die Überdüngung, die Anreicherung von Giftstoffen, vor allem Pestiziden, und das Auslaugen der Böden – werden im Kapitel *Abwehr von Umweltbelastungen* (Seite 168) behandelt. Andererseits bedingte die Industrialisierung wiederum den Hang zum eigenen Garten. Ob am eigenen Haus oder in einer Kleingartenanlage, häufig auch Schrebergarten genannt, die Menschen neigen dazu, Obst und Gemüse selbst anzubauen. Zum einen weiß der Gärtner, was er an seinen selbstgezogenen Nahrungsmitteln hat, denn Gärtnern ohne Gift ist ein seit langem anhaltender Trend. Zum anderen schätzen die im Garten tätigen Menschen die erholsame Wirkung, die die Arbeit im Freien auf Körper und Geist ausübt.

Nahrungsmittel aus biologischem Anbau, also ohne Einsatz von Pestiziden und Düngemitteln, stehen bei sich bewußt ernährenden Menschen hoch im Kurs. Biologisch angebautes Obst und Gemüse gibt es auf Wochenmärkten, direkt beim Bauern und inzwischen auch in Lebensmittelgeschäften und gar Supermärkten zu kaufen. Achten Sie beim Einkauf auf die entsprechenden Hinweise.

Der Weg in die Welt des Gärtnerns führt meist über ein Gartencenter. Hier finden Gärtner alles, was sie für den Anbau im eigenen Garten benötigen. Ob Saatgut, Setzlinge, Jungpflanzen oder Gartengeräte für Nutz- und/oder Ziergarten – ein gutes Gartencenter hält all dies für Sie bereit. Geschultes Personal kann Ihnen gegebenenfalls auch mit professionellem Rat weiterhelfen.

Bei einem Garten sollte jedoch nicht nur der „eßbare" Nutzen im Vordergrund stehen. Auch der Anblick von farbenfrohen Blumen und in allen Grünschattierungen

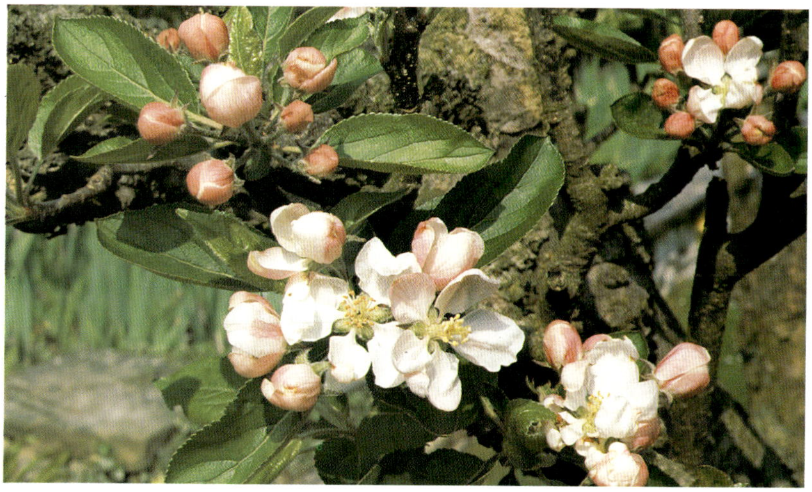

Mit den ersten Knospen im Frühling schlägt nicht nur das Herz des Gärtners höher.

prunkenden Ziergewächsen hat einen äußerst entspannenden und erholsamen Wert. Lassen Sie sich bei der Auswahl und Zusammenstellung der bunten Pracht durch einen Blick in Nachbars Garten oder durch Gartenbücher inspirieren.

Abwehr von Umweltbelastungen

In den letzten Jahrzehnten traten die Umweltbelastungen, die unsere Gesundheit, womöglich gar die Existenz allen Lebens auf der Erde, gefährden, zunehmend ins Bewußtsein der Öffentlichkeit. Diese Umweltbelastungen haben zahlreiche Ursachen, wie die Produktion und den Transport von Gütern aller Art, den Verkehr und auch die Landschaftsgefährdung durch Freizeitaktivitäten. Aufgrund unseres Lebensstils ist jeder einzelne für zahlreiche Umweltbelastungen verantwortlich oder mitverantwortlich. Wir sollten deshalb in den Bereichen, die wir direkt durch unser Verhalten beeinflussen können, verantwortlich handeln und beispielsweise bewußt mit Wasser und Energie umgehen.

Luftverschmutzung: Die Luft wird ständig mit Substanzen angereichert, die in der „reinen" Luft nicht oder nur in geringem Maße enthalten sind, wie Abgase, Rauch, Ruß, Dämpfe. Solche Stoffe können durch natürliche Vorgänge, z. B. Vulkanausbrüche, oder durch von uns Menschen verursachte Faktoren, wie Vebrennungsprozesse in Kraftwerken oder Motoren aller Art, in die Luft gelangen. Letztere verändern negativ die Umweltqualität und machen uns zunehmend das Atmen sowie das Leben schwer.

In unmittelbarem Zusammenhang mit der Luftverschmutzung stehen Erkrankungen wie Emphysem, Nasennebenhöhlenentzündung, Allergien, Infektionen, Hauterkrankungen und einige Krebsarten. Auch viele andere Krankheiten werden direkt oder indirekt durch die verschmutzte Luft verursacht.

Wasserverschmutzung und -verknappung: Die Gewässer, gleichgültig, ob das Grundwasser oder die Oberflächengewässer, werden seit alters vor allem als Trinkwasser für Menschen und Tiere genutzt. Daneben steht die Nutzung als Brauchwasser für den Haushalt (Dusche, Waschmaschine etc.) und für Gewerbe sowie Industrie. Damit verbunden ist die Verschmutzung des Trinkwassers mit Abwässern und Abfällen aller Art. Doch nicht nur verschmutztes Wasser, sondern auch die Wasserverschwendung und die Zunahme der Erdbevölkerung tragen zur globalen Wasserverknappung bei. Ins Wasser gelangte chemische Stoffe wie Chlor sind als krebsfördernd bekannt. Allergien und Krankheiten des Nerven- und Atmungssystems werden durch Schadstoffe im Wasser begünstigt.

Verschlechterung der Nahrungskette: Die großzügige Verwendung von Pestiziden, Antibiotika und chemischen Düngemitteln in der Agrarindustrie führt nachweislich zur Verschlechterung des Gesundheitszustandes von Lebewesen. In der Nahrungskette – die Glieder dieser Kette sind durch Nahrungsbeziehung voneinander abhängig – steht meist der Mensch als Endkonsument von Obst und Gemüse, von Fisch und Fleisch. Die in diesen Lebensmitteln durch die Nahrungskette angereicherten biologisch schwer oder nicht abbaubaren Substanzen können unsere Gesundheit beeinträchtigen oder schädigen. Doch der Fortschritt hat auch noch andere Tücken. Die Böden in der Landwirtschaft sind aufgrund der ertragssteigernden Maßnahmen oft derart ausgelaugt, daß Mineralien und Spurenelemente nur noch in geringen Mengen in die Pflanzen dringen. Wiederum als Endglied in der Nahrungskette leiden wir Menschen am meisten unter diesem Mangel an Nährstoffen. Somit werden wir für die Erhaltung unserer Gesundheit zunehmend abhängiger von der Zugabe von Nährstoffen.

Bevölkerungsexplosion: Die rasch anwachsende Bevölkerung bedingt auch eine Reihe von Problemen, die wiederum unsere Gesundheit beeinflussen. Die Zunahme der Erdbevölkerung trägt zu einem höheren Landschaftsverbrauch (Häuser, Straßen, Freizeitaktivitäten), zu einem höheren Wasserverbrauch und somit zur globalen Wasserverknappung, zu

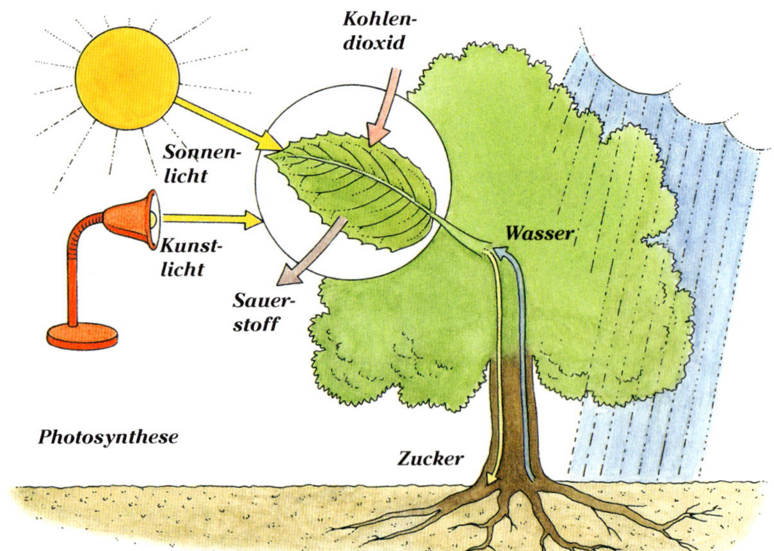

Jedes Lebewesen ist letztlich von der Photosynthese abhängig. In diesem Prozeß verwandeln Pflanzen mit Hilfe von Lichtenergie Kohlendioxid zu Kohlenhydraten und Wasser. Dabei produzieren sie Nahrungsmittel und geben Sauerstoff in die Atmosphäre ab.

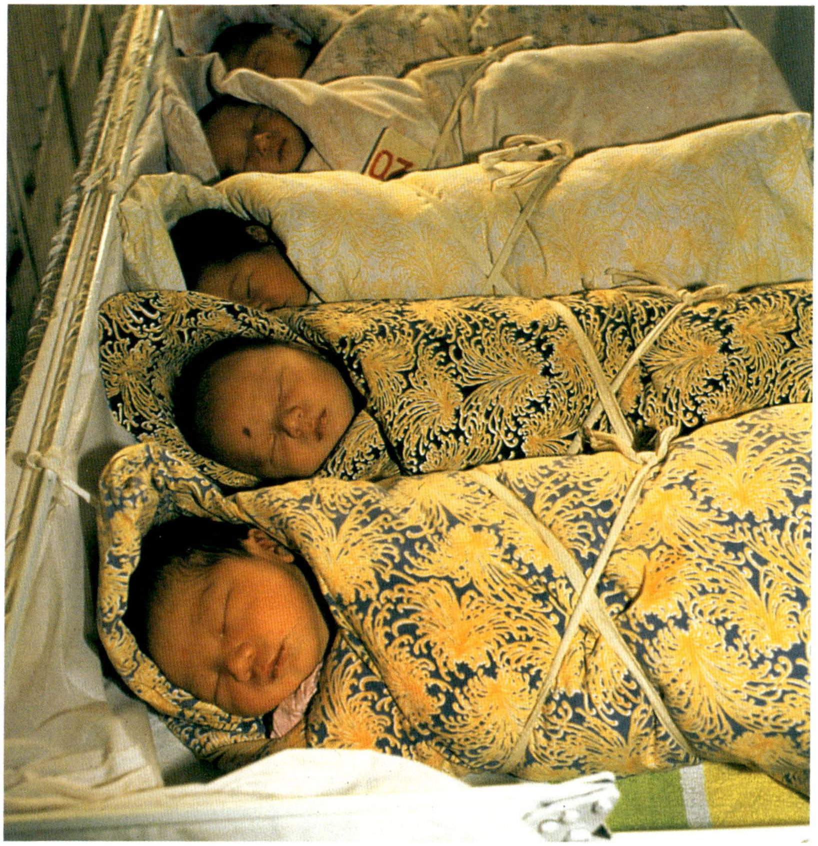

Die chinesische Bevölkerungspolitik (die Ein-Kind-Familie) ist eine Methode, der Überbevölkerung entgegenzuwirken. Die steigende Bevölkerungszahl ist jedoch ein globales Problem, da die Nahrungsmittelproduktion nicht Schritt hält.

einer höheren Luftverschmutzung und einem höheren Verbrauch an Nahrungsmitteln bei. All diese Dinge bedingen sich auch wiederum gegenseitig. Der Bevölkerungszuwachs ist so groß, daß er eine globale Krise zu bewirken droht, denn der Zeitraum, in dem sich die Weltbevölkerung verdoppelt, wird immer kürzer. Dies bedeutet, daß die Ernährung der Weltbevölkerung, im Gegensatz zum 19. Jahrhundert, bald nicht mehr ein Verteilungs- , sondern ein Beschaffungsproblem sein könnte. Manchen Statistiken zufolge wird jetzt bereits nicht mehr genügend Nahrung produziert, um alle Bewohner der Erde zu ernähren, deren Zahl weiter kontinuierlich steigt.

Elektrosmog und Strahlenverschmutzung: Noch vor etwa 100 Jahren gab es keine durch den Menschen verursachte nachweisbare elektromagnetische und strahlungsbedingte Beeinflussung der Umwelt. Das hat sich seitdem stark geändert: Radio, Telefon, Mikrowelle, Fernseher, Computer, Röntgenstrahlen (Diagnose und Therapie), Ultraschall und vieles mehr senden elektromagnetische Strahlen aus. Der Verdacht, daß diese zur Entstehung von Krankheiten beitragen, verdichtet sich. Dies ist keineswegs verwunderlich, wenn man bedenkt, wie viele „elektrische Systeme" in uns arbeiten, die von äußerer Strahlung beeinflußt oder gestört werden können: das Herz, das Hirn, die Nerven, die Muskeln, die Körperflüssigkeiten, die die elektrisch geladenen Teilchen von Körperzelle zu Körperzelle transportieren.

Da auf dem Gebiet der elektromagnetischen Strahlung intensiv geforscht wird, werden uns sicherlich immer wieder Neuigkeiten über deren Auswirkungen auf den menschlichen Organismus, also unsere Gesundheit, erreichen.

Das Erkennen und Benennen eines Problems ist das eine, das aktive Verändern einer unliebsamen Situation das andere. Deshalb sollten wir uns Gedanken machen, was wir als einzelne zur Vermeidung und Verringerung von Umweltverschmutzung beitragen können. Einige Vorschläge:

- Informieren Sie sich über Umweltbelastungen und informieren Sie andere.
- Engagieren Sie sich aktiv im Umweltschutz. Auch in Ihrer Nähe gibt es Umweltschutzgruppen.
- Sparen Sie Wasser und Energie im Haushalt und am Arbeitsplatz. Fahren Sie nur mit dem Auto, wenn es unbedingt notwendig ist.

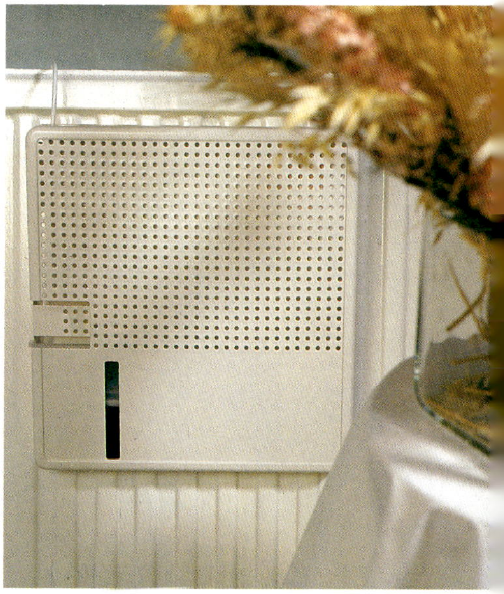

Die Qualität unserer Atemluft kann im häuslichen Bereich durch Luftbefeuchter verbessert werden.

- Kaufen Sie bewußt ein: Lebensmittel aus biologischem Anbau, biologisch abbaubare Produkte, Produkte mit dem Umweltzeichen. Vermeiden Sie unnötiges Verpackungsmaterial. Verzichten Sie – insofern möglich – auf Produkte, die unter Umweltgesichtspunkten äußerst bedenklich sind.
- Vermeiden Sie und recyceln Sie Müll.

Wie finden Sie einen erfahrenen Therapeuten?

Dieses Buch soll Ihnen helfen, das immer größer werdende Angebot an Therapie- und Vorsorgemaßnahmen zu Hause eigenverantwortlich einzusetzen.

Wie Sie bemerkt haben werden, brauchen Sie in den meisten Fällen einen erfahrenen Therapeuten oder Lehrer, der Sie in die jeweilige Methode einführt. Er kann Ihnen die Feinheiten erklären und zeigen, auf die es in der Praxis ankommt. Verfügen Sie erst einmal über diese wichtigen Informationen, wird es Ihnen leicht fallen, allein weiterzumachen. Der erste Schritt kann etwas schwierig sein, weswegen ich mir dachte, daß einige praktische Tips nicht schaden könnten.

Am besten ist es, wenn Ihnen eine Person Ihres Vertrauens eine Empfehlung geben kann, möglichst aufgrund eigener positiver Erfahrungen. Was aber, wenn Sie eine solche Empfehlung nicht bekommen? Dann haben Sie auch noch andere Möglichkeiten. Fragen Sie Ihren Hausarzt oder einen Mitarbeiter eines alternativen Gesundheitszentrums oder -ladens. Probieren Sie es einfach aus. Vielleicht werden Sie angenehm überrascht sein. Wenn Sie die richtige Person gefragt haben, wird sie Ihnen einen geeigneten Tip geben. Sie wird Sie an denjenigen verweisen, den sie auch den anderen Ratsuchenden empfiehlt und mit dem sie womöglich gute Erfahrungen gemacht hat.

Bestimmt gibt es irgendwo in Ihrer Nähe ein Zentrum für Naturheilkunde. Ist dort kein geeigneter Therapeut beschäftigt, kann man Sie sicherlich weitervermitteln. Es gibt ein ganzes Netz von Experten und Informationen, auf das man im Bedarfsfall zurückgreifen kann. Der Bioladen in Ihrer Nähe ist häufig auch eine gute Informationsquelle. Therapeuten und Heilkundler, die ergänzende oder alternative Methoden anwenden, empfehlen dort oft ihre Produkte und hinterlegen ihre Visitenkarten.

Therapeuten sind häufig in den „Gelben Seiten" zu finden. Sie machen in Tageszeitungen, Gemeindezentren oder Büchereien auf sich aufmerksam.

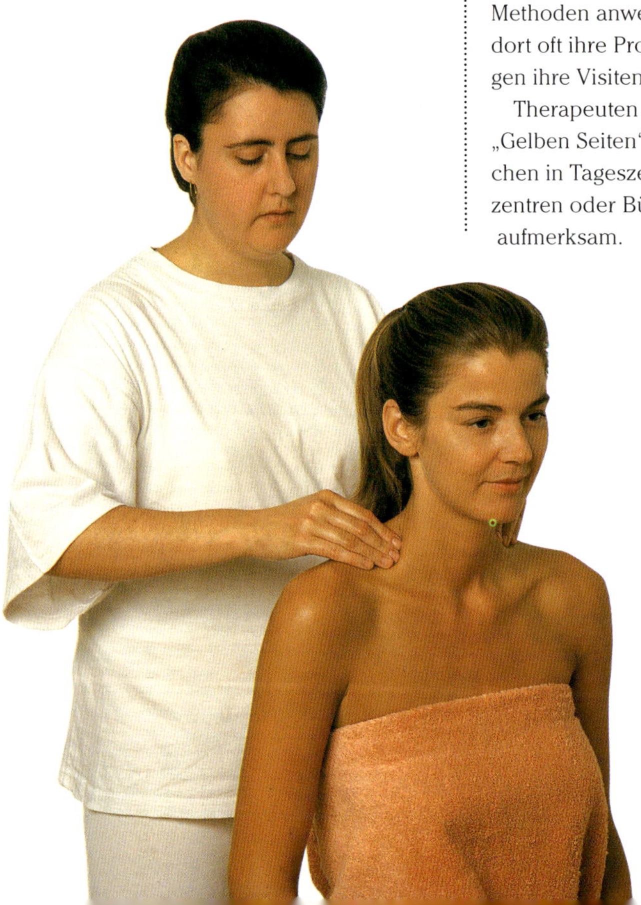

Er kommt entscheidend darauf an, daß Sie sich bei Ihrem Therapeuten wohlfühlen, ob Sie nun bei ihm in Behandlung sind oder eine bestimmte Heilmethode von ihm lernen möchten.

Verfügen Sie über einen Computer mit Internetanschluß, können Sie online Informationen erhalten.

Wenn Sie in Ihrer näheren Umgebung nicht fündig werden, ist der nächste Schritt eine bundesweite Initiative oder Hilfsorganisation. Diese hält Listen von Therapeuten und Lehrern in allen Teilen des Landes für Sie bereit. Einige solcher Organisationen sind auf den folgenden Seiten für Sie zusammengestellt. Die meisten werden Ihnen gerne Werbe- und Informationsmaterial schicken, vielleicht gegen einen Unkostenbeitrag. Sie können daraus entnehmen, wie viele Mitglieder sie haben, auf welcher ethischen Grundlage sie arbeiten und vieles mehr. Auch über die Qualifikation der führenden Mitglieder dieser Gesellschaften erfahren Sie darin einiges.

Die Entscheidung liegt ganz bei Ihnen. Wenn Sie Ihre Suche beendet haben, brauchen Sie den Lehrer oder Therapeuten nur noch aufzusuchen. Bald werden Sie herausgefunden haben, ob er in puncto Qualifikation und zwischenmenschlicher „Chemie" der Richtige ist. Sie sollten dann Ihre Erfahrungen möglichst an andere Betroffene weitergeben.

Vielleicht wurde Ihnen ja selbst genauso geholfen. Warum also geben Sie Ihre neuen Erfahrungen nun nicht an andere weiter, gleichgültig, ob sie begeistert, lauwarm oder negativ ausgefallen sind?

Organisationen, die weiterhelfen

Deutschland

Arbeitskreis Frauengesundheit AKF e. V.
Hindenburgstraße 1 a
32257 Bünde

Bundeszentrale für gesundheitliche Aufklärung
Ostmerheimer Straße 200
51109 Köln

Chronisches Müdigkeitssyndrom – Immundysfunktionen
Duisburger Straße 7
40477 Düsseldorf

Deutscher Allergie- und Astmabund e. V.
Hindenburgstraße 10
41061 Mönchengladbach

Deutsche Herzstiftung e. V.
Wolfsgangstraße 20
60322 Frankfurt

Deutsche Rheumaliga Bundesverband e. V.
Rheinallee 69
53173 Bonn

Deutsche Schmerzhilfe e. V.
Woldsenweg 3
20249 Hamburg

Deutsche Tinnitus Liga e. V.
Postfach 349
42353 Wuppertal

Deutscher Neurodermitikerbund
Mozartstraße 11
22083 Hamburg

Deutscher Zentralverein homöopathischer Ärzte e. V.
Dorotheenstraße 75
53111 Bonn

Homöopathie-Forum – Organisation klassisch homöopathisch arbeitender Heilprakitker e. V.
Grubmühler Feldstraße 14 a
82131 Gauting bei München

Institut für Bach-Blütentherapie Forschung & Lehre/Mechthild Scheffer
Lippmannstraße 53
22769 Hamburg

Internationale Gesellschaft für ganzheitliche Zahnmedizin e. V.
Durchlacherstraße 81
68219 Mannheim

Psychologischer Arbeitskreis für Autogenes Training und Progressive Relaxation
c/o Berufsverband Deutscher Psychologen
Heilsbacher Straße 22
53123 Bonn

Wirbelsäule Rückenschule e. V.
Südring 180
42579 Heiligenhaus

Zentralverband der Ärzte für Naturheilverfahren/Gesellschaft für Neuraltherapie
Alfredstraße 21
72250 Freudenstadt

Österreich

Ärztegesellschaft für Klassische Homöopathie
Dr. Dietmar Payrhuber
Griesgasse 2
5020 Salzburg

Ludwig Boltzmann-Institut für Akupunktur
Kaiserin Elisabeth-Spital
Huglgasse 1 – 3
1150 Wien

Mechthild Scheffer GmbH Institut für Bach-Blütentherapie Forschung & Lehre
Börsegasse 10
1010 Wien

Medizinisches Selbsthilfezentrum
Obere Augartenstraße 26 – 28
1020 Wien

Österreichische Rheuma-Liga
Ketzergasse 200
1235 Wien

Österreichischer Herzverband
Pflanzmannstraße 8
5020 Salzburg

Selbsthilfegruppe für Neurodermitis/Atopisches Ekzem
Kegelgasse 34 – 38/I/20
1030 Wien

Selbsthilfegruppe für Rückenprobleme
c/o Salzburger Patientenforum
Faberstraße 19 – 23
5024 Salzburg

Verein D & A – Gesellschaft zur Förderung der Selbsthilfe bei Depressionen und Angststörungen
Schindgasse 5/5
1040 Wien

Schweiz

Homöopathischer Ärzteverband (HAV)
Sennweidstraße 45
6312 Steinhausen

Mechthild Scheffer AG Institut für Bach-Bachblütentherapie Forschung & Lehre
Mainaustraße 15
8034 Zürich

Schweizer Gesellschaft für Allergologie und Immunolgie
1, rue Michel Servet
1211 Genève 4

Schweizer Herzstiftung
Postfach 176
3000 Bern 15

Schweizer Rheuma-Liga
Renggerstraße 71
8038 Zürich

Selbsthilfezentrum Hinterhuus
Feldbergstraße 55
4057 Basel

Verband Klassischer Homöopathen
Postfach 625
8030 Zürich

Bücher, die weiterhelfen

Bader, I. / Möller, C.: *Sanfte Fitneß und aktive Entspannung.* Mosaik Verlag, München

Berger, Karola: *Bach-Blüten und mentales Training.* Urania Verlag, Berlin

Berger, Karola: *Schmerzfrei durch Akupressur.* Urania Verlag, Berlin

Bick, Martina: *Der Diät-Kompaß.* Urania Verlag, Berlin

Borelli, Siegfried / Rakoski, Jürgen: *Neurodermitis.* Falken Verlag, Niedernhausen

Brückle, Wolfgang: *Fibromyalgie.* Urania Verlag, Berlin

Carlsson, Sonja: *Die neue große Tabelle der Kalorien und Nährstoffe.* Urania Verlag, Berlin

Decker, Franz / Bäcker, Brigitte: *Kinesiologie mit Kindern.* Urania-Ravensburger, Berlin

Floto, Gisela / Vogler, Viktor: *Natürliche Behandlung von Kinderkrankheiten.* Urania-Ravensburger, Berlin

Geesing, Hermann: *Immun-Training.* Verlag Gesundheit, Berlin

Halbig, Konrad / Schnellbach, Karen: *Richtig atmen für mehr Lebensfreude.* Urania Verlag, Berlin

Hammelmann, Iris: *Allergien.* Urania Verlag, Berlin

Hammerschmidt, Josef und Klaus: *Lexikon der Heilmethoden.* Verlag Gesundheit, Berlin

Kohla, N.: *Mir geht's gut.* Falken Verlag, Niedernhausen

Kovács, Heike / Linder, Susanne: *Kinderkrankheiten erkennen und behandeln.* Urania-Ravensburger, Berlin

Kreuter, Josef H. P.: *Homöopathie.* Falken Verlag, Niedernhausen

Krüger, Michael: *Autogenes Training.* Urania Verlag, Berlin

Lalvani, Vimla: *Yoganastik.* Verlag Gesundheit, Berlin

Langbein, K. / Martin, H.-P. / Weiss, H.: *Bittere Pillen.* Verlag Kiepenheuer & Witsch, Köln

Leibold, Gerhard: *Fußmassage – Reflexonentherapie am Fuß.* Falken Verlag, Niedernhausen

Martinetz, Dieter: *Umwelt- und Alltagsgifte.* Urania Verlag, Berlin

Massar, Lore: *Reiki.* Urania Verlag, Berlin

Mayer-Seifert, Konstanze: *Die große Hausapotheke für die ganze Familie.* Urania Verlag, Berlin

Naumann, Frank: *Erste Hilfe für die Seele.* Verlag Gesundheit, Berlin

Oswald, W. / Jilg, A. / Cordes, E.: *Hörgeschädigt.* Verlag Gesundheit, Berlin

Pahlow, Mannfried: *Der große GU Ratgeber Heilpflanzen.* Gräfe und Unzer Verlag, München

Peters, Laura: *Esoterische Therapien.* Urania Verlag, Berlin

Quandt, Jochen / Hiller, Karl-O.: *Depressionen und Angst.* Verlag Gesundheit, Berlin

Rhein, Herbert: *Gesund und schön durch natürliche Zahnpflege.* Urania Verlag, Berlin

Schneider, Sylvia: *Das neue Frauenlexikon.* Verlag Beltz Quadriga, Weinheim

Schutt, Karin: *Aromatherapie.* Falken Verlag, Niedernhausen

Schweiger, Anita / Kammerer, Susanne: *Sanft vorbeugen und heilen mit Hildegard von Bingen.* Urania Verlag, Berlin

Seymour, John: *Selbstversorgung aus dem Garten.* Urania-Ravensburger, Berlin

Stiftung Warentest: *Handbuch der Selbstmedikation.* Stiftung Warentest, Berlin

Stoppard, Miriam: *Die Brust.* Urania-Ravensburger, Berlin

Weigel, Wolf: *Selbstheilung durch NLP.* Urania Verlag, Berlin

Weigel, Wolf: *Stress positiv meistern.* Urania Verlag, Berlin

Wenzel, Petra: *Hausapotheke.* Gräfe und Unzer Verlag, München

Wenzel, Petra: *Pflanzliche Arzneimittel – Hilfe aus der Natur.* Wort und Bild Verlag, Baierbrunn (in Apotheken erhältlich)

Register

A

B

C

D

E

BILDNACHWEIS

Schlüssel: *o* oben, *u* unten, *r* rechts, *l* links

Ace Photo Agency 18 (Bill Bachmann), 21 (Gabe Palmer), 28 (Mauritius), 30, 43 or (Martin Riedl), 37 (Mugshots), 39 (Mauritius), 55, 65, 71 (T&J Sims), 73 (Benelux Press), 77 (Mauritius), 78 (Phototake), 90 (Latin Stock), 94 l (Photopic), 98 (John Searle), 100 (Vibert Stokes), 101 (John Glover), 103 (Michael Melia), 117 (Mark Stevenson), 118 u (Geoff de Feu), 124 u (Andrew Turney), 144 (Bill Bachmann), 156 u (Stuart Frawley), 167 o / Aura Soma Colour Therapie 155 c / Nick Clark 38 / Moira Clinch 11 / Corbis-Bettman 124 o / ET Archive 158 o / The Image Bank 8 (Steven Marks), 19 (Ulf E. Wallin), 22, 27, 32 (Larry Gatz), 40 (Steve Niedorf), 42 (Romanelli), 49 (Ken Tannenbaum), 50 (Nancy Brown), 53 l (Lawrence Fried), 57 (Michael Skott), 66, 83 (Butch Martin), 86 l (David de Lossy), 86 r (Paolo Curto), 87 r (David W. Hailton), 88 (David de Lossy), 95 (Paul Simcock), 97 (Juan Silver), 104 (Barros and Barros), 111 (Juan Pablo Ura), 118 o (G&M David de Lossu), 120 u (David Vance), 121, 150 (Alan choisnet) / Harry Smith 167 u Honeycomb Pictures 151 / National Federation of Spiritual Healers / Pip Rook 148 u / Image Select 154 (Ann Ronan), 169 o / Pictor International 48 o, 72, 74, 81, 84, 114 r, 120 o, 129, 131, 149, 152, 153, 156 o / Premaphotos Wildlife 119 u / Mandy Pritty (Collagen) 2–3, 12–13, 122–123.

Wir danken ***Aleph One Ltd***, Cambridge, GB, für die Abbildung des Biofeedback-Gerätes auf Seite 157.

Besonderer Dank gebührt ***Simonne Smallman*** für die Demonstration der Reflexzonen-, Massage- und Shiatsu-Techniken und Behandlungen, die in diesem Buch vorgestellt werden. Simonne ist eine qualifizierte Therapeutin und arbeitet in London, GB.

Danksagung des Autors
Ich möchte folgenden Personen meinen innigsten Dank aussprechen: Meiner Frau Bets, die mir jegliche liebevolle Unterstützung und Ermutigung während des endlos scheinenden Schreibens zukommen ließ. Sie brachte ihr Wissen auf den Gebieten der Ernährung und Reflexzonenmassage ein. Michelle Pickering, meine versierte Helferin beim Quatro Verlag, deren geduldige und intelligente Führung ein Segen für mich war. Auch den anderen Verlagsmitarbeitern, Künstlern, Designern, Photographen und allen jenen, deren exzellente Arbeit das Buch zu dem machte, was es ist, sei Dank.